U0305239

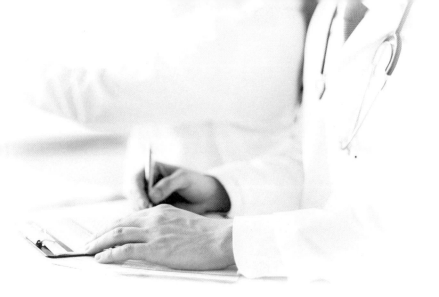

现代医院管理
实用操作指南

秦环龙　范理宏　主编

HOSPITAL

上海三联书店

现代医院管理实用操作指南

主　编

秦环龙　　范理宏

常务副主编

熊肇明

副主编

陈正启　　郑军华　　李济宇　　吕中伟　　朱永松　　谭江平　　沈迎春

常务编委（按姓氏笔画为序）

于学靖　　吴丹枫　　侯冷晨　　施　雁　　蒋　卫

编委（按姓氏笔画为序）

王　平　　王　方　　计光跃　　申　远　　孙奋勇　　刘占举　　刘学源

余　飞　　余　红　　余　震　　严　犇　　汤光宇　　汪饶饶　　沈甫明

金　恒　　贺石生　　姚旭东　　耿益民　　费　峰　　徐　倍　　徐亚伟

徐辉雄　　夏洪斌　　蔚　青　　滕宏飞

前　言

上海市第十人民医院（暨同济大学附属第十人民医院）原为上海铁路局中心医院，创建于1910年，1993年成为卫生部首批"三级甲等"综合性医院。2003年12月30日成建制整体移交，2004年5月29日揭牌更名。由于医院有105年历史的传承，尤其是转制后的十余年，在上海市委、市政府、市卫生计生委、申康医院发展中心和同济大学的正确领导和大力支持下，历届领导班子团结带领全院干部职工与时俱进、解放思想、转变观念、励精图治、攻坚克难、凝心聚力，不断探索、创新管理理念和方法，医院各项工作驶上了跨越式发展的快车道，医院的社会地位和核心竞争力明显提升。

医院的发展不是一蹴而就的，过去的转制后十余年，历经三届领导班子、三个阶段：精心谋划、夯实基础阶段；强化管理、快速提升阶段；注重内涵、转型发展阶段。这十余年中，有历程的艰辛、有成果的喜悦、更有问题的探索。展望未来，面临医改新形势、新任务、新挑战，我们任重道远。

为适应新医改的新形势，为医院的发展再上新台阶，以医院改制后的十余年的发展为题材，将创新性、规律性的医院管理理念、方法、经验进行归纳、总结，组织编写了《现代医院管理实用操作指南》。此书以医院医疗集团成员单位的管理者为主要对象，呈现了我院医、教、研、管特色的管理思维和具体举措，侧重医院管理的实用性和可操作性，旨在实现医疗集团内部管理同质化，使医疗集团成员单位共同提高、共同发展。

由于时间仓促，不妥或错误之处敬请批评指正。

目　录

转制十年创辉煌，励精图治跨新程

104年前，十院的前身——沪宁铁路医院在上海诞生；十年前，根据市发改委、市卫生局等六个局委联合下发的"关于接收上海铁路局中心医院的报告"的文件精神，2003年12月30日成建制由铁路局整体移交上海市政府管理，2004年5月29日正式揭牌为上海市第十人民医院、同济大学附属第十人民医院。从此医院建设发展翻开了新的篇章，成为医院建设发展百年历程中的重要里程碑。更重要的是，这个历史时刻，彻底改写了医院发展历史和轨迹。十年弹指一挥间，十院的就医环境由一般到舒适、规模由小到大、高层人才由少到多、科研能力由弱变强，学科影响力和医院综合实力显著提升。

这十年来，在市委市府、卫计委、同济大学、申康中心等上级部门的大力支持和关心下，全院职工始终秉承"千帆竞发东风劲，百舸争流奋楫先"的精神，携手经过不懈努力和团结奋进，推动医院走出了一条跨越式发展之路。

第一部分　只争朝夕谋发展，千帆竞发书华章

一是医疗业务量持续增长，"两院四地"发展格局初步形成。十年间，医院发展有目共睹，其中业务量和规模的增长已成为十院发展史上最为显著的黄金时期。各项医疗指标不断优化，并连续多年在市级医院绩效考核中名列前茅；2012年起托管上海市皮肤病医院，已初步形成延长路、虬江路、保德路、武夷路的两院四地发展格局。

二是人才队伍实力快速增强，科研能力和学科影响力大幅提升。十年来十院人才迅速集聚，并逐步形成人才培养的良性循环。诸多标志性人才和科技指标实现了零的突破。2009年，医院推出"5810"计划加强人才培养；2013年出台"攀登人才培养计划"，建立临床、护理、管理、学生四大类、八个层面的院级

人才培养新体系，并组织市部级后备人才等的评选工作，外送培训、学习。至2014年，已拥有国家临床重点专科3个，上海市重中之重临床重点学科1个，上海临床医学中心2个，上海市创伤急救中心1个，上海市护理质控中心1个，上海市骨肿瘤研究所1个，上海市脑卒中防治中心1个，以及葛均波院士工作室等。

三是综合实力和管理水平有效提升，社会认同度不断增强。医院走过一个世纪的风雨历程，得益于"半军事化"管理下畅通的政令。这十年来，通过推进医疗护理质量化管理、抗生素使用信息化管控、医疗质量万里行等专项建设，使十院实现了管理理念、管理方法和管理成效的全面升级。2008年，医院医疗救援队荣获申康医院发展中心抗震救灾先进集体；2010年医院荣获上海市卫生系统世博服务品牌奖；医院连续九届获"上海市文明单位"称号；先后获全国优质服务"百佳医院"、"全国医院文化建设先进单位"等荣誉称号；连续6年在社会满意度调查中名列前茅。

第二部分　十年"三级跳"，艰辛铸辉煌

一、除旧布新展蓝图，强本固基拓新途

2004年1月至2008年6月可视为改制后的第一个发展阶段。在这一特殊时期，医院在较短时间很好地解决了转制引起的一系列问题，为后续发展奠定了扎实基础。主要成就表现在：

有效开展转制后相关工作，成功解决历史遗留问题。在上海市卫生局、人事局、财政局、申康医院发展中心、上海铁路局等的大力支持下，医院平稳完成了全院职工转制后的系列工作；顺利办理医院用地、房地产证的更名和地铁红线划分手续；高效完成属地化管理后的财务接轨、国有资产的衔接以及对医院固定资产的审核、确认等。医院转制后，员工绩效考核、工资待遇都发生不少变化，医院经过为期4年的多方争取和协调，最终稳妥解决所有离退休职工的转制问题。此外，十院铁路沿线下属卫生所人员也全部得到妥善安置，为医院后续平稳发展铺平了道路。

申请扩编，推进基建，院容院貌及硬件设施得到极大改善。医院积极主动争取，将自身发展纳入上海市区域卫生规划，并先后向市卫生局申请到230张床位，向铁路局争取到100张铁路干保床位，使医院床位突破1000张，医院编制由1278个获批增加到1492个，为今后人才引进，筑巢引凤创造了条件。与此同时

认真制定十院基本建设长远发展规划，为后续的"十一五"、"十二五"规划制定和完成奠定了坚实的基础。2008年医院外科综合大楼及动力辅助楼顺利竣工，2012年内科综合楼落成启用，使医院的总建筑面积达近17万平方米，为十院的跨越式发展提供了硬件保障。

搭建学科梯队框架，加强学科和人才队伍建设。在原铁道部六个重点学科的基础上，重新凝练学科方向、逐步形成以医院四个市级领先学科为龙头、四个院级重点学科为支撑、两个院级扶持学科、三个院级治疗中心为抓手，辐射全院各科的建设框架。制定人才引进计划，引进一批在国内具有一定影响力的学科带头人。积极招聘高学历人才，提高临床、科研能力。加快、加强对员工队伍的培训工作，提高理论水平和研究能力。设立青年骨干人才培养计划，并力争入围上海市启明星培养计划和浦江人才培养计划。

二、精细管理增效能，扬长补短保增长

2008年7月至2011年12月可视为改制后的第二个发展阶段，在铸就十年辉煌中起到了承上启下的作用。

完善管理制度，提高工作效率和患者满意度。这几年中，医院以强化管理为抓手，按三级甲等医院管理体系扎实推进，各项管理以PDCA管理为基础，医院各项事务严格按照计划、执行、检查、调整这四个规范化步骤进行，形成有章可依、相互督促的氛围，提升各条线工作效能。进一步改进医院内部服务流程，提升员工和患者满意度，在医疗卫生系统中，提高了知名度和影响力。

创新学科发展模式，组建学科群，打造品牌学科。借助优势学科，组建学科群，打造优势品牌学科群的影响力，从而带动医院整体发展。通过科室申报、擂台竞争、以及专家评审的方式遴选出4个重中之重学科，4个重点学科和5个特色学科，成功创建了十院第一个国家重点专科-消化内科。

对外开放合作，对内激发活力，促进业务量稳步增长。充分利用双休日、节假日的时间，全年提供医疗服务等措施，快速提升业务量。2009年，又凭借外科大楼落成启用的契机，进一步扩大业务发展速度。在全院职工的共同努力下，各项业务指标连年保持较高的增长速度。

三、以人为本重内涵，转型发展提绩效

2012年1月至2014年9月可视为第三个发展阶段。围绕"坚持公益、注重内涵、转型发展"的要求，以申康医院发展中心"改善服务，提高质量，控制费用，便民利民"十六字方针为导向，以学科、人才、技术为核心，坚定不移地走转型发展的道路。

（一）把握五大转变，着力推动医院可持续发展

经过前几年的建设，从医院发展轨迹来分析，无论外部环境和内部需求，均迫切需要向内涵质量、学科建设方向转变，为此，医院倡导全体干部员工落实发展战略的转型。努力实现"五大转变"即从简单的业务增长向病种结构优化方向转变；从单纯的医疗行为向注重学科综合实力提升转变；从一般的梯队结构优化转向注重临床专长、突出科技方向转变；从普遍意义上的员工素质教育向岗位奉献要求转变；从较为松散的垂直管理向符合规律的院——科——组三级管理转变。

通过两年多的实践证明，全院的诊疗能力和水平显著提升。在申康病种结构考核中，若干病种排名均在综合性医院前茅，很好地体现了转型发展的成果。医院深入开展了以绩效分配为主的内部运营机制改革，综合发展能力得到了很大提升。

（二）优化学科布局，探索多学科协作，提升临床发展能力

多学科协作旨在为患者提供一体化的诊疗服务，是树立品牌和特色的前期关键阶段。2012年我们开始探索多学科联合门诊和多学科协作（MDT）团队，如放射科与肿瘤科合作开设放射科专家联合门诊，放射科与骨科、呼吸科开展联合读片；内分泌科与普外科开展肥胖多学科专病的联合诊治模式等。2013年已延伸到多个学科的多个病种，以此来集中医院相关学科的力量和优势打造专病诊治特色，提高核心竞争力。目前已涉及心脏中心、炎症性肠病、甲状腺疾病、糖尿病足、膀胱癌、复杂盆腔肿瘤等疾病的诊治。MDT项目的推进，对内提升了跨学科协作的能力，对外则造福于疑难危重疾病患者，取得了良好的社会效益。医院还积极开展院级临床医疗成果评比，通过临床发展能力评估指标体系的设立来助推诊疗能力和水平的提升，大力推进医疗技术品牌的打造。

（三）不断深化人才培养机制，建立攀登人才集聚高地

为建立与同济大学相匹配的人才梯队厚度，医院继续深化推进人才培养战略，积极组织申报院外各级各类人才计划，出台《后备博导培养计划》，修订《各级人员中短期出国培训》等管理办法，与国际上诸多著名大学建立良好的、长久的协作关系。出台"攀登人才培养计划"，形成四大类、八个层面的院级人才培养新体系。而且中组部外专千人计划、上海市优秀学科带头人、市领军人才、市千人计划、新百人计划、新优青计划、教育部新世纪人才计划、扬帆计划等均实现新的突破。与此同时，加大加快人才引进速度，以团队及若干骨干引进为主要趋势，快速推进整建制的学科发展。

（四）充分利用转化医学平台，快速提升科技实力

为了适应新一轮发展形势，医院充分利用院内外一切有利因素，调整政策和调动科主任及全体员工积极性，很好地实现了科技指标的跨越式发展。追忆过去，这其中，大学给予全力支持，裴校长多次亲自过问，才有今天这样发展的良好态势。目前获得国家自然科学基金数量平均每年都在50项以上，是过去3年的3倍；3年经费总数近1.2亿元，是过去的4倍；SCI论文近500篇，是过去的3倍，特别是在Nature Medicine, Hepatology, Cancer Cell, Gastroenterology, Gut等国际著名杂志发表，每年在IF>10分杂志发表达5篇以上。此外，科技成果也到了收获的时期，累计3年内已获15项省部级奖励，仅2013年教育部科技成果奖就获得了4项，这些成绩在过去十院的历史上均是很难想象的。

第三部分　扬帆起航，再创辉煌

一、十年磨剑铸辉煌

十院十年实现跨越式发展，不仅为全院干部员工增添了信心和动力，更为今后的发展积累了经验与借鉴。回首过去的十年，我们深深感到，上海发展的大趋势和大环境造就了十院发展的良好氛围和发展成果。一是市委、市府、卫计委与申康中心及同济大学以高度的信任和支持奠定了十院发展的基础。各级组织均赋予了医院相当大的财政投入和医保份额及临床发展、教学提升的良好时机和发展空间，对医院规模扩大、基础设施改善、医保份额增大和医院核心竞争力提升起到了奠基石的作用。二是医院每一阶段的发展方略，都紧密按照申康中心的工作重点及绩效考核导向并认真践行。纵观十年的发展历史，院级层面的计划始终与申康中心的宏观规划保持一致——从最初的注重基础设施建设，到随后的不断扩大业务量、满足公众日益增长的医疗服务需求，再到近年来的内涵质量建设、转型发展，实现了阶梯式发展的成果。三是十院十年发展的每一阶段，院党政班子都审时度势，结合医院的历史、发展现状、未来愿景等制订详尽、科学、合理的发展规划，每个阶段都很好地把握了历史发展中的重点任务和使命。四是医院几代干部员工承上启下、同心同德、自加压力、不断进取的精神，特别是面对医院发展的三个转折时期，均有高度的大局意识、迫切的发展意识及强烈的主人翁意识，这种宝贵的精神已成为医院持续发展的不竭动力。五是十院十年的发展规划是一项符合政府导向与客观规律的整体性顶层设计，它的规划、制订与落实克服了短期举措和暂时性措施的弊病，为医

院的跨越式发展提供了持续性的理论支撑。

从医院内部发展轨迹和十年历程来考量，得益于全体干部和员工始终很好地把握了"五个坚持"——第一，始终坚持科学发展、合理增长的发展思路，很好地贯彻落实双控双降与转型发展的理念，充分体现了科学发展是前提、合理增长是关键、双控双降是手段、转型发展是核心的发展思想。第二，始终坚持人才战略，很好把握不为我有、但为我用的人才方针，以转化医学发展为契机，助推医院的建设与发展。第三，始终坚持科技导向，用科学研究的方法和思维，强化临床发展能力的提升，改善病种结构，提升临床诊疗能力，增强了医院的综合竞争力。第四，始终坚持医、教、研协同发展的理念，较好地把握了重点学科与一般学科协同发展的关系，临床发展能力与科技协同提升的关系，临床核心技术水平与病种结构协同提高的关系，医疗特色品牌树立与医务人员人文素养协同培育的关系。第五，始终坚持医院发展规划长期战略与短期目标相结合，既兼顾历史现状又承载阶段性跨越，以突出历史阶段性发展成果，来扩大医院的知名度和影响力。

二、路漫漫其修远兮

一是医院核心凝聚力有待提升，应尽快完善软文化培育。十年发展中，全体员工自觉形成团结协作、奋勇争先的思想理念，在历史发展中起到了重要作用。在今后的建设中，我们将以"海纳百川，追求卓越、开明睿智、大气谦和"的上海文化精神，激励十院人塑造崭新形象，促使医院形成一套特有的组织文化，提升医院凝聚力。

二是适应新形势的挑战，提升医疗服务能力。随着社会对医疗的需求在转变，国家对三级甲等医院的评判标准也相应发生转变。今年7月，国家卫生计生委员会颁布《三级医院医疗服务能力标准(综合医院)》，对医院功能定位、医疗服务能力提出新的标准，申康中心也将60个优势病种数量作为重要考核标准之一。因此，医院新一轮发展的态势应在诊疗能力和扩大优势病种数量上达到这个标准，真正实现同国际大都市相匹配的知名三级甲等医院。

三是促进科研、临床、教学全面协调发展。在过去三年中，医院科研水平大幅提升，SCI论文数量、国自然基金项目等都有了很大突破，如何进一步尽快将科研、临床和教学协同发展理念得到很好贯彻落实仍需假以时日。在新一轮发展中更应关注国家重点学科数、国家公共研究平台数、国家重点重大项目数以及国家奖项数，真正把医院建设成为与同济大学相匹配的附属医院。

三、未来规划展宏图

未来，十院将坚持医院精细化转型发展道路，以医院软文化为支撑，实现"五个转型"、"三个增加"、"二个增设"。实现三个增加——增加国家临床重点专科数量，增加市级重中之重临床重点专科数量，增加市级临床医学中心数量；实现两个增设——增设基础研究院、临床研究院。

为此我们在布局和思考未来发展中，首先进一步加强医院管理，全面落实"双控双降"任务；优化就医流程，创新服务模式，通过"制度+细节"的方式提高服务质量。第二，坚持以临床为中心，以技术为导向，以病种结构为抓手，围绕临床能力与品牌特色建立，制定一系列政策与措施，确保转型发展的不断深入。第三，进一步加强国际化合作，从提升基础研究能力，转而兼顾提升临床发展能力，强化基础与临床的紧密结合和转化，突出具有显示度和标志性成果或技术的产生。第四，积极探索医院运营向精细化、信息化、数字化方向转变，时至今日，十院已发展成为有一定规模和影响力的医院，应以充分体现时代特征的现代化医院管理水平作为努力方向。

转制后十年的建设和发展，十院向政府和社会交出了一份满意的答卷。但成绩永远属于过去，而今，十院人又站在了新征程的起点上，院党政班子和全院干部员工，将以党的十八届三中全会精神为指引，全面落实国家新医改精神，根据市委市府和申康中心相关方针、政策的要求，勇立时代潮头，积极投身新医改，继续秉承"千帆竞发东风劲，百舸争流奋楫先"的精神，以医院文化建设、医疗品牌打造、临床核心竞争力培育等为抓手，高唱凯歌开启下一个硕果累累的十载，开创又一个辉煌而灿烂的百年！

（"十院十年"宣传稿）

第一章

医院组织结构与能级管理

第一节 医院组织结构

一、基本概念

医院组织结构是为实现医院医疗活动及发展目标而设立的一种分工协作体系。

二、形式分类

我国卫生行政部门曾先后出台过《综合医院组织编制原则试行草案》、《医疗机构基本标准》等文件，但对于医院的组织结构并没有统一的要求，各医院可在满足基本标准的情况下，根据医院实际和外部环境建立符合自身特点的组织结构形式。按组织管理学相关理论，医院的组织结构形式大致包括直线制、职能制、直线职能制、事业部制、矩阵制、委员会制等。

（一）直线制

直线制是早期比较简单的一种组织形式，从上到下实行垂直领导，下属部门只接受一个上级的指令，各级负责人对所属部门的一切问题负责，适用于规模小，技术简单的组织。

（二）职能制

职能制是指除组织领导者外，还设立一些职能机构或人员，协助领导者从事职能管理工作。领导者通过授权把相应的管理职责和权力授予相应的职能部门，各职能部门在自己权力范围内向下级部门或人员安排和指导工作。

（三）直线职能制

直线职能制组织结构是运用较为广泛的组织形态，是直线制和职能制的结合体，它以直线为基础，在主管之下设置相应的职能部门，实行主管统一指挥与职能部门参谋、指导相结合的组织结构形式。

（四）事业部制

事业部制是组织内独立管理、独立核算的组织结构形式，如成立独立运营的临床中心，可以提高积极能动性，促进该科室的快速发展；但事业部制过多也会导致职能机构重叠，增加管理成本等。

（五）委员会制

委员会是指各类相关人员就某一特定问题进行讨论或商议决策的组织，常见的委员会有董事会、工作委员会等。委员会制可以加强各部门之间的合作，调动积极性；但同时也会增加时间和经济成本。

（六）矩阵制

矩阵制是指组织内部既有垂直管理部门，又有横向管理关系的组织结构。矩阵制是通过改进直线职能制横向联系差的缺点形成的组织结构形式，加强了各垂直管理部门之间的沟通和配合。

现实中，一个医院的组织结构可能兼有以上多个组织形式的特点，同时整合、归并相关科室和部门，注重避免管理层级过多、机构臃肿、信息传递不畅等弊端，以更好地推动医院各项工作的落实。

三、我院组织结构概览

（一）党群部门组织结构

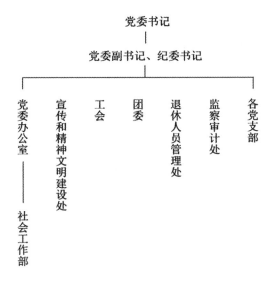

（二）行政处室组织结构

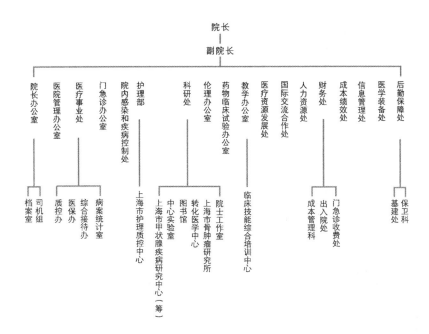

（三）业务科室组织结构

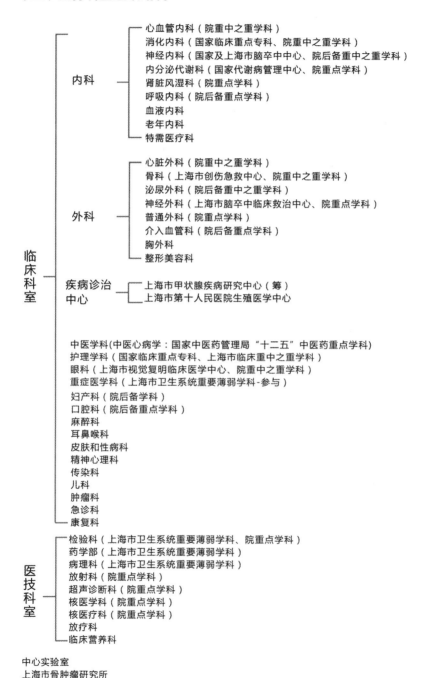

内科
- 心血管内科（院重中之重学科）
- 消化内科（国家临床重点专科、院重中之重学科）
- 神经内科（国家及上海市脑卒中中心、院后备重中之重学科）
- 内分泌代谢科（国家代谢病管理中心、院重点学科）
- 肾脏风湿科（院重点学科）
- 呼吸内科（院后备重点学科）
- 血液内科
- 老年内科
- 特需医疗科

外科
- 心脏外科（院重中之重学科）
- 骨科（上海市创伤急救中心、院重中之重学科）
- 泌尿外科（院后备重中之重学科）
- 神经外科（上海市脑卒中临床救治中心、院重点学科）
- 普通外科（院重点学科）
- 介入血管科（院后备重点学科）
- 胸外科
- 整形美容科

疾病诊治中心
- 上海市甲状腺疾病研究中心（筹）
- 上海市第十人民医院生殖医学中心

临床科室
- 中医学科(中医心病学：国家中医药管理局"十二五"中医药重点学科)
- 护理学科（国家临床重点专科、上海市临床重中之重学科）
- 眼科（上海市视觉复明临床医学中心、院重中之重学科）
- 重症医学科（上海市卫生系统重要薄弱学科-参与）
- 妇产科（院后备学科）
- 口腔科（院后备重点学科）
- 麻醉科
- 耳鼻喉科
- 皮肤和性病科
- 精神心理科
- 传染科
- 儿科
- 肿瘤科
- 急诊科
- 康复科

医技科室
- 检验科（上海市卫生系统重要薄弱学科、院重点学科）
- 药学部（上海市卫生系统重要薄弱学科）
- 病理科（上海市卫生系统重要薄弱学科）
- 放射科（院重点学科）
- 超声诊断科（院重点学科）
- 核医学科（院重点学科）
- 核医疗科（院重点学科）
- 放疗科
- 临床营养科

中心实验室
上海市骨肿瘤研究所

【参考文献】

[1]　蒋宗顺.医院组织结构的现状、调整趋势及策略研究[J].中国医药导报,2013;10(6):163-164

[2]　谭德力,NS医院组织结构变革研究[D].陕西:长安大学工商管理系,2013

[3]　赵宁,张宗久等.我国公立医院经济管理的问题梳理及组织架构选择[J].中国医院,2013;8(17):17-20

[4]　王波.探讨医院组织机构变革的现状与趋势[J].中国保健营养,2013;4(4):866-867

第二节　能级管理

一、内容

（一）能级管理的概念

能级原本是一个物理学的概念，指在运动中的分子、原子等所具有的能量值，分子、原子等所具有的能量值是不连续的，与阶梯状的台阶相类似，因此被学者称之为能级。后来被管理学界的研究者借用，将这一概念运用到组织管理学的研究之中。

能级管理指的是组织按照员工的"能力"进行分类管理的理念和方法。具体来说，能级管理是以能力为本，以工作绩效为外在测量标准，来建立科学、有效的评价体系。由此，组织可以根据这一评价体系对内部员工进行培训、绩效考核、薪酬管理、晋升等人力资源实践，以促进组织人力资源的有效配置。

（二）能级管理的原则

能级管理的原则有：确保组织的系统稳定性原则；能级与权力、利益相匹配原则；能级与人才的动态适应性原则。

1.确保组织的系统稳定性原则。能级的确定要遵循上面尖，下面宽的"金字塔"形，最高层为决策层，他们决定组织的发展方向及战略；第二层为管理层，负责落实决策层的管理理念，运用管理的方法和技术来促进组织发展；第三层为执行层，负责执行管理层的指令，并调动组织的人力、物力等来实现组织的发展战略；第四层为操作层，负责贯彻执行管理指令，完成各项具体任务。

2.能级与权力、利益相匹配原则。组织在实行能级管理时，要对不同能级的员工分配相对应的权力、物质利益和荣誉等，使处于不同能级的员工发挥其最大的主观能动性，充分调动员工的积极性，提高管理效率。

3．能级与人才的动态适应性原则。注重将具备相应才能的人置于相应能级的岗位上，使人尽其才、才尽其能。一方面，要通过每个能级的实践、发展，锻炼和检验员工的才能，使之各得其位；另一方面，也要按员工才能的变化适时调整其岗位，实现能级的动态对应。

（三）能级管理的内容

能级管理主要包括：发现能力、使用能力、开发能力。

1．发现能力。根据组织的需要，运用适宜的评价体系来确定员工的能力、测试其能力的状况，操作的基本原则是将员工的个人生涯发展、目标与组织未来发展、目标统一起来。具体采取测试加考核的方法建立能力评价体系，全面、客观地测评干部能力等级。测试重在考核知识，考核重在素质评价，两者按一定比例测评。根据测试与考核结果，将员工能力评定分级，然后根据能力评定的结果和个人的优势能力加以使用。

2．使用能力。实行按能上岗、量能使用。在用人制度上，按照"德为前提，能为本位"的原则和"能岗匹配"的原则，根据员工个人能力情况和德才兼备的标准来选人用人，克服领导印象的片面性和主观随意性；在分配制度上则实行"按能级分配"，从制度上建立起由个人实力和努力决定的分配机制：收入＝能力×努力。

3．开发能力。加强员工的后续培训，不断提升员工能力。通过建立科学完备的培训体系，一是全方位提升员工的能力，帮助员工自身提升和发展；二是从组织的发展大局，有意识、有目的的培养专门的能力；三是营造良好的组织环境、政策和学习氛围，从机制上促使员工根据个人发展需要，自觉、长期地开发和提升能力。

二、医院能级管理

（一）医院管理的特殊背景

1．医疗行业特殊，承担任务繁重。医院承担着治病救人、救死扶伤的职责，其各项工作与人民的身体健康和生命安全密切相关。党的"十八大"提出全面建成小康社会，而提高人民健康水平是改善民生、全面建成小康社会的重要环节。因此，要努力为人民群众提供"安全、有效、方便、价廉"医疗服务，医院担负的使命崇高，任务繁重。

2. 医疗人才密集，工作压力巨大。医院属于人才密集型机构，医务人员由博士、硕士、本科等学历的人员构成，职称涵盖高级职称、中级职称、初级职称，他们从事的或是高知识含量的脑力劳动，或是高技术含量的体力劳动，或者二者兼备。与此同时，医疗工作的高风险性、医患矛盾日益加剧、工作量大等为医务人员带来了难以承受的压力。

3. 专业分工细致，强调协作施治。以综合性医院为例，从大的条线一般分工为医疗、医技、护理、管理和后勤保障条线；每个条线可再细分，医疗条线有内、外、妇、儿等科室，医技条线有检验、放射、超声、病理、药剂等科室；其中内科外科可进一步细分出三级学科，如心内科、神经内科，普外科、泌尿外科等科室；三级学科还可以再分出多个亚专业。一个病人就医，往往涉及多个条线、科室、专业之间的密切配合。

（二）医院能级管理要点

1. 定编定岗明确岗位职责。医院作为人才、知识密集型的事业单位，科学合理的岗位设置工作尤其重要，医院要建立一套适合自身特点的组织体系和岗位设置，坚持按需设岗、因事设职、精简高效，做到岗位职责明确、任职条件清楚、权限使用清晰，从而有利于医院宏观上进行人力资源的预测、规划、调控，有利于引导医院内部人才的竞争，增强医院的向心力和凝聚力。因此，运用科学、经济的方法来开展岗位设置工作，建立科学、合理的岗位设置方案是医院能级管理的重点。

2. 建立完善的绩效评估体系。完善的绩效评估体系可以更好地促进医院能级管理，通过建立完善的绩效评估体系，激励员工积极性，利用好医院的人力资源。建立绩效评估体系应遵循以下原则，一是客观、公正、公开原则，公开各个岗位的考核标准，在实施绩效考核要与职工目标管理、工作业绩、质量和效益考核紧密挂钩，注意考核标准、数据采集、组织评价的客观性，对所有的员工做到一视同仁；二是效率优先，兼顾公平原则，在考核中既要合理体现奖勤罚懒、奖优罚劣，同时也正要正确处理效率和公平的关系。三是简便适用、易操作原则，考核标准简便适用、易操作，才能有利于员工明确标准，确定努力方向，便于管理人员的实施。

3. 着力优化人力资源配置。在医院能级管理中，要强调竞争上岗，各尽其能。也就是说，在能级管理上，要做到"能上能下，能进能出"，使不同才能的干部进入不同的能级，以形成组织干部人力资源的合理配置。人力资源的"能上能下，能进能出"指的是为了使人力资源的质量与合理性得到保证，达到人岗匹配、绩薪匹配的目的，采取招录、提任、免职、调岗等手段来促使不符合需求的人力资源进入与退出干部队伍，从而最大限度的优化人力资源配置。

4. 强调人才培养的系统性。医院能级管理应以提高能力为核心，根据岗位需求及目标任务对员工进行有针对性的培训，通过多方面的培训来提升员工的能力。培训包括5个方面：岗位教育（工作任务说明书）、工作核心技术培训、员工自我进修、开发潜能管理培训、文化培训；4个层次：员工层面、科室层面、医院层面、职业生涯规划。

（蒋卫　程加伟）

【参考文献】

[1]　吴文红，胡志红等.我院临床护理教学能级管理的应用与成效[J].护士进修杂志, 2012, 1 (27): 28-29

[2]　季湧.公立医院人力资源管理存在的问题及对策[D].江苏：江苏科技大学企业管理系, 2014

[3]　陈勤芳，戴珍娟.日间手术中心护理人员的能级管理[J].护理学杂志, 2015, 1 (30): 42-43

第二章
医院发展战略规划

随着我国医疗环境的变化，医疗行业的竞争日益加剧。不管是公立医院还是民营医院，都面临着如何在激烈的医疗市场生存与发展的严峻问题。一个医院要保持持续的竞争优势，必须要制定出符合外部环境和内部情况的医院发展战略。

医院发展战略指医院为了满足病患需求，确定其市场定位及获得卓越的医院业绩而制定的战略规划及所运用的所有竞争行动和业务措施。医疗行业内部的竞争态势越来越激烈，确定并选择适宜的发展战略是医院管理者普遍关注的问题。

医院战略管理，应当是医院院长的一种领导艺术和管理意境。它要求院长在医院管理中，发展思路清晰、明辩目标愿景、依靠核心要素、紧扣管理主线、抓住杆杠支点、系统有序推进、使医院管理比其他医院更快、更有效。

医院战略管理首先以目标愿景为导向，制定出明确的实施纲领与步骤，通过一个周期的系统实施与努力，让目标成为医院管理与发展的现实。医院战略管理可以分为总体战略、具体业务战略、职能部门战略等三个层次。对于院长来说，最为重要的就是医院总体发展战略，这是核心，也是根本。

上海市第十人民医院距今已有105年的历史，其前身为沪宁铁路医院，后更名上海铁路局中心医院，2003年12月底，又成建制由铁路局整体移交上海市政府管理，成为上海市卫生局直属三级甲等综合性医院，2004年5月29日，正式揭牌为上海市第十人民医院、同济大学附属第十人民医院（以下简称"十院"）。随着2005年9月上海市申康医院发展中心成立，医院移交上海市申康医院发展中心管理。

医院为建成"高水平、精品化、综合性的医学中心"，一代代"铁医人"、"十院人"铭记"博学求精，厚德至善"的院训，牢记"医泽申城，济世人间"

的使命，历经百年沧桑，凝练成"同舟共济，自强不息，追求卓越"的精神，医院的发展日新月异，尤其是改制后的十余年的发展更是突飞猛进，有目共睹。综观医院发展的历史进程，改制铺就了十院，战略造就了十院，创新成就了十院。

第一节　制订医院发展战略的原则

战略管理理论研究的焦点是组织的战略决策问题。美国管理史学家阿尔弗雷德·钱德勒（Alfred D.Chandler,Jr.）在1962年出版的《战略与结构》一书中，首次把管理决策分为战略决策和战术决策两个层次。其中，战略决策内容包括企业发展的基本目标，从属于基本目标的经营目标和方针以及为实现这些目标进行的资源分配和调整；战术决策的任务则是保证资源的合理使用和日常经营工作的顺利开展。战略决策是在竞争环境中为适应未来的发展变化，求得长期生存与发展而进行的整体性决策，是对发展方向道路做出选择，因此是企业管理者（特别是高层管理者）要解决的首要问题。战略管理成为管理理论研究的重点问题也就成为必然。

作为医疗机构的组织架构按出资情况有公立医院、民营医院和混合制医院之分；按经营模式有营利性医院和非营利性医院之分；按规模有一级医院、二级医院和三级医院之分。近年来，随着医改的不断深入，社会资本办医的增多，混合制医院的出现，分级诊疗模式的推出，大型公立医院的压力将越来越大，竞争将越来越激烈，大型公立医院如何确保竞争优势？如何使医院得到可持续发展？关键在于在遵循科学原则的基础上，制订适合自身实力和环境要求的发展战略。

医院能否建立和保持长期的竞争优势，关键在于其能否制订适合自身实力和环境要求的发展战略，并有效地加以实施。在这个过程中，遵循有效的、科学的制订战略的原则是非常有必要的。

一、坚持公益性原则

制定医院发展战略必须坚持公益性原则，只有注重提高医院的社会效益，才能真正使医院在符合政府的规划、人民的希望中健康发展，真正让政府满意、病人满意、员工满意。

二、适应环境原则

医院在制定发展战略时，应当非常重视医院与其所处的内外部环境，特别需要关注外部政策环境的变化，找出内部环境中的优势和劣势以及外部环境中的机会和威胁，理清它们之间的关系，使医院能够适应、利用环境的变化，从而制订出适合自己的能够使医院长期发展的战略。由于环境具有整体性、综合性、复杂性、不确定性和动荡性之特点，一味地被动适应只能导致组织的消亡，主动进攻才是最好的防守。因此，医院必须设法主动地选择环境，改变甚至创造适合医院发展所需要的新环境，只有这样，才能在激烈竞争的环境中实现生存和发展。

三、先进性与可行性原则

医院确立的发展目标必须具有先进性，但也不能遥不可及，应该是通过努力是可实现的，这是由组织目标的特征所决定的。从某种意义上讲，医院的发展目标的先进程度决定着医院的知名度、影响力。有了先进的发展目标，通过切实可行的举措，不断变革，不断创新，不断进步，才有可能超越竞争对手。

四、全员参与原则

医院战略管理不仅要求医院高层管理者的决策，同时也需要全体医务人员的参与和支持。在医院发展战略规划制定过程中，应充分听取干部员工的意见和建议，因为一旦医院战略规划确定以后，战略的实施需要全体医务人员的理解、支持和全身心地投入，医院的发展战略目标才可实现。

五、全过程管理原则

目前，医院战略规划的时间跨度一般在5年，在实施医院战略过程中外部环境和内部情况都很有可能发生变化，因此，全过程管理原则是一个非常重要的原则。医院战略管理要取得成功，必须将医院战略的制订、实施、评价、调整，也就是管理中通常所说的PDCA看成一个完整的过程来加以管理。战略管理的过程是需要不断在实践中检验的，如果没有实事求是的检查和评价，就不可能发现战略管理中的问题。

总之，医院战略的制订是一个系统工程，涉及医院方方面面，而医院所处的环境又复杂多变，制订过程中必须遵循一定的科学原则，确保医院走可持续发展之路。

第二节　医院战略规划的制定与实施

一、医院战略规划的制定

一个科学、合理、实际操作性强的发展战略是在医院发展目标的指引下，结合对医院外部环境（机遇与风险）和医院内部情况（优势和劣势）的全面分析，所得出如何实现医院目标的策略和方法。战略解决的是医院内部思想一致、步调一致的问题；思想一致，才能有目标一致和行为一致，才能减少内耗，减少运营成本。

院长在医院战略管理的制定中，需要充分的考虑医院所处的环境、竞争的条件、优势的资源（如：人才、技术、装备、服务等），也就是说需要实事求是地、从自身特点和需要出发才能使医院战略管理具有价值和意义，也具有现实可行性。

战略规划通常分为长期战略、中期战略和短期战略。五年以上的战略规划称为长期战略，一年以上到五年以内的战略规划称为中期战略，一年及一年以内的战略规划称为短期战略。医院战略规划通常指的是中期战略，即五年规划。医院战略规划是指医院未来五年的总体发展战略。

我们将医院发展战略规划的制定分为四个阶段：调查研究、初稿形成阶段；酝酿讨论、听取建议阶段；评估、反馈阶段；修改、定稿阶段。耗时约须一年左右。

第一阶段：调查研究、初稿形成。上海大型医疗机构（三级甲等综合性医院和三级专科医院）在制定医院发展战略规划初上海申康医院发展中心会出台战略规划的指导性意见，按照申康医院发展中心的要求，医院成立医院发展战略规划领导小组、工作小组，医院发展战略规划工作小组将对前一五年的战略规划的实施进行总结并予以横向、纵向比较，得出成功的经验和存在的问题，对未能如期完成的规划指标分析；听取战略规划领导小组对战略规划的指导思想以及对战略规划框架的宏观思考；到各职能部门、临床医技科室就未来五年发展的需求进行调研，掌握国家、上海市政策层面的相关精神以及有关医改的措施等，用SWOT分析法对医院的优势、劣势、机遇与困难进行客观分析，确立医院未来五年发展的功能定位、目标，提出相应的切实可行并有创新的举措以及所要达到的具体指标，将规划任务与指标分解到年度计划、年度预算。然后起草完成初稿。

第二阶段：酝酿讨论、听取建议。此阶段是为了多角度、多维度征求意见、建议，群策群力，需要经过4个程序：以科室为单位组织全体员工参与规划的编制与初稿讨论；针对初稿，组织医院退休老专家、老领导进行审议；邀请院外专家对初稿进行评议并提出修改完善意见；规划完成后报经医院党政班子集体讨论并报职工代表大会审议通过。

第三阶段：评估、反馈阶段。按照申康医院发展中心的惯例，医院完成上述流程后，申康医院发展中心会将所有医院集中在一起，并邀请医院管理及相关领域的专家、学者对每家医院的规划进行评议与意见反馈。

第四阶段：修改、定稿阶段。医院发展战略规划工作小组将对申康医院发展中心的反馈意见进行认真研读，一一对照予以讨论并予以修改，修改后再经医院发展战略规划领导小组审议并由医院党政班子通过定稿。

二、医院战略规划的实施

医院战略规划制定后，绝不能象坊间流传的"规划规划，纸上画画，墙上挂挂"流于形式，而是要付诸实施。

由于已经将规划任务与指标分解到年度计划，那么在实施过程中每年均应按规划要求的年度任务与指标列入当年的年度计划并加以落实。但是，在实施过程中可能会出现这样那样的困难或一些不可预知的变化如政策层面，另外还可能出现主要领导的更替等等，俗话说：计划赶不上变化，为此仍须按规划的任务和指标要求付诸实施，对规划中的小部分予以重新评估和少数指标予以适当调整，这就是我们通常需要做的规划实施的中期评估，至规划期末再进行期末评估或总结。这样，使"五年规划-年度计划-年度预算"相互衔接，形成PDCA的闭环管理，大大提高了规划的约束力与执行力。

（熊肇明）

【参考文献】

[1]　黄海.新医改对医院发展的挑战及对策.医院院长论坛,2009; 7(4):33-36.

[2]　孙冬悦,黄爱萍,梁艳超.对定位公立医院发展战略所应遵循原则的探讨.中华现代医院管理杂志,2010,8(6):1-4.

第三章
行政管理思维

第一节　年度工作计划和总结制定

各职能部门和临床医技科室要围绕医院发展目标和指导思想，结合本部门、本科室特点，解放思想、开拓进取、集思广益，高度重视年度计划和总结制定工作，提升科学管理水平和程序规范化管理能力。递交年度工作计划和总结是否及时，以及年度计划的执行情况将作为干部岗位聘任和绩效考核的重要指标。

一、医院年度工作计划

（一）年度工作计划内容

1. 各职能部门根据医院年度工作计划，参照本部门的职责范围制定年度工作计划，主要内容包括：院部下达任务的实施计划，重要事项安排，存在的不足及改进措施等，并于当年年底前以电子版形式向院长办公室递交下一年度工作计划。

2. 各临床医技科室根据医院年度工作计划、医务处年度业务工作量指标，同时参照本科室年度业务运行状况制定年度工作计划。计划以提升学科高度、深化学科内涵、加强薄弱环节为重点，具体内容包括年度工作量和绩效指标，基础医疗质量和医疗安全监控措施，特色专科建设，新技术、新项目实施计划，人才引进与培养，学术活动安排等，并于当年年底前以电子版形式向院长办公室递交下一年度的工作计划。

（二）年度工作计划制定要求及注意事项

1. 计划制定要有前瞻性、先进性。计划应与上一年度规划相衔接，体现连续性，又要在上一年发展基础上提高一步。坚持高起点、高水平谋划，体现前瞻性和先进性。

2．计划重点要清晰、明确。计划中要体现重点目标，优先安排人力、物力、财力保障。重点围绕医院年度中心工作、存在的主要问题和薄弱环节、学科关键领域和创新项目等。

3．计划指标要明确、具体。计划制定应目标明确，量化指标要具体化。指标例如：医疗业务规模和效率指标、病种结构、社会满意度、标志性人才、科研项目及成果等。

4．计划依据要充分可靠。确定目标前认真调查研究，查找可靠依据，集思广益，细化论证并落实推进。

5．计划措施要切实可行。措施要有严密的科学性和可行性，执行时应控制严格、反馈迅速、方案优化，确保规划做实、落地。

6．计划内容要简明、扼要。计划中语言要简明扼要，结构严谨，层次清晰，用词恰当，避免套话、空话。

二、医院年度工作总结

（一）年度工作总结内容

各职能部门、临床医技科室应在对照上一年度工作计划和实际完成情况的基础上进行总结、分析和评估，肯定成绩，找出问题，归纳经验教训，提高认识，明确方向，以便进一步做好工作。工作总结主要内容有部门或科室概况、业务情况（业务量、病种结构、服务质量、服务效率、费用控制、特色专科等）、学科人才建设（学科带头人、人才梯队、学科布局与结构、医务人员学历结构等）、科研教育（课题、论文及成果奖项等）、部门或科室内部管理（运行机制改革、管理新举措等）、国际与国内合作交流情况、精神文明等。并于每年年初以电子版形式向院长办公室递交上年度工作总结。

（二）年度工作总结制定要求及注意事项

1．把握要点、突出重点。撰写总结要肯定成绩，找准问题，归纳经验教训，提高认识。内容上实事求是，严谨客观，准确把握医院中心工作；写法上结构严谨，层次清晰，详略得当，突出重点、亮点。

2．深入调查研究，充分掌握资料。撰写年度工作总结，应对医院全年工作情况，存在问题及解决措施清晰掌握，层次分明。

3．统筹兼顾，宏观把握，理性思考。撰写总结应通过具体工作和成绩加强理性思考，分析、归纳和概括出有规律性的经验，用于指导下一步的工作。

第二节　现场办公会组织筹备

会议是领导机构进行决策和管理、实现领导职能的一种重要方式。而现场办公会又具有服务基层、民主决策、提高办事效率、改进工作作风的作用。现场办公会组织筹备工作是一项复杂的系统工作，也是各医院办公室工作的一项重要职责。

一、参加人员

现场办公会的出席对象为院党政领导班子成员，各职能处室负责人。由院长主持，院办负责记录。参会人员需准时到达会场。有特殊情况不能出席会议者，需提前向分管领导请假，并向院办报备。

二、召开现场办公会的内容

1. 了解各科室为实现医院总体目标而制定的工作计划、医教研工作及各级人员安排、人才培养等。

2. 针对医院、科室发展过程中存在问题，研究商议解决办法。

3. 领导与主任及基层医务人员沟通思想，交流经验，直接传递信息。

三、现场办公会程序

（一）会前

1. 确定会议名称、时间、地点、主题。

2. 在现场办公会前，由院办向有关科室发出通知（内容包含开会时间、地点及科主任需向院领导汇报的内容），以便各有关科室提前做好准备工作。

（二）会中

1. 现场办公会由院长主持。首先明确会议的指导思想、基本任务、目标要求和开法。

2. 现场办公会要围绕主题研讨协商，有时难以统一思想，必要时进行现场调查或实地考证。

3. 院领导归纳整理，总结发言，将需要院领导解决的问题做出交代。

（三）会后

1. 由院长办公室负责撰写会议纪要。

2. 各科室根据纪要内容落实责任分工，认真落实整改措施。

3. 院长办公室根据"纪要"精神，追踪督办落实。

四、现场办公会的特点

1. 具有现场性。现场办公会针对存在问题当场进行探讨和处理，切合实际，便于沟通协调、弥补职能科室在处理问题中的交叉现象，有利于决策的科学化。

2. 具有专题性。会议内容集中，意见听取直观，采取现场研讨方式进行办公决策，提高了问题的解决效率。

3. 具有权威性。参会人员主要为医院党政领导班子成员、科室主任和业务骨干，做出的决议集中与会人员共识，相关部门根据任务分解推进落实。

第三节　年度专题会议

一、职能部门季度工作会议

1. 时间安排。每季度召开一次，一般安排在每季度的次月上旬召开。

2. 出席范围。院党政领导班子成员，各职能部门中层干部。

3. 会议内容。各职能部门汇报本季度部门主要工作的推进及完成情况，分析存在的问题及改进措施；制定下季度重点工作；院领导部署近阶段的主要工作。

4. 会议要求。院长办公室做好会议安排及准备工作，提前两周确定会议召开时间、地点并下发通知；各职能部门对季度工作作出书面总结、提出下阶段工作计划并制作PPT汇报，院领导作出点评并提出工作要求；院长办公室做好会议记录，整理会中提出的需要督办的工作事项并督促落实。

二、年中行政工作会议

1. 时间安排。一般安排在每年7月中旬召开。

2. 出席范围。院党政领导班子成员，全体中层干部，副高及以上职称人员，护士长，班组长，职工代表。

3. 会议主题。总结上半年工作，部署下半年工作重点。

4. 会议要求。院长办公室做好会议安排及准备工作，提前一个月确定会议召开时间、地点并下发通知；各职能部门、临床医技科室就上半年工作作出书面总结，提出下半年工作计划，经分管领导审阅后汇总至院长办公室，由院长办公室整理形成上半年行政工作总结及下半年工作重点；院长办公室做好会议记录并撰写会议通讯，整理会中提出的需要督办的工作事项并督促落实。

三、年度行政工作会议

1. 时间安排。一般安排在次年1—2月召开。

2. 出席范围。院党政领导班子成员，全体中层干部，副高以上职称人员，护士长，班组长，职工代表。

3．会议主题。总结上一年度工作，部署下一年度工作计划。

4．会议要点。院长办公室做好会议安排及准备工作，提前一个月确定会议召开时间、地点并下发通知；各职能部门、临床医技科室就年度工作作出书面总结，提出下一年度工作计划，经分管领导审阅后汇总至院长办公室，由院长办公室整理形成年度工作总结及下一年度工作计划；院长办公室做好会议记录并撰写会议通讯，整理下一年度工作要点，按部门/科室进行任务分解并督促落实。

第四节　外省市兄弟医院考察学习

考察学习是借鉴其他医院先进管理经验的重要手段，是交流工作、提升业务水平的重要方式之一。通过考察学习，开拓视野，重新思考自身定位，进一步强化学科优势，提升核心竞争力，推动医院"转方式、调结构、转机制"。

一、考察时间

通常每季度组织一次，具体时间由院办与考察医院协调后确定。

二、参加人员

院长、分管副院长、相关职能部门负责人、重中之重学科主任

三、考察对象

国内三级甲等综合性标杆医院为考察学习对象。

这些医院通常为具有国际、国内示范水平的现代化综合性医院。

四、考察内容

重点学习和借鉴兄弟单位的建设发展经验与做法，聚焦医院管理创新、服务创新，围绕医疗质量管理、学科建设与人才培养、内部绩效考核与分配制度改革、信息化建设等方面的问题，探讨破解公立医院改革中的瓶颈问题。

第五节　上半年工作总结与下半年工作计划

各职能部门和临床医技科室要紧紧围绕医院发展目标和指导思想，结合本部门、本科室特点，解放思想、开拓进取、集思广益，高度重视上半年工作总结和下半年工作计划制定工作，及时总结经验，查找不足，改进工作，提升科学管理水平和程序规范化管理能力。

一、医院上半年工作总结

（一）上半年工作总结内容

各职能部门、临床医技科室应在对照上半年工作实际完成情况，进行总结、分析和评估，肯定成绩，找出问题，归纳经验教训，提高认识，明确方向，以便进一步做好下半年工作。

半年工作总结主要内容：部门或科室概况、业务情况、学科人才建设、科研教育、部门或科室内部管理、国际与国内合作交流情况、精神文明等。

每年6月底以电子版形式向院长办公室递交上半年工作总结。

（二）上半年工作总结制定要求及注意事项

1. 把握要点、突出重点。撰写总结要肯定成绩，找准问题，归纳经验教训，提高认识。内容上实事求是，严谨客观，准确把握医院中心工作；写法上要结构严谨，层次清楚，详略得当，突出重点、亮点。

2. 深入调查研究，充分掌握资料。撰写年度工作总结，应对医院全年工作情况，存在问题及解决措施清晰掌握，层次分明。

3. 统筹兼顾，宏观把握，理性思考。撰写总结应通过具体工作和成绩加强理性思考，分析、归纳和概括出有规律性的经验，用于指导下一步的工作。

二、医院下半年工作计划

（一）下半年工作计划内容

1、各职能部门根据年度工作计划，对照上半年工作实际完成情况，制定下半年计划。

主要内容：院部下达任务的实施计划，重要事项安排，存在的不足与改进措施等。

2. 各临床医技科室根据年度工作计划，医疗事业处业务工作量指标，同时参照本科室上半年业务运行状况制定下半年计划。

主要内容：以提升学科高度、深化学科内涵、加强薄弱环节为重点，制定下半年工作量和绩效指标，基础医疗质量和医疗安全监控措施，特色专科建设，新技术、新项目实施计划，人才引进与培养，学术活动安排等。

3. 每年6月底以电子版形式向院长办公室递交下半年工作计划。

（二）下半年工作计划制定要求及注意事项

1. 计划制定要有延续性。计划应与上半年工作完成情况相衔接，体现连续性，又要在上半年发展的基础上提高一步。

2．计划重点要清晰、明确。计划要在上半年工作完成的基础上，围绕医院年度中心工作、存在的主要问题和薄弱环节，突出下半年的重点目标。

3．计划指标要明确、具体。计划制定应目标明确，量化指标要具体化。如：医疗业务规模和效率指标、病种结构、社会满意度、标志性人才、科研项目及成果等。

第六节　党政联席会的召开和决议

为规范行政行为，提高办事效率，按照民主集中制原则，根据医院实际情况，对医院内"三重一大"事项，以党政联席会议的形式实行党政领导班子集体讨论决策。

一、党政联席会的召开

（一）召开时间

每两周召开一次，一般安排在每月第一、第三周的周三上午。需要时可临时召开。

（二）出席范围

党政联席会议由党政领导班子成员、院办、党办、相关职能部门负责人参加，必要时有关人员可列席会议。

（三）党政联席会议事范围

1．传达学习党的路线、方针、政策以及上级卫生主管部门的有关文件精神。

2．医院经营管理方针、目标，发展规划和年度工作。

3．协调党政阶段性工作安排，商讨季度、月度及周度工作计划。

4．重要改革等方案的审定，重要规章制度的建立、修改和废除。

5．议定报上级党委、政府的重要请示和报告。

6．涉及"三重一大"的所有议题。

7．需要提交党政联席会议研究决定的其它事项。

（四）党政联席会准备及工作要求

根据议题由院办负责会议的组织、筹备，会议通知及重要论证材料应提前发给与会人员审议。由院办负责汇总议题，做好会议记录，形成会议决议并负责督办。同时，每月形成党政联席会议题公告，在院内网上公开发布。

（五）党政联席会议议题申报流程

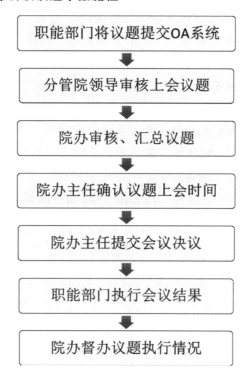

职能部门将议题提交OA系统

↓

分管院领导审核上会议题

↓

院办审核、汇总议题

↓

院办主任确认议题上会时间

↓

院办主任提交会议决议

↓

职能部门执行会议结果

↓

院办督办议题执行情况

二、党政联席会的决议

（一）党政联席会决议原则

1. 议题的决策过程必须由集体讨论决定，任何个人或少数人不得越权决定重大事项。

2. 议事必须有三分之二以上的成员到会，党政主要负责人同时缺席不得召开党政联席会议。

3. 决策程序中，院党委要履行监督责任，保证决策过程严格按照程序和要求进行。

（二）党政联席会决议过程

1. 党政联席会议召开时，每次提请会议讨论研究的事项不宜过多，确保有充分的时间讨论研究。

2. 认真听取每位成员的意见后发表个人的意见，充分发扬民主。

3. 与会成员对讨论研究事项应当明确表态。

4．主持会议的党政负责人应在充分听取与会人员意见的基础上，形成共识。必要时可采取无记名投票形式达成集体决议。

5．对分歧较大的重大事项，可采取暂缓决定，待进一步调研、论证、协商后适时再议；或向上级组织报告，申请裁决等方式解决。

6．会议中有不同意见的，允许保留意见，但决定、决议一经形成，党政领导成员，也包括持不同意见者，都要坚决执行。

7．党政联席会议由专人负责记录，并将记录存档。

8．党政联席会议作出的决定，视决定的内容在适当的范围内予以通报。

（蒋　卫　杨佳芳　程加伟　殷　钧　高其若　包桂丽　方子祥）

第四章

医院门急诊创新模式管理

第一节　门诊日间手术模式管理

一、日间手术在我国及我院的发展现状

随着我国的不断发展，生活节奏的不断加快，人们对快捷、方便、高效、安全的医疗服务需求越来越迫切，而因我国医疗资源配置与分布的不对称，许多优质资源普遍集中在大中型医院但未得到高效利用，造成医疗资源的相对不足和供需失衡，最终导致日益增长的医疗保健需求同紧张的医疗资源这一矛盾越来越突出，老百姓看病贵、看病难的问题越来越严重，而由于医护人员等医疗资源的有限，大幅增加床位的方法并不切实的问题越来越严重，而由于医护人员等医疗资源的有限，大幅增加床位的方法并不切实可行，因此只有从提高床位的使用率和周转率入手，而日间手术无疑是缓解这一矛盾的重要举措之一。对于医院来说，床位资源得到了有效的利用，缩短了平均住院日，减少了院内交叉感染风险；对患者而言，精简高效的日间手术流程大大缩短了就诊时间，明显减少了医疗费用的支出；对社会而言，日间手术临床路径的固定操作模式，有利于药物的合理利用，减少了医疗资源的浪费，减缓巨额的医疗费用对政府和医疗保险部门的压力。目前，我院已有普外科、骨科、眼科、泌尿外科、肾脏内科、耳鼻喉科、妇产科、整形科等8个科室相继开展了日间手术，涉及术式50多种。

二、日间手术在我院开展的管理流程设计

日间手术患者在手术前后得到直接的医疗照护相对住院治疗要少，要确保其医疗质量和安全，贯穿患者整个治疗过程的规范化保障体系必不可少，建立健全适应日间手术的管理流程是重中之重。

目前国内日间手术有三种管理模式：1．分散收治、分散管理，开展日间手术的科室在各自病区划出相对固定的床位用于收治日间手术患者，术前和术后的护理在病房进行，手术在住院部手术室进行，日间手术患者由各科室分散管理；2．统一收治、分散管理，在住院部开设专门用来收治日间手术患者的病区，有专门的护理组负责术前、术后护理，手术患者由各自的专科医生负责，手术也在住院部手术室进行；3．统一收治、统一管理，组建专门用来做日间手术的中心，与住院部职能分开，中心有自己的手术室、病房区、综合服务区、医护人员管理区等。

我院目前的管理模式和日间手术室的布局建设，实行以第3种管理模式为主。医院制定日间手术临床路径，构建三个准入制度、三个评估标准、四个固定团队、患者入院前的宣教和患者出院后的随访等为主的日间手术管理制度，设计以病人为中心的就诊流程和转归流程，开通日间手术绿色通道，制作日间手术结构式电子病历，充分体现高质量、高效率运转带来的经济效益和社会效益。

（一）制定日间手术临床路径

对每一个日间手术项目均建立完善的临床路径，包括术前检查项目、术前准备、麻醉方式、术后观察内容、术后医嘱、随访内容、出院后健康指导书等。医院以临床路径为指南，贯穿整个诊疗过程，将诊疗活动细分到了日间手术团队的每个人员身上，形成了手术医师负责术前评估、手术实施及术后评估，病房医师负责下医嘱、病历书写、术后观察、出院评估等，随访护士根据临床路径要求随访、指导的协作模式。此外，快速康复外科与快速康复护理的运用、研究，组建快速康复护理团队，调整护理方式和计划。

（二）三个准入制度

1．手术准入制度。规定日间手术病种及各病种的纳入标准，包括麻醉方式、合并症的排除等，各个指标应尽量量化或有详细的定性标准。手术项目准入原则为风险小、恢复快、安全性高的项目。具体标准包含七项：术后出血风险小，气道受损风险小，能快速恢复饮食和饮水，术后疼痛可用口服药缓解，不需要特殊术后护理，手术时间不超过2小时，最好在1小时内、术后24小时内可离院。

2．医师准入制度。手术医生准入原则为能力强、手艺精、医德好的医生。具体标准包含五个分项：高年资主治医生以上职称、在本学科有较深造诣，具有丰富临床经验，具有良好的医德，具有较强的医患沟通能力，愿意开展日间手术。2.3.3患者准入制度。包括患者无明显心、肺疾病，年龄一般应在65岁以内，有畅通的通讯方式和方便的交通，有基本护理能力的家庭陪护人员等。手术病人具体标准包含四个分项：意识清晰、有成人或家属陪伴，愿意接受日间手术，有固定联系电话、手术麻醉风险评估1—2级、能满足疾病的特殊要求。

（三）三个评估标准

1．入院前评估。患者根据日间手术临床路径完成各项检查后，专科医生（包括麻醉医生）根据检查结果进行评估，符合日间手术纳入标准的方可进行日间手术治疗。

2．出复苏室评估。患者术后即安排在麻醉复苏室苏醒，麻醉医生和复苏室责任护士根据标准对患者进行评估，符合标准者转各专科病房恢复。

3．出院评估。专科医生和责任护士按照一般情况、活动情况、恶心呕吐、出血、疼痛五个方面对病人进行出院评估，达到出院标准的方可办理出院手续。

（四）四个固定团队

日间手术模式应成立固定医生、固定麻醉师、固定护士和固定随访医护人员的"四固定"团队，保证患者在就诊治疗过程中每个步骤均能找到责任人，方能实现日间手术快速康复为主旨，高效运转为中心的目的。

（五）转归流程

患者在入院前评估确认不能进行日间手术治疗的、在日间手术治疗中或术后恢复期间出现日间手术临床路径变异的、出院后出现严重变发症的，需转普通住院治疗或延长出院的，由评估医生或手术医生填写终止日间手术临术路径表，报医保办审核、医保中心审批通过后，退出日间手术临床路径，转普通住院治疗。

（六）患者入院前的宣教制度和出院后的随访制度

日间手术责任医师和责任护士应对预约手术之后的患者及家属进行相关知识的宣教，包括日间手术治疗的方式、术前准备及注意事项等，打消患者疑虑，保证手术能顺利进行；患者出院时，应给每个患者送一份日间手术中心出院指南，详细告知术后基本护理知识和注意事项，出院指南上应有医院的详细联系方式。患者出院后，日间手术随访医护人员应根据各个病种的具体规定，至少对每个出院患者进行2次以上的随访并记录，随访可以分为电话随访、短信随访等，为问题的及时发现、及时解决提供保障与服务。

（七）手术管理流程

患者完成入院前评估，符合日间手术纳入标准的即进行手术预约。便民服务护士每天下午提醒第二天手术的患者并进行确认，患者根据预约时间至日间病房办理正式住院手续，患者持日间手术病人住院通知单至出入院结算中心办理正式住院。患者在日间病房完成备皮等相关术前准备，术后完成相应评估达到出院标准即可办理出院手续。

（八）建立结构化的电子日间手术病历

日间手术模式需要高水平、高素质的专业人才支撑，且以高效、安全、便捷为特点，医护人员的工作量明显增加，为保证日间手术的高效运转，应实现日间手术病历结构式电子化管理。制定各病种病历模板，尽量表格化，医生写病历时主要是勾选，再根据病人实际情况进行修改、补充。建立结构式电子化病历要遵循基本医疗原则和规定，有些程序如病人签字程序等不能简化，杜绝潜在的医疗纠纷和风险。

三、安全性是新模式的核心与关键

日间手术病人评估及随访制度。入院前评估：病人在门诊检查诊断，符合日间手术准入原则的，在征得病人同意的基础上，完成相关的术前检查评估和术前教育。出院前评估：日间手术病人24小时内即出院，为确保病人离开医院后的安全，我们制订了严格的出院评估制度，出院前对病人术后的生命体征等医学指标进行评估，根据分值确定是否同意出院。出院后随访：病人出院后开始，直至术后3天，会定时电话随访，根据手术类别的不同调整随访频度。同时，在病人情况稳定后，进行病人满意度调查，以查找工作中可能存在的问题和漏洞，并及时解决。

优质护理工作前移后延。根据日间手术模式新的特点，我们的管理模式也随之调整。由于日间手术病人在院时间较短，更多的护理工作是在院外完成，为此，我们将日间手术护理工作进行了前移和后延，使之能延伸到病人家庭之中。此外，我们还专门编撰了日间手术各个病种的宣教资料，以及家庭护理指南；成立了由医护人员共同组成的跨学科快速康复团队，通过多学科交叉融合，应用国际最新的快速康复理念和手段，帮助日间手术病人更好、更快地康复。

四、小结

经过5年的实践，我院日间手术病房在降低病人入院等候时间、住院天数和医疗费用等方面实现了真正的"惠民"。首先，病人住院天数减少80%左右，医疗费用较之于传统的住院手术治疗模式平均降低约20%。其次，提升了医院医疗资源的使用率，降低了医保部门的费用支付。

【参考文献】

[1] 杜宁，于广军，杨佳鸿.13家市级医院推进日间手术的效果分析[J]，中国医院，2010，14(1)：39-41.

第二节 门诊多学科协作

随着现代医学进步和药物、技术手段的增多，医生的专业也越来越细分，虽然在很大程度上提高了医生专业医疗水平，但也可能因其知识领域的限制给患者治疗带来不利影响。在临床实践中常遇到这样的尴尬：患者及其家属在分别听取了内科、外科、放疗科等多个专家的意见后，发现自己面临着化疗、放疗、手术以及其他多种不同的治疗选择。其实，临床医生甚至也面临着同样的困惑。对患者的诊断治疗，似乎存在着多个不同治疗决策，经常难以权衡。疾病有时是一个非常复杂的个体，涉及多学科的问题，它需要如外科、内科、放疗科、病理科、介入治疗科、医学影像科等多学科协作治疗。近年来，临床多学科协作诊疗团队（multidisciplinaryteam, mdt）的概念逐渐兴起，mdt通常指来自两个以上相关学科，一般包括多个学科的专家，形成相对固定的专家组，针对某一器官或系统疾病，通过定期、定时、定址的会议，提出诊疗意见的临床治疗模式。多学科团队协作模式被引入临床医学领域有大约10年的历史，在国外研究较多，应用范围较广泛。国际上多学科协作团队这种崭新的临床医学模式的建立为医疗模式和医院治理带来了新思路。近年来，国内外很多医疗中心也都针对多种临床疾病积极开展了多学科协作交叉综合诊疗，均取得良好的治疗效果。

一、我院开展整合门诊情况概述

我院从2013年底开始成立多学科联合门诊，门诊办公室建立多学科联合门诊管理制度（详见附件一），制定详细申请流程、预约诊治流程（详见附件二）。我院先后开设了以症状为诊治目标的联合门诊、以疾病为中心的联合门诊，如胸痛联合门诊、颈腰痛联合门诊、泌尿系肿瘤联合门诊等等，所有联合门诊有3个科室的主治以上的医生出诊，将优势资源重新组合，为更多患者带去福音。截止2015年6月，联合门诊总人次达到了505人次，受到了患者与社会的好评。

二、多学科联合门诊管理规范亮点

（一）以患者中心的诊疗模式

所有诊疗模式以患者为中心，做到"三最"，治疗、检查最有优化、就诊流程最便捷及等候时间最短。

（二）基于患者需求为目的开设联合门诊

有以明确诊断为目的的胸痛联合门诊、颈腰痛联合门诊；有以诊断明确的肿瘤患者制定最佳治疗方案为主要目的的泌尿系肿瘤联合门诊，避免患者往返于几个科室。

（三）以主诊科室负责制的诊疗团队

联合门诊设有主诊科室，由主诊科室负责患者整个治疗、检查工作的落实，组建最强诊疗团队组合，有依托专科优势分别派出数名医疗骨干的强强联手模式，如胸痛联合门诊、泌尿系肿瘤联合门诊；有各怀绝技的固定专家联姻模式，如颈腰痛联合门诊。

（四）全方位预约就诊流程

联合门诊固定出诊时间，固定诊疗诊室，全面开放号源，患者可自主选择到现场窗口挂号就诊，或者通过医生诊间预约、医联网或医院官网、"掌上十院"APP、微信、医院便民服务中心分时段预约。可提前预约4周内的号源。

三、典型案例介绍

（一）普通专科联合门诊典型案例

1. 联合门诊名称：颈腰痛整合门诊。

2. 开设联合门诊的时间：每周二上午、周四下午。

3. 功能定位：以制定最佳治疗方案为主要目的。

4. 组织形式：依托优势专科的"三固定"方式。由脊柱专科、康复科及护理联合，固定开诊时间、固定诊室、固定3科室同时派人出诊，按普通门诊收费。

5. 多学科团队组成和职责界定：颈腰痛联合门诊由脊柱外科、康复科医生及专业的健康宣教人员组成，脊柱外科医生甄别出需要手术的患者，为患者建议合适的手术策略；康复科医生则对保守治疗患者进行针对性的康复治疗；而专业的健康宣教人员对患者日常工作、生活方式和运动锻炼进行指导。

6. 诊疗范围：除了肿瘤和感染外，各个年龄段的颈腰痛患者。

7. 治疗原则：颈腰痛主要包括肌源性，关节源性，椎间盘源性。健康教育、康复治疗和手术治疗在颈腰痛的治疗中起到十分重要的作用，但大多数医生往往只重视某个方面而忽视其他方面：脊柱外科医生往往注重手术而忽视康复和健康教育；而康复科医生又往往注重康复治疗而忽视了其他方面。超过80%的颈腰痛患者可以从康复治疗获益，而也有10%左右病人需要及时手术治疗，否则容易耽误病情；还有部分病人可以先尝试康复等保守治疗，当保守治疗无效时再考虑手术治疗。而无论是康复治疗还是手术治疗，健康教育始终需要贯穿于其中。

8．取得成效：自2013年开诊至今已接待102人次，为颈腰痛患者制定了个体化的治疗方案，有效缓解了患者的病痛。

9．开诊时间、预约方式等宣传：联合门诊固定出诊时间，固定诊疗诊室，全面开放号源，患者可自主选择到现场窗口挂号就诊，或者通过医生诊间预约、医联网或医院官网、"掌上十院"APP、微信、医院便民服务中心分时段预约。可提前预约4周内的号源。

（二）多学科联合整合门诊典型案例

1．联合门诊名称：泌尿系肿瘤联合门诊。

2．开设整合门诊的时间：每周一下午14:00—16:30。

3．功能定位：以寻找最佳治疗方案为主要目的，患者以已明确诊断或治疗效果不佳，需要通过整合门诊相关专科的联合接诊，采用多种诊断和治疗手段，制定最佳治疗方案。

4．组织形式：以泌尿外科为中心的召集模式。

5．多学科团队组成和职责界定：泌尿外科主任姚旭东主任为主要召集人、放疗科主任、病理科主任组成专家组，泌尿科提供疑难病例，介绍整个治疗方案，放疗科及病理科提供诊疗意见，进行联合诊疗，以确定最佳治疗方案，减少患者并发症和痛苦。

6．诊疗范围：

（1）早期泌尿系肿瘤诊断与鉴别。

（2）围手术期放化疗方案的制定。

（3）新辅助化疗患者的手术时机选择和协调。

（4）患者手术方案的讨论及制定。

（5）晚期患者采用放化疗及靶向药物治疗等方案的制定。

（6）术后复发转移治疗方案的制定。

7．治疗原则：多学科联合讨论决定泌尿系肿瘤患者的诊断、治疗方案。

8．取得成效：自2013年开诊至今已接待近300多位复杂泌尿系肿瘤患者就诊。

9．开诊时间、预约方式等宣传：主要是泌尿科门诊医师对病人病情评估，提出多学科诊疗申请。患者至门诊便民中心预约，便民中心客服通知泌尿外科住院总负责预约安排专家与患者就诊时间。

（三）多学科联合疾病诊治中心门诊典型案例

1．联合门诊名称：甲状腺疾病诊治中心门诊。

2．开设整合门诊的时间：每周全天候开放，与门诊开诊时间一致。

3．组织形式：在门诊区域开设专门的场地，开设甲状腺疾病诊疗中心，门诊形式包括普通专病门诊、专家门诊，涵盖内科、外科、超声科、核医学科、病理科等。一次挂号就诊，同一区域内完成病史采集、体格检查、超声检查、结节穿刺、病理诊断、入院登记等，实现甲状腺疾病门诊诊疗过程的"一门关"。

4．功能定位：以甲状腺疾病为主诊疾病，通过规范的诊疗流程为患者提供最佳治疗方案，采用"一门关"式的便捷服务，避免患者多楼层多科室往返，将就诊、医技化验检查、病理诊断等同一区域完成；一次挂号完成疾病的临床诊断，减轻患者经济负担；对进入中心的患者进行登记、随访，直至患者自动退出或生命终结。

5．多学科团队组成和职责界定：由医院协调设立中心主任，各专业学科副主任为中心副主任，中心主任主管中心的运行、发展目标、各专业人员的协调、考核、业务指标的完成、科研项目的申报、团队梯队的建设等。同时设立中心秘书二名，协助中心主任，做好中心的管理、服务和协调。职能部门——门急诊办为直属主管行政部门，根据中心建设发展的要求，形成例会制度，定期向医院领导汇报中心的运行情况及发展需求，定期组织召集相关部门的会议，协助中心协调各种与中心之外的相关事宜，为中心做好服务。

6．诊疗范围：甲状腺疾病

7．取得成效：

（1）自2015年8月开诊至今平均门诊量250—300人/天、超声检查人数50人/天、穿刺15人/天、手术人数8人/天；手术阳性率在50%左右。

（2）患者一次就诊，完成诊疗、超声检查、穿刺、病理诊断、入院登记等，平均节约挂号费用18元/人（平均挂号次数减少3次，按照上海市医保收费标准，普通门诊自付6元/次）。

8．开诊时间、预约方式等宣传：患者当日就诊可以门诊各楼层收费窗口现场挂号；预约可以通过以下几种方式：

方法一：网络预约：登录上海市第十人民医院官方网站www.shdsyy.com.cn点击"患者通道"路径下的"预约挂号"标签，就能轻松地实现在线预约。

方法二：电话预约：拨打预约热线021-66302905，经过专业培训的导医客服人员，将协助您完成电话预约。

方法三：微信预约：关注上海市第十人民医院官方微信服务号，即可享受自我预检、专家预约、楼层索引等多项个性化服务。

方法四：APP预约：扫码安装"掌上十院"APP，深度定制的预约应用将助您方便就医。

方法五：诊间预约：需要持续随访的慢性病患者，在当次就诊完成后，可要求医生当场在HIS系统中预约下次门诊，"数字鸿沟"从此成为浮云。

方法六：自助机预约：门诊一楼～六楼都设置了多台一站式自助服务机，除了自助挂号、缴费，插入医保卡（社保卡）还能方便地通过触摸屏完成在线预约。

方法七：多点人工预约：对于使用电子预约途径有困难的老年人或失能患者，院方贴心地在门诊便民服务中心和各楼层的二次候诊区提供人工服务，专业的导医客服人员将帮助患者完成预约。

附件一：**多学科联合诊治门诊制度**

1．开设联合门诊的医师资质为取得正高职称2年及以上或副高职称3年及以上的在聘专家，主诊科室的医师必须是正高职称；在聘的科主任或在任的省、市级以上学术委员可放宽年限及职称限制；退休专家必须是正高职称或在任的省、市级以上学术委员。

2．新开联合门诊的主诊科室及联合科室应认真填写**《联合门诊申请表》**，提出科室意见，医务处审核，分管院长审批后，由门办协商安排时间、诊室、挂号、信息开通等。

3．开诊时主诊科室及联合科室的医师应同时坐诊（3个及以上科室联合开诊时至少应2个科室的医师坐诊），如需会诊（包括联合门诊以外的科室会诊）时由主诊医师负责联系。为保证联合门诊质量，主诊医师不得由他人替诊，联合科室的医师原则上也应固定。

4．联合门诊的业务由主诊科室负责管理和指导，主诊科室应制定**诊疗检查流程**，及病人所急，想病人所想。日常管理由门诊部负责。

5．联合门诊必须准时开诊，如因故不能开诊时，应提前三天填写**请假单**并通知门办，获准请假后方能停诊，同时应妥善安排好已预约病人的就诊。

6．联合门诊医师必须遵守医院、医保及门诊部有关规章制度，若发生医疗差错事故，按院部规定处理。

7. 挂号费暂定108元（含诊疗费8元），如需其他科室会诊，不得再另收挂号费。

上海第十人民医院门急诊部

2013—10修订

附件二：**联合门诊申请表**

流程：填写表格 → 科主任签字同意 → 医务处处长签字确认资质 → 分管院长审批 → 交门急诊诊办公室安排诊室。

填表日期： 签名：

联合门诊名称					
主诊科室		主诊医师	职称	年资	年
联合科室1		联合医师	职称	年资	年
联合科室2		联合医师	职称	年资	年
联合科室3		联合医师	职称	年资	年
主诊医师	办公室电话：		移动电话：		
主诊医师专业介绍：（专业方向、擅长疾病/病症、临床研究情况、获奖成果、担任学术职务，100字以内）					
联合门诊特色介绍：					
拟开设联合门诊时间：周 上午 / 下午 周 上午 / 下午					
拟开设联合门诊费用：□60元 □ 元					
主诊科室意见：					
联合科室意见：					
医务处资质审核意见：					
分管院长审批：					
门急诊办：					

第三节 特需门诊质量管理

随着社会发展和患者对门诊要求的提高以及市场经济的要求，我院以患者需求为导向，为各层次患者提供优质医疗服务，差异化塑造医生及专业品牌，设立特需门诊。特需门诊作为医院诊疗工作的一个窗口，为确保特需门诊医疗服务质量，我院严格把控特需门诊医疗服务质量，具体举措如下：

一、特需门诊的定位

一般特需门诊主要服务对象为社会层次和收入较高的人群、外宾等。而我院并不仅仅定位于收入高的人群、外宾，进一步延伸至我院病情复杂和疑难杂症患者。这些患者由于疾病缠身，四处奔波求医，花费巨大而未能正确诊治，身心受到极大折磨，求医心理迫切，经济上较为贫困。我们面向这些患者提供服务，确保患者早日得到专家的诊治。

二、特需门诊诊区的设置模式

开辟专门区域设立特需门诊，并设有宣传栏、一站式自助服务机，专设导诊人员，利于病人咨询，帮助患者完成挂号、安排就诊。候诊室有软候诊椅、饮水机、一次性水杯、宣传册、报纸、杂志，为病人创造一个温馨、素雅的就医环境，减少病人痛苦，增加他们战胜疾病的信心。营造患者至上、宾至如归的感觉，让病人得到心理上的安慰和满足。

三、特需门诊的运作

与普通门诊相比，特需门诊有其自身特点，主要为：病人在就诊中，由医疗助理全程关注式服务，协助有困难的患者提供相关检查、取报告、取药等，开展一条龙服务，减少层次与环节，缩短就诊时间。对于当天不能出报告的，根据病人要求邮寄报告单，免去多次往返之苦。短期不能确诊者，优先预约下次时间；对须会诊者，可以多专家免费会诊，解决病人疾苦。费用上，除挂号费外，均享受普通门诊价格。在诊疗中，由专人巡回指挥，忙而不乱。做到人人有事做，事事有人做，将各项工作落到实处。

四、特需门诊的管理

（一）挂号管理 特需门诊推出多途径预约诊疗模式，有医院网站、诊间、微信、掌上十院APP、自助预约等等预约，全面实行实名制预约，将预约信息直接连接至医院挂号系统，患者到医院后只要确认挂号即可就诊，防止专家号被人倒卖，损害患者利益。为确保特需门诊诊疗质量，管理部门根据患者需求和医生诊疗能力适当进行限号和全预约服务，做好真正服务好患者。

（二）出诊专家管理 副高职称以上医师，由个人提出经科室主任批准，院部审批后可以开设特需门诊。特需门诊专家挂号每半天限号15例，因专业性质不同可适当放宽。加号审批权由门急诊部统一管理。每位患者的就诊时间不应少于10分钟，视病情状况综合考虑。门急诊部对特需专家的门诊质量进行严格监管及考核。除特需门诊外，专家每周一次普通专家门诊，解决大多数病人的实际需求，也做好对年青医生的传帮带。

（三）医疗助理的管理 要求医疗助理提前15分钟上班，作好工作准备，对病人热情周到，尽职尽责，急病人之所急；同时努力钻研业务，提高技术和水平。

（四）服务态度要求 在特需门诊就诊的患者来自于各个地方，路途遥远，经济不宽裕；有级别较高的领导。我们要求不卑不亢，对患者一视同仁，按序就诊，态度亲切、和蔼，语言文明礼貌，把"以病人为中心"作为行为准则，千方百计为病人着想，为病人服务好。在市场经济形式下，医疗市场的竞争日益激烈，医药费用不断上涨，患者对医疗服务与质量尚不满意的今天，我们须有更好的服务才能吸引病人。

第四节　门诊服务创新

一、基于患者需求的诊疗服务

（一）建立完善预约管理体系：成立专门预约中心、制定预约中心工制度及服务规范、制作 十院专家预约手册、预约提示卡。

（二）完善预约流程，制定预约患者就诊流程：全面推出多途径预约系统，做到多点预约、多途径预约，预约中心、诊间、网站、自助服务机和电话预约，做到随时随地均可预约专家就诊。推出分时段预约，患者在预约时间段前来就诊，可享受到就诊优先，推进预约工作开展，真正方便患者就诊，从而提高了预约比例。

（三）建立与静安区临汾医院、十院集团医院的预约直通道：为推进预约诊疗向二级医院及外地医院扩展工作，建立预约直通道，将十院专家信息与临汾医院、集团医院互通，由临汾医院或集团医院进行预约，十院提供就诊优先，方便患者就诊。

（四）推出"错时开诊、高峰增援"门诊诊疗服务：为了改善门诊服务，方便患者就诊，挂号、抽血、取报告、预约等服务窗口提前开窗，特殊科室延长开诊时间例如口腔、皮肤科等，方便了患者就诊，得到广大患者认可。院方为鼓励周六、节假日出诊医生，提高周六和节假日出诊医生收入，保证了双休日及节假日的医疗服务质量。

二、优化门诊就诊流程，不断推出便民措施

（一）**成立专业门诊客服队伍**：为了节约人力成本、推进门诊服务，启用门诊非医学背景的前台服务人员后，有效整合门诊服务队伍，通过严格培训和考核，建立专业化服务队伍，创"门诊全能"客服，集服务、咨询、自助服务为一体的服务团队，为创"门诊患者就诊无忧，医生诊疗无虑"的服务模式起到重要作用。

（二）**推出特色服务**：设立日间化疗病房及日间手术中心，真正方便特殊患者需求。规范病房化管理，是病情稳定的肿瘤患者在一个规范、祥和及安静的环境中完成一次又一次的化疗，远离重症或晚期肿瘤患者，使肿瘤患者在轻松的治疗环境中，顺利完成整个治疗，提高了肿瘤患者治疗效果。一天住院完成手术，快捷手术流程，减去了很多手术患者的烦恼，方便患者和家属，科学的手术流程，预约、手术、出院一条龙服务，节约患者住院时间，科学分配医疗资源，得到患者好评。

（三）**深化便民服务**：逐步推出"彩虹卡"活动，为了规范客服人员服务行为，让患者有一种宾至如归的感觉，推出"彩虹卡"就诊伴随您活动，彩虹卡作为服务的媒介，让服务人员做到多说一句，多服务一点，并给予患者一个感恩小礼品，让患者记住十院，留下美好影响，架起十院与患者的彩虹桥，通过彩虹卡上留下点点滴滴，为提升十院门诊的服务质量提供资料，从而找出医院门诊就诊流程瓶颈，进行有目的的优化。设立流动图书站，由于医疗资源的有限所以目前有些专科的等候时间较长，为了回馈患者来院就诊，客服人员提供主动服务，建立门诊流动图书站，在就诊高峰或等候时间较长区域，发放免费借阅各类杂志，减少患者等候时焦急的情绪，让患者就诊过程中，处处感受到十院优质服务，将患者满意做到实处。

三、"一站式"服务

一站式服务理念渗透于服务中，诊区科学化分布，以"器官"为单位的诊区划分，大大减少了患者的就诊时间，一种疾病不出诊区能得到内外科医生同时诊治，检查治疗区化。例如眼科、五官科患者就诊、检查及治疗在同一诊区等，减少患者就诊中的往返。一站式服务机全面启用，集自助挂号、充值、收费、查询及预约为一体的服务机，真正方便了患者的就诊。服务的一站式，诊区吧台能够一次完成挂号、收费、预约检查等功能，真正减少了患者等候时间。

第五节　门诊信息化建设的管理及应用价值

一、引言

随着社会的发展，市级综合性医院的门诊承担着日益增长的就诊压力，如何实施医院门诊业务流程优化再造，建设门诊信息化，改善患者就医体验等一直是医院管理者积极探索的问题。信息化作为改善医疗服务行动计划的关键要素，以方便患者就医，提高医疗工作效率与质量，提升门诊整体管理与服务水平的门诊业务流程优化与系统建设具有非常重要的意义[1]。

二、门诊信息化建设的核心内容

（一）"以患者为中心、医务人员为主体"的门诊服务流程优化[2]

门诊就医"看病难"一是专家挂号难，挂号渠道单一，也无法合理安排就诊时间段；二是就诊难，患者在挂号、缴费等排队环节花费相对多时间；三是就医秩序与环境凌乱。门诊流程涉及面广，协同工作难，引导不够，医患双方都难受。

梳理挂号、候诊、就诊、收费、发药、检验、检查、治疗等相互关联的各环节，对门诊流程优化再造，构建方便、快捷、优质、高效的门诊新流程。遵循业务流程再造理论思想，强调以门诊业务流程为改造对象和中心，以人为本，不仅要体现"以患者为中心"，同时也要体现"以医务人员为主体"的流程优化与再造，对门诊医疗服务的各个环节做出科学的安排。

"以患者为中心"，改善就医体验，提供多渠道的挂号和分时就诊方式，方便患者安排就医时间；提出彻底减掉窗口收费环节原则建设就诊"一卡通"，减少中间流程环节和往返时间。为实现有序就医秩序，实现人性化信息导引与候诊服务，建设门诊科室、检查检验科室、药房发药等不同类型的排队叫号与信息发布系统。

"以医务人员为主体"，以各部门的高效协同工作为目标，关注实现医生就诊环节与其他环节的信息互通问题，提高医生单位时间内的劳动价值，推动门诊医生工作站的建设以及其他业务系统的信息集成。

（二）多渠道预约挂号与交叉排队诊疗建设[3]

专家号是一种稀缺的公共资源，改变只有现场挂号的单一方式，提供多渠道预约挂号服务方式，为患者提供专业的就医服务。在院内设置自助服务机（集挂号、付费、预约、查询为一体）、服务台预约挂号，复诊患者可直接在门诊医生站预约、预约中心预约、诊区服务台预约；在院外，患者可拨打医院专门的预约电话、上网预约挂号以及智能手机APP"掌上十院"、关注医院微信公众服务号等方式进行预约。考虑方便患者尽量避免停诊带来的问题，最大程度地保证专家准时出诊；挂号信息安排上，采取门办集中管理，与各（专）科室微调相结合的方式；开放时间段上，医院向各平台提供30日内的预约号源。

建立预约与现场挂号相交叉的排队诊疗模式，将预约病人穿插在现场挂号队列中：单数序号为现场号，双数序号为预约号，解决现场与预约病人就诊秩序的矛盾现象。根据个别专家的需求，进行全预约诊疗服务模式，保证预约病人的就诊优先，将当日来院病人以当日预约形式生成序号排在之前预约的病人之后，可以妥善优化就诊的秩序，提高门诊就诊满意度。

（三）门诊一卡通与自助服务系统建设

建设规划上采取彻底减掉传统流程中窗口收费功能，与有限开放自助设备缴费功能相结合的原则。系统设计遵循医疗服务收费伴随医疗业务的执行而发生的思想，即付费发生控制在检查、诊疗取药业务环节点。自助服务系统建设真正意义上实现医生下达医疗指令，患者直接去医疗执行点接收医疗服务，减少了中间缴费环节。

（四）以门（急）诊医生站为核心的系统建设

门（急）诊医生工作站是支撑门诊医生日常诊疗活动的医院门诊管理系统，用于日常信息采集、处理、储存、传输，并与其他的信息系统协同工作，实现病人在门（急）诊诊疗过程中的信息交换，是典型的临床信息系统，保证医生工作站的指令能够在医院的所有科室中顺利执行。

在门（急）诊医生站建设上要"以患者为中心，以医生为主体"的流程再造思想。软件功能要注重诊疗活动的本身，即指令的顺利执行，重点考虑是门（急）诊医生站指令如何在医院所有科室中顺利执行，实现医生与其他医务人员的信息共享，协同办公。不只满足医生常规处理功能，更要满足其他附加功能，在平台上开放与其他院内HIS系统的借口，保证药剂、检查、检验等其他部门的能够借助门（急）诊医生工作站平台实现的信息共享。

（五）探索门（急）诊病历书写系统的建设

门（急）诊病历书写系统是医院门诊信息系统下一步建设的重点，病历系统的使用能够规范出诊医师的诊疗规范，从制度上减少空白病历、书写不完整等现象；通过专科病历模板的编制，将专科的常见病多发病通过系统编制诊疗常规流程，通过信息的保障来规范诊疗行为，提高医疗质量减少纠纷。

三、门诊信息化建设的重要意义

（一）优化门诊业务流程，提高工作效率与服务满意度

我院近10年来分阶段有序推进门诊信息化建设，规范了医疗工作，提高了门诊工作效率与医疗服务水平。多渠道预约挂号，诊疗一卡通与自助系统，优化了门诊业务流程，实现门诊与住院对接一体化。整体上改善了患者看病就医体验，减少就诊环节，方便患者，而且门诊信息系统实现各业务系统对接，处方、检查检验单、处置单、住院单等与对应科室共享，实现了各部门工作的高效协同，提高了工作效率。

"一卡通"将整个就医流程在业务链上的各个部门工作协同起来，减轻医务人员的工作量，提高了工作效率。同时通过建立自助服务系统，实现办卡、充值、挂号、打印报告等自助功能，给就诊患者带来许多便利，通过对门诊患者满意度，门诊量、门诊管理和优质服务质量调查评价，实施前后门诊管理质量及优质服务质量改善明显。

（二）分散门诊大厅压力，改善就医秩序与环境

面临日益增长的门诊量，在2015年我院门急诊病人增长至270万人次的情况下，凭借多渠道预约挂号服务、一站式自助服务、智能化掌上系统应用、分时段就诊等门诊信息系统对业务的支撑手段，有效地缓解医院拥挤的现状，分散患者到达医院时间，实现了有序就诊，大大降低了门诊大厅的人流压力。门诊收挂自助机的使用，明显减少了收挂窗口的压力，在流程上减少了排队挂号的人流量；一体化自助收费系统的使用，通过在就诊卡内充值的方式在自助机上缴费，更是缩短了病人排队时间，各个楼层收费窗口前爆满的现象有较大的好转。病人有了良好的就医环境，医院整体的门急诊工作程序更加顺畅，明显提高了医疗服务效率。门诊叫号系统与门诊医生站、检查检验系统等系统运作，让医疗候诊区的患者不再盲目，就医秩序更为有序，整体医疗环境得以改善。

（三）强化医疗质量与安全，提高医疗管理水平

各信息系统对于门诊业务过程的支撑，使业务部门协同工作，实现了业务流

程的良性循环，并在流程关键点实施合理控制，如在开立处方能自动进行监测不合理、不安全的用药信息。实现基于自助发药系统的医嘱管理，再通过药剂人员的发药核对，最大程度地避免药品发放中发错药等差错，确保患者用药的安全。通过门急诊电子病历系统的使用，对医生书写病史的质量进行抽查监控，确保门急诊病历的质量，避免因字迹、书写不规范引起的医患矛盾。门诊医生工作站与分诊叫号系统的应用，实现医生、患者、医疗助理三者的沟通和互动，使得就诊流程更为流畅，医患沟通减少摩擦。作为医政管理者，也能够从业务信息系统中及时获取数据，如掌握医师的就诊动态，对用药、检查、检验等进行比对、监控和决策，提高医院医疗管理水平。

四、小结

门诊信息系统建设要服务于临床业务活动，有选择性地分阶段有序开展建设，不能够仅仅为了追求IT上的新技术、新概念而信息化。门诊信息化是一个从无到有，点面结合，渐进的过程，也是医院应用信息技术及产品的过程，落实改善门诊医疗服务行动计划的关键要素。信息系统作为一种手段，要方便患者，更要服务于临床业务，解决医务人员实际问题，提高医生单位时间内的劳动价值，提升管理人员对医疗质量监管的信息化能力。

门诊信息系统建设不仅需要医院高层管理者支持，更需要强有力的信息化建设团队及长效机制来保证系统的成功实施和日常运维[4]。团队的一部分由熟悉现有流程利弊并掌握专业知识的内部人员组成，分析现有的流程、发现问题，提出解决方案，拟定新的流程，对优化后的流程进行维护。我院门诊信息化建设在院领导的正确指示下，形成了以门办为行政组织核心，信息处为技术支撑部门，各门诊相关科室（药剂、检验、放射）专人配合的组织及沟通机制。必须加强应用中的保障和沟通处理机制，以快速处理为原则，将软件、硬件问题还是应用中需求快速反馈，及时整改处理。

【参考文献】

[1]　姚峥，曹红英，刘凤华.综合医院门诊信息化建设作用探讨[J].医学与社会，2011,24(7)：36-39.

[2]　张丽，董丹，王彪.利用信息化手段提升门诊诊疗服务水平[J].中国数字医院，2014,9(6)：65-66.

[3]　王延昭，李海霞，姚刚等.基于居民健康卡的预约诊疗流程优化[J].

中国医院管理，2014，34（1）：38-39.

[4] 陈晨，赵昶.医院优化门诊服务流程的探讨[J].中国医院管理，2012，32（6）：34-35.

第六节 院前院内急救无缝连接机制建设

《院前院内急救无缝连接机制建设》是我院与上海市急救中心合作，在2010年获得的上海市卫计委三年行动计划项目。该项目通过三年的综合建设，在2013年底完成并验收通过，获得卫计委及上级主管部门领导、业内同行的高度认可，并在2013年8月5日参加"上海市科技活动周"市民体验日活动，获得《新民晚报》、上海教育电视台、《天天新报》等多家媒体的报道，意义深远。我院通过该项目的实施，受益颇多。现将本项目的建设目标、主要内容、组织管理、取得的成效等简介如下：

一、总体目标：本项目期望通过3年的综合建设，通过信息网络化将120急救与专科急救相结合，建立事件发生地到医院急救中心的网络信息双向传输系统，实现院前院内急救"无缝"连接；进一步加强院内急救联动机制的建设。如急性心肌梗死的急救以心内科为首诊负责制，建立院内心血管疾病急救网络，信息由院前即事件发生地及时传输到急救指挥中心，然后通过中心传输到相关专科如心内科，将专科急救点前移到事件发生地，提高危重症的救治率。采用医务人员和"120"急救人员"杂交"，强化急救人员的急救能，提高救护队救护人员急救专业知识水平；改变目前急救服务中心单纯"医疗机构、人员、急救装备"等的指挥调度作用，真正发挥医疗技术的现场、早期、实时服务功能，形成局部的试点网络，探索建立提高现场急救能力的的院前院内急救"无缝"连接新模式，为推广提供参考。

二、项目主要内容：本项目的建设包括以下几个部分：

总体流程见如下图：

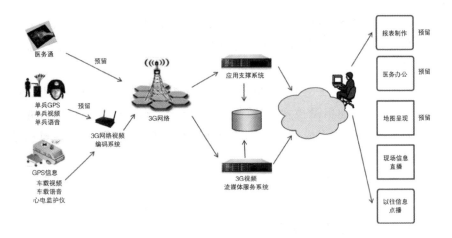

（一）建立120急救与院内急救机构的常态联通机制：如果是常态化的危重病例救治，救护队员在救护现场给予适当的救治，在现场或救护车开往医院的途中，与医院分诊处（Triage）联络；如果在现场或途中需要技术指导，通过实时信号传输，得到医院专家对救治处理的指导。

（二）建立急救现场与院内急救中心生命信息的"绿色通道"：所谓急救"绿色通道"，即病人拨打120呼救后，120急救医生在对患者进行入院前抢救时，急救队员抵达事发现场后可以简单采集病史，获得患者的基本生命体征资料，通过单兵摄像系统直接传输至医院指挥中心，医院指挥中心给予实时指导，必要时医院立即启动院内急救"绿色通道"，第一时间做好相关急救准备；患者搬运至急救车后，车上的生命监测仪则采集后自动将患者的心电图、脉搏、血氧、呼吸、血压等监测图形和数据，实时传输到根据患者病情要就诊的医院急诊科的联网电脑上；急诊科医生据此随时掌握病人的病情变化，再通过电脑或IPDA，在线指导120医生在院前对患者实施正确的抢救；同时，院内医护人员做好外科/介入手术或ICU/CCU准备，让生命危急的病人免于急诊科分诊的麻烦，直接接受手术或介入/内镜诊疗，缩短等候时间及中间中转环节，尽最大可能挽救生命。

要实现绿色通道，就是要在急救车中放置终端电脑工作台，和急救服务中心、医院急诊室工作平台连接，这个终端电脑工作台具有诊断、治疗和用药指导作用，可根据院前急救现场采集的信息作出初步判断和治疗，同时可接受急救服务中心和医院传来的指导信息。如心血管疾病的急救：120救护车的随车医生可通过终端无线网络传输车载心电监护仪将患者的心电信息、快速检测的生化信息如心肌酶、D-D二聚体、脑钠素等检测结果第一时间发至医院或急救中心。指挥中心工作人员可通过所接收的信息，迅速判断患者属于哪一类心血管急症，从而实时指导随车医生采取最合理的抢救或转诊措施。

（三）如果一次发生3例以上危重伤员的事件，尤其是道路交通出现困难，可借助当前GPS与其他信息技术，实时了解当时最近距离的医疗机构，并在行政机关的协调与指导下，形成一定的区域协作网络，与120急救系统站点相结合，优化工作流程，做到无缝连接。

（四）建立院内急救联动机制：本项目以心血管内科的急性心肌梗死的救治为试点，心内科作为主要责任科室，建立院内急性心肌梗死急救专家队伍，信息由院前即事件发生地及时传输到医院急救指挥中心，中心值守人员对相关信息资料进行评估并与急救队员双向联系后，对患者的病情进行评估，一旦明确为急性心肌梗死后即启动"绿色通道"，一方面通知各"绿色通道"的急救医护人员即在30分钟内到位，做好接诊或会诊准备；另一方面通知急救车直接抵达导管室楼下，急救队员将急救对象直接送至导管室，立即开通闭塞的血管，挽救心肌挽救生命，实行先抢救后付费或边救治边付费的服务模式。

（五）强化急救人员的急救能力：将医务人员和"120"急救人员"杂交"，将急救作为医院临床医生培养的基地。尤其是急救相关学科，将随车急救作为培训的必备阶段，考核合格后方可进入院内急救网络。

三、项目的组织管理

针对该项目，我院领导班子高度重视，按照上级主管部门的要求，为了能够按照项目要求及时地完成该项目，在院领导的大力支持下，制定了该项目的相关领导小组及工作小组，同时按照要求，分别制定相关制度及实施要求。医院院长及党委书记担任项目领导小组组长，分管院长担任副组长，门急诊办、医务处、设备处、总务处、信息处、护理部等担任领导小组成员；实施小组则在分管院长的直接领导下，由门急诊办具体负责项目的落实及沟通、推进及督导、总结等。在项目推进期间，定期按照项目进度组织相关人员考查、论证及确定最终的项目方案并组织实施。主要相关部门如设备处、财务处、信息处等责成专人负责管理落实。

项目的管理严格按照《项目管理手册》制定专人专册管理。定期制作报表并定期汇报，建立公文往来制度，将上级部门下发的文件及相关要求及时传到每个相关部门，定期督查落实情况，对有困难的地方则报请医院党政联席会，给予医院层面的落实解决。

对本项目的支撑医院克服重重困难，在医院资金非常困难的情况下，拨出专项资金用于本项目的信息系统、基建改造等，转款落实在医院信息处，转款专用；与信息相关的设备则由医院设备处负责，除了当初已经在该项目申报的相关设备由设备处报请申康设备处走规范的流程外，计划外的设备则经项目负责人、设备处审核确认后，从医院配套资金中支出，保证项目的按期实施、落实。在面对急诊科及相关学科如心内科临床业务量大、人员紧张的现状，抽出专人参加该项目组织的人员培训、"杂交"、演练等，不仅提高院内临床医师的急救意识和技能，而且也让急救中心的急救队员了解并掌握急危重症及常见急症的常见症状、体征、诊断依据及处理方法，针对于此，我们也编制了医院临床各科《常见急诊诊疗常规》和《急救手册》，给予系统化学习和培训。

四、取得的成效

（一）成果贡献：该项目在预期时间内完成了预定的目标，即从实际应用的角度，提出了构建一种远程医疗救护系统模式——院前院中院后无缝连接全息数字化急救系统，该模式将改变目前120急救车"以运为主"急救状况，同时整合院前、院中和院后的无缝链接急救系统，也将大大提高危重患者的成活率。

（二）技术创新：该项目是通过定制的信息化实现院前与院内、院内之间的无缝连接，与传统的急救与院内信息传递相比，具有以下特点即我们的技术创新：

1. 院前院中急救系统与传统急救对比

（1）院前情况

传统急救：120急救人员抢救病人至救护车并进行简单的治疗，在到达医院后先到急诊科确认病人类型（比如心内科、外科、骨科、脑科等），然后再转至对应的科室进行手术或者紧急治疗。

院前急救：医护人员随身佩戴的单兵系统，能在第一时间获取病人的病状并发送到医院指挥中心，在救护车返回医院途中就对病人进行抢救，通过迅速采集病人的血液获取病人的心肌酶谱等反应病人生命体征及症状的化验指标、还能立即获取病人的心电图等内容，并且这些病人体征情况及化验指标能快速传到医院指挥中心，医生就能快速判断病人应当转入的科室进行抢救。在救护车运行过程中，指挥中心能通过车上的GPS实时定位救护车位置，并能根据路况指导救护车走哪条路能快速到达医院。

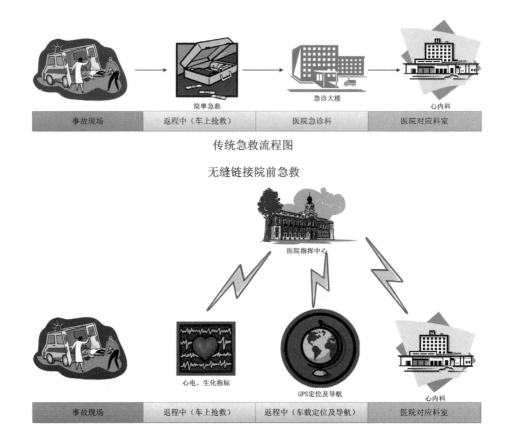

传统急救流程图

无缝链接院前急救

（2）院中情况

传统手术：救护车将病人送到医院后，根据急诊科的诊断，将病人送入对应科室进行手术，手术室中的抢救过程不明；如果主治医师不在的情况下，手术将会进行的更加艰难甚至不能进行手术。无疑这将可能会错过救治病人的最佳时间。

院中急救：对于120急诊，各手术室服从指挥中心的统一调度，在救护车上确定完病人的病情后，指挥中心的专业医护人员可判定病人应该送入的科室，并且可联系相应科室做好手术及治疗准备，在病人到达医院后就可直接进入手术室。指挥中心可以指导并参与整个手术过程，以保证手术的成功率。如果主治医师出差在外，可以通过外网访问系统网站指导并参与整个手术过程，这些都有利于手术的有效进行。

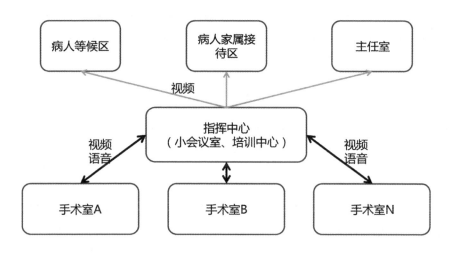

院中急救系统结构

2. 学科、人才建设

通过本项目的建设和实施，急诊科的建设日趋完善，硬件上，已经建立了新的急诊大楼的立项，预计在2016年启动急诊专科大楼的建设，三年后投入使用。急诊科的业务量及心内科的工作量如下：

近四年急诊情况				
	2012年	2013年	2014年	2015年
急诊总量	316963	355149	367119	386893
120运送量	10350	11685	12630	13441

近四年心内科冠心病介入情况				
	2012年	2013年	2014年	2015年
介入总量	3100	3210	3621	2103
AMI量	210	320	410	611

近四年急诊入院情况		
2012年	64697	6569	10.15
2013年	66934	9852	14.72
2014年	70075	11825	16.87
2015年	58060	8544	14.72

其次，我们训练出一批训练有素的实战能力强、专业知识扎实、反应快速而又德才兼备的急救医务人员队伍。

总之，通过本项目的建设，探索出一种有效的信息化手段将院前与院内急救无缝连接的模式，基本解决了目前院前急救"只运不救"的尴尬现状，初步效果实现目标，但能够大规模应用，还需要政府部门的干预和积极推广，同时对急救医务人员进行不断培训，并加大社会宣传，动员全社会的力量，更大幅度地提高院前急救率，造福百姓。

第七节　急诊精益化管理

一、急诊医学科的专业特点

（一）急诊工作特点

1. 急诊科是医院普通急诊和危重病急救患者就医的首诊场所，是社会医疗服务体系的重要组成部分。

2. 急诊患者多因遭受意外伤害或突然病情变化而到急诊就医，患者及家属缺少思想准备，容易惊慌失措，对诊治要求紧急迫切。

3. 急诊工作随机性强，患者就诊时间、数量、病种及危重程度均难预料。

4. 急诊患者发病急、病情变化快，需要及时快速诊断和紧急医疗处理，急诊工作人员需要具备高度责任心和精湛的医疗急救技术。

5. 急诊病人的抢救往往需要多专科各类专业人员同时参加，要求各科之间、医护人员之间紧密协作配合。

（二）急诊科的任务

1. 急诊科的首要任务是负责危重病急救患者的连贯性救治。

2. 急诊科负责普通急诊和慢性病急性发作时的急诊处理。

3. 急诊科为全院内、外、妇、儿等各科提供相关专科急诊病人诊治的场所并负责协调与管理。

（三）急诊科建设原则

1．一切方便病人的原则。

2．每天24小时、全年每天对社会开放的原则。

3．急诊科独立建制、急诊科编制有固定医生队伍的原则。

4．突出快速，高效，安全的原则。

5．急诊抢救——留观——ICU——康复连贯性一体化的原则。

（四）急诊科运行体制

急诊科实行急诊抢救室——留观病房，或急诊病房——急诊监护病房（EICU），或综合监护病房（GICU）连贯性一体化的救治管理体制，以保证急诊绿色通道的快速高效运行。

二、急诊医学科现状和面临挑战

随着我国社会老龄化日趋严重，社会养老、老年护理及临终关怀病房建设相对滞后，疾病分级诊治落实不力，医保政策压力等一系列原因，使得大量老年慢性病患者瘀滞在抢救室，分流不畅，导致急救通道堵塞、急救资源被占用现象严重，如何合理分流患者、解决120压床、合理分配急救资源成了各大医院急诊科的重要难题。在诊治危急重症患者时如何进行多学科分工、协作并落实学科责任。时间就是心肌、时间就是脑细胞、时间就是生命，在诊治流程中如何疏通交接障碍、减少中间环节、建立绿色通道，使得患者在最短时间内得到合理的检查及治疗是我们持续改进的目标。目前广大急诊医务工作者工作内容繁杂、环境恶劣、职业压力巨大、专业归属感差，并且目前在我国缺乏相应的医疗安全保险制度，这些负面因素会反馈到急诊医疗活动中，由此造成恶性循环，最终损害患者和医护人员双方利益。如何建立医疗安全保障系统，使诊治流程合理化、标准化、制度化，从而减少医疗差错、减少员工职业压力、提高专业归属感、提高医疗效率。为此我们引入"精益医疗"模式。

三、我院急诊精益医疗的探索

尽管我国医改已取得显著进展，但要实现全民医保、提高财政保障和进入医疗服务社会，仍然有很长的路要走。在继续深化医改，加大资金投入的同时，中国的医疗界还需另辟蹊径，将在工业界行之有效的精益理念移植到医院的运营管理中，创建卓越高效的精益医疗。

（一）精益医疗的定义：精益医疗是一套工具、一种管理方法以及能够改变医院组织和运营方式的哲学。精益医疗是一种方法论，通过减少过失和缩短等待时间，使得医院提高医疗服务的质量，进而提升患者满意度。精益医疗是一种保障，能够为医疗人员提供支持、清除障碍，使他们专心提供医疗服务。精益医疗是一个系统，能够在较长一段时间里加强医院体制、降低成本和风险，同时保证促进发展和规模扩张。精益医疗有益于消除各个孤立部门之间的隔阂，使得医院不同科室之间能够为患者的利益而更好地协作。

（二）精益医疗的四项基本原则是

关注患者：围绕患者设计医疗和护理服务，而不是以医院的利益或员工的方便为出发点。

注重价值：确定对患者的价值，消除一切浪费。

缩短治疗时间：缩短治疗及相关作业的时间。

尊重员工：激励、信任员工，让员工参与到发现问题、分析问题、解决问题和消除浪费的行动中。营造一个扶持和发展员工的环境。在这个环境中，员工不会感到挫折、不会担心被批评指责。

（三）精益医疗流程

1．关注患者

我院急诊确定以患者为中心后，多次由科主任、医生、护士、流程设计公司人员、学生、老人等各个阶层和年龄段人士模拟各类疾病的就诊流程，获取最真实的就诊数据、就诊体验，并从患者的角度找出就诊过程中的功能区域设计不合理、看板指示不明确、反复重复排队、叫号系统缺陷等一系列问题，并实施持续改善。在诊治过程中将医生护理人员及检验、检查、药房等医务人员有机结合，形成完整的诊疗单元，建立有效快捷的信息流，无缝连接及时沟通，避免因信息传递出错、沟通理解误差而造成对患者的损害。一旦发生错误，我们必须研究流程，而不是去追究谁犯了错误。当发现更好的工作方法和流程时，经认证后，可以把改善后的程序列入标准作业。实行疾病分级诊治原则，从急诊预检开始，根据患者的症状危急程度结合早期预警评分进行分级预检，在诊治过程中的任何一个环节发现患者病情不稳定、有高危因素或病情危重等，都会启动绿色通道模式，确保危重患者第一时间内在相对应的区域得到及时的诊治。开展品管圈活动，进行持续不断的改善。

2．注重价值

对于每一位医护人员而言，目标就是对患者的疾病进行诊断和治疗，以及努力减少流程中各种无用的等待、化验、检查。任何没有价值的都是浪费。但是怎样去定义对患者真正的有价值呢？精益专家认为：价值是一种顾客愿意买单的产品或服务，对于患者而言就是疾病相应的治疗和护理。那么相应的查体、化验、检查等本身并不具备价值，但是诊断疾病和评估病情进展所不可缺少的，如何在保证患者利益不受损害的前提下尽可能的减少浪费就是创造了价值。这包括节约了患者时间、减少了医疗支出、优化了医疗资源等。建立劳动负荷均衡化机制，减少医疗资源闲置和超负荷不平衡所造成的浪费。这对于急诊来说难度相对较大，因为急诊患者就诊具有不可预知性，我们无法预知下一分钟会接诊怎样的急诊病人，但随着大数据和流行病学统计，我们对于我院急诊服务人群的总体就诊趋势加以分析，拟定出不同岗位的医护比例并进行适时的人员调整。对于急诊患者就诊模式采用时间、空间、医疗定位法，路径化管理，简单的说就是当患者入院后根据疾病的危急程度等级，进入不同的就诊模式，患者和家属可根据自己所处的时间轴了解自己应该所处的治疗区域、应该接受的检查或治疗项目、和下一步需要进行的医疗服务内容等。这样既减少了患者就医盲目性、改善了就医感受，同时避免了集中查房带来的工作量超负荷问题。我们正在开发一种新的APP来完善以上功能，包括所有就诊流程的医院3D定位，各个诊疗区域和功能区域的排队情况、床位情况，可实时更新各项检查、治疗的进程和结果，给予患者全程就诊提示。这也是一个需要持续改善的过程。

3．快速治疗

对于急诊患者来说，时间是极其宝贵的，很多时候是救治成功与否的关键因素。如何尽可能的消除流程中的浪费成了我们研究的重点。浪费可以分为八种：质量缺陷、等待、不必要的走动、不必要的运输、过量负荷、重复作业、库存、未被利用的员工能力。

下面以急性ST段抬高型心肌梗死患者的诊治流程阐述如何进行快速治疗的持续改进。当某一患者因高危胸痛症状就诊时，一般分为院前诊断和院后诊断两种。当基层医疗机构或120急救单元通过简单的检查和处置后如果明确诊断或高度怀疑为急性ST段抬高型心肌梗死，立即予以负荷量抗血小板、抗凝、止痛等紧急处理，并立即转运至我院，同时传真患者心电图等病历资料至我院急诊科和心脏导管中心，同时可与急诊胸痛中心医生和心脏导管中心建立视频连接，由我院专家再次确诊后立即启动急诊PCI绿色通道，120医生可完成术前谈话和注意事项，患者直接送入导管室，在最短时间内完成球囊开通。当患者以高危胸痛症入我院急诊时，预检工作人员立即启动高危胸痛诊治流程，通知胸痛中心医务人员并安排患者进入高危胸痛诊治单元，获取患者基本病史和基本生命体征，同时行床边心电图检查，如明确为急性ST段抬高型心肌梗死，立即行抗血小板、抗凝、止痛等治疗，同时通知心脏导管中心启动急诊PCI绿色通道，并告知患者和家属病情和签署PCI手术知情同意书。并立即将患者转运至心脏导管中心。如急诊胸痛中心医生怀疑为急性ST段抬高型心肌梗死但无法确定时，可与心脏导管中心建立视频连接，如心脏导管中心医生仍无法明确时需立即启程行床边会诊，并指导进一步处理方案。（为尽可能的缩短门球时间，急诊胸痛中心、心脏导管中心、医务科、门急诊办公室等成员共同组成团队，不断开展品管圈活动，实施持续改善。）

4. 持续改善

关注患者、注重价值和缩短治疗时间，这些都是精益医疗的基本内容。把这些相互关联的概念整合起来，便会形成一个理性的、浪费少的系统。这一系统看似简单可行，但还要把握住精益医疗最关键、最基本的原则——持续改善。

回顾那些失败的项目，我们总结出两大要点：授权员工（即实际做事的医生、护士）和监测结果。我们缺少一个标准流程，这一程序要求员工每天遵守，并逐渐形成工作习惯。持续改善是解决这两大要点的重要途径。包括由团队驱动的、为期一周的快速改善项目和PDSA（计划、执行、学习和行动）的问题解决循环。其他的改善活动还包括识别患者的价值流、重新设计科室流程布局、建立可视化管理等。

下面以如何改善急诊抢救室护理人员执行医嘱时出现的常见问题加以阐述。因为抢救室患者流动性大，病情复杂多变，医嘱修改和特殊用药较多，如何正确准时执行医生的医嘱成了不容忽视的问题，已停用的医嘱或新医嘱未能按时执行，和药物与患者匹配错误的发生率均明显高于病房，是医疗纠纷的巨大隐患。科主任和护士长均高度重视该事件，于是组织医护相关成员代表成立质量改善小组专门研究该议题，并邀请信息科和软件开发公司共同参与。我们通过软件升级，使得患者腕带二维码含有患者基本信息，护士在执行每一条医嘱时均需要使用移动设备扫描患者二维码，此时移动设备显示相应的医嘱内容，执行后需要护士电子签名确认，同时记录执行时间和执行人。以确保医嘱的按时准确执行。（整个整改过程也是充满了各种问题，比如移动设备的选择、操作的便捷程度、无线网络的稳定需求等，我们的品管圈小组进行了持续的改善，并制定了标准作业书。）

任何一个精益组织的最大挑战都是如何维持改善成果，精益不会是某一个人的事，它要求各个工作岗位上的员工都用新的视野看待问题。

（四）急诊精益化管理手段和参与人员

急诊科建设和管理指南、三级综合医院等级评审标准实施细则、急诊质量管控等都有急诊科管理和持续改进的明确规定，但这些规定往往都成为了应付各类检查的一纸空文，从医院到科室到个人都没能很好的管理和执行。如何使得各种规章制度的执行成为常态化，成为医院和科室管理者的一大难题。随着IT业信息技术的飞速发展，信息化建设成为我们的一大有利抓手。我们通过和微软公司的长期合作，在开发出新的急诊诊疗系统的同时也建立了强大的后台监控系统、医疗数据采集系统，可以监测到每一位医护人员的异常情况，适时生成各类质量考核和绩效考核报表，可以根据病历中设定的关键词检索出我们需要的完整病历，从而对目标疾病进行分析和研究。我们同时和M3公司合作，学习精益管理理念、精益工具，开展办公室、急诊病房、抢救室、预检台等区域的5S管理，开展QCC活动评比，学习PDSA改善模式、A3等工具，分享经验等。

如果你想把精益医疗的方法强加在你的组织里，我劝你就此打住，因为单纯靠精益的方法难以持久奏效。开始的时候想硬性地改变医生和护士的工作习惯，培养新的行为模式，但结果并不理想。当我们的员工在掌握精益方法后，因为体会到精益思想的精华，所以开始有重大改变。而这些改变之所以可以实现，是因为大家对"尊重员工"有了更深刻的理解。"尊重"听上去很简单，实则非常复杂，特别在工作场所，这并非简单的口头上的表扬或物质上的奖励。"尊重员工"是让员工做的工作变得有意义，让他们努力工作并获得成就感。这是精益化管理成功的关键，我们把这作为基本原则。每个人的根本需求没有多大的不同，都希望有被别人需要和尊重的感觉，希望是出色的团队中的重要成员，因此，尊重员工就是帮助员工成为团队中不可或缺的一份子，通过授权，使他们获得成就感。我们一方面要教会员工解决问题的工具，同时要创造支持解决问题的环境，而不是把问题掩盖起来。所以我们建立了错误上报免责文化，这是我们了解系统、流程错误、不合理，从而进行持续改善的基础。当一个组织没有持续改善的环境，人们会觉得沮丧，他们可能没有工具，或没有动力去挖掘问题。我们的组织去积极培养员工解决问题的能力，尊重他们的想法和经验，鼓励他们主动改善，从而实现科室管理和医院管理的逐渐精益化。

（于学靖　陈震　金逸　焦岳龙）

第五章
医疗质量管理

第一节 医疗质量管理的内容

一、医服部门组织架构形式

医务处包含医务本部、病案统计室、医保办、综合接待办；医务本部由质控办、产科安全办公室、应急管理办公室等组成。具体组织架构形式如下：

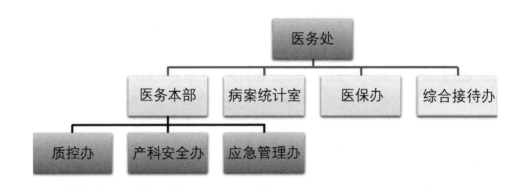

各部门岗位职责如下：

（一）医务本部

1. 在院长领导下，具体组织实施全院的医疗质量、医疗安全、质控、感染管理、病案管理。

2．负责制定本处室的工作制度、规定、办法、程序，解释、解答有关法规、制度中的重大问题。确保本处室工作的标准化、规范化、科学化管理。

3．拟订有关业务计划，经院长、副院长批准后，组织实施。日常督促检查，按时总结汇报。

4．配合医院推进临床学科建设、人才培养及重点专科专病建设。

5．掌握医疗科技及医疗市场动态情况，做好调研工作，合理调整、配置医院医疗资源，使其充分发挥作用。

6．深入各科室，了解和掌握情况。组织重大抢救和院内外会诊。督促各种制度和常规的执行，定期检查，采取措施，提高医疗质量，严防差错、事故发生。

7．对医疗事故进行调查，组织讨论，及时向院长、副院长提出处理意见。

8．负责实施、检查全院医务技术人员的业务训练和技术考核，不断提高业务技术水平。协助做好卫生技术人员的晋升、奖惩、调配工作。

9．负责组织实施临时性院外医疗任务和对基层的技术指导工作。

10．检查督促各科人员外出进修的贯彻执行。

11．负责管理组织医院全面质量控制工作，杜绝医疗事故和重大差错。

12．负责管理指导患者投诉及医疗纠纷的处理工作。

13．组织安排各项指令性的社会活动。

14．完成分管院长临时交办的工作任务。

（二）医疗质量控制办公室

1．传达并落实上级行政机构发布的的各项医疗质量管理制度、规范、标准和指南；配合上级相关医疗质量管理与控制信息系统，进行医疗质量主要指标信息的收集、分析和反馈。

2．利用信息化手段加强医疗质量管理，构建质量管理质控体系；切实落实医疗质量安全核心制度。

3．全面配合上级卫生计生行政部门对本院的医疗质量管理情况的监督检查；对于本市各专业质控中心、市/区卫生监督所的各项督查，做好相关组织、准备等工作；及时分析反馈相关的督查结果，敦促并协助相关科室做好整改工作。

4．定期组织医院内部各项质量督查的考核、反馈及整改，主要包括：病历质量督查；临床科室核心制度台账的日常监督；手术安全核查；通过OA平台或微信等手段及时反馈历次院内外的各项考核中所发现的问题，并敦促相关科室及时整改拾遗补缺，质控办根据实际情况酌情追查整改结果等医疗质量管理诸项事宜。

5．进行医院电子化临床路径的管理。

6．全院MDT管理工作。

7．远程医疗会诊管理。

8．定期医务简报制作。

9．国家临床重点专科管理。

（三）产科安全办公室

1．负责院内产科质量管理。认真落实《上海市孕产妇保健工作规范》等相关文件的工作要求，建立和健全院内相关工作制度，组织医务人员开展产科相关业务及三基知识培训和考核，组织开展院内产科安全工作自查和质控，并进行针对性整改。负责《上海市孕产妇保健信息系统》数据质控及信息统计报告工作的管理，按时上报产科服务能力相关统计报表。每个助产医疗机构必须做到"五清"：医务力量清、业务状况清、工作流程清、服务质量清、追踪结局清。

2．重点孕产妇全程追踪随访。在对所有本院建卡孕产妇进行登记和管理基础上，按照产前检查风险评估和动态变化情况加强追踪随访和管理，尤其对有低、高风险的孕妇。对转入或转出医院的孕产妇，根据管理规范及时进行信息的录入和报告。

3．协调危重孕产妇和新生儿抢救。根据《上海市危重孕产妇会诊、转诊工作原则与处置流程》和《上海市产科质量管理要求》等文件规定，对本院发生的危重孕产妇和新生儿及时组织各方力量进行抢救。市级孕产妇会诊抢救中心和新生儿会诊抢救中心所在医疗机构，在接到会诊抢救的请求报告后，及时协调并派出副主任及以上职称的专家或专家团队到现场进行会诊抢救。

（四）应急管理办公室

1．组织制定和完善突发公共卫生事件应急处理技术方案、突发公共卫生事件医疗卫生救援应急预案。

2．制定卫生应急装备与物资储备目录，建立健全应急装备与物资管理制度。

3．组织突发公共卫生事件应急处置技术培训和演练。

4．发生突发公共卫生事件时，及时组织协调突发公共卫生事件应急处置工作，为基层提供所需的技术支持。随时追踪事件进展及处置工作动态，及时完成总结呈报相关部门。

5．收集突发公共卫生事件监测信息，并进行动态、趋势分析和预警，及时上报主管部门。

6. 制定督导、评估计划，对医疗机构的突发公共卫生事件应急处置工作进行督导和评估。

（五）病案统计室

1. 在处长的领导下，负责病案统计室行政业务工作。

2. 负责病案统计室科员工作质量的检查与考核。

3. 负责病案统计室新项目的论证和开展工作，负责起草病案统计室各项工作制度及各类表格、相关病案用纸的设计校对。

4. 负责病案统计室的业务培训、业务学习。

5. 负责全院关于病案首页填写及统计相关数据采集口径的培训。

6. 负责院每半年一次的相关三基培训及相关问题点评分析

7. 做为病案首页质量控制的主要负责人员，领导科员完成首页的质控管理。

8. 及时完成院领导、分管处长及相关职能科室交给的临时性任务。

9. 配合医院发展、考核、改革、晋升等，相关数据、病种的提供与采集。

10. 协调做好病案翻拍、存放相关工作。

（六）综合接待办

1. 督促全体医务人员认真贯彻执行各项医疗法规、诊疗常规、护理常规等有关制度和规定，减少医疗缺陷，防范医疗事故。保证医疗工作正常有序进行。

2. 负责修订医疗争议办公室的工作流程、规章制度、争议预防和处理预案并存档。

3. 负责安排医疗投诉或医疗纠纷的分级接待。对复杂的医疗争议负责进一步调查，配合医务处长做好组织专家讨论，提出处理预案，必要时提请医院"医疗质量与安全委员会"讨论，并将讨论结果汇报院领导。

4. 负责主持涉及赔偿的医疗争议协商，并在院领导授权下签署协议。

5. 负责起草、修改、编纂我院医疗争议案件的法律文书。作为院方委托代理人处理我院医务人员的医疗争议鉴定。作为院长委托代理人处理我院医疗纠纷案件。

6. 负责全院各科每月的医疗安全考核（包括医疗纠纷的处罚），及时总结医疗争议的情况，对存在的问题由分管医疗院长在医疗质量讲评会议上分析。

7. 负责组织对医务人员医疗法律、法规的培训，特别是对新职工的有关法规培训。

8. 负责处理与医疗有关的信访工作，按规定向上级部门上报我院医疗争议情况。

9．负责接待并按规定协助公安局、法院、检察院、律师、保险公司、个人委托等因公对我院一些医疗行为的调查、取证及谈判、沟通工作。

10．负责本院医疗纠纷的医疗保险理赔工作。

11．负责本办公室物资的保管维护工作。

12．完成精神文明相关内容统计录入。

13．完成上级部门安排的各项性任务，参加各种医疗争议相关会议或指令性会议。

（七）医保办

1．宣传、解释医保政策和规定，指导全院各科室做好医保工作。

2．负责制定医院医保相关的系列工作制度、工作流程并适时进行补充、修改完善。

3．根据上海市医保办下达的医保总控指标结合医院的发展目标和临床科室特点，制订医保考核指标和方法，经院部批准后组织实施。

4．处理与协调在医疗、收费中涉及医保的问题，并与市、区医保主管部门做好联络工作。

5．负责与科室主任及医保专管员之间的沟通联系，检查及指导科室医保"五合理"工作。

6．负责定期抽查医保住院病历、协助门急诊办公室及药学部抽查门急诊医保处方，发现问题及时反馈到科室及个人，并作相应处理。

7．全面了解、分析全院的医保状况，定期做好数据统计。

8．根据上海市医保办的要求，做好医院内"诊疗项目库"、"医用耗材库"、"医保执业医师库"及"医保药品库"的建设和动态维护工作。

9．协助财务、信息等相关部门做好每月一次医保费用的结算工作。

10．协助信息处、财务处等相关职能部门做好医保日对账工作。

11．协助财务处做好医保费用的年度清算工作。

12．协助设备处、财务处做好新耗材价格备案工作及医保代码的申请工作。

13．负责外省市病人及医院集团成员在本院的医保定点医疗工作。

14．负责大病登记、造口袋登记、住院病人转诊审批等工作。

15．负责接待市医保监督所及区医保办的常规大检查和不定期检查工作，起草并落实整改措施。

16．协助市、区医保事务中心的高额费用病历检查、各种专项检查、"两高"人员检查。

17．负责妥善处理上海市卫生、医保联合投诉工作。

18．负责少儿学生医保、大学生医保、三类人员医保等居民相关工作。

19．接待及处理医保相关的医疗纠纷。

20．完成院领导安排的各项临时性任务，参加各种会议。

二、医疗质量考评指标体系（根据目前医务处月度考核评分标准）

对于临床科室日常考核共75分，共分三级指标。一级指标包括：质量安全60分，医院感染15分（详见第六章）。二级指标的质量安全指标中，进一步细分为科室管理、质控督查、病历质量、转科及疑难收治、放射防护、临床路径及单病种管理、三级培训、输血管理、药事管理及其他考核，共计60分。对于上述各项二级指标分别设置三级指标，进行具体考核。

科室管理共20分，包括：值班管理、人员资质管理、三级查房、科室台帐的及时性及质量、交班质量、月度自查表的及时性及质量、医务反馈表的落实及医院各项会议的出席情况等。

质量督查共7分，对于上级市各项质控的督查结果共5分，院内质量督查共2分。对于前者的质控结果，全市三级医院排名前3者奖励，考核加1—1.5分；排名后50%者扣2分，排名后30%者扣3分。相关科室对于之前市质控反馈内容及时整改者，经医务追踪确认，酌情加1分。另根据医院内部各科室对于医疗质量及改进情况予以打分，最高2分。

病历质量管理共12分，其中质量10分，病案归档2分。前者根据每月的运行及终末病历的抽查平均分，换算为10分制，后者根据每月各科室病历归档的及时性及完善性由病案统计室予以考核。

对于科室的转科病人及疑难收治情况考核共5分，若存在拒收因病情需要而转科的患者，一经查实予以扣分。

放射防护管理共2分，依据放射防护的各项要求打分。具体内容包括防护宣传及教育，迎接上级对放射防护的检查等。

对于临床路径及单病种考核共8分，若按医院要求推进及保质保量完成临床路径及单病种工作，给予满分，反之减分处理并反馈。

三基培训考核共10分，其中三基考核5分，三基培训出勤情况5分。前者根据院内、科内人员参加三基理论与技能成绩考核的平均分换算评分，后者根据各科出席三基培训人员达到医务处所规定的出席人员的比率要求打分。每低于1%，扣

1分，扣完为止。

输血管理共5分，根据输血科所反馈的临床科室血液使用的合理性、规范性打分。并抽查科室的相关输血病历书写的规范性。

药事管理具体根据药剂科的反馈打分，其中对于抗生素管理共8分，具体内容包括抗菌药物使用率及使用强度。合理用药共5分，主要依据药剂科临床药师日常药事监控资料。

"其他"部分共3分，考核内容机动。主要针对偶发性并给医院造成不良影响的科室事件。发生一例扣2分。

第二节　医疗质量管理的措施

【医疗技术全过程管理】

为加强医疗技术临床应用管理，建立医疗技术准入和管理机制，促进医学科学发展和医疗技术进步，提高医疗质量，保障医疗安全，依据《医疗技术临床应用管理办法》，结合我院实际，对医疗技术实行全过程管理。

一、医疗技术的分类及分级

（一）医疗技术分为三类：

第一类医疗技术是指安全性、有效性确切，医疗机构通过常规管理在临床应用中能确保其安全性、有效性的技术。医疗技术临床应用由医院根据功能、任务、技术能力实施严格管理。

第二类医疗技术是指安全性、有效性确切，涉及一定伦理问题或者风险较高，卫生行政部门应当加以控制管理的医疗技术。由省级卫生行政部门负责临床应用管理及目录公布、调整。

第三类医疗技术是指具有下列情形之一，需要卫生行政部门加以严格控制管理的医疗技术：

1．涉及重大伦理问题；

2．高风险；

3．安全性、有效性尚需经规范的临床试验研究进一步验证；

4．需要使用稀缺资源；

5．卫生部规定的其他需要特殊管理的医疗技术，根据卫生部临床应用管理规定及目录公布、调整。

（二）医疗新技术是指我院尚未开展的技术，包括：

1. 使用新试剂的诊断项目；

2. 使用二、三类医疗器械的诊断和治疗项目；

3. 创伤性的诊断和治疗项目；

4. 生物基因诊断和治疗项目；

5. 使用产生高能射线设备的诊断和治疗项目；

6. 其他可能对人体健康产生重大影响的新技术项目。

（三）我院医疗新技术根据其安全性、临床应用成熟度和应用范围分为三级：

第Ⅰ级医疗新技术是指技术成熟医疗技术，即国际、国内已有多家医疗机构在开展，并被上级医疗卫生部门确认安全、技术成熟的技术；

第Ⅱ级医疗新技术是指技术尚未成熟医疗技术，即国际、国内已有医疗机构在开展，但仍未被上级医疗卫生部门确认安全、技术仍处于需进一步验证阶段的技术；

第Ⅲ级医疗新技术是指完全新技术，即自主创新或国内仍未开展的医疗新技术。

二、新技术临床应用准入审批

（一）医疗新技术准入申请准备

1. 开展医疗新技术临床应用前临床科室、医技科室必须向医院医务处申报，经审核同意后方可实施。

2. 申报医疗新技术临床应用前，科主任或新技术负责人必须组织相关人员仔细分析新技术的一般情况、特殊性以及存在的风险和影响，针对项目的安全性、先进性、经济性、社会适用性等进行科学、严谨的可行性论证。

3. 对开展新技术临床应用的技术和设备等条件进行评估，详细拟订技术规范、操作规程、规章制度。明确新技术第一操作者的最低职称限定标准及相关人员职责。完善相应的自我约束、鼓励和监察机制。认真做好各项准备工作。

4. 多学科联合开展的新技术临床应用项目需成立新技术管理小组，管理小组由项目负责人和相关学科的科主任或技术骨干组成，组长由申报科室主任或项目负责人担任。

（二）医疗新技术准入申请

1. 按卫生部、自治区卫生厅要求申报二、三类医疗技术准入的，相关科室在医务处指导下按照上级要求准备相关资料，医务处组负责申报审批协调工作。

2. 无收费标准的新项目、新技术，由财务科、审计物价办公室等部门负责向物价部门申报收费标准并备案，医保目录外项目的由医保办等部门办理纳入医保支付的申报工作。

（三）医疗新技术的准入审核

1. 对于属于我院医疗新技术为分级为第Ⅰ级者，且属于无创技术或项目、医疗风险较小、本地区其他医院已广泛应用并具有较好疗效和效益，并已有相应的收费标准者，由医务处及分管院长审批授权。

2. 对于属于我院医疗新技术新项目为分级Ⅱ级、Ⅲ级者，或Ⅰ级者中有创技术、医疗风险较大、易致死致残；或存在其他特殊情况者，由医务处及分管院长进行初步审核后，由医院质量管理委员会相关专家行论证，必要是邀请院外专家参与，做出书面意见，经医务处汇总，给予审核意见。

3. 需要伦理委员会进行伦理审查的，按照国家卫生计生委《涉及人的生物医学研究伦理审查办法（试行）》进行审查，并将结论一同归档。

4. 对于各科室所提出的新技术新项目的准入申请，无论批准与否，医务处均予以书面答复，说明理由或注意事项。

5. 各科室严禁未经审核自行开展新技术、新项目的临床应用，否则，将视作违规操作，由此而引起的医疗或医学伦理上的缺陷、纠纷、事故，将由当事科室或个人承担。

（四）第二、三类医疗技术的申报及评估

1. 国家卫生计生委规定需审核准入的第二、三类医疗技术，要向相应的上级卫生行政部门指定的技术审核机构申请医疗技术临床应用能力技术评估，经上级卫生行政部门批准后，必要的进行诊疗科目变更登记后方可开展。

2. 科室和医务人员申请开展第二、三类医疗技术前，应当确认符合下列条件：

（1）该项医疗技术符合相应卫生行政部门的规划。

（2）有卫生行政部门批准的相应诊疗科目或可以变更增加相应诊疗科目。

（3）有在本机构注册的、能够胜任该项医疗技术临床应用的主要专业技术人员。

（4）有与开展该项医疗技术相适应的设备、设施和其他辅助条件。

（5）该项医疗技术通过本机构医学伦理审查。

（6）完成相应的临床试验研究，有安全、有效的结果。

（7）近3年相关业务无不良记录。

（8）有与该项医疗技术相关的管理制度和质量保障措施。

（9）省级以上卫生行政部门规定的其他条件。

3．相关科室和医务人员应当按照卫生行政部门的要求准备相应的审核材料，保证材料客观、真实、有效，上报医务处审核，整理后报上级部门审核。

4．有下列情形之一的，相关科室和医务人员不得申请第二、三类医疗技术临床应用：

（1）申请的医疗技术是卫生部废除或者禁止使用的。

（2）申请的医疗技术未列入相应目录的。

（3）申请的医疗技术距上次同一医疗技术未通过临床应用能力技术审核时间未满12个月的。

（4）省级以上卫生行政部门规定的其他情形。

5．技术评估通过后，医务处负责到卫生行政部门进行备案、办理诊疗科目项下的医疗技术登记，登记后方可在临床应用相应的医疗技术。

6．相关科室和医务人员应当自第二、三类医疗技术准予开展之日起2年内，每年通过医务处向批准该项医疗技术临床应用的卫生行政部门报告临床应用情况，包括诊疗病例数、适应证掌握情况、临床应用效果、并发症、合并症、不良反应、随访情况等。

三、医疗新技术临床应用管理

（一）医务处作为主管部门，对于全院的医疗新技术临床应用进行全程管理和评价，制定医院新技术新项目管理档案。医务处对医院开展的新项目新技术进行不定期督查，将新技术实施情况向医院质量管理委员会汇报，对新技术实施过程中存在的问题进行分析，并提出指导性建议或意见，及时发现医疗技术风险，并敦促相关科室及时采取相应措施，以避免医疗技术风险或将其降到最低限度。

（二）医疗新技术实施过程中，各级人员必须严格执行技术规范、操作规程及各项规章制度，服从科室管理。科主任、项目负责人应认真组织、严格把关、定期进行质量监控，检查实施情况，及时发现各种问题并予以有效的解决。

（三）在新技术新项目临床应用过程中，应充分尊重患者的知情权和选择权，并注意保护患者安全，及时履行告知义务。主管医师应向患者或其委托人详细交待病情，重点交待新技术对于患者的适应性、效益性和可能存在的风险及费用情况，尊重患者及委托人意见，在征得其同意并在《知情同意书》上签字后方可实施。

（四）项目负责科室应建立完整的技术档案。内容包括：申报、审批材料，实施过程中遇到的问题及解决办法，调整或修改原方案的情况，工作进度、阶段报告及上级审批意见等。

（五）各科室在开展新技术临床应用过程中做好应用记录和总结分析工作，完善疗效的评价分析，应当：

1．认真记录病历资料，随访观察疗效。

2．定期总结病历，每年对新技术实施情况进行评估，详述开展例数、疗效、经济及社会效益、质量评价等。

3．检索文献、查阅资料，与其他医院进行比较。

4．年终将本年度开展的新技术病例进行分析总结上报。

5．根据开展情况写出报告或文章。

医务部针对汇总情况进行有重点的抽查核实，必要时聘请院外专家指导评估。

（六）经医院评估，符合先进性、安全性等要求的技术项目鼓励继续开展，并在年终给予适当奖励。不符合先进性、安全性等要求的技术项目，医务部根据评估结论决定该技术院内停止使用。

四、医疗新技术临床应用的暂停、评估与停用、复用

（一）医疗新技术临床应用的暂停、停止应用与恢复应用

1．医疗新技术应用过程中，出现不良后果或技术问题时，有关人员必须采用措施保证医疗安全并及时向科主任、项目负责人报告。科主任、项目负责人应立即向医务处报告，并组织相关人员查找原因，认真分析，及时采取措施予以整改。

发生下列情况之一者，应立即暂停临床应用：

（1）发生涉及违反国家、省、市等法律，法规和相关规定的或该项医疗技术被卫生部废除或者禁止使用的。

（2）从事该项医疗技术主要专业技术人员或者关键设备、设施及其他辅助条件发生变化，不能正常临床应用。

（3）发生与该项医疗技术直接相关的严重不良后果。

（4）该项医疗技术存在医疗质量和医疗安全隐患的或发生与医疗技术相关的重大医疗意外事件的。

（5）该项医疗技术存在伦理缺陷。

（6）该项医疗技术临床应用效果不确切。

（7）省级以上卫生行政部门规定的其他情形。

2．暂停医疗技术临床应用由项目所属科室向医务处书面提出终止报告，说明情况，说明理由，提出建议；医务处召集医疗质量管理委员会医疗技术评估小组集体讨论做出评估结论，医务处书面通知科室停止该技术的临床应用。

经医疗质量管理委员会医疗技术评估小组集体讨论评估决定，认为暂停该技术临床应用的情况不存在或与医疗技术无关，医疗技术本身不存在相关缺陷，能保证患者安全的，医务处书面通知科室可以继续该技术的临床应用。

3．医疗技术问题明确，有可能影响医疗质量和医患安全的诊疗技术，必要时可以简化程序，由院长、主管副院长或医务处主任口头通知停止，并需记录在案。

4．科室或专业技术人员发现诊疗项目存在缺陷严重影响医疗质量或医患安全时，紧急情况下应当立即停止操作，报告科主任，或直接报告医务处做出相应处理。

5．对于终止或暂停的诊疗项目，条件具备后，由医务处或项目所属科室提出重开意见，经医院医疗质量管理委员会组成的评估小组集体评估讨论，医务处决定并书面通知相关科室重新开展该技术的临床应用。

（二）医疗新技术评估组织与评估职责

1．医疗新技术评估小组由医院医疗质量管理委员会相关专家及设备、管理人员等组成，必要时邀请院外医疗技术、医疗保险、财务、质量安全、法律等专家参加，每次评估会议成员不少于7人。评估小组会议由主管副院长或医务处主任主持。

2．评估小组依据法律法规和规章制度，从确保医疗质量与医患安全出发，认真分析所评诊疗项目，全面权衡全院设施条件，认真进行评估讨论，对下列事项提出明确意见：

（1）认为所评项目是否终止，并明确相应理由。

（2）对于认为停止使用、待机复开的项目，提出恢复准备工作的意见和要求。

（3）对于未认定终止的项目，提出确保质量和安全的改进意见和要求。医院医疗新技术的终止、完善、重开准备、重新开展均须认真按照医务部书面通知的评估小组意见执行。

3．科室报告、评估会议记录、项目终止与重新开展通知等相关资料应当齐全，由医务处列入医疗技术档案保存。

4．全院已经开展的诊疗项目，未经履行上述程序，操作岗位不得任意终止；已经终止的诊疗项目，未履行评估与重开认定程序，操作岗位不得擅自重新开展。

五、医疗新技术试用期、报告制度及转化为常规技术

（一）医院第Ⅱ级医疗新技术的临床试用期为3年，第Ⅰ级医疗新技术中具有创伤性的技术临床试用期为1年，第Ⅰ级医疗新技术中非创伤性技术临床试用期为半年。

（二）新技术临床试用期间，科室应自试用开始后每半年对新技术实施情况进行评估，填写《新技术开展情况追踪登记表》，并将追踪登记表上报医务处。试用期满后，提交试用期工作总结，内容包括该技术安全性、实用性、社会效益、经济效益，工作中出现的问题及解决办法，工作成绩与不足，对学科建设和医院发展所做的贡献以及前景预测和下一步工作计划等内容。

（三）试用期满后，科室将试用期工作总结和转化为常规技术申请报告上交医务处。医务处审核后按审批权限提交有关部门和领导审批。

（四）医疗新技术转为常规技术后不再作为新技术进行评估，相关科室和医务人员按照技术操作规程和人员资质等要求应用该技术。

六、医疗常规技术的管理

（一）医疗常规技术包括目前已正常开展现存的技术和经试用期满转为常规技术的医疗新技术。

（二）医务处负责全院医疗常规技术的管理、监督工作，开展日常监督管理工作。

（三）相关科室在医疗常规技术应用过程中应密切关注医疗新技术向项目的发展和科学研究进展，结合医院情况及时引进、开发，进行医疗技术革新，实现医疗技术的不断进步和医疗质量提高。

（四）科室和医务人员在工作中发现医疗常规技术临床应用暂停等情况时，参照医疗新技术的评估的规定启动再评估程序。

七、其他

（一）手术分级管理与人员准入、医学临床实验和医学科研项目的申报和与医疗新技术应用相关的设备购置等按照医院有关规定执行。

（二）本制度由医务处负责解释和做出补充规定。

【临床路径管理】

医院的临床路径管理实施三级网络管理：临床路径管理委员会、临床路径指导评价小组、临床路径实施小组（以下分别简称管理委员会、指导评价小组和实施小组）。

管理委员会是医院临床路径管理工作的最高组织机构。管理委员会的职责包括：制订本院临床路径开发与实施的规划和相关制度、协调临床路径开发与实施过程中遇到的问题、确定实施临床路径的病种、审核临床路径文本、组织临床路径相关的培训工作、审核临床路径的评价结果与改进措施。

指导评价小组的职责包括：对临床路径的开发、实施进行技术指导、制订临床路径的评价指标和评价程序、对临床路径的实施过程和效果进行评价和分析、根据评价分析结果提出临床路径管理的改进措施。

实施小组的职责包括：负责临床路径相关资料的收集、记录和整理；负责提出科室临床路径病种选择建议，会同药学、临床检验、影像及财务等部门制订临床路径文本；结合临床路径实施情况，提出临床路径文本的修订建议，组织科内相关人员的培训工作；参与临床路径的实施过程和效果评价与分析，并根据临床路径实施的实际情况对科室医疗资源进行合理调整。

各科室指定临床路径管理专员（要求高年资主治及以上医师担任），其工作职责包括：负责实施小组与管理委员会、指导评价小组的日常联络；牵头临床路径文本的起草工作；指导每日临床路径诊疗项目的实施，指导经治医师分析、处理患者变异，加强与患者的沟通；根据临床路径实施情况，定期汇总、分析本科室医护人员对临床路径修订的建议，并向实施小组报告；负责填写临床路径月报表，按时上交医务处；负责每季度的临床路径质量自评及卫生经济学分析。

临床路径实施前须对相关科室的负责人及医务人员进行培训，培训内容包括：临床路径基础理论、管理方法和相关制度；临床路径主要内容、实施方法和评价制度等等。

临床路径表单的设计和制作可参照国家卫计委的有关规定，但需结合本院的实际情况。

临床路径应当按照以下流程实施：经治医师完成患者的检诊工作，会同科室临床路径专员对住院患者进行临床路径的准入评估；符合准入标准的，按照临床路径确定的诊疗流程实施诊疗，根据医师把临床路径表开具诊疗项目，向患者介绍住院期间为其提供诊疗服务的计划，并将评估结果和实施方案通知相关护理组；相关护理组在为患者作入院介绍时，向其详细介绍其住院期间的诊疗服务计划（含术前注意事项）以及需要给予配合的内容；经主治医师会同临床路径专员根据当天诊疗项目完成情况及病情的变化，对当日的变异情况进行分析、处理，并做好记录；医师把临床路径表中的诊疗项目完成后，执行（负责）人应当在相应的签名栏签名。

实施小组需把握好临床路径准入条件：诊断明确，没有严重的合并症，能够按临床路径设计流程和预计时间完成诊疗项目。

进入临床路径的患者出现以下情况之一时，应当退出临床路径：在实施临床路径的过程中，患者出现了严重的并发症，如剖宫产病人出现子宫收缩乏力大出血、失血性休克；脂肪栓塞等情况。输尿管结石患者出现急性肾功能衰竭等，需要改变原治疗方案的；在实施临床路径的过程中，患者要求出院、转院或改变治疗方式而需退出临床路径的；发现患者因诊断有误而进入临床路径的；其他严重影响临床路径实施的情况。

进入临床路径的患者，在临床路径实施过程中出现严重异常情况，处于危险边缘的情况，应当报告科室负责人及医务处（节假日报告总值班），并迅速给予患者有效的干预措施和治疗。

实施小组每月常规统计病种评价相关指标的数据，并上报指导评价小组。指导评价小组每季度对临床路径实施的过程和效果进行评价、分析并提出质量改进建议。临床路径实施小组根据质量改进建议制订质量改进方案，并及时上报指导评价小组。

手术患者的临床路径实施效果评价应当包括以下内容：预防性抗菌药物应用的类型、预防性抗菌药物应用的天数、非计划重返手术室次数、手术后并发症、住院天数、手术前住院天数、住院费用、药品费用、医疗耗材费用、患者转归情况、健康教育知晓情况、患者满意度等。

非手术患者的临床路径实施效果评价应当包括以下内容：病情严重程度、主要药物选择、并发症发生情况、住院天数、住院费用、药品费用、医疗耗材费用、患者转归情况、健康教育知晓情况、患者满意度等。

利用信息化手段加强临床路径管理工作。进一步加强以电子病历为核心的医院信息化建设工作，将临床路径管理与医院现有信息系统相衔接。同时，加强临床路径管理数据收集、分析工作，及时上报相关信息。

【多学科协作（MDT）模式管理】

为切实推进医院多学科协作诊疗项目的开展，结合医院发展的实际情况，特制订本制度。旨在通过多学科协作医疗模式的实践，打造真正的"十院"品牌，从而带动医院整体医疗水平的提高。

MDT的各项活动中，各MDT项目组成员均须高度重视，认真参与，避免虎头蛇尾现象。对于历次活动均须签到。会中畅所欲言、集思广益，会后对外统一口径。沉默视为同意。

各MDT项目组均须定期召开例会，原则上每月一次，须固定时间和地点。MDT项目组成员均须参加，不得无故缺席，没有特殊原因不得换人。MDT例会内容包括：病历讨论：初次诊断的新入组病例及治疗方案的制定、不适合进行标准治疗的病例、疑难复杂病历例；联合会诊：对于入组的病例根据病情需要及时进行联合会诊，讨论诊疗措施或转诊事宜。组内成员须服从安排，积极配合。组内讲座：组内成员向本MDT项目组介绍本专业的最新进展，做到信息互通，资源共享。

每次例会均须详细记录，并有总结，首席专家须审核签名。项目秘书负责将本次例会涉及的病例资料分别归档于各病例档案。

对于MDT的联合门诊，开设联合门诊的医师资质为取得正高职称2年及以上或副高职称3年及以上的在聘专家，主诊科室的医师必须是正高职称；在聘的科主任或在任的省、市级以上学术委员可放宽年限及职称限制；退休专家必须是正高职称或在任的省、市级以上学术委员。

新开联合门诊的主诊科室及联合科室应认真填写《联合门诊申请表》，提出科室意见，医务处审核，分管院长审批后，由门办协商安排时间、诊室、挂号、信息开通等。开诊时主诊科室及联合科室的医师应同时坐诊（3个及以上科室联合开诊时至少应有2个科室的医师坐诊），如需会诊（包括联合门诊以外的科室会诊）时由主诊医师负责联系。为保证联合门诊质量，主诊医师不得由他人替诊，联合科室的医师原则上也应固定。联合门诊的业务由主诊科室负责管理和指导，主诊科室应制订诊疗检查流程，及病人所急，想病人所想。日常管理由门诊部负责。联合门诊必须准时开诊，如因故不能开诊时，应提前三天填写请假单并通知门办，获准请假后方能停诊，同时应妥善安排好已预约病人的就诊。联合门诊医师必须遵守医院、医保及门诊部有关规章制度，若发生医疗差错事故，按院部规定处理。挂号费暂定68元（含诊疗费8元），如需其他科室会诊，不得再另收挂号费。

各MDT项目组在条件成熟的前提下，举办各种形式、多层次的院内外讲座和学习班。根据患者病情，经MDT项目组病例讨论，进行必要的联合查房或联合手术，由项目组秘书负责具体安排。

所有MDT项目入组病例均须随访，关键便于后续相关诊疗指南的制定及临床课题的申报。

鉴于MDT不同于现阶段一般的诊疗模式，其医疗形式和费用等方面具有一定的特殊性，尤其需得到患方的理解、支持和配合。在各项诊疗活动前须充分履行告知义务，获得患方的知情同意。在联合门诊、联合会诊后须及时向患方告知、反馈讨论结果。

对于MDT病例的管理，病例入组标准包括：MDT项目入组病例基本来自门诊患者，项目组各相关学科所有医师均须重视入组病例的选择，及时留下相关资料和患者联系方式通知项目组秘书，便于安排联合门诊。各MDT项目组须根据上述要求，详列该组入组病例甄选标准，并报备医务处MDT管理小组。对于入组的所有病例均相应建立档案，并制定病例档案索引目录。病例档案内容包括：患者基本信息、主要诊断、既往史家族史、简要病史、历次诊疗记录（病例讨论、联合会诊、联合手术、联合查房、转诊等）、退组时间及理由、病例转归评估及随访记录等。档案的日常记录维护工作由项目组秘书负责。每次完成相关病例档案的登记维护工作，须上传MDT项目组工作邮箱。

根据MDT项目组工作的开展情况，酌情申报科技进步奖、上海市临床医疗成果奖的各种奖项。

对于MDT成员的管理，MDT项目组成员包括首席专家（项目牵头人）、项目秘书、各参与学科的主任或指定专家。如有特殊情况，参与学科需更换人员，须向医务处MDT管理小组提交换人申请，说明理由及新换人员的资质。

首席专家（项目牵头人）是实施有效MDT诊疗模式的核心成员，是MDT项目组各项活动的召集组织者。首席专家应是医院重中之重、重点学科的带头人，尤其对于MDT项目的有序推进须具有高度的责任心。MDT项目组的各项诊疗活动中，首席专家须具备高度的整合、总结能力。首席专家负责主持制定、修订本MDT项目组相关病种诊疗指南，并牵头组织、举办院内外各项学习班及讲座。

MDT项目秘书一般由首席专家指定的高年资住院医师或主治医师担任。项目秘书应具备高度的责任心、主观能动性，是MDT项目组医患沟通的主要角色反馈专家组讨论结果。MDT项目秘书负责与医务处MDT协调员相互配合，负责通知、联络、协调安排联合门诊、联合会诊、联合查房、联合手术等一系列MDT诊疗行为，并准备相关资料。项目秘书负责MDT项目各项台账的记录，包括MDT例会资料整理；病例档案的日常记录维护工作；MDT项目组工作日志；随访资料的收集整理和保存。以上各项台账是MDT项目组工作考核的主要依据。MDT项目秘书须配合医务处MDT管理小组的抽查和考核，与医务处MDT协调员相互配合，建立维护MDT

项目组工作邮箱，各项台账记录维护后须及时上传该邮箱。建立微信群，便于通知、联络各项事宜。

MDT项目组成员原则上须具备副高及以上职称，具备协作精神，具有大局意识。须认真参加每次MDT项目组各项活动，不无故缺席。讨论中积极发言。及时登录MDT项目组工作邮箱，掌握了解MDT项目组的最新工作动态。为所在MDT项目组的诊疗活动和本院临床指南的制定提供高质量的技术支持。

MDT项目协调员为医务处工作人员，协同项目秘书做好微信群和工作邮箱的建立，配合MDT项目组的各项活动，确保MDT项目向既定目标发展。

医院支撑政策包括：医院根据各MDT项目组规模大小分3万元、5万元、8万元三个档次，主要用于相关劳务，及沟通、协作费用。医务处为各MDT项目组均设立相应账本，费用的支取需向MDT管理小组递交申请，说明用途。MDT项目负责人享受医院特殊津贴，不承担MDT项目者原则上不享受特殊津贴待遇。在医院临床医疗成果奖的评选中，MDT项目组优先奖励。设立项目秘书专项津贴，原则上800—1000元/季度。专辟MDT联合门诊专用诊室，统筹协调各MDT项目的联合门诊的开展。对于MDT项目所涉病例的医疗费用在考核中适度调整。研究生招生政策酌情向MDT项目所在科室倾斜。

MDT项目以三年为一周期，依据医院定期考核结果实行滚动淘汰。医院定期行季度考核，由医院MDT管理小组负责考核事宜。考核的目的是为敦促、指导各MDT项目组开展各项工作。考核内容包括：MDT项目学科间协作解决及内部流转病人数、联合门诊开设情况、联合查房情况、联合手术开展情况、并发症及疑难/危重病例讨论、各专业联合举办学习班情况、联合举办全国性学术会议情况等。

【参考文献】

[1] 吕强.多学科团队（MDT）的理念［EB/OL］.http://www.haodf.com/zhuanjiaguandian/lvqiang0825_584748301.htm.2011-12-30

[2] 叶颖江、王杉.多学科专家组诊疗模式的组织和规范实施[J].中国实用外科杂志,2011,1（31）：22-24

【临床发展能力评估体系】

临床发展能力，又称为临床学科的可持续发展能力是指该学科能充分发挥内部资源作用、利用外部资源支持，通过科学医务人员的临床技术水平、学术影响力、社会知晓度和患者满意度等保持其学科的可持续发展能力。这里的发展能力不仅仅是一个学科技术水平的现状描述，或是学科建设的现有成效，而是更多地包含了所获得的内外支持因素，并通过学科技术水平和资源来获得未来可持续发展的能力。

临床学科的水平是衡量一所医院、一个科室综合实力的重要标志，已然成为医院和学科竞争力的重要组成部分和核心内涵。如何构建临床治疗技术特色、如何让开展以临床问题为导向的科学研究、怎样培育推广临床技术和学科品牌、合理配备临床科室必需的医疗及科研设施和空间布局、学科综合人才的培养工作等这五个方面将是对临床能力发展建设的主要内涵，集中体现了技术能力和资源匹配两大要素，反应了临床诊疗技术水平、科研能力、学术影响度、学科人力资源和人才结构、设施及空间布局等方面状况。

附：临床发展能力考核考评指标（2015修订稿）

一级指标	分值权重分布	编号	二级指标	分值权重分布	编号	三级指标	评价标准及方法
临床诊疗能力	40	1.1	三级医院专科服务能力的覆盖情况	10	1.1.1	三级医院医疗要求疑难重症病种/关键技术的开展情况	每项疾病名称对应的疾病ICD编码，按照病历首页中出院诊断（其他诊断）的内容为信息采集点获取。当年科室已开展全部项目为A档；开展90%以上项目为B档；开展70%以上项目为C档；其余为D档。
					1.1.2	疑难重症病种收治例数同比情况	以上一年度半年收治量为基准，同比提高8%以上为A档；同比提高5%以上为B档；提高3%以上为C档；无提高为D档。住院部一个病区，一个以上至三个科室考评下降20%，三个病区及以上的科室考评下降50%
					1.1.3	代表性病种平均住院日情况	每项疾病名称对应的疾病ICD编码，按照病历首页中出院诊断的第一诊断为采集对象，统计平均住院日，与目标值相减。病种的平均住院日数值精确至个位数，小数点依据四舍五入计算。当年差值个数全部是负值是A档，20%正值（或是0）为B档，50%正值为C档，其余为D档。

续表

一级指标	分值权重分布	编号	二级指标	分值权重分布	编号	三级指标	评价标准及方法
临床诊疗能力	40	1.2	院内重点监测病种、技术的转型数据	20	1.2.1	监测病种例数	申康系统内各项排名前3位为A档；前6位为B档；前10位为C档；之后为D档。
					1.2.2	监测病种占全部科室病种收治比例	本专业内比较，以单个病种为单位，收治比例同比增加5%的为A档；同比增加1%为B档；同比不变（差值1以内）为C档；同比降低为D档。
					1.2.3	均次费用情况（药费、药占比、材料费、耗占比）	本专业内比较，以单个病种为单位，次均费用4项同比全部降低的为A档；同比3项降低为B档；同比2项降低为C档；其余为D档。
					1.2.4	平均住院日	本专业内比较，以全部监测病种差值，平均住院日"和值"与去年同期值，与上年同期值差值为负值为A档，0为B档，正值为C档，其余为D档。
					1.2.5	术前等待时间	本专业内比较，以全部监测病种为单位，术前等待时间"和值"与去年同期值差值，是负值为A档，0为B档，正值小于2为C档，其余为D档。
					1.2.6	并发症情况	本专业内比较，以全部病种数为基准，以上一年度半年指标数为基准，各病种"和值"同比下降10%以上为A档，同比下降5%以上为B档；同比下降为C档；有提高为D档。

72

续表

一级指标	分值权重分布	编号	二级指标	分值权重分布	编号	三级指标	评价标准及方法
临床诊疗能力	40	1.2	院内重点监测病种、技术的转型数据	20	1.2.7	校正死亡率情况	本专业内比较，以全部病种为单位，各病种"和值"同比下降20%以上为A档；同比下降10%以上为B档；有下降为C档；不变为D档。
		1.3	疾病诊疗疑难危重系数指标（CMI）测评	10	1.3.1	临床收治患者测评数值进行同比考核	
医疗技术水平	30	2.1	III、IV级手术及操作情况	5	2.1.1	III、IV级手术全部手术及操作占科室的比例	
		2.2	MDT开展情况	10	2.2.1	联合会诊、查房、手术、合作转诊病例数	合计每年 >100例为A档 ； >80例为B档； >50例为C档，<50例为D档
					2.2.2	MDT项目相关会议和继教班开展次数	每年主办2次及以上为A档；1次为B档；未报批未举办为C档；未申报未举办为D档
					2.2.3	建立相关疾病的技术标准及标准化执行数	技术标准化建立及按标准化执行为A档；建立未执行B档；部分建立及执行C档；没有建立D档

续表

一级指标	分值权重分布	编号	二级指标	分值权重分布	编号	三级指标	评价标准及方法
医疗技术水平	30	2.2	MDT开展情况	10	2.2.4	联合门诊开展次数及门诊量	开设联合门诊且量同比增长15%以上为A档；同比5%以上为B档；已开展为C档；没有开展为D档。
		2.3	重点临床操作技术的标准和关键指标考核	11	2.3.1	独立完成此类临床操作治疗的人员情况	带组医生中90%以上医生能独立完成为A档；60%人为B档；30%人为C档；仅1人为D档。
					2.3.2	建立技术标准化及按标准化执行情况	
					2.3.3	手术操作平均时间	以主刀医生个人的实际操作作为考评单位，包括技术操作的完成、手术时间、围手术期输血量、平均住院日、次均药费、次均耗材费。根据医生个人收治病种数据与标准（平均数据）进行比较，离散度？为标准，偏离项目个数小于10%为A档；小于30%为B档；小于60%为C档；其条为D档。
					2.3.4	手术用血量	
					2.3.5	次均费用（药费、耗材费）	

续表

一级指标	分值权重分布	编号	二级指标	分值权重分布	编号	三级指标	评价标准及方法
医疗技术水平	30	2.4	新技术、新项目开展情况	4	2.4.1	新技术、新项目申报获批数量	三类技术获批为A档；二类技术获批为B档；二类技术获批/主动申报新技术为C档；没有申报为D档。
					2.4.2	实际临床应用病人数	全面开展新技术的为A档；积极开展新技术病儿位数的为B档，仅开展几例的为C档，未开展的为D档。
学术影响力	10	3.1	学术任职情况	3	3.1.1	担任专业学组兼职人数	根据拥有现任情况，取最高级别。全国主委、副主委、秘书/市级主委、副主委、秘书为A档；全国委员/市级主委为B档；市级委员等为C档；其余为D档。
		3.2	博士生导师情况	2	3.2.1	博导人数	当年博导资格人数占科室医生比例20%是博导为A档；10%为B档；5%为C档；其余为D档。
		3.3	院外人才培养计划	2	3.3.1	获得各类人才培养计划的人数	国家级为A档；省部级为B档；其他为D档。此项目新增每位人才对应一档，按照人才对应个数计算。
		3.4	科技成果奖情况	3	3.4.1	获得各类院外医学成果奖数量	院外一等奖为A档；院外二等奖或院内一等奖为B档；其他为C档；院外三等奖或院内二等奖等新增每例奖项对应一档，一项一分计算。此项目新增项目新增为D档。
社会知晓度	20	4.1	临床随访体系	5	4.1.1	建立情况	电子化建立为A档；系统化纸质建立为B档；登记本建立为C档；其他为D档

续表

一级指标	分值权重分布	编号	二级指标	分值权重分布	编号	三级指标	评价标准及方法
社会知晓度	20	4.1	临床随访体系	5	4.1.2	运行情况	实时更新为A档；仅为电子表格查阅，统计的单机版运作为B档；仅为登记使用、缺少反馈追踪运行的为C档；其他为D档。
		4.2	门诊主要病种	9	4.2.1	门诊主要疾病占比	
					4.2.2	初诊病人数	同比增幅大于10%为A档；5%为B档；3%为C档，其余为D档。
					4.2.3	周边辐射人群	同比增幅15%为A档；10%为B档；5为C档；其余为D档。
		4.3	住院监测病种	2	4.3.1	监测病种病人来源地域	同比增幅10%为A档；5%为B档；3为C档；其余为D档。
		4.4	本院职工认可度	2	4.4.1	本院职工介绍患者住院情况	介绍人数占出院人数比例大于30%为A档；15%为B档；其余为C档；5%为C档；其余为D档
		4.5	对外宣传报道情况	2	4.5.1	自发对外各类媒体报道次数	自发主动报道次数全年大于10次为A档；大于5次为B档；大于2次为C档；其余为D档。

【病种结构管理】

一、病种管理的实施背景

自2012年以来，上海市级医院实施了"双控双降"、工资总额预算管理和内部绩效与分配制度改革为主要内容的内部运行机制改革；申康中心引导医院开展以"双控双降"为核心的医疗收支预算核定，为市级医院明确指明了"努力转方式、调结构、转机制"的发展方向。

尤其随着自2013年申康推出关注病种以来，在我院领导、职能部门、临床科室的共同努力下，对于申康及我院的病种管理的探索也初步取得一定的认识及管理经验。

二、医院开展病种管理，促进病种改善的主要做法

（一）思想层面：院领导高度重视医院的结构转型发展、病种结构的调整，在2013年申康关注病种的初期，我院已遴选出院内优质、优势病种33个，关注指标内容除申康关注的指标外，还包括患者的年龄构成，诊疗费用等。2014年全年作为转型发展的抓手，召开了第二届全体医生大会，聚焦病种转型。2015年，医院启动临床能力培养为主基调的建设发展，设立院内临床重点专科项目，遴选产生"2+4+7"专科专病进行培育。2016年，结合申康中心关于建设临床诊疗能力和科技创新能力，提出院内临床能力建设的新三年行动计划。

（二）激励政策：为鼓励临床科室的积极性，病种转型情况做为绩效考核。一是年终科室转型奖励以及探索性纳入月度奖金分配，医院每年拿出300万的专项基金用来病种的奖励（参见附表2）；二是对学科转型发展突出和在急诊病种收治转型贡献大的医务人员给予职称、编制和聘任的倾斜；三是对于申康、院内病种每季度的指标进行书面下发，对于指标优秀者，院周会上通报表扬，有指标特殊异常者，医务处将协助科室必须进行专项的分析说明与整改，且持续跟进。

（三）数据的准确性：为确保病种数据的准确性与规范性，医务处、信息处、临床科室对每一个病种的采集口径、采集编码范围、采集科室等采集方法都进行严格的审核把关，且经过病案统计室与临床科室的确认后做成病种报表查阅。

（四）目标责任书管理：2016年医院把申康、院内关注病种的数据纳入科主任目标责任书的管理，对每一个病种都设置目标值，且纳入月考核内容。而且，也逐步把不同病种的相关医疗质量指标也纳入关注和考核内容。

（五）临床路径管理：2015年下半年开始，申康关注的33个病种已首批纳入院临床路径管理，已逐步实行电子化，从诊疗规范、药品、耗材、成本等方面来控制病种的各项指标及医疗质量，争取在数量及质量上共同提升病种的管理。

三、病种管理的做法对医疗行为的影响

（一）观念转变，随着院领导、职能部门对院内外病种的重视，临床科室及每一位医生都深刻认识到了病种调整、医院转型发展的必要性及重要性，医院将以注重临床能力的发展、疑难危重症病的收治为主。

（二）文书填写规范，各级医生逐步认识到病案首页规范、准确、客观填写的重要性及医疗行为规范的必要性。

（三）提升临床能力转变，注重疑难危重疾病救治基础上，逐步从数量向质量转变，重视内涵质量的提升，向专科化、专病化、中心化的特色医疗进行转变。

四、病种管理取得的主要成效和存在问题

（一）取得的成效：

1．医院综合服务能力和水平有了显著提升，学科品牌知名度和专家影响力增大。转型发展思路和理念深入人心，扎实做好转方式、调结构、转机制的医院发展模式。

2．在我院的转型发展期，病种结构的调整转型起到了重要的标志性作用，我院各科室前几位病种同比发生了较大的变化。部分病种在申康关注病种中例数排名及费用指标、住院日指标等都叫之前有所进步；

3．在首页填写规范上，在病案统计室的培训指导帮助下，在科室的重视下，都发生了明显的进步。

（二）存在的问题：

1．申康、院内病种应该多增加关注有关医疗质量、内涵的相应指标，目前医院正在积极探索中。

2．院内病种的关注，应该向精细化、内涵化，深度进行探究，同时注重病种的成本与治疗效果。

3．费用增长与三四级手术的变化调整、病种改变后手术耗材的使用依赖性增强。必然带来短期内费用的增幅明显和耗材的占比增加。

4．医疗收费价格体系的不尽合理，疑难复杂大手术的劳务分配不能与实际收费后扣除成本的效益匹配。随着药品、耗材加成的降低，市级医院转型疑难危重的效益会进一步降低。

第三节　医疗风险的关注与管控

一、概述

（一）为提高医疗质量，保障医疗安全，防范医疗纠纷，构建和谐医患关系，创建平安医院，依据《中华人民共和国执业医师法》、《中华人民共和国侵权责任法》、《中华人民共和国刑法》、《医疗机构管理条例》、《医疗事故处理条例》、《医院投诉管理办法（试行）》、《病历书写基本规范》等法律、法规，总结此规范。

（二）事前防范为主，防患于未然。坚持"以病人为中心，以提高医疗服务质量为主题"理念，重视患者安全，不断改善服务条件，优化服务流程，加强业务培训，不断提高服务水平和能力，转变服务作风，努力为患者提供优质安全的医疗服务。

（三）实施院长负责制，健全医疗质量管理体系，建立规范管理和持续改进的长效机制，建立科学的医疗质量监控体系和评价方法，加强监督管理，责任到人，做好医疗风险防控。

（四）医务人员在医疗活动中，必须严格遵守医疗卫生管理法律、行政法规、部门规章和诊疗护理规范、常规。医务人员应当树立敬业精神，遵守职业道德，增强责任心，关心、爱护、尊重患者，加强医患沟通，保护患者隐私；努力钻研业务，更新知识，提高专业技术水平，做到因病施治，合理检查，合理用药。

（五）医疗安全管理委员会每季度进行医疗安全情况分析，总结经验教训，提出整改措施，制订并完善医疗风险防范措施，预防医疗事故的发生，减轻医疗事故的损害。

（六）定期召开医疗安全工作会议，组织学习相关法律法规和各项规章制度，总结分析医疗纠纷案例，讨论科室存在的医疗安全隐患，对存在问题提出整改措施并抓好落实。

（七）建立健全医务人员违法违规行为公示和责任追究制度、医疗质量监控和评价制度、医患沟通制度。

（八）加强治安管理，明确治安责任人，逐级落实内部治安保卫安全责任制，完善医院内部安全防范机制，落实医警联动，落实人防、技防、特防等安全防范措施。

二、医德医风建设

（一）加强对医务人员的思想政治、医德医风、个人修养和职业道德管理，制订落实行风教育、考核和责任追究制。牢固树立为人民服务的宗旨，改善服务态度，转变服务作风，改进服务流程，方便病人就医，努力为病人提供温馨、细心、爱心、耐心、真心的医疗服务。

（二）医务人员树立坚定的政治信念、崇高的职业道德、主人翁的责任感和全心全意为人民服务的理念，树立忠于职守、爱岗敬业、乐于奉献、文明行医的卫生行业风尚；恪守医生职业道德，发扬人道主义精神，履行救死扶伤、保护人民健康的神圣职责。

（三）改善医务人员的服务态度，在言语举止上讲究文明礼貌，对待病员一视同仁，树立"病人至上，廉洁行医"的理念，抵制收受药品耗材回扣及开单提成、红包等不正之风。

（四）医务人员仪表整洁大方、言语态度恰当面对患者，努力为患者提供方便；了解患者的心理，尽量满足患者的需求，取得患者及家属的配合和理解；加强与病人的交流，耐心向病人交待和解释病情，杜绝生、冷、硬、顶、推现象。

三、医疗质量监督管理

（一）建立由院长为主任的医疗质量管理委员会，全面负责本院医疗质量管理。定期召开医疗质量和医疗安全会议，组织医疗质量评估，分析医疗问题，提出整改措施和责任追究建议，建立完善相关医疗质量和安全制度，督促相关职能部门落实。

（二）设置医疗服务质量监控部门，配备专职人员，具体负责监督本单位医疗服务工作，检查医务人员执业情况，调查和处理医疗纠纷。

（三）建立相关专业的质量监控小组，负责各专业技术质量监督和管理，制订和完善相关操作规范，定期组织业务培训学习和检查。

（四）建立由科主任和护士长为组长的医疗质量和医疗安全监督小组，负责本科室的医疗质量和医疗安全管理工作。定期组织医疗质量和医疗安全检查，查找存在问题，提出整改意见，落实整改措施，医务处负责监督落实。

（五）落实医务大交班制度，每周召开，对于医疗和安全相关问题进行讨论，及时进行协调处理，提高效率，保障安全。

四、医疗风险防范、控制

（一）告知与沟通

1．在医疗活动中，医务人员及时将患者的病情、医疗措施、医疗风险等如实告知患者和或代理人。告知要力求全面准确，避免因告知不足而导致医疗纠纷，但应避免对患者产生不利后果。

2．告知有口头告知、书面告知和见证告知三种方式。口头告知适用于医院诊疗程序等一般性情况的告知；书面告知适用于有告知义务的医疗管理、自费药物和耗材、患者病情、诊治措施及风险告知，书面告知必须要有患方签字；见证告知适用于医院有告知义务但患方拒绝在书面告知文书上签字或无患方家属而本人也无法签字的告知，必要时第三者在场，并签字证明。

3．按照有关规定需取得患者书面同意方可进行的医疗活动应当由患者本人签署同意书。患者不具备完全民事行为能力时，应当由其法定代理人签字；患者因病无法签字时，应当由其近亲属签字，没有近亲属，由其他关系人签字；为抢救患者，在法定代理人或近亲属、关系人无法及时签字的情况下，可由医院负责人或者医务处负责人签字。

4．因实施保护性医疗措施不宜向患者说明情况者，将有关情况通知患者近亲属，由患者亲属签署知情选择书，并及时记录。患者无近亲属或者近亲属无法签署知情选择书，由患者的法定代理人或者关系人签署知情选择书。

5．医务人员在各个诊治环节中积极与患方进行沟通，并解答其咨询，解答热情友善、耐心细致、通俗易懂、表达准确，重要的沟通记录在病历中，并请其签名。

6．手术及有创诊疗措施（包括各种组织器官穿刺活检、内窥镜和血管内的诊治等），医务人员将疾病的诊断、手术及麻醉方式和可能出现的风险充分告知患方，并请其签字。

7．手术过程中，需要改变手术方案、麻醉方式或切除患者组织器官等，医务人员必须征求患者（方）同意并签字后才能进行，但情况危及患者生命安全时，在告知同时，可采取抢救性措施。

8．手术告知原则上由主刀医师负责，特殊情况可以委派有相应资质的助手告知，但告知内容应当经主刀医师审核同意。重大、疑难、多学科合作、新开展手术必须由主刀医师亲自告知。

9．科室对非手术诊治（包括药物治疗及各种物理治疗、自费药品和治疗方法使用等）的医疗措施及风险要实行告知制度。

10．科室必须对危重、大型、疑难、复杂、高风险、毁损性、新开展的手术或操作进行术前讨论，然后由主刀医师进行术前谈话，填写《新技术、新项目、重大疑难手术审批表》上报医务处并由医务处组织人员进行术前行政谈话后实施。

11. 落实行政谈话制度。重要器官切除手术（如截肢）、独眼患者行白内障手术、需要2个或2个以上科室共同完成的重大手术、需要外院指导完成的重大手术、本院新开展的手术、预计会有手术并发症或影响患者日常生活、诊断不明确而且手术风险较大的探查手术、有复合伤或伴有严重合并症、心肺肝肾等重要脏器功能不全、以提高生活质量为主（如美容、整形等）而非疾病治疗、年龄在80岁以上的、非计划再次手术患者、高费用、效果不确切的、社会关系复杂、经济情况差、有潜在纠纷隐患的病例、病理依据的特殊病人的化、放疗，以上情形均需要组织由综合接待办参与，行政谈话院方由接待办高年资医师担任，谈话人员有资格结合患者和沟通情况，选择手术或非手术治疗。

（二）首诊负责和值班交接班

1. 第一次接诊医师或科室为首诊医师和科室，首诊医师和科室对患者的检查、诊断、治疗、抢救、转院和转科等工作负责。

2. 急危重患者需检查、会诊、住院或转院，首诊医师应负责安排检查、会诊、联系科室和转诊医院，并联系护送人员。

3. 救治急危重患者时，首诊医师有组织相关人员会诊、收治科室等决定权，任何科室和个人应当配合，不得以任何理由推诿或拒绝。

4. 下班前，首诊医师应将患者移交接班医师，把患者病情及需注意的事项交待清楚，并认真做好交接班记录。

5. 病区实行24小时值班制，值班医护人员按时交接班；急危重病患者，必须做好床前交接班，病情和医疗措施交接应当详细，交接后应当签字并注明具体时间。

6. 值班医护人员负责病区患者突发情况的临时性医疗工作，并作好急危重患者病情观察及医疗措施的记录。在诊疗活动中遇到困难或疑问时应及时请示上级医师，或报告医院总值班或医务处。

7. 值班医护人员不得擅自离开工作岗位，遇到需要处理的情况时应立即前往诊治。如有急诊抢救、会诊等需要离开病区时，必须向值班护士说明去向及联系方式。

8. 值班医护人员在病区早交班时，应当将急危重和新入院患者情况向病区医护人员报告，并向主管医师交待清楚患者病情和待处理的问题。

（三）三级查房

1．实行主任（副主任）医师、主治医师和住院医师三级医师查房制度。

2．主任（副主任）医师或主治医师查房，应有住院医师和相关人员参加。主任（副主任）医师查房每周至少1次，主治医师查房每日至少1次。住院医师对所管患者实行24小时负责制，实行早晚查房。

3．对急危重患者，住院医师应随时观察病情变化并及时处理，必要时可请主治医师、主任（副主任）医师临时会诊处置。

4．对新入院患者，住院医师应立即查看患者，并在8小时内完成首次病程记录，主治医师应在48小时内查看患者，并提出处理意见，主任（副主任）医师应在72小时内查看患者并对患者的诊断、治疗、处理提出指导意见。

（四）病例讨论和会诊

1．凡遇疑难病例、入院三天内未明确诊断、治疗效果不佳、病情严重等均应组织会诊讨论。

2．会诊讨论由科主任或主任（副主任）医师主持，召集有关人员参加，认真进行讨论，尽早明确诊断，提出治疗方案。主管医师应作好书面记录，并将讨论结果记录于疑难病例讨论记录本。

3．对重大、疑难、致残、重要器官摘除及新开展的手术，必须进行术前讨论。

4．术前讨论会由科主任主持，科内所有医师参加，手术医师、护士长和责任护士必须参加，讨论情况记入病历。

5．对于疑难、复杂、重大手术或病情复杂须相关科室配合的，应提前2—3天邀请麻醉科及有关科室人员会诊。

6．死亡病例讨论，一般情况下应在1周内组织讨论；特殊病例（发生医疗纠纷的病例）应在24小时内进行讨论。死亡病例讨论，由科主任主持，本科医护人员和相关人员参加，必要时请医务处派人参加。

7．急诊会诊，可以电话（住院总有会诊手机）或书面形式通知住院总医师、科主任或相关科室，在接到会诊通知后，会诊医生应在10分钟内赶到。会诊医师在签署会诊意见时应注明时间（具体到分钟）。

8．科间会诊，应邀科室应在24小时内派主治医师以上人员进行会诊。会诊时主管医师应在场陪同，介绍病情，听取会诊意见。会诊后要填写会诊记录。

9．全院会诊，病情疑难复杂且需要多科共同协作者、突发公共卫生事件、重大医疗纠纷或某些特殊患者等应进行全院会诊。会诊时由医务处或申请会诊科室主任主持召开，业务副院长和医务处长原则上应当参加并作总结归纳。主管医师应当将会诊意见摘要记入病程记录。

10. 院外会诊，邀请外院医师会诊或派本院医师到外院会诊，应按照卫生部《医师外出会诊管理暂行规定》有关规定执行，邀请院外会诊需要患者和科主任签字后进行。

（五）危重病人抢救和报告

1. 落实《危重病人管理制度》，加强重点病人的管理。加强临床科室危重病人报告制度，及时向病人家属发放病危通知书，涉及多科室协作的危急重病人抢救，由医务处负责组织指挥，各科室及其医务人员必须服从安排。

2. 抢救危重病人时，医务人员及科室主任在积极抢救的同时及时报告医务处或总值班。发现医疗事故或过失行为时，医务人员和科室主任应立即积极采取有效措施，避免或者减轻对患者身体健康的损害，防止损害扩大。同时应及时向医务处报告，医务处人员接到报告后立即进行调查、核实，将情况及时向分管院长报告，并向患者通报、解释。

（六）认真执行医疗质量核心制度：《首诊负责制度》、《三级医师查房制度》、《病历书写规范与管理制度》、《疑难病例讨论制度》、《死亡病例讨论制度》、《术前讨论制度》；《医生值班交接班制度》、《查对制度》和《会诊制度》等医疗质量核心制度，规范医疗执业行为。

（七）建立医疗技术分级管理制度和保障医疗技术临床应用质量、安全的规章制度，对医疗技术定期进行安全性、有效性和合理应用情况的评估，并提出持续改进措施。

1. 医疗技术临床应用实行分类、分级管理。

2. 建立手术及有创操作分类管理及审批制度和流程。

3. 对手术和高风险有创操作实行医疗技术准入制度，不得开展未经审核批准的医疗技术。

4. 对手术和高风险有创操作人员资质实行准入制度，不经批准的人员不允许从事高风险的医疗技术工作。

5. 严格执行新技术新业务准入制度，坚决杜绝不经批准的新技术新业务在临床中使用。

（八）认真执行手术安全核查、手术风险评估，为手术患者制订适宜的手术方案。

（九）护理部门要按护理工作制度实施科学的护理管理，按岗位质量控制要求进行有针对性的检查，提高护理质量，确保护理安全。

（十）严格掌握药品的适应症，做到合理检查，合理用药，合理治疗。

（十一）认真落实"设备维修保管制度"和"医疗设备仪器的安全使用措施"，发现问题及时研究处理并向上级报告，保证设备仪器的功能完好，保障医疗安全。

（十二）建立24小时电工值班制度，保证二路供电。经常检修备用电源设备，若遇停电，必须在5分钟内启动备用电源。

五、医疗文书书写与管理

（一）医务人员应严格按照《病历书写基本规范》如实书写病历并妥善保管，病历记录做到对病情及医疗处理过程准确真实描述，字迹清楚，不随意更改。有需要补充的内容也要注明原由。严禁伪造、销毁病历；临床科室要完善运行病历管理措施，严格交接班制度，防止失窃被盗。

（二）病案室应当加强档案管理，依法为患方提供复印或者复制服务，建立完善复印复制登记制度，并在复印或者复制过的原始病历资料上加盖已复印标记，封存病历盖章标记；复印病历时，对患方提出的异议和意见，应当及时报告和反馈。

（三）实习及试用期医务人员书写的病历，应当经过医院有执业资格的医务人员审阅、修改并签名。经医院考核认定胜任本专业工作的进修医务人员可以单独书写病历（包括门急诊病历）。

（四）病历确需修改的，应当在保持原有部分字迹清晰的情况下修改（错字应当用双线划去）并签名、写明更正日期，不得采用刮、粘、涂等方法掩盖或去除原来的字迹。严禁医务人员在有复印标记的原始病历中修改各种记录。电子病历和纸质，在患者出院后不能进行任何修改。

（五）因抢救病人未能及时书写病历，医务人员应当在抢救结束后6小时内据实补记。

（六）处方书写和保管应严格执行《处方管理办法》要求进行。

（七）医务人员应当按照有关规定，认真书写其他相关医疗文书，出具执业范围内的相关医学证明文件。开具相应辅助检查申请单前，必须对患者进行物理检查，正确完整填写各类辅助检查申请单，字迹清楚，检查目的、部位明确。

六、培训与考核

（一）医院制订相应的政策，鼓励医务人员自觉学习专业知识，精通业务，努力提高医疗质量和技术水平，尤其要加强重点科室医务人员业务能力建设。

（二）落实卫生部《医师定期考核管理办法》，建立医师定期考核制度。每年组织2次以上全院性法律、法规、部门规章、医疗纠纷预防与处置等相关内容的培训，科室建立相应的学习制度，要求每月组织1次以上学习。学习和考核情况与科室和个人年度考核挂钩。新进院的医务人员必须参加医疗纠纷预防与处置基础知识的培训，考核合格后才能上岗。

（三）定期组织全院性医疗业务和技术培训，不定期组织检查、考试和竞赛活动；各专业质控小组每季度要组织相关专业人员进行专业业务、技术操作规范等方面培训，分析本专业医疗安全形势，完善制度措施和操作规范，不断提高医疗质量，确保医疗安全；科室要每周组织医务人员业务培训，医务人员要加强在职学习，积极参加继续医学教育，牢固掌握"三基三严"基本理论和操作技术，不断更新知识，掌握新技术，更好地为病人服务。

七、纠纷接待处理

（一）首接负责制。患者投诉包括现场投诉、电话投诉、信件投诉和信访投诉，医务处接待人员对于每一件投诉建档登记，全程跟踪，由首次接待同志负责，直到解决。

（二）落实科室讨论制度。当患方投诉后，对于需要专业回复的案例，需要经过科室讨论提交意见后回复患者，对于需要解释的，邀请当事医务人员现场解释沟通。

（三）落实纠纷补偿管理制度。按照院《医患纠纷赔偿处理办法》落实补偿到责任人，责任人由科室讨论后认定。

（四）发挥医患纠纷人民调解作用。按照国家规定，将涉及面广泛，涉及调解补偿金额大于3万元的案例，请医患纠纷调解委员会协助现场或引导到所在地解决。

（五）重视医疗事故及损害鉴定。对于不能调解，进行医疗事故鉴定的案例，院内组织专家进行模拟鉴定，鉴定参加人员包括科主任和责任医生。

（六）重视法院诉前调解。对于法院诉讼的案件，如果医患之间矛盾较小，双方沟通能够理解的，努力做到调解，避免公共资源浪费。

（七）做好医责险工作。对于发生纠纷补偿的案例，申请医责险补偿，并且对于医务人员在工作中受到伤害的案例，积极申请相应补偿。

（八）做好医警联动。发生医患纠纷时，院内保卫处人员进行现场处置，如果事态不能控制，通过110报警申请警方协助处置，确保医务人员安全，定期邀请警官进行医患相关安全知识、技能培训。

（九）利用各种媒介传播正能量。纠纷接待部门充分利用微信、微博、电视台和院报等平台，公开部分表扬信和感人事件，让社会认识到医患之间的合作的重要性。

第四节　"双控双降"的过程管理

十二五初期，由于人口寿命延长、人口老龄化、疾病谱改变、全民医疗保障制度实施、医疗新技术、新项目、新疗法大量应用、人们保健意识增强、对疾病的心理预期偏好等多因素综合作用，全国总体医疗费用上涨过快。2011年全国医疗总费用达24345.9亿元，较2010年的19980.4亿元，同比增长21.85%，为同期GDP的2.34倍。如果不能控制医疗费用过快增长，势必会给政府财政、实体经济背上沉重的负担。卫生部陈竺部长在2011年全国卫生工作会议上明确将控制医药费用过快增长作为今后重要任务，　医疗费用的上涨必须与经济发展水平相协调，与政府的财政、基本医疗保障和个人的承受能力相适应。

"双控双降"是上海市申康医院发展中心为推动十二五发展规划，于2012年为医院下达的财务约束性指标，"双控"指控制医疗收入增长率（重点是控制均次费用增幅），控制医疗成本增长率（重点是控制工资总额增幅）；"双降"指通过预算管理引导医院合理使用药品及卫生耗材，降低药品收入和卫生材料收入占比及药品费、材料费的增长速率。

"双控双降"的初衷是为遏制医疗费用的不合理快速增长，减轻患者经济负担，进一步彰显公立医院公益性，提升医疗质量，使医务人员通过知识和技术创造价值，合理控制成本，提高医院经济运行管理的规范性，使医院可持续稳步发展。

一、药品的控制管理

"双控双降"的关键之一是在建章立制的基础上，依托信息化，组织精干力量加强药品管理和督查，引导临床规范使用药品，自觉合理用药，及时发现并纠正不合理用药，避免过度用药，节约资源，降低药占比。

（一）积极发挥临床药师作用：药师参与临床药物治疗，可以协助临床医生解决用药方面的疑难问题，使药物治疗更趋科学性、合理性，提高药物治疗水平，减少不良反应的发生，并可减少卫生资源的浪费。临床药师下临床，参与药学服务，向临床医生、护士提供药物咨询（包括药物选择、相互作用、服药时间和特殊群体的用药等），收集药物的不良反应，开展特殊药物血药浓度监测、进行个体化给药，可明显提高医生、护士药品应用水平和使用质量。药师直接参与查房，协助临床医务人员合理用药，杜绝用药的盲目性，及时纠正或阻止药物不良配伍，减少药品费用支出。对一些重点科室，如SICU、CCU、普外科、骨科、神经外科、呼吸科、急诊科、肿瘤科等，分别指派1名临床药师长期蹲点在病区，加强合理用药的现场指导和干预。

（二）建立医务药剂联合工作机制，每月对监控发现药品次均费用同比增长10%以上的或药占比同比超3%以上或药品费用明细超过年初下达指标的科室，医务处与药剂科联合开展督查，找出问题、分析问题、提出整改意见，避免类似的不合理用药再次发生。

（三）医务加强执业医师用药培训，对每位执业医师独立看门诊前进行医政医保政策规范培训，重点是合理用药处方培训。培训结束进行笔试考核，考核成绩必须达到90分以上方可获得处分权。首次考试成绩如低于90分，再回炉培训，直至考核合格为止。

（四）充分利用信息化手段，加强合理用药管控，有效发挥实时监控系统智能化监管优势，采用教育在先，警示为主、整改为重，处罚为辅的原则控制药品费用。

1. 根据国家2015版抗菌药物应用规范优化了原有的抗菌药物信息平台，通过抗菌素使用的权限设置、在线实时监控、超常使用提醒等，有效降低了抗菌素使用量，逐年降低DDDs。

2. 运用信息化手段启用医学知识库、医保药品分类编码库、疾病诊断编码库及手术编码库，创新性开展门急诊及住院药品实时监控，特别是门诊慢性病药品管理。在不断调试系统的同时不断增加监控药品的种类，由最初的10种逐步增加到100多种，尤其是门诊医保药品的管理，将医保患者每日实时发生的费用加挂到医保管理和医师诊间管理系统中，使职能部门管理人员和临床医生能随时了解患者医疗费用的花费情况。通过医保网上监控减少不合理费用发生。

3. 推进实时药事管理，凡超适应症用药、高价药品、紧缺药品，必须经过严格的审批程序，经临床科主任把关，医务处及药剂科审核，部分需经分管院长审批同意后方可使用。

4．充分利用上海市信息化"药品阳光平台"的优势，药品采购、使用、管理全程"阳光"下进行。

5．将不合理用药情况纳入信息系统医生360度考核，与医师的晋升和职务聘任挂钩。

（五）鼓励优先使用或强制使用上海市带量采购药品的使用，如阿莫西林胶囊，头孢呋辛酯片、雷诺普利等常用药品，切实减轻病人的负担，降低药占比。

（六）每月开展不合理用药点评公示制度，根据临床药师、医政医保日常督查情况，对全院不合理用药进行点评公示，旨在举一反三，避免同类错误再现。

（七）对不合理用药出现频率较高的医师开展约谈工作。约谈方式可以是医务处单独谈或医务处与医院纪委监察部门协调谈话，也可以医务处、门急诊办公室及分管院长协同谈话。如果整个科室或亚专业组存在不合理用药倾向性，可以采用集体约谈方式，要求受住底线，不踩红线、因病施治。

二、耗材的控制管理

"双控双降"的另一个关键是医用耗材的管控。医院实践过程中，制订卫生材料组织管理规定、准入管理规定、采购管理规定及使用管理一系列规定，规范卫生材料使用，降低耗占比，控制医疗收入增长速率。

（一）耗材组织管理。医用耗材管理遵循统一领导、归口管理、分级负责、权责一致的原则，落实医学装备处集中管理植介入类医用耗材、一次性使用医用耗材、试剂以及其他医用耗材。

（二）耗材准入管理。成立由医院领导班子成员、医学装备、医务、医保、财务、院感、护理、审计、监察、纪委等部门负责人及部分临床专家组成的医用耗材管理委员会，负责对医院使用的医用耗材进行论证、评审、咨询和使用评价、监督和指导等，确保科学决策和民主决策，把好准入关。

（三）耗材采购管理。

1．耗材的供货企业确定应定期集中遴选，一般不少于2年一次。遴选分类实施，在满足临床使用前提下做到有条件的遴选，即每类医用耗材选定1—3家生产企业的产品，一般不应超过4家，但只有唯一生产企业的产品除外。医院根据遴选结果，依法与供货企业签订购销合同，并不得订立背离合同实质性内容的其他协议，牟取不正当利益。

2．医用耗材采购要按照遴选结果、根据临床申请及库存安排，同时要做好采购记录，包括产品名称、注册证号、规格型号、生产企业、产品相关生产信息（产品有效期、产品生产日期、产品批号或产品序列号等，植介入类医用耗材应有产品条形码）、经销企业、物价定价、采购单价、采购数量、采购金额、采购日期、采购人、收费价格等。可单独收费的医用耗材应有医保编码。

3. 库房管理规范，相关库房建立完整的产品入库、验收、发放记录，应当有与在用医用耗材品种、数量相适应的贮存场所，并确保相关植介入类医用耗材信息具有可追溯性。医用耗材发放记录应包含产品名称、规格型号、生产企业、产品相关生产信息（产品有效期、产品生产日期、产品批号或产品序列号等，植介入类医用耗材应有产品条形码）、经销企业、采购单价、收费单价、领用及出库日期，领用部门、领用人、库房发放人、发放数量、发放金额等。

4. 采购管理人员应遵守国家相关法律法规，遵守执业操守，不擅自采购、使用医用耗材，不收受回扣，不截留发票等。对植介入类医用耗材结算，做到"一单一票"。

5. 依托并充分利用上海市"耗材阳光平台"采购管理医用耗材，协同议价，带量采购，降低耗材进价，控制成本，控制耗材费用，同时病人也得实惠（目前本市耗材加价率为小于等于进价的5%），减轻患者负担。

6. 医院纪委要全程参与监督医用耗材采购相关工作，对照党风廉政建设要求，监督各项规章制度、流程规范的执行、落实定期对医用耗材采购、使用等部门、人员进行廉政教育，发现问题要及时进行诫勉谈话。

（四）耗材使用管理。

1. 建立医用耗材使用基本目录。对使用目录外的医用耗材要从严管理，做到申请有指征、审批有依据、重复有限制。

2. 医院设备委员会、医务处及人力资源处注重临床、医技等部门人才培养，定期组织培训，建设专业化、职业化人才队伍，提高医用耗材使用综合能力，避免因医师技术或能力问题造成的耗材使用浪费。

3. 除急诊外，临床使用植介入类医用耗材，一般应至少在择期手术前24小时内向医学装备处提出申请，内容应包含申请部门、申请人、申请部门负责人、手术名称、病人姓名、床位号或住院号、手术使用主要医用耗材名称、生产企业名称等。

4. 临床高值耗材实行严格审批制，单个病人一次性耗材总价格超过5万元，不足6万元，需经科室主任审批；超过6万元，不足8万元，需经医务处审批；超过8万元，不足10万元，需经分管院长审批；超过10万元的耗材需经院长审批。（按规定一式三份，一份留存病史，一份交医用耗材管理部门，一份交医务部门）同时，对血管内支架的国产比例做相应规定，鼓励科室优先使用国产耗材和低值耗材。

5．运用信息化的手段，细化耗材管理，特别是一些重点病种如膝关节置换术、髋关节置换术等信息化管理，建立与病种相关的植入耗材管理目标，建立相关病种的知识库，特别是耗材知识库，创建电子审批软件，嵌入医院"OA"系统并开通手机提醒功能，实现无纸化信息化快捷审批。通过信息化实现针对病种、手术及操作医生相关联的费用实时监控体系，定期分析反馈。

6．凡医疗、教学、科研、预防、保健等工作的植介入类医用耗材、一次性使用医用耗材、试剂等一律纳入一体化管理，不留盲区。

7．临床使用时，医护人员应认真核对植介入类医用耗材信息，准确、及时记录植介入类医用耗材使用情况，包括病人信息、产品名称、条形码等产品相关生产信息、规格型号、收费单价、使用数量、收费金额、使用日期，使用部门、使用人员、登记人员等，以保证有效追溯。

8．医院要结合临床路径与单病种质量管理，科学、合理设置医用耗材使用标准，规范使用指征管理。

9．医院建立植介入类医用耗材使用评价、定期（一般不少于每季度一次）公示制度，对临床使用异常材料制定相应的调控措施。

10．对耗材使用费用明显超标或不合理使用耗材的医师开展约谈工作，不断提醒临床医生规范使用耗材，降低耗占比。

三、多学科协作模式开展快速康复外科

"双控双降"的有效措施是多学科协作模式开展快速康复外科（Fast track surgery，FTS；或enhanced recovery after surgery，ERAS），采用外科、麻醉科、营养科、康复科、护理学科等多学科协作模式在术前、术中及术后应用各种已证实有效的方法以减少手术应激反应，加速病人术后的康复。其目的是通过控制围手术期的病理生理反应，减少术后并发症，减轻病人的痛苦，促进病人康复，缩短平均住院天数，提高医疗质量，节省医疗费用。

（一）术前操作管理

1．快速完成术前检查及术前评估，推行门诊住院一体化管理。

2．组建各学科FTS团队，每个团队按病种管理。

3．术前教育，进行心理疏导，可以减少病人的焦虑和恐惧。

4．详细告知康复各阶段可能的时间。

5．告知病人术中无痛，术后也可做到几乎无痛。

6．告知早期口服进食及下床活动可促进康复，争取病人及家属的密切配合。

7．术前营养评估及干预。

8．术前禁食只需6小时，术前2小时口服10%葡萄糖溶液500ml；昏迷病人可以静脉使用葡糖糖溶液，以降低术后胰岛素抵抗的发生率，避免机体分解代谢亢进。

9．如无禁忌症，术前半小时给予单一剂量的地塞米松以减少恶心、呕吐及疼痛，也可以减轻炎症反应。

10．经术前教育，如患者仍有紧张，心率偏快，给予口服β受体阻滞剂，可以减少患者交感神经兴奋，减轻心血管反应，从而减少术后心脏并发症。

（二）术中操作管理

1．术中特别注意保温，理由是术中低温会导致在复温过程中产生应激，有损害凝血机制以及白细胞功能，增加心血管负担等不良反应。术中及术后早期的保温具有减少术中出血、术后感染、心脏并发症，以及降低分解代谢作用。可以通过使用加温手术床、输液加热、胸腹腔等冲洗液加热、控制手术室温度、盖棉被等措施加温。

2．麻醉方式选择：尽量应用胸段硬膜外麻醉＋区域阻滞麻醉，或者是全麻＋硬膜外＋区域麻醉等复核麻醉方式，可以减少手术引起的神经及内分泌代谢应急反应，减轻心肺负担，减少术后肠麻痹，更加有效地止痛。

3．麻醉药物的选择：使用起效快、作用时间短的麻醉剂，如七氟醚、地氟烷等，以及短效的阿片类药物如瑞芬太尼等，从而保证病人在手术后能快速清醒，减少术后肠麻痹，有利于术后早期活动。

4．控制术中输液量，使用硬膜外麻醉时可能引起血管扩张，导致血管内容量相对不足，酌情使用血管收缩药物，避免过度输液。

5．手术方式选择：鼓励开展微创手术，减少组织损伤及炎症反应，从而减轻术后的应急反应。

6．高龄或营养不良病人，可以使用胰岛素、氧甲氢龙等促合成药物，以增加组织的合成。

7．合理使用引流管：不主张长时间放置各种引流管，对伤口周围引流管、鼻胃管、导尿管、气管插管等各类导管应根据不同的手术及病人的实际情况，选

择性地使用，而不作为常规使用。条件好的病人，可以实施术后无管化管理

8．手术时间控制：无论是微创还是非微创手术，主刀医生必须熟练掌握手术技巧和技能，手术操作轻柔、细致，有效控制手术暴露时间，麻醉时间，控制术中出血量。

（三）术后操作管理

1．术后早期仍需要保温，减少术后应急反应。

2．充分止痛治疗：是快速康复计划中一个重要环节，也是有利于早期下床活动及早期口服营养的必要前提。可以多模式止痛及使用NSAIB类药，有条件的病人可以持续硬膜外止痛24—72小时。

3．应用吗啡受体拮抗剂，减少术后的恶心、呕吐及肠麻痹。

4．加强护理及观察，一旦病人有异常情况，及时报告医生团队、及时评估、尽早干预。

5．加强术后健康教育及心理护理，通过暗示、分散注意力、听音乐的等方法减轻疼痛，消除各种顾虑，鼓励病人早期喝水、早期进行肠内营养，可以降低高分解代谢，减少感染并发症，促进康复，缩短住院日。早期口服饮食并不会增加吻合口疝或吻合口瘘的发生率。

6．鼓励并协助病人早期下床活动，术后长期卧床将增加肌肉丢失，降低肌肉强度，影响肺功能及组织氧合能力，加重静脉淤滞及血栓形成。术后当天或第一天即下床活动，1天累计活动时间不小于2小时，逐日增加。

7．尽早拔除引流管，多数病人24小时内可以拔除导尿管。严格控制术后输液量，包括预防用抗生素量。

8．术后营养师的营养指导。

9．术后康复师的康复指导。

10．建立出院病人跟踪随访数据库，统计30天重复入院率。

四、病种医疗成本控制管理

在"双控双降"的前提下，控制成本，提高效益尤为重要，医院在成本核算的基础上，探索开展病种医疗成本控制管理，抑制过度医疗，降低医疗费用，促进医院管理，保证医疗质量，提升效益。

病种医疗成本核算是在科室成本核算的基础上，以病种为核算对象，对医疗服务过程中的各项实际耗费进行分类、记录和归集，形成病种成本。以髋关节置换术为例，对每个病人从入院到出院期间的每一个诊疗服务流程加以规范，对每一

个诊疗服务流程中所耗用的人、财、物进行实际测算,从而得出标准化的病种成本,便于分析、评价、比较和考核,营造以节约费用为荣、浪费费用为耻的医院文化,蔚然成风,奖优罚劣。

(一)以国家卫计委出台的临床路径为蓝本,探索制订每个病种规范化的诊疗方案。

(二)以病种临床路径所需医疗服务项目及本地医疗收费标准为依据,进行病种医疗成本测算。

(三)病种成本核算:包括诊疗某一病种所耗费的药品成本、卫生材料成本及诊疗项目成本(化验费、检查费、病理费、治疗费、手术费、诊疗费、护理费、床位费)。

(四)病种收入核算:包括诊疗某一病种所耗费的药品收入、卫生材料收入及诊疗项目收入(化验费、检查费、病理费、治疗费、手术费、诊疗费、护理费、床位费)。

(五)病种标准费用核定:在病种成本核算及病种收入核算基础上确定医院的优质病种,并下达各科室结构化的病种费用指标。

(六)标准病种费用信息化,通过病种费用智能化模块实时干预医生诊疗行为。

(七)病种费用分析:每月对病种组的费用进行分析,与全市同级别医疗机构比较、与医保单病种指标比较,找出差距,从病种医疗费用角度,找出应该控制的费用项目,找出成本控制的重点,从而降低经营成本,指导临床工作,提高医院的经济效益。

(八)病种费用考核:导向是激励科室加强医疗质量管理,迫使科室为获得利润主动寻找成本最优的临床路径,并尽可能地缩短住院天数;促进医院加强对病人诊疗过程的管理。促进疾病诊疗的规范化,提高服务质量;减少诱导性医疗费用支出,有效地控制医疗费用的不合理上涨。以髋关节置换为例,与病种标准费用进行比较,节约的药品费用及卫生材料费用分别按50%奖励给病种团队;超标部分也各按50%扣奖。

(侯冷晨　蔡　慧　王清江　费鸿翔　王红仙　钱明平)

第六章

医院感染管理

第一节 医院感染防控的信息化管理

一、背景介绍

医院感染管理是现代医院管理的重要组成部分，涉及医疗质量和医疗安全，不仅专业性强，而且跨学科、多专业，尤其在与突发公共卫生事件争夺防控时间的今天，医院感染病例的前瞻性监测、抗菌药物的合理使用和管理、耐药菌株的及时发现等，向医院感染专职人员发出了挑战。随着现代医学理论和技术的发展，医院感染问题日益凸出，它不仅严重影响医疗质量，增加患者的痛苦和负担，而且已成为现代医学技术发展的桎梏，已经成了突出的公共卫生问题。

传统的医院感染监测手段和工作方法滞后与医院感染监测和防控任务重相矛盾，为提高医院感染管理工作效率与质量，引入"信息化"先进理念管理模式。不但加速了医院感染学科的发展，而且推动了医院的现代化建设，逐步与国际接轨。将计算机技术引入到医院感染管理工作中，能解决医院感染统计中数据的复杂逻辑关系问题，简化工作流程，减轻专职人员工作压力，把更多精力和时间用在控制医院感染管理工作上。监控医疗关键环节，降低感染率，降低住院天数和费用，改善患者结局，为医疗安全保驾护航。随着医院信息系统（ hospital information system，HIS ）的建立及应用，医院感染信息化管理已成为必然趋势[1,2]。但如何有成效地利用监测资料进行管理，通过对临床的干预，切实的起到预防和控制医院感染的作用，降低医院感染发生率或使得医院感染保持在较低水平，避免医院感染的暴发，也是医院感染管理者长期探索的问题。

医院感染实时监测系统已在发达国家开发应用较早，而国内医院自20世纪

90年代才开始研发监测软件，虽然各系统的设计原则与思路与国外的基本相同，但在功能的实现上有很大差距呢，且水平参差不齐。主要问题是院感需采集数据的部门的信息不健全，大多数软件涵盖范围较狭窄，往往只有或者侧重某一个方面，不能对感染相关信息进行客观科学的分析，对感染病例识别的自动化程度较低，一般还需要手工操作和现场判定，未能实现感染病例的自动监测、分析和实时预警。

我院感监测最初阶段是通过大量翻阅病历资料获取病人院感信息资料，浪费人力且管理效率非常低，随着医院规模的增加，收治病人数增加，重症患者人群数上升，微创技术开展和手术量的增加，需监测的高危人群数不断增加，搭建"医院感染实时监控系统"作为一个强有力的医院感染监测防控工具已经势在必行。

二、院感信息化构建思路

构建院感信息平台不仅要满足医院感染管理科和专职人员的主要的监测和管理工作需求，也要体现医院感染防控工作的重点，同时应实现专职人员与临床医生、护士的信息沟通，形成质量管理环路。基于此目标，我们探索利用信息聚合技术建立一个基于主动发现机制的医院感染监测模型和预警机制，不仅便于实时监控，能够开展全面综合监测管理，更重要的是可以开展大量的目标性监测和前瞻性调查，更能发挥主动监测的目的，而且有利于开展院感发病因素的监测，同时实现医院感染管理的流程化，将医院感染管理和临床系统进行整合，把医院感染系统推送至临床第一线，为业务科室参与院感管理提供便捷平台，提高临床科室主动感控的能动性，院感监测信息覆盖医生站、护士站和LIS工作站，与现有的LIS、HIS、PACS、RIS、手术麻醉系统、物资系统等实现界面整合系统完全整合，实现手工报表一键式电子化，增加统计数据的准确性，并实现数据与上海市院感质控数据监测平台的对接，减少人力，节约时间，提高管理的效率。

技术路线：

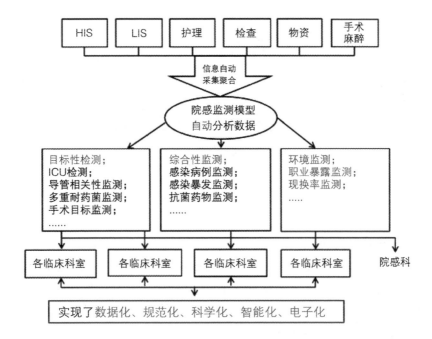

院感系统技术路线图

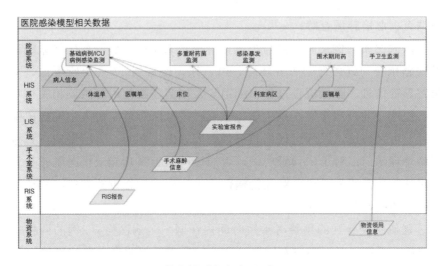

感染模型数据提取流程

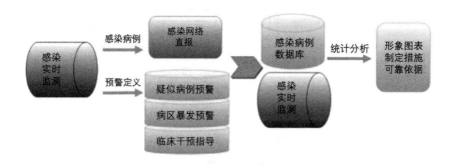

感染监测参数可调

三、系统功能模块

我院感监测信息系统，根据医院的实际情况以及上级卫生主管部门和上海市院感质控中心的政策要求，系统设计了8大功能模块，具体包括感染实时监测、网络上报、直报审核、多重耐药菌监测、抗菌药物管理、环境卫生监测、综合调查、职业暴露管理、统计报表查询功能。其中实时监测又包括感染病例实时监测、暴发实时监测、ICU病例监测、导管相关监测、手术目标性监测、抗菌药物包括临床抗菌药物监测和围术期用药监测、多重耐药菌实时监测、综合调查包括现患率调查、血培养调查等；

(一)医院感染病例实时监测与个案预警报告系统：院感监测信息系统通过设定好的院感预警判读条件如患者体温、血、尿、便常规、C—反应蛋白、降钙素元、留置导管信息、影像检查报告、细菌学及抗菌药物使用等感染相关信息，进行全面、快速、准确地检索，系统能在任意时段从所有住院病人中筛选出医院感染的高危、可疑病例，医师可根据相关预警因素做出判断，将感染病例直接上报医院感染管理部门；对于未预警病例，可通过网络直报功能上报医院感染管理部门，而院感管理专职人员也可对预警病例、上报病例进行查阅审核，确认后的病例另行存储和统计分析，并自动生成医院感染报表。

(二)疑似感染暴发的预警对于短时间内在同一个病区有≥2例的同种病原体感染的病例，系统及时对病区及感染管理部门发出疑似感染暴发的预警提示，通过系统提供的直观的信息可使专职人员人员迅速地判断有无暴发可能。

(三)围手术期抗菌药物预防使用天数实时动态提醒围术期抗感染药物预防应用的监测管理模块是医院感染管理工作中的重要组成部分，本系统可以抓取任意时间段全院各临床科室手术患者抗感染药物使用情况，按手术病人、抗感染药物使用情况(包括使用、停用换用时间、名称、用药方式及用药天数、剂量)并以表格形式呈现，并可及自动分析其合理性,进行质量分析评估。

(四)细菌耐药性的监测管理模块是及时控制医院耐药菌重要手段：因此，及时掌握耐药菌动态分布情况，尤其是多重耐药菌的分布情况，对预防耐药菌的医院获得性感染和传播至关重要。本系统能实时查询任意时段的送检标本的阳性结果，并根据细菌药敏试验结果自动标记所需重点监测目标耐药菌，并自动预警，显示多药耐药菌科室分布，并在线指导临床隔离干预，具有数据统计功能，为争取医院感染的防控时间奠定基础。

(五)目标性监测：系统对目标性监测进行了特别设计，考虑到目标性监测是目前的重点，既要提高目标性监测的效率，制作相关的表格，从病例中提出所需要的大量数据，从而节约工作人员的时间，有利于结果的统计。内容包括外科手术监测，ICU监测、血管导管、导尿管、呼吸机导管、病原菌及其耐药性监测、围术期抗菌药物使用监测，还包括单病种的监测内容，如膝关节、髋关节手术、心脏搭桥手术、脑肿瘤手术等等。而且考虑到专职人员科学调研的需求，采取开放性设计，使得提取条件能够按照需求，进行自由组合，便于专职人员进行数据的提取。

(六)分层次进行统计分析与结果展示：系统设计时，按照医院感染管理人员、临床医护人员不同层次人员的需求进行统计分析和结果展示。对目标手术医生的感染专率、每一种抗菌药物、每个患者的情况、每个病区、部门均能提供任何时点、时段的分析结果展示。可常规导出月报、季报、年报的统计结果，并可提供医院感染发病率走势图。各类统计分析结果均以表格、图形等多种方式展示，并可随时导出EXCEL、WORD等格式，方便专职人员使用。

(七)实现在线综合调查：开展现患率、血培养送检等在线调查，系统自动锁定调查病人，所有调查表中大量信息自动生成，医生填写调查表的负担减轻，有利于调动医生参与积极性，提高效率，所有的调查信息自动储存，利于查询也减少浪费。

(八)相关业务工作模块的开发：在系统平台上同时开发了消毒灭菌效果与环境卫生学监测、手卫生、职业暴露管理等模块，极大地方便了专职人员的相关工作。

四、亮点

（一）从被动监测模式转向主动监测模式：医院感染实时监测系统的实时监测预警功能，一改以往医院感染监控的"滞后性"，并方便查看医院感染病例的病情变化以及诊治情况，其监测覆盖面广、敏感性高，及时准确的通过预警因素发生的情况，便于医院感染管理科专职人员及时且有针对性的进行调查，增加了医院感染专职人员监测医院感染病例的主动性，有利于及早采取有效的干预措施，避免发生流行暴发。

（二）实时提醒简化流程提高操作依从性：该系统的实时提醒功能，可为临床医师在管辖范围内患者的感染情况做出动态提醒。医师只需判断感染病例，点击上报界面填写感染上报相关信息完成上报，简便医生上报程序。

（三）全面实时监控便于采取主动干预：可通过系统全面掌握全院患者的医院感染情况，实现了医院感染信息化管理；也将医院感染专职人员从大量繁琐的资料收集、核实和统计工作中解放出来，提高了工作效率和综合分析能力。

（四）信息化报表统计确保数据准确性：可进行报表统计和图表分析，数据从 HIS、LIS和医师上报信息中自动生成，避免了人工统计的误差，确保了数据的准确与完整性，完全替代了手工报表。系统自动将所监测年每月医院感染率在质控图上标出且逐点连接，形成直观的医院感染病例监测曲线。

（五）对可能发生的医院感染病例进行预警、监控，有助于及时发现医院感染的流行，尽早采取有效措施控制医院感染发生。医院感染监测信息系统能够实现医院感染的实时预警监控、耐药菌的早期发现与控制、院感集聚性发生的早期识别、院感病例及时诊断及识别、目标性监测（包括1CU 监测、手术部位感染监测、细菌耐药性监测和抗菌药物使用监测）等高风险患者筛查，实现了实时监控、与国际发达国家接轨[3,4]。

五、总体评估

医院信息化对医疗质量环节控制和精细化管理起到举足轻重的作用[2,5,6]，"医院感染实时监控系统"最大程度解决了医院感染病例实时、自动检测问题，实现了医院感染的动态监测，大大节约了医院感染管理人员筛查病例的时间，减少医院感染漏报，使得医院感染管理专职人员了解感染危险因素的全况。如呼吸机使用情况，气管插管情况等，可以有针对性采取预防措施，防治感染的发生。及时发现感染阳性指标，及早采取控制措施，提高了对医院感染重点科室进行感染控制的行为干预能力，防治感染恶化和感染传播。及时发现医院感染暴发事件并采取应急措施，提高了医院感染监测控制效率。切实为临床科室提供预防感染的提示，强化了住院病历的全过程监控。使得感染控制的关口前移，并依靠强大的统计分析功能提供详细的数据，从源头为预防和控制医院感染，降低感染发生提供重要依据。该系统是医院感染病例监测、防控和管理的强有力工具，提高了监测的效率和质量，落实了医院感染"早预警、早发现、早干预"的工作理念，实现了医院感染监测与防控工作模式的转变，可为医院各层面提供更为及时、准确的感控信息，使得本系统成为医院数字化管理的重要组成部分。

三级综合医院住院患者多，院感管理部门需要对全院各病区住院患者进行感染监测，工作量大，而现有的专职人员并不多，如何能够对全院住院患者进行监控并降低漏报率成为重点需要解决的问题。该监测系统以医院信息网络为抓手，结合医院感染监控实际情况，详细挖掘系统建设需求，通过与HIS、LIS、PACS、护理、物质、手术麻醉等系统接口无缝链接，建立院感监测信息系统，提高医院感染监控及时性、监控质量、降低感染率、保障医疗安全[7]。

医院感染监测信息系统是依靠信息化平台自动对数据进行统计和分析，在很大程度上提高了效率并增强时效性，减少了医院感染漏报病例。及时通过医院信息平台进行反馈，让全院医务人员掌握最新的感控动态，同时可以结合检测信息，如体温、白细胞计数、细菌培养及药敏试验结果对感染或疑似感染患者进行追踪和干预，将信息化管理应用于医院感染管理中，提高了医院感染管理水平和质量，实现了医疗信息共享，有效防控感染流行暴发[8,9]。

医院感染监测管理系统能够为感染管理人员提供实时的动态监测信息，为医院感染的预防及控制提供可靠的依据。通过医院感染监测信息系统的建立，使管理部门得到了科学、准确、完整的监测信息，从而有效地提高医院感染监测管理水平，同时也有效地提高了医院感染管理人员的工作效率。通过信息化管理方式，实现了感控全员、全方位的管理，从而有效地提高了医院感染控制的效率及其质量，使医院感染管理水平得到了提高。

【参考文献】

[1] Choi J. Y., Kwak Y. G., Yoo H., et al. Trends in the incidence rate of device-associated infections in intensive care units after the establishment of the Korean Nosocomial Infections Surveillance System. J Hosp Infect. 2015, 91 (1): 28-34.

［2］ 魏威.运用信息化手段加强医疗质量环节中控制的体会.中国医院.
2013,17(6):42-44.

［3］ Staszewicz W., Eisenring M. C., Bettschart V., et al.Thirteen years of surgical site infection surveillance in Swiss hospitals.J Hosp Infect.2014,88(1):40-47.

［4］ Hsu H. E., Shenoy E. S., Kelbaugh D., et al.An electronic surveillance tool for catheter-associated urinary tract infection in intensive care units.Am J Infect Control.2015,43(6):592-599.

［5］ 杨军.以信息化手段实现医疗质量的精细化管理与控制.中国医院.
2013,17(8):28-30.

［6］ 梁铭会.基于医疗信息化的医疗质量评价现状与建议.中国医院.
2014,18(2):1-3.

［7］ 尚秀娟.医院感染监测信息系统的设计与实现.中国医疗设备.
2015,30(10):146-147.

［8］ 向书蓉.医院感染管理中信息化管理的应用和效果分析.中国卫生产业.
2015,10):129-130.

［9］ 江敏.医院感染管理信息系统的开发应用.中华医院感染学杂志.
2010,12):1730-1732.

第二节　传染病疫情监控和管理

一、背景

在人类历史中，各种传染病一度成为阻碍人类发展和进步的主要原因，使得人类的健康和生命受到了极大的威胁，曾经的鼠疫、霍乱以及流感等疫情的暴发流行，几度让人类的生存成为难题，为此，加强传染病的预防控制成为了维护人类生命健康的重要工作。如今，在生物技术和医疗研究的发展下，人们对传染病有了更加深入的了解，也成功实现了对各种传染性疾病的控制，但随着全球化的发展，频繁的人口流动，传染病也随之周游列国。在旧的传染病还没有消除，新发传染病也不断出现威胁着人类的健康，面对如此艰巨的任务，如何加强传染病防控工作成为医疗卫生的重点工作之一。

当前世界各国对传染病防控工作已经高度重视，传染病的发病率和死亡率总体在下降，很多重大传染病也基本得到了有效控制。但就近年来传染病疫情发生情况来看，全球各国尤其非洲、亚洲、拉美等国家仍然不断有新的传染病疫情出现如非典、H7N9、MERS、埃博拉出血热、寨卡病毒病等，各种传染病暴发和流行事件频频发生，给社会带来恐慌的同时，也让我们意识到一些传染病可能再次死灰复燃，又如多重耐药肺结核的比例在不断攀升，传染病防控将面临新的问题新的挑战，医疗机构作为传染病防控的前沿哨所，责任及其重大。

我院作为当时闸北区唯一一家三级甲等综合性医院，自2003年开始，先后经历了SARS、甲型H1N1流感和人感染H7N9禽流感等突发公共卫生事件应急处置，接诊过SARS病例、H1N1病例、H7N9病例、霍乱病例，同时作为铁路系统、海关口岸突发传染病应急处置定点医院，承担疑似病例的留观、筛查、诊疗救治工作，近年来我院在传染病防控中不断摸索、总结、改进，已逐渐建立了一整套具有十院特色的传染病防控体系，并不断完善。

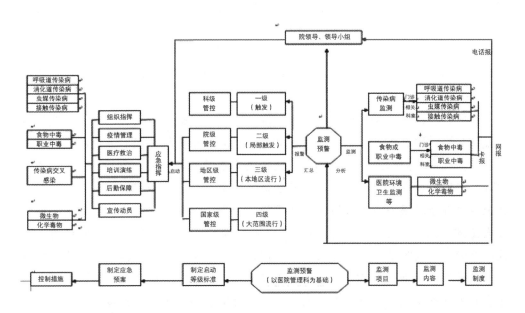

医院应对传染病突发公共卫生事件的应急处置框架示意图

（一）建章立制，规范流程

近年来我院根据《传染病防治法》、《突发公共卫生事件应急条例》、《传染病信息报告管理规范》、《医院感染管理办法》、《全国卫生部门卫生应急管理工作规范》等相关法律、法规，先后制定并不断修订完善了各项传染病管理规章制度，如《传染病疫情登记、报告管理制度》、《性病管理制度》、《肺结核转诊制度》、《AFP疫情报告制度》《传染病分诊预检制度》、《传染病疫情自查制度》、《传染病疫情信息查询、账号管理制度》、《传染病培训制度》、《传染病管理奖惩制度》、《重大传染病违规责任追究制度》、《感染性疾病科院感防控制度》等等，同时规范了各种传染病和疫情流行期传染病就诊处置报告流程。促使从制度上约束医疗行为，从规范上保证操作的规范性科学性，并以此推动传染病的常态化管理[1]。

（二）加强传染病疫情监测

在传染病防控中传染病监测占据着非常重要的作用，疫情监测通过及时发现、分析、报告、公布疫情有关信息，使有关人员能尽快了解情况，及早制定主动监测方案，采取防范措施并对疫情做出迅速反应。疫情监测的根本目的是预防和控制疾病的流行，所以传染病监测不仅需要对传染病的发病特征、病原体特性以及传播方式等进行监测，同时还应当加强对人群免疫水平、动物生态流行病学、人口学资料以及媒介昆虫等各个方面的监测，形成一个全面覆盖全国各个地区各个方面的监测网络，准确把握传染病的流行规律和流行因素，为防疫措施的评价和制订提供科学指导。

目前，我国在传染病监测中主要采取哨点以及常规报告两种形式，主要监测传染病分为：甲、乙、丙三类，共计39种。作为医疗机构传染病人监测、筛查、报告是同样是传染病防控的关键点，在传染病暴发疫情和突发公共卫生事件的及时处置管理中发挥着重要作用，敏感快捷、准确有效的监测信息，是医院突发公共卫生事件及时采取合理处置的重要保障。由于三级综合医院病人群体大，单纯靠人工的方式已经不能满足传染病监测工作需求，也不能保证监测信息的全面性、准确性和及时性，我院近几年一直探索利用信息功能开展传染病的疫情监测和主动搜索，目前已经完成不明原因肺炎、AFP、性病、肺结核、腹泻病等各种传染病主动搜索机制，疫情专管人员每日通过信息网络主动搜索疫情，不仅能确保及时、准确掌握和报告疫情，并能及时发现传染病漏报情况，及时进行补报。

（三）建立传染病信息化预警机制

临床医生由于业务繁忙，加之对传染病的警惕性和敏感性不高，往往容易疏忽传染病的主动报告，为提高上报的及时性，减少漏报，我院在医院HIS系统基础研发传染病网络报告预警功能，对应传染病诊断编码，输入传染病诊断即时弹出提醒对话框，提醒临床医生及时进行传染病在线传报，院感疾控处后台即时接受传报信息，并进行信息汇总，减少了院内传报的途径，缩短了报告时间，传染病预警提示机制也同样大大减少了传染病的漏报现象。

（四）提升传染病突发公共卫生事件应急处置能力

1. 建立突发公共卫生事件应急管理组织构架

应急组织架构齐全程度是提升突发公共卫生事件能力的基础。为加强传染病防控，我院不断完善了传染病防控组织架构，成立的应急处置领导小组、技术指导小组、应急行动小组、专家诊疗小组、物质保障小组、疫情监测小组、院内感染防控小组，一旦遇到传染病突发公共卫生事件，在医院应急领导小组统一指挥下，协调各小组、各部门参与应急处理，做到联防联控，共同应对。各小组、各职能部门职责、分工明确，能够在最短时间内最大限度发挥各方面力量，调集所有资源对事件及时予以干预和控制。

2. 制定科学合理的传染病防控应急预案

无论是重大传染病疫情、各类中毒事件以及生化恐怖事件，还是其他的突发公共卫生事件，通常都会出现意想不到状况。面对突如其来的事件，往往可能会超出医院现有的防控能力，如果医院事先没有准备或准备不充分，必然会顾此失彼，应接不暇或出现纰漏。因此，综合性医院应居安思危，有备无患，制订综合性、针对性的各项传染病防控应急预案．对提高应急抢救能力和传染病极为重要。鉴于此，我院在制定传染病防控总则情况下，在疫情暴发流行时期，通常首先会查阅收集掌握全国及本地区各种传染病防控资讯如传染病暴发流行状况、自然疫源疫病等资讯，并参照《中华人民共和国传染病防治法》、《国家突发公共事件总体应急预案》和《突发公共卫生事件应急条例》等法律、法规及国家颁布的相关传染病防控指南、工作方案，结合本单位的实际情况及时制订各种重大传染病、中毒事件等控制预案，并根据疫情进展情况不断修订。在制定预案时既要全面细化、也要突出重点，对传染病预检分诊、诊疗流程、人员配备、物资储备数量、消毒防护措施、疫情报告监控、会诊转诊流程等等做具体规定．使得传染病防控工作能够有条不紊顺利落实。

3. 加强传染病及应急教育培训，提高应急处置意识

在发生突发性公共卫生事件时，医务人员常常是最先了解并是一线参与诊疗救治的人员。无论是传染性疾病还是不明原因疾病或中毒事件，突发应急队伍的人员数量、人员素质和技术实力对于开展事件应急处置、控制灾害蔓延、减少

损失和事件影响至关重要。突发应急队伍可以反映突发应急工作的决策能力和技术能力，是提升应急工作核心竞争力的重要保证。传染病突发事件早期处置的好坏，常常关系到整个防控的最终结果。因此，必须建立一套完善的在职培训制度，并纳入三基培训考核体系，定期进行应急处置相关知识及能力的培训有助于提高医务人员的应急能力。我院每年会制订相应传染病培训计划，定期开展全院员工或重点科室重点传染病防控专业专业知识培训，以大讲座、现场培训、播放光盘、OA在线自学考试等多种形式对不同层面员工组织培训考试，并在相关职能部门支持配合下定期邀请外院专家开展应急管理讲座，有效提升医务人员对传染病的防治水平和能力。

4．开展防控应急演练，提升应急处置能力

建立的各种预案虽具有很强的指导性，但只有在反复演练中才能确保预案在启动时顺利实施，也只有通过模拟训练来提高应急队伍的水平，体现快速反应能力。演练形式包括现场演练传染病整个就诊救治处置过程，也可进行通过桌面推演形式模拟演练过程。通过演练不仅可以使医务人员了解掌握预案，还可以检验预案是否合理、科学、全面，以便及时进一步修改完善各种预案、预警指标，提高处理的综合性和系统性。我院近几年每年定期模拟实施呼吸道和消化道传染病防控演练，进一步提高医务人员传染病公共卫生应急处置能力，有时整个演练过程邀请区卫计委和疾控等上级卫生相关领导亲临现场参与观摩指导。

5．组建传染病诊治专家组，提高传染病救治成功率

为进一步做好传染病防控工作，做到早发现、早诊断、早治疗，早隔离，同时确保传染病人诊治的及时性、准确性和救治的成功率，我院组建了多支具备各专业特色的专家诊疗小组，由内科、外科、急诊、ICU、放射科、检验科等科室专家组成，参与传染病会诊，危重症病人医疗救治，给予专业技术支撑，在疫情流行期，所有专家组24小时在位备班，随叫随到。近几年我院的专家组成员不仅在医院的传染病防控中充分发挥积极作用，并逐渐成为区域内传染病救治的主力军，承担起区域内传染病会诊救治工作，在2013年的H7N9禽流感疫情防控中我院ICU多名专家参与支援公共卫生中心的危重病人救治。

6．落实应急物质的储备

充足的应急物资储备是保障物资供应、提高突发事件应对效率、减少人员伤亡和经济损失的重要基础和先决条件，也是决定突发事件应急处置成败的关键因素。由于突发公共卫生事件的突发性、复杂性、艰巨性、危险性等，应急物资的储备包括医疗设备、急救器材、消毒制剂、药品、专用救护运输车辆、防护设施用品、生活物品、通信设备等。只有保证充足齐全的应急物质，才能满足应急救治工作的需要。综合性医院在传染病公共卫生应急防控中应有针对性地储备一定数量的消毒剂、药品、化学检验设备试剂和器械，以满足应急需要。同时，要加强传染病应急救治研究，要确保能够满足传染病应急救护保障的特殊需要的卫生装备。

7. 强化院内感染防控意识，防止交叉感染

自SARS疫情后，医院感染管理作为医院内传染病防控的重要环节，被医学界广泛关注，医院感染伴随医疗活动的每一个环节，充分发挥医院感染管理科在承担全院传染病感染的预防、控制、监测、预警、控制、分析、统计、上报及监督管理等工作的作用，是医院有效防治传染病、控制院内感染的关键[2]。而加强传染病多发科室的管理如急诊科、儿科、感染性疾病科、呼吸科等，严格落实消毒隔离，做好手卫生和个人防护施，规范传染病人医疗废物的处置，降低感染风险因素，切断传播途年径，是降低医疗机构传染病医院交叉感染发生的关键所在。

8. 开展医务人员免疫接种，提高员工安全保障

医务人员是传染病高危人群，为降低医务人员感染传染病风险，避免在诊疗过程中交叉感染，杜绝传染病疫情在医院内的传播，我们每年制定医务人员疫苗接种计划，常态对麻疹等传染性较强传染病实施疫苗接种，接种对象涵盖医护、管理人员、勤杂工、护工、实习生等。对发生职业暴露的接触传染病及时开展应急补种工作。2008年甲流流行期间我院就开展了近1500人甲流疫苗大面积应急接种。在2013我院在发现一例员工感染麻疹时，就紧急启动应急措施，对1600员工进行麻疹疫苗的应急接种，及时阻止了麻疹疫情的传播。并于此后每年在3—4月份麻疹发病高峰季节定期组织新员工和麻疹疫苗接种满5年以上员工进行疫苗接种。此外对血源性传播传染病我们每年主动为临床一线提供乙肝疫苗主动免疫，降低医务人员职业暴露感染乙肝病毒风险。

9. 加强健康宣传教育，提高公众防控意识

医疗机构不但承担传染病病人诊疗救治和防止传播义务，同时也承担了向社会公众宣教的责任。近年来我院通过宣传展板、宣传画册、健康大讲堂、健康教育学院、宣传视频以及医院网络等多种媒介，开展社区居民的传染病防控知识宣教，提高人们对传染病防治知识的知晓度和防控意识，进而自觉加强健康行为习惯，提高自我保护能力，从根源上切断传播途径，实现对易感人群的保护。

（五）全面实施传染病的质量管理

在实施传染病的质量管理上采取全员参与的方法[3]。医院传染病防治领导小组每季度听取疾控处及专职疫情管理人员汇报本院传染病管理情况，同时检查他们对相关制度落实情况，疾控处专职人员每月对全院各科室传染病管理情况进行督查，发现存在问题及时反馈整改，对严重情况进行全院通报，并落实考核，各科室专门负责传染病疫情报告检查人员不定期对自己所在科室传染病管理情况进行自查自纠，并定期总结，在医院传染病管理过程中，制订适合本院实际情况的传染病管理督查评价标准并应用PDCA质量管理方法落实传染病管理的持续质量改进。

（六）建立传染病奖罚考核制度

将传染病疫情管理纳入医疗管理质量考核体系中。把传染病报告卡质量作为医生医疗质量审核的一个重要项目，制订奖惩制度，奖惩分明，直接与医务人员奖金挂钩。对迟报漏报或填卡质量差的给予适当的惩罚，对报告卡质量完成好，无迟报漏报的医务人员及科室给予相应的经济奖励，以兹鼓励。

二、亮点

（一）多部门协作机制，确保了应急处置的效果

应对突发公共卫生事件是一项系统工程，需多个部门之间密切合作，不仅应急状态下，更在于常态时的联系和协调，资源整合、信息共享，联防联控，共同落实各项防控措施，能够及时、有力地控制突发公共卫生事件的发生和发展。近年来面对突发公共卫生事件，分管院长、医务处、院感疾控处、护理部、设备处、医技科室、后勤保障处、各临床科室主任、护士长等多部门积极配合，共同应对，相互协作，最大程度处置和控制了传染病突发公共卫生事件，取得很好的效果。

（二）实现传染病信息化监控和管理

随着信息科学技术的发展和医疗水平的提高，医院信息化水平成为现代化医院的标志之一。信息系统是医院管理者的工具，是对医院运行状况的管控工具，也是植入科学管理理念的载体。随着近年来医院发展的主要信息系统包括：医院信息系统（HIS）、实验室信息系统（LIS）、病理信息系统（PL）、影像信息系统（PACS）、无线网络等建立和逐渐完善，在这些医院信息系统平台上，我院也构建了医院内传染病疫情网络报告与监控的信息化管理系统，替代原始的手工传染病疾病填报、登记、传递、整理、统计、分析的整个过程，保证了报卡的及

时性、准确性,提高了工作质量和效率。由于目前文献报道国内三级医院对传染病进行院内信息化管理还较少[4-6],实现信息化管理的其功能多局限于传染病例的上报管理,缺乏传染病实时监控和预警机制以及查漏功能,我院为适应新形势下传染病管理的要求在完成基础的信息化传报基础上建立了预警和查漏功能,最大限度地减少了漏报、重报。

运用医院计算机和网络技术,结合医院良好的网络化信息平台,创造性的应用了医院已经开发应用的软件,与医院信息系统(HIS)、实验室信息系统(LIS)、病理信息系统(PL)、影像信息系统(PACS)等系统实现无缝连接,开发建立传染病、恶性肿瘤、心脑血管病发病死亡、职业病、急性迟缓性麻痹(AFP)、麻疹、不明原因肺炎主动搜索、死亡病例等监测信息系统。

具体技术路线:

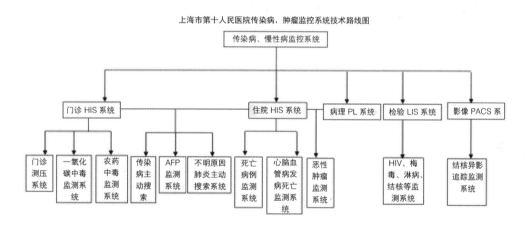

上海市第十人民医院传染病、肿瘤监控系统技术路线图

本研究软件系统可以实时、准确、全面、主动的监测,实现预防与控制的前瞻性;动态、全过程的管理,透明、有效的信息共享与反馈,提升医院传染病、慢性病管理的质量和实效性。

（余 红）

【参考文献】

[1] 周新风，吕美美，潘云峰等."双轮"驱动管理模式在传染病管理中的作用.[J]医学信息.2013（20）：57-57.

[2] 季玉翠.影响基层医院感染管理的原因及对策［J］.中国消毒学杂志，2008，25（1）：171-172.

[3] 蒋鸿，何丹.信息网络技术的应用，提高了医院传染病管理.[J]医学信息.2014（19）：22-22.

[4] 任菁菁，杨仕贵，刘颖等.传染病社区信息化管理现状分析[J].中华传染病杂志,2012,30(8):509-512.

[5] 张业武，赵自雄，郭岩等.传染病监测技术平台信息管理系统开发与应用[J].中国数字医学,2012,07(8):3-6.

[6] 程文琴，章复湘，张如.医院传染病信息管理系统的应用研究[J].中华医院感染学杂志,2012,22(14):3107-3109.

第七章

护理管理

第一节 护理行政管理

一、护理组织架构模式图

（一）行政管理组织架构

护理管理实行三级管理责任制，即：护理部主任——科护士长——护士长。

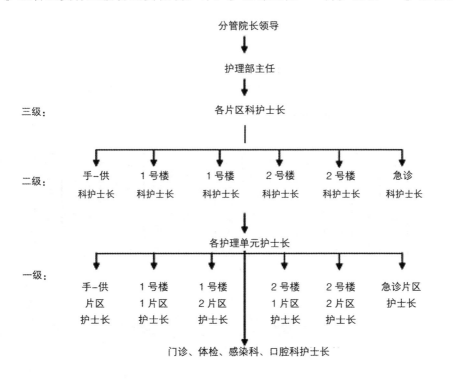

（二）业务管理组织架构

1. 护理质量管理办公室

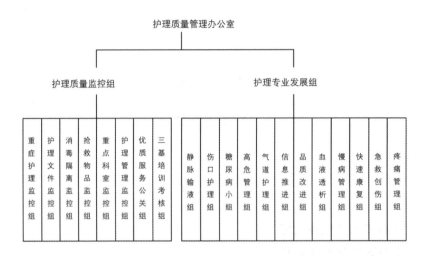

2. 护理学科建设办公室

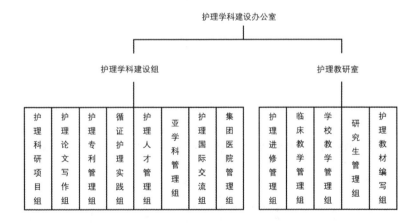

3. 三级质量管理组织架构

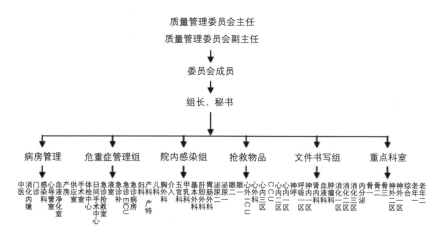

4. 二级网络组织架构

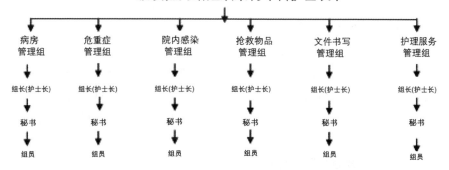

5. 一级网络组织架构

二、护理目标管理策略与方法

基于卫医管发"2011"33号《三级综合医院评审标准实施细则（2011年版）》制定护理目标管理制度，旨在明确护理学科建设目标及学科建设方向，提高护理工作效率。

（一）护理目标体系的建立

依据医院总体规划和护理发展方向，制订护理工作中长期规划和年度计划；规划中体现优质护理服务特别是落实责任制整体护理和实施护理岗位管理的目标、规划；制订年度计划与具体实施方案；护士长围绕护理部的工作目标、计划，制订本护理单元工作目标与工作计划，并有效传递给临床每位护理人员。

（二）明确责任

为保证任务目标的实现，对护士长下达任务责任书并签约确保任务完成；相关人员知晓规划、计划、方案的主要内容；必要时作任务展开图，定责任人。医院各有关部门分工明确，支持措施有力。

（三）实施护理目标

有对规划、计划、方案落实情况的追踪分析，持续改进护理工作。

（四）目标结果的考核评价

各个目标的完成情况，要事先规定出期限，定期进行阶段性检查，检查的方法可灵活地采用自检、互检和责成专门的部门进行检查。以事先确定的目标结果为评价依据，根据评价结果进行绩效评价与体现。同时及时总结每年、每季、每月的各项护理工作，采纳各方建议，对护理工作目标进行不断调整与完善，并及时反馈计划落实情况，整合学科建设资料。

三、护士岗位管理与绩效考核

（一）护士岗位管理

1．护士岗位设置原则

（1）护士岗位分类

医院护理岗位设置分为护理管理岗位、临床护理岗位和其他护理岗位。护理管理岗位是从事医院护理管理工作的岗位，临床护理岗位是护士为患者提供直接护理服务的岗位，其他护理岗位是护士为患者提供非直接护理服务的岗位。护理管理岗位和临床护理岗位的护士应当占全院护士总数的95%以上。

（2）护士岗位设置方法

根据岗位职责，结合工作性质、工作任务、责任轻重和技术难度等要素，明确岗位所需护士的任职条件：护士的经验能力、技术水平、学历、专业技术职称。应当与岗位的任职条件相匹配，实现护士从身份管理向岗位管理的转变。

（3）护士岗位目录

1）岗位编号

岗位编号根据医院编号规则，统一填写，便于管理。通过岗位编号，应该能够得知岗位所在部门等信息。某医院编号规则如下：

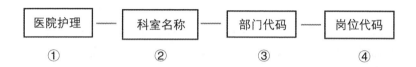

①医院护理缩写*YH，代表*医院护理

②科室名称　如HLB代表护理部，NK代表内科，YJ代表医技等。

③部门代码　部门代码是在科室名称的基础上，对岗位细节进行编码。如1—护理部，2—病房，3—门诊等依次编码。部门代码结合科室名称，能更好地显示具体的护理岗位，如NK—2代表内科病房，YK—3代表眼科门诊。

④岗位代码　是每个不同岗位的代码，如01—主任，11—护士长，14—教学干事，16—责任护士，27—诊室护士，31—巡回护士，38—血透护士等。岗位代码代表的是各个具体的护理岗位，不同科室的相同岗位，其岗位代码相同。岗位代码并非按顺序依次排列，中间缺失的号码可以根据具体情况实时添加。

综合以上①②③④，便形成该医院的护理岗位编码，如护理部主任——LYH—HLB—1—01，骨科病房护士长——LYH—GK—2—11，眼科门诊诊室护士——LYH—YK—3—27，外科教学干事——LYH-WK—2—14等。

2）岗位部门

岗位部门依据岗位所属性质、地点及科室划分，如某医院护理部门有护理部、病房、门诊、医技、急诊、手术室、麻醉科、消毒供应中心、血液透析、产房、静脉配置中心等。

3）岗位名称

岗位名称依据岗位性质及岗位职责确定，包括主任、副主任、护理总带教、科护士长、护士长、教学干事、护士组长、责任护士等。

4）岗位人数

一般而言，普通病房实际护床比不低于0.4:1，每名护士平均负责的患者不超过8个，重症监护病房护患比为2.5-3:1，新生儿监护病房护患比为1.5-1.8:1。门（急）诊、手术室等部门应当根据门（急）诊量、治疗量、手术量等综合因素合理配置护士。

（4）护士岗位说明书

1）护士岗位说明书内容

护士岗位说明书包括工作描述与工作规范两部分。工作描述是对各个护理岗位的工作性质、工作职责、工作任务与工作环境等所做的规定，包括护理岗位基本信息及工作说明。护士工作规范是护士在教育水平、工作经验等方面应具备的资格和条件。它的内容包括知识要求、工作经验、能力要求、身体状况、个性特质要求等。护士岗位说明书体现的是某护理岗位护士的职责及所需要的任职条件等，不同医院使用的岗位说明书格式可略有不同。以下提供了几个医院的护理岗位说明书模板，各医院可以根据自己的需求选择合适的岗位说明书模板（见表7-1）。

表7-1 XX科责任护士岗位说明书及标

单位名称				岗位代码	Syh-x-x
岗位名称	责任护士(A)	岗位类别	临床护理	工作时间	
直接上级	护士长	岗位等级			
岗位条件：					
岗位职责职责及工作流程	岗位职责		工作流程		
岗位要求及质量标准	岗位要求		质量标准		
备注					

（二）护士绩效考核

1. 绩效考核方法

（1）确定绩效考评的对象

取得护士职业资格注册的临床护理人员可参与绩效分配；未取得护士职业资格及未注册的临床护理人员不参与绩效分配，享受见习津贴；新员工按医院规定，半年内参与护士绩效考评，但不参与奖金分配；因服务态度及护理过失，受到行政处分者不参与绩效分配；全脱产学习的护理人员不参加绩效分配。

（2）成立护士绩效考评领导小组

由分管院长、护理部主任、科护士长组成院级护士绩效考评领导小组，主要负责护士绩效考评方案的制定、检查、指导及协调，定期检查绩效考评实施情况。由护士长、护理骨干2—4人组成科室护士绩效考评小组，负责做好每位护士绩效考评工作，切实做到客观、公正、公平。

（3）工作效率评价指标的构建及标准分值的确定

工作效率评价指标包括占床日数和出科人数，反映床位使用与周转情况；手术大小和病例分型，体现护理技术难度；等级护理，反映基础护理工作量；治疗护理，反映治疗护理量。各项工作效率评价指标所占权重需要经过调研论证来确定。

（4）护理质量考评指标的构建及加减分标准

护理质量在临床绩效考评体系中起到调节作用，包括分级护理质量、护理文书质量、消毒隔离质量、病区管理质量、抢救物品完好率、业务考核质量、护理教学质量、出院病人满意度、护理投诉与护理差错，具体加减分标准需要进行调研论证。

（5）护理单元工作效益计算方法

除工作效率与护理质量之外，医院护理绩效考评还将各护理单元的工作效益纳入核算体系。计算公式为：效益分值＝效益（总收入－成本）/1000×每千元价值数。根据护理单元医嘱和病案汇总，通过计算机统计生成护理工作效率数据，护理质量考评框架与方法不变，护理单元绩效考评每月一次，每季度汇总。

2. 护士绩效分配模型

【护理人员奖金核算步骤】

（1）确定医院奖金发放总额：根据医药发生额乘以可发放比例确定；

（2）确定医生系列奖金总额：根据主诊医生绩效考评结果确定；

（3）确定护理系列奖金总额：按照医护比确定护理人均数后乘以护理人员

总数确定总额；

（4）确定各护理单元奖金额：根据护理单元绩效考评结果确定。

【护理单元及护士个人奖金核算方法】

各个护理单元奖金核算按照以下公式计算：

> 护理单元绩效总分＝效率分值＋质量分值＋效益分值；护理单元奖金数＝护理单元绩效总分×每分价值数。

【护士个人奖金分配考虑要素】

工作年资、技术职称、岗位责任、工作班次、工作质量和出勤天数。奖金构成包括岗位奖金、班次奖金、绩效奖金三个部分。同时建立临床护理岗位护士分级进阶管理体系，以业务能力为主要评价指标，结合护士职称、工作年限与学历水平等要素，对护士进行层级管理。

【案例演示】护士绩效考核模型

主要从"德能勤绩"四个维度构建护士绩效考核模型。其中，"德"即思想品行；"能"即能力；"勤"即工作表现；"绩"即业绩（成绩）。具体包括（如图7-1所示）：

护士能力评估：如职称、学历、工作年限等；

护士岗位评估：360度考核、继续教学学分、专业理论成绩、专业技能成绩、专业兼职、科教研成绩等；

护士工作计量：分级护理数、危重症病人护理数、抢救病人数等；

工作质量评估：护理不良事件、防治护理缺陷、护理缺陷等护理安全事件；分级护理达标、文件书写等护理质控评级；医护患满意度等。

护士绩效考核计算方法如图7-2所示。

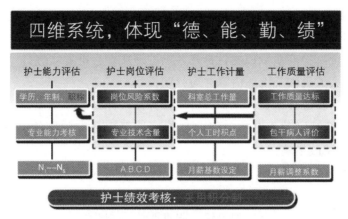

图7-1 护士绩效考核模型

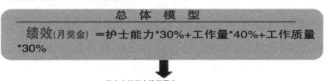

图7-2 护士绩效考核计算方法

第二节 护理质量管理

一、护理质量管理组织体系

护理质量管理组织体系是在护理质量方面指挥和控制医院的管理体系。医院应根据指南要求建立护理质量管理组织体系，将其形成文件，加以实施和保持，并持续改进其有效性。

【构成要素】

1．有健全的护理质控体系，人员职责明确，实行目标管理。

（1）有全院护理质量控制目标及各项护理质量标准并实施。

（2）相关人员知晓上述内容并履行职责。

（3）护士长负责落实科室护理管理目标及按标准实施护理管理。

（4）主管部门对科室护理管理目标、护理质量有定期的检查、评价、分析、反馈，有整改措施。

（5）对护理管理目标及各项护理标准落实情况有追踪和成效评价，有持续改进。

2．有护理质量与安全管理组织，职责明确，有监管措施。

（1）在医院质量与安全管理委员会下设护理质量与安全管理组织，人员构成合理、职责明确。

（2）有年度护理质量与安全工作计划。

（3）护理质量与安全管理委员会定期召开会议。

（4）护理质量与安全工作计划落实到位。

（5）设专职人员负责护理质量与安全管理，有考核记录。

（6）对各科室质量与安全措施落实的成效有评价与再改进的具体措施。

二、护理质量指标

（一）概念

指标是说明总体数量特征的概念，一般由指标名称和指标数值两部分组成。护理质量指标是说明医院护理工作中某些现象数量特征的科学概念和具体数值表现的统一体，是用于反映和评价护理质量高低的具体指征。一项护理质量指标只能反映医院护理工作的某个或某些侧面，只有当不同来源和用途的各个方面护理质量指标有序地集合在一起，形成护理质量指标体系，才能对医院护理质量水平做出科学、合理的评价。按照文件要求，护理部要制定定期监测医院内跌倒、坠床、压疮、择期手术并发症（肺栓塞、深静脉血栓、肺部感染、人工气道意外拔出）的质量监控指标；对监控指标数据有分析，制订改进措施并落实；对改进后的监控指标数据有评价，改进有成效。

（二）指标筛选原则（如表7-2所示）

表7-2 指标制定的5大原则

筛选原则	内容描述
重要性	准入指标为公认重要的、有代表性的指标。
可操作性	实际评价工作中，该指标易获取、可信程度很好，不需要大量人财物力。
敏感性	实际评价中，指标对纵向和横向变化具有较好区别能力。
代表性	能在一定程度上反映其他指标的信息，包含信息量大。

（三）指标制定步骤

1. 成立研究小组

一般由护理部主任担任组长，成员包括护理质量管理专家、临床护理专家、临床护士长、护理骨干、护理专业及统计学专业研究生，必要时可邀请医疗专家参与，有条件者应提请医务处、院内感染办公室、病案室、信息科等工作人员参加，全方位保证指标的科学性、全面性、采集的便捷性和可操作性。

2. 初选指标

在Donabedian医疗质量指标三维理论的指导下初选指标，方法包括：①基于文献研究收集已有的护理质量指标；②召开专家会议，头脑风暴提出指标；③利用二手资料分析探索护理质量的影响因素，提取影响因素的表达指标。

3. 筛选指标

基于指标制定的原则，可从主客观两方面对指标进行筛选，比如数理统计学法、Delphi 专家咨询法等。

4. 实证评价

运用已选出的指标对不同医院或同一医院中的不同护理单元实施护理质量督查，评估指标的信效度、代表性、适应性和局限性，为下一步修改指标提供依据。

（四）指标表述形式

包括护理质量指标名称、计算公式（分子、分母、指标单位%或‰等）、收集方法、上报周期、责任部门、责任人等。

【案例分享】

表7-3 国内部分护理质量结果指标的数据收集方法

指标名称	计算公式	收集方法
住院病人压疮发生率	月度压疮发生人数×100%/月度住院病人总床日数	①根据护理病历筛查压疮发生人数; ②统计同期全院病人住院总床日数
住院病人跌倒/坠床发生率	月度跌倒/坠床人数×100%/月度住院病人总床日数	①根据不良事件报表筛查跌倒/坠床人数; ②统计同期全院病人住院总床日数。
管路滑脱发生率	月度管路滑脱发生次数×100%/月度住院病人管路留置的总床日数	①根据护理病历筛查管路滑脱发生次数; ②统计同期病人管路留置的总床日数,管路包括:动脉导管、中心静脉导管、PICC导管、气管插管、T管、胸腔引流管、脑室引流管、造瘘管、导尿管、胃管等
导管相关性感染发生率	月度导管相关性血流感染人数×100%/月度住院病人血管留置导管的总床日数	①根据护理病历筛查使用血管导管病人中血行感染发生人数; ②统计同期病人使用血管导管的总床日数
导尿管相关性尿路感染发生率	月度导尿管相关性感染人数×100%/月度住院病人留置导尿管的总床日数	①筛查使用导尿管病人中泌尿系感染发生人数; ②统计同期重症医学科病人使用导尿感的总床日数

三、护理质量监控

(一)护理质量控制的方法

1. 前馈控制

又称预先控制,是一种积极的、主动的控制,指在活动之前就对结果进行认真地分析、研究、预测,并采取必要的防范措施,使可能出现的偏差在事先得以控制。

2. 同期控制

又称过程控制或者环节质量控制,是管理人员对正在进行的各种具体工作方法和过程进行恰当的指导、监督和纠正。同期控制是在执行计划过程中对环节质量的控制,其有效性很大程度上取决于管理者的素质与能力,以及护士对管理者的理解程度。

3. 反馈控制

又称事后控制或结果质量控制，主要是分析工作的执行结果，并与控制标准相比较，发现已经产生或即将出现的偏差，分析其原因和对未来的可能影响，及时拟定纠正措施并予以实施，防止偏差继续发展或再度发生。反馈控制是一个不断进行的过程，因此，质量信息的反馈应当做到灵敏、准确、及时，使反馈控制为管理者提供关于质量管理效果的真实信息。

（二）护理质量控制的过程

护理质量控制过程包括：建立质量监控组织架构——确立护理工作标准——根据标准评估护理质量——分析评估结果并进行信息反馈——运用质量管理工作进行护理质量持续改进——促进护理质量的提升。其中，护理质量监控标准有国际通用标准（如JCI、ISO等）、国家法定标准、国家卫计委行业标准、地方卫计委标准、医院标准等。护理质量持续改进的工具包括PDCA、品管圈、RCA、前瞻性失效模式与效果分析、五常法等。

四、护理质量持续改进

（一）护理质量持续改进工具

护理质量持续改进的方法有很多，目前已有很多管理工具运用于护理质量持续改进中，包括FOCUS-PDCA循环、ISO9000 族质量标准、根本原因分析（Root Cause Analysis，RCA）、潜在失效模式与效果分析（Potential Failure Mode and Effect Analysis，FMEA）、屏障分析技术、品管圈QCC、6-Sigma等。

（二）护理质量持续改进管理制度

1. 不断完善医院、科室、病区的质量委员会工作。

2. 不断完善护理各项规章制度、操作规程、质量标准。

3. 认真组织对各项质量标准的学习并落实。

4. 护理各级质量控制组织认真履行职责，按计划定期进行质量检查，并用数据来说明。

5. 加强重点部门、重点内容、重点环节管理，定期进行专项检查，不断完善和改进。

（1）落实入院患者压疮、导管、跌倒、血栓风险的评估，积极采取预防措施，降低院内压疮的发生率，减少患者导管、跌倒、坠床、肺栓塞等意外事件的发生。

（2）进行重大手术患者的护理查房，保障手术安全。

（3）落实ICU、急诊等患者的安全目标管理。

（4）完善突发情况的抢救流程及应急预案，特殊抢救患者实行预警报告。

（5）有重点环节，包括患者用药、输血、治疗、标本采集、围术期管理、安全管理等应急管理制度；对重点环节有应急预案，应急预案有培训或演练，相关岗位护士均知晓。重点环节应急管理措施落实到位。护士配制化疗药、锐器处理、为隔离患者实施治疗及护理时防护措施到位。有院内紧急意外事件（停电、停水、火灾、信息系统瘫痪等）的护理工作应急预案和处理流程。

6．质量控制小组及时将检查结果汇总，并上报科室及护理部。

7．护理部每月定期或不定期质量检查，并在护士长会上及时反馈信息。

8．针对检查发现的问题进行分析，查找原因，提出书面整改要求，限期整改。各级质控组织针对专项问题应用QCC等质量管理工具进行专项改进。分享护理质量改进实施成功的案例，达到全员提高。

9．护理质量检查结果作为科室持续质量改进、护士长管理考核、医院奖惩的参考依据。

10．加强对护理人员规范服务的督查力度，制定具体规范服务督查的活动方案，对护理人员仪表、语言、行为进行规范，为患者提供优质护理服务。

11．质量改进致力于寻求改进机会，在问题暴露之前，去捕捉改进信息和研究改进措施。对改进的识别主要来源于：与同类医院横向比较找出改进机会；通过病人满意度调查找出改进机会；质控委员会的监控中发现改进机会；护理不良事件的分析寻求改进机会。

12．实行非惩罚性护理安全(不良)事件报告制度，有护士主动报告的激励机制。有护士主动报告护理安全(不良)事件的教育培训。有多种途径便于护士报告护理安全(不良)事件，有条件的医院可以有护理安全(不良)事件与医疗安全(不良)事件统一报告信息化平台，统一管理。护士对护理安全(不良)事件报告制度的知晓率100％。定期对护士进行安全警示教育。护理安全(不良)事件有原因分析，根据原因分析结果，修订护理工作

制度或完善工作流程并落实培训，修订后的工作制度或流程执行情况有督查，对各科室落实的成效，有评价与持续改进。

【案例演示：患者高危护理风险预控流程】

1．FMEA在急诊抢救室患者压疮风险管理实施中的运用

（1）拟定主题

急诊抢救室患者压疮发生风险高。

（2）组建FMEA项目团队

由护理部主任、急诊科护士长、急诊科护士骨干、急诊科主治医师、后勤管理部负责人等共10人组成。项目组成员共同讨论流程、实施计划等。

（3）确定项目目标

①主要目标，根据文件分析及医院急诊抢救室压疮回顾性分析，将急诊病人的压疮发生率从0.0687%降低到<0.0300%。②抗衡目标，保持护士人数/接诊病人比<0.006。

（4）确定过程，识别关键步骤

项目组成员通过头脑风暴，将急诊抢救患者进入抢救室到出抢救室过程按照流程图的形式逐一展开，将进出抢救室流程定义为4个流程步骤及40个流程输入。流程图如图7-3所示。

图7-3 进出抢救室流程定义为4个流程步骤及40个流程输入

压疮发生因素(流程输入)	流程步骤	质量要求(流程输出)
床单的质量（平整性、柔软性）	移至平车送到抢救室	平车状况良好 搬运手法合格 ……
搬运的手法		
患者变身的状态		
患者体重		
平车的状态		
………		
患者体位	抢救室抢救	患者体位合适 床单保持干燥 约束带的规范 ……
患者皮肤温湿度		
失禁情况		
患者病情变化		
仪器的使用		
导管对皮肤的影响		
约束带的使用		
………		

续表

压疮发生因素(流程输入)	流程步骤	质量要求(流程输出)
滞留时间 护理人员人力 患者体位 患者皮肤温湿度 失禁情况 仪器的使用 护理人员关注程度 ………	抢救室滞留	及时转送病房 床单保持干燥 护士密切观察护理 ………
平车的状况 路况 搬运的手法 ………	转送到病房	平车的状况 搬运的手法 路况平整 ……

项目组成员根据工作经验，利用"头脑风暴法"，将4个流程步骤及40个流程输入，通过急诊抢救室患者压疮发生因果关系计算原因与所致结果的相关性及严重度。见表7-4。

表7-4 急诊抢救室患者压疮发生因果关系图

C&E Matric	Rating of Importance	10	5	
Process Step	Input	Reduced bedsore%	Nures headcount	Total
移至平车送至抢救室	搬运的手法	9	3	105
抢救	病人体位	9	3	105
抢救	失禁情况	9	3	105
抢救室滞留	滞留时间	9	3	105
抢救室滞留	翻身次数	9	3	105
抢救室滞留	病人体位	9	3	105

C&E Matric	Rating of Importance	10	5	
Process Step	Input	Reduced bedsore%	Nures headcount	Total
抢救室滞留	失禁情况	9	3	105
抢救室滞留	护理人员的关注程度	9	3	105
抢救	病情的变化情况	9	10	95
抢救室滞留	床的情况	9	0	90
抢救室滞留	病人的照顾者	9	0	90
抢救室滞留	病情演变	9	0	90
抢救室滞留	护理人员的人力	3	9	75
抢救室滞留	病人的衣服情况	3	3	45
抢救	出汗情况	3	1	35
抢救	床单情况	3	1	35

（5）确定失效模式和效应分析

根据急诊抢救患者压疮发生因果关系计算的总分排序，将分值较高的前12项总结成10项输入"急诊抢救患者压疮发生失效模式分析表"。FMEA中影响严重度（S）、失效模式出现频率（O）、探测失效模式水平（D）的等级为1—10分，等级分的赋值由项目组成员充分讨论而定。把RPN高位的项目列为引起急诊抢救患者压疮发生的主要原因，即：搬运手法、失禁情况、翻身频率、病人体位、护理人员关注度。见表7-5。

表7-5　急诊抢救患者压疮发生失效模式分析表

流程输入	潜在失效模式	潜在原因	失效的影响	S（严重度）	O（频度）	D（不易探测）	PRN（事先风险数）
搬运的手法	搬运时拖、拉患者	手法不规范 护送人员培训欠缺	患者皮肤受损	9	7	5	315
失禁情况	患者皮肤长时间受大小便污染	护士未未及时观察、更换	患者皮肤受损	9	8	4	288
滞留时间 ………	长时间滞留在急诊室 没有实施预防压疮措施	护理人员少 无减压等辅助工具 未与病房医生良好沟通……	患者皮肤受损	6	8	5	240

（6）识别潜在原因，列出改善方案 见表7-6。

表7-6 急诊抢救患者压疮发生改善方案

流流程步骤	衡量方法法	标准	频率	控制方法法	行动计划划
搬运的手法	按照基础护理操作标准	合格率%	定期	检测与考核	护送人员上岗培训。合格方可上岗 定期 进行督查和考核
患者体位	舒适体体减少受压	符合	每人	人员落实定期督查	建立并规范相应的措施加强皮肤交接改进平车设计设计适合急诊抢救室的减压工具

（7）改进前后结果

急诊抢救室压疮发生率下降至0.0234%，达到目标值。FMEA运用于急诊抢救室压疮风险管理是有效的，值得在医疗风险管理中推广应用，并具有科学价值、社会价值、经济效益。

2. 根本原因分析在化疗药物推注剂量倍量增加事件中的应用

（1）RCA前的准备

由病房护士长、病房相关护士及医生、护理部RCA专家小组成员、医务科相关人员组建RCA团队。对问题进行情景描述，即"化疗药丝裂霉素推注剂量增加10倍，造成患者急性骨髓抑制"。收集事件发生的相关资料，包括病历记录、检验报告、护理记录单、医嘱单，护理操作常规、操作流程，有关丝裂霉素的文献资料，事件发生的背景等。

（2）找出近端原因

找当事人详细叙述从理医嘱到注射完毕的整个过程，并确认事件发生的先后顺序。画出时间线及流程图。运用鱼骨图从人、机、料、环、法维度列出事件的近端原因。再收集资料验证此原因，如果及时采取相关干预措施能减少事件造成的影响，那么此原因为近端原因。

（3）确认根本原因

旨在更深层次的探索与挖掘，已确认问题的系统根本原因。根据以下3个问题辨别是根本原因还是近端原因：当药物知识培训不够原因不存在时，问题还会发生吗？当规章制度未严格执行原因不存在时，问题还会发生吗？当团对不和协的原因不存在时，问题还会发生吗？答"不会"者为根本原因，答"会"者为近端（促成）原因。

（4）制定和执行改进计划

加强制度执行的力度，流程要简洁、安全、畅通，加强对专业人员的训练、考核，安全管理网络工作要有实效。

第三节　护理学科建设

一、护理学科建设规划制定

学科建设是集学科方向、学科梯队、科研基地和科研项目建设于一体的综合性建设，是高校履行人才培养、科学研究和礼会服务三大职能的重要载体。

【具体要求】

1．紧扣国家深化医疗改革、优化医疗服务这一背景。

2．聚焦改善病人健康结局这一主题，把握提高临床护理能力突出专业特色这一内涵，贯穿高质有效护理这一主线，凸现具有外界影响力、辐射力、内在创造力、生命力的国家级、省级重点学科这一目标。

3．持续探索高效质量管理模式，完善护理质量控制体系。

4．构建护理人员临床发展能力体系，完善护理人才阶梯培养模型。

5．强化临床护理教学师资队伍，推进护理教育方法改革试点。

6．聚焦护理专业发展热点，攻克护理领域技术难点。

二、护理人才培养路径设置

（一）护理人才培养的原则

1．普遍提高和重点培养相结合　在全员培养,普遍提高的同时,应注意做到点与面的结合,点的培养,即重点人才的培养,可从中、高级职称的中青年人员中选择重点人才苗子,定目标,给任务,加压力,重投资,强化品德与学术的造就,使其成为护理学科带头人。

2．近期培养和远期培养相结合在护理人才的培养上,先应考虑到医院当前的护理需要,抓好基本知识和基本技能培养,牢固树立以病人为中心宗旨,结合护理学科的发展及时代赋予医院的使命,努力学习高新知识,不断提高战伤救护水平,为未来战争需要作好充分准备。

（二）护理人才培养路径

护理人才培养分为3个层次：专家型护理人才、骨干型护理人才、成长型护理人才。专家型护理人才即在护理专业某专科或专项技术中具有高水平理论知识及操作技能，在专科科研、教学上取得一定成果，对其他护理人员有一定影响力的人才；骨干型护理人才即在护理专业某专科或专项技术中有一定水平，在科研、教学上有一定成果，由其配合专科专家型人才工作，是未来专科领域的护理人才。

（三）护理人才培养路径模型

如图7-4所示。

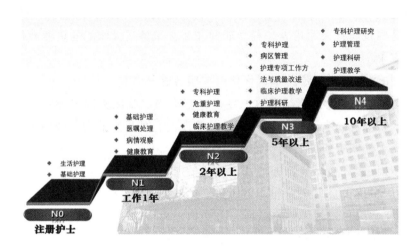

图7-4 护理人才培养路径模型

（四）护理学科主攻方向选择

护理学科主攻方向的选择是保证护理学科建设成功的关键。主攻方向应根据学科原有的基础、现有的优势、当前发展趋势及最有可能的突破点等来选择，主攻方向要集中。结合我院护理学科特点制定如下学科建设主攻方向：

1．"慢"病三元联动延续性护理研究，突出一个理念"防治结合，关爱在家"与社区医务人员、慢病患者及家属联动，提供温馨、个性化综合护理服务。

2．"快"速康复外科的多学科协作研究，培育超越思维、勇于挑战常规，构建科学合理有效流程和方法，最大限度降低手术创伤对组织损伤。

3．"重"病护理并发症风险评估的研究，包括护理并发症风险评估表研制、护理并发症风险评估体系建立。

4. "急"诊急救护理流程再造的研究，包括：急诊急救流程再造、护理早期介入急救流程。

三、护理学科主攻方向选择

（一）护理质量指标体系的研究

国内现有的护理质量评价指标以定性评价护士的直接护理措施为主，对病人照护结局及整体护理效果的关注较少，指标单一、无法体现护理质量的多维性，且指标的量化标准和效度、时间性、使用方法、实际操作等仍需进一步探讨。因此基于结构—过程—结局三环节理论，通过科学思路构建适合不同地区的护理质量关键指标体系已成为护理管理者关注的焦点问题之一，以便于有效监控—测评—分析—持续改进护理质量管理，提高护理质量管理的标准化和规范化水平，实现护理质量的优化管理与科学管理。

（二）护理人力资源配置的研究

中国护理人力资源匮乏，护士数量远远不能满足社会需求。各医院间工作任务、工作内容、服务对象及护理人员的构成差异，促使单一的护理人力资源配置标准已远远不能满足现实需求。传统的护理人力资源调配需要耗费大量的人力、物力，调配时间长，护士之间难以协调沟通，导致对调配的满意度不高，因此关于护理人力资源配置的研究也已引起相关部门重视和广大护理管理者的关注。未来的研究应着眼于护理人力资源配置方案、应急人员库、紧急情况下人力资源弹性调配与动态管理等，着眼于采用护理关键指标作为应变量，分析人力配合的适宜数值，同时追踪由人员配置动态变化引起的应变量改变。

（三）科学绩效指标体系的研究

为深化卫生体制改革，结合卫生部开展"优质护理服务示范工程"活动精神，以"起点公平、量化考核，同工同酬、按劳分配"为原则，建立基于护理工作量、质量、难度、风险度、技术要求、病人满意度、教学与科研等要素的科学绩效指标体系，向工作难度大、风险程度高和管理责任重的岗位倾斜，为护士的评优、晋升、奖惩等提供依据。注意一级指标与二级指标、定性指标与定量指标相结合，赋予各种业绩要素不同权重，二级及以下指标均赋予明确分值。采用多维度绩效管理考评方法，明确加分标准与扣分标准。

（四）护理管理信息化系统的研究

工欲善其事，必先利其器。为了促进护理管理决策的科学性，有效整合和挖掘利用全院护理管理的海量数据，合理利用有限的甚至短缺的护理人力资源，以无纸化、标准化管理为原则，建立一种在内部安全网络环境下的医院护理管理新模式势在必行。建立基于医院信息平台的护士工作站，包括医嘱处理、护理评估和护理记录等系统，满足临床护理需求；建立护理质量管理、护理不良事件管理、人力资源管理、护理绩效管理、科研教育管理等系统，以满足护理管理的信息化需求。

【案例演示：快速康复外科多学科协作项目】

　　"快速康复外科"（Fast-track surgery，FTS）理念是由丹麦腹部外科医生Kehlet和Wilemore于2001年提出的，也称为"术后加速康复"（Enhanced recovery after surgery，ERAS），是指将围手术期中麻醉、护理和外科医学等学科的最新研究证据相结合的一种集成创新理念；通过采取优化的临床路径，减少创伤应激、促进器官功能早期康复和缩短患者住院时间的临床实践过程。国内外研究证实，应用快速康复外科理念，可以促进患者术后康复，减少术后并发症，缩短患者住院时间和医疗费用。围手术期护理是促进患者快速康复的重要环节，快速康复外科护理则应用快速康复理念，优化原有常规护理措施，促进患者更快康复。<u>快速康复外科提倡以"以循证为基础"，倡导"多学科协作"来达到"加速患者的术后康复"。</u>（如图7-5所示）

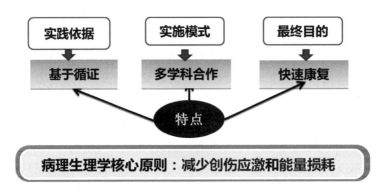

图7-5 快速康复外科理念示意图

1. 成立多学科合作团队

（1）建立加速康复外科护理小组

我院自2013年，护理部牵头组织了14个快速康复护理小组，覆盖普外科、骨科、妇产科等14个临床科室。由参与科室的护士长担任项目小组组长，并设立秘书1名，小组成员5—8名，如图7—6所示。其中，秘书由本科护士担任，所有小组成员均遵循自愿原则参与项目实施。由护理部统一制订了《多学科协作快速康复外科项目记录册》（如图7—7所示），册中对项目成员的职责、项目实施计划进行了详细说明，并对整个项目具体开展的阶段性任务、目标进行量化，设置了临床病例信息收集的汇总表，以科学、严谨的方法指导护士开展项目研究，为项目的顺利推行提供了制度保障。

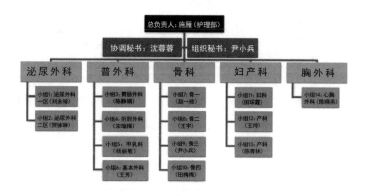

图7-6　快速康复护理小组架构图

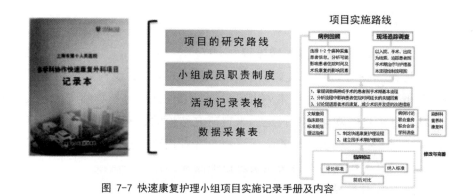

图 7-7 快速康复护理小组项目实施记录手册及内容

（2）组建多学科合作团队

快速康复外科倡导多学科合作，学科之间的紧密配合可以促进患者恢复以及围手术期管理的高效性，有利于循证治疗，帮助满足患者需求。多学科联合的快速康复能够整合、协调各项医疗资源，为患者提供优质的医疗护理服务，帮助患者尽早回归社会、回归家庭，提高自我照顾能力；也有利于医院节省医疗资源、提高学科团队合作能力，体现"双控，双降，双规范"。鉴于此，项目组联合了外科医生、营养师、康复医生、心理咨询师和麻醉师等其他相关学科专家，组织了多学科团队。这样的一个多学科团队合作模式中，以护理团队作为主导，充分发挥护理的协调性、专业性和主动性，负责学科间的日常协调与联系工作，全程参与决策、执行、评估和反馈，组织开展多种形式的多学科联合活动。（如图7-8所示）

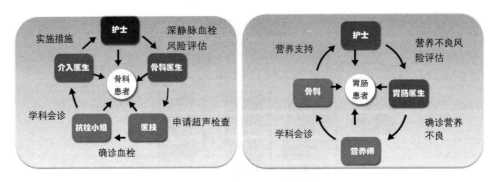

图7-8　以护理为主导的多学科合作手术并发症控制模式

（以骨科和胃肠外科为例）

2. 具体实施步骤

（1）建立和优化快速康复护理流程

以循证思想为指导，通过文献分析、专家会议遴选关键问题，运用系统评价、Meta分析集合国内外外科手术患者术后康复最佳证据，指导临床护理人员突破固化思维、打破传统观念，强调遵循来自研究结论的、有效的、科学的证据进行临床护理实践。结合现状调研和临床流程追踪等调查方法筛选阻滞患者术后康复的危险因素，建立和完善外科快速康复护理流程。

（2）畅门诊–住院快速渠道

建立快速康复术后门诊，术前给予快速康复患者出院后信息、康复以及健康指导方面的支持。同时，充分发挥专科护理的特色和优势，将住院后患者的PICC护理、造口伤口护理、导管护理以及康复护理进一步推向门诊。另一方面，以开展社区延续性护理为契机，借助医院—社区联动平台，加强医院和社区学科合作，体现社区居家康复、社区护理服务优势。

（3）外科手术病人快速康复多学科合作模式实证

以院级课题"外科手术病人快速康复多学科合作模式"和申康中心"快速康复外科多学科协作及在日间手术室的应用"两个课题为载体，选择"胃肠外科"和"骨科"为多学科协作快速康复外科模式研究试点科室，并鼓励和吸引更多外科科室参与，最终形成全院外科手术科室-手术室-日间手术室-门诊的多学科、多学科室纵横协作网络。

（4）具有专业特色的手术患者专科护理质量评价标准研究

以病种为基础的质量评价是医院护理质量评价的重要方式之一，在确立手术患者专科护理质量评价指标的基础上形成护理质量评价标准可以促进临床护士对手术病人的规范化护理，提高手术患者护理质量。具体包括建立了手术病人专科特色的护理质量评价指标和评价标准。

（5）形成以单病种为主体的多学科协作围手术期模式

项目邀请了胃肠外科医生、骨科医生、营养科营养师、康复科医生、心理咨询师和麻醉师共同参与，作为多学科专家指导与协调小组成员。在护士护理过程中，当出现护理解决不了的护理问题就会联系其他相关学科负责人共同解决问题。如患者营养状况很差，一般饮食护理无法缓解时，护士就会联系营养科医生，与床位医生一起为患者制订可行的营养支持治疗方案。另一方面，在护理人员循证实践过程中，需要颠覆传统的护理措施或改进、优化相关治疗、检查、护理流程，需要与医生等其他学科进行协商。（如图7-9所示）

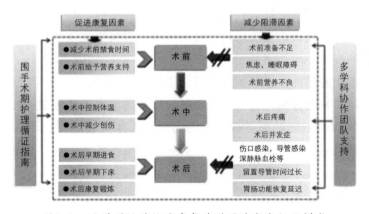

图7-9　见学科协作快速康复外科围手术期护理模式

（施　雁　龚美芳）

第八章
人才队伍建设

第一节 人才引进

新形势下医院核心竞争力的竞争，关键是人才的竞争。一所医院是否拥有足够的若干学科领域的高层次人才，决定着医院是否能够在某些前沿领域占据技术优势地位，进而决定着医院的整体竞争能力。由此可知，人才是关系到医院生死存亡的问题，拥有人才的状况决定了医院生存发展的质量，是构成其社会声誉的基础。

目前，上海市第十人民医院正以成为"高水平、精品化、综合性的临床医疗中心"为愿景，"与同济大学相匹配的一流大学附属医院"为目标而奋斗，要实现这个任务，必须拥有一批具有国内外先进水平的学科，有一支国内外知名专家领衔的学科带头人队伍，招聘培育一批高质量的有较强竞争能力的骨干队伍，医院的人才引进策略必须与之匹配。

具体到操作的层面，医院的人才引进策略分三步走：一是高层次人才招聘，紧密贴合医院的发展方向，面向国际招募优秀的高层次人才加盟医院，制订相应的激励政策，提供相应的服务保障，为高层次人才开展工作提供一个优越的环境，从而带领医院迈上发展的快车道。为此，医院在人才引进方面出台了一系列的管理制度，涉及人才引进、评估、考核、薪酬福利待遇等方面，构建了较为完善的人才引进评估体系。

在专职人员引进方面，作为一家大型综合性医院，除了临床医疗专家外，还需要一些科研人员的支撑，从而促进从病床到实验室的转化医学研究，这些专职科研人员的加盟，有力的提升了医院的综合科研能力，同时，他们自身的职业生涯规划能否得到医院的支持，也是人才能顺利落地并充分发挥作用的的重要因素。医院先后制定了《上海市第十人民医院人才引进规定》、《上海市第十人民医院引进人才考核及待遇发放规定》、《上海市第十人民医院专职科研人员聘用管理办法（试行）》和《上海市第十人民医院科研人才引进费发放办法》，自此，覆盖全院临床、医技、科研、管理各个领域的高层次人才引进办法、流程、待遇等都得到了明确规范。数年来，一批高水平的引进人才加盟十院，其中不乏国家百千万人才、上海领军人才等高层次人才，为医院的学科发展贡献了重要的力量。

引文1 医院人才引进相关条件和标准

一、引进人才的基本条件

（一）坚持四项基本原则，热爱卫生事业，具有良好的思想品质和职业道德。

（二）具有博士学历或副高及以上职称。

（三）掌握国内外本学科的最新发展动态，对学科建设和学术研究有创新性构思。

（四）具有严谨的学术作风和团结协作、敬业奉献精神。

（五）身体健康。

二、引进人才的分类

根据医院发展需要，引进人才分为临床医技、科学研究和行政管理三类。

三、引进人才的岗位职责

所有引进人才均肩负领导和建设好学科（科室）队伍的重任，此外临床医技类和科学研究类引进人才还要承担以下职责：

（一）主持省部级及以上科研项目。

（二）带领本学科队伍在其前沿领域内赶超国内外先进水平，在国际学术刊物上发表学术论文。

（三）承担本学科核心课程的教学。

四、引进人才的具体标准（科学研究类引进人才相关标准及待遇另行发文）

（一）临床医技类杰出学科带头人（1、2条必备，3、4条具其一）

1. 博士学位，博士生导师，有三甲医院至少3年工作经历。

2. 年龄50周岁以下。

3．院士、杰青获得者、长江学者、973首席、重大研究计划首席或类似级别课题的首席（具备一项即可）。

4．国际知名大学副教授及以上级别专家，至少发表2 篇影响因子10 分以上通讯作者文章；

（二）临床医技类学科带头人（1、2条必备，3、4条具其一）

1．博士学位，博士生导师，有三甲医院至少3年工作经历。

2．年龄50周岁以下。

3．临床业务精湛、水平高超，具有较高的学术造诣，在业界有一定的知名度和影响力。

4．科研能力突出，近3年以第一作者或通讯作者发表SCI论文≥5篇，或累计影响因子≥10.0；并且承担过国家级课题或省部级重点项目≥2项。

5．有科室行政管理经历、2年海外工作经历、担任相关专业省部级及以上学会委员及以上职务、入选过省部级及以上人才计划者优先。

（三）临床医技类学科骨干（1、2条必备，3、4条具其一）

1．博士学位（医技为硕士学位），硕士生导师，有三甲医院至少3年工作经历。

2．年龄45周岁以下。

3．临床业务精通、个人能力突出，在专业领域有一定学术造诣，具有较强发展潜力。

4．有较强的科研能力，近3年以第一作者或通讯作者发表SCI论文≥3篇，其中至少1篇影响因子≥3.0；并且承担过省部级及以上课题。

5．2年海外工作经历、担任相关专业市级及以上学会委员及以上职务，入选过局级及以上人才计划者优先。

（四）临床医技类优秀青年

临床型：

1．博士学位（医技为硕士学位）。

2．年龄35周岁以下，2—3年海外工作经历。

3．近三年以第一作者或通讯作者发表SCI论文≥3篇。

4．入选过市级及以上人才计划者优先。

科研型：

1．博士学位，科研成绩突出，熟悉本学科前沿领域知识及发展趋势。

2．年龄35周岁以下，2—3年海外工作经历。

3．近3年以第一作者或通讯作者发表SCI论文≥5篇，其中1篇影响因子≥15.0，累计影响因子≥20.0。

4．承担过国家级课题，入选过省部级及以上人才计划者优先。

（五）临床医技类应届毕业生（含规范化培训出基地人员）

1．博士学位。

2．近3年以第一作者发表SCI论文≥2篇，或累计影响因子≥5.0。

3．已取得住院医师规范化培训合格证书。

（六）行政管理类人员（只限担任部门正职人员）

1．大学本科及以上学历，高级职称。

2．年龄50周岁以下。

3．有三甲医院至少3年工作经历。

4．任现岗位（或相当级别）8年以上。

引文2　专职科研人员引进标准

类别	序号	要求（需同时具备）
专职PI	1	50周岁以下；国家杰青、国家特支计划杰出人才
	2	55周岁以下；中组部千人计划教授、长江学者、国家特支计划领军人才、世界排名前200位大学终身正教授；以通讯作者在国际顶级杂志发表多篇科研论文。
	3	50周岁以下；世界排名前200位大学助理教授及以上；中组部青年千人、国家特支计划青年拔尖人才、国家优青等
	4	45周岁以下；具有博士学位；国内外知名科研单位工作不少于三年；近3年作为第一或通讯作者在国际顶级杂志水平发表科研论文。
其他科研人员	5	40岁以下，具有博士学位；2-3年海外经历；近三年以第一或通讯作者发表SCI论文不少于5篇，其中1篇IF不少于15，累计IF不少于20
	6	35岁以下；具有博士学位；近三年以第一或通讯作者发表SCI论文不少于3篇，其中1篇IF不少于10，累计IF不少于15
	7	35岁以下；具有博士学位；近三年以第一或通讯作者发表SCI论文不少于3篇，累计IF不少于10

在引进高层次领军人才的基础上，医院提高一般员工招聘的标准，出台《上海市第十人民医院公开招聘人员暂行规定》和《外籍专业人员管理规定》，一方面通过制度的规范提升新进员工的基本素质和人力结构，另一方面也通过一些配套的激励政策，鼓励员工岗位建功，为医院的发展奠定坚实的基础。

引文3 医院公开招聘员工的相关规定

一、招聘人员的条件

（一）所有应聘人员必须具备以下基本条件：

1．遵守宪法和法律。

2．具有良好的品行。

3．岗位所需的专业或学术背景。

4．适应岗位要求的身体条件。

5．岗位所需要的其他条件。

高级职称人员 （非引进人才类）

相关学科	临床能力要求	学历要求	其他要求 （同时具备下列条件）
重中之重 （小于45周岁）	由医务处牵头组织考核评估，如医院评估有困难的，可委托市卫生人才中心进行考评，以确定业务水平是否达到全市同类人员平均水平。费用由应聘人员自理。	博士	1．近五年SCI≥3篇或单篇IF≥6分； 2．主持国家级课题，或主持省部级课题总经费≥10万元
重点 （小于45周岁）		博士 医技为硕士	1．近五年SCI≥2篇或单篇IF≥3分； 2．主持省部级或以上课题
一般 （小于45周岁）		原则为研究生 医技为本科	1．近五年统计源≥3篇（其中SCI≥1篇）； 2．主持局级或以上课题

中级职称、出基地人员

相关学科	临床能力要求	学历要求	其他要求 （同时具备下列条件）
重中之重 （小于35周岁）	由医务处牵头组织进行相关考核，以确定业务水平是否达到医院同类人员平均水平。	博士	近三年SCI≥2篇或单篇IF≥5分
重点 （小于35周岁）		博士 医技为硕士	近三年SCI≥1篇
一般 （小于35周岁）		原则为研究生 医技为本科	近三年统计源≥2篇或SCI≥1篇

（三）如特殊情况需要放宽条件者，必须得到院领导审核同意后方可进入面试程序。

（四）如个别重中之重和重点学科因人员紧缺招聘困难而招录硕士学历的初中级职称人员，入职后只能安排在学科相关医辅或实验室岗位工作，不得从事病房临床医师工作。同时应另行签订补充协议，要求其三年内必须考取本专业博士，否则合同到期医院有权调整岗位或是不再续签合同。

引文4 医院聘请外籍人员申请表

聘请外籍专业人员申请表

拟聘请人员概况						
姓名（中文）		性别		出生年月		
姓名（英文）		国籍		最高学历		
签证种类	Z F L 其他		居留许可	有 无		
国外联系地址						
国外联系电话			电子邮件			
国外工作单位及职务						
外国专家证签发单位			外国专家证号码			
外国专家证有效期（起止日期）			是否取得外国专家来华工作行政许可	是 否		
拟聘学科部门			任职起止时间			
拟聘人员类别及岗位	□ 长期外籍专业人员：医疗□ 科研□ 教学□ 综合管理□ □ 短期外籍专家：医疗□ 科研□ 教学□ 综合管理□					
聘请人学历情况						
学校	毕业学校		所学专业	毕业时间		
聘请人工作简历						
时间	单位名称		单位地址	所任职务		

在"刚性引才"的基础上，重"所有"更重"所用"。医院本着包容的胸怀和开放的理念，出台了一系列专门的柔性引进人才政策，不惟地域，不求所有，但求所用。通过《上海市第十人民医院兼职科研系列人员聘用管理办法（试行）》、《上海市第十人民医院兼职专家聘任管理办法》《上海市第十人民医院转化医学中心双聘科研人员聘用管理办法（试行）》《上海市第十人民医院海外人才引进办法》等相关制度的先后出台，包括两院院士、国家杰青、长江学者在内的一批业界领军人物通过学术交流、项目合作、技术指导、多点执业等不同方式柔性加盟医院，为医院拓宽学术视野，提升科研水平发挥了重要作用。

引文5　医院兼职PI标准及参考考核指标

根据兼职PI自身学术背景，结合科室具体需求，给予相应的兼职待遇，包括科研启动经费、年薪等，均从学科建设经费支出。完成科研任务者，按照本院规定享受科研奖励。具体待遇标准如下：

级别	要求	科研启动经费	年薪	三年考核指标	
				SCI论文	项目
I	国家杰青，中组部千人计划教授或长江学者，以通讯作者在国际顶级杂志发表多篇科研论文。承担、主持过国家级重点、重大项目者。	－	－	SCI论文6篇，3篇大于5分	国家级项目2项
II	国外高水平助理教授，国内外知名大学或研究机构教授、研究员，中组部青年千人，基金委优青等人才计划。以通讯作者在国际顶级杂志发表多篇科研论文。承担、主持过3项国家级项目。	－	－	SCI论文6篇，1篇大于5分	国家级项目2项
III	具有博士学位，海外留学经历2年以上，作为第一或通讯作者在国际知名杂志发表过科研论文。	－	－	－	－

引文6 医院兼职专家分类

第一类为名誉教授、顾问教授。此类兼职专家主要是为医院发展起顾问咨询作用，一般不承担具体学科的医教研实质性任务。第二类是兼职教授、客座教授及其他兼职专家（包括且不限于临床顾问、海外顾问主任、首席医学专家、兼职PI等），受聘此类岗位，一般应具体兼职承担某一学科专业的部分临床、教学、科研任务，根据其协议规定的承担任务情况，按相关规定给予相应的兼职酬金。

一、名誉教授：受聘对象一般应是具有院士资格、"长江学者"称号，在相关学术领域作出过重大贡献、学术造诣高深，在国内外有关领域具有重大影响的著名学者和专家，能够在推进学科建设、促进学术交流、对帮助我院在国内交流和国际合作等方面发挥重要作用。

二、顾问教授：受聘对象一般应是在相关学术领域作出过重大贡献，学术造诣高深，并能对医院学科发展和人才培养提供相关意见和建议的著名学者和专家，能够在推进学科建设、促进学术交流、对帮助我院在国内交流和国际合作等方面发挥重要作用。

三、客座教授：受聘对象一般应该是在国内外从事医教研工作，具有教授或同等专业技术职务，在本专业领域内具有国际影响的著名专家、学者，能够对医院的发展规划、学科建设、临床教学科研等给予具体指导，能够定期或不定期来我院讲学，进行学术交流。

四、兼职教授：受聘对象一般应该是具有大学本科以上学历和正高级专业技术职务资格，在本人所从事的学科或职业领域中取得重要成就或业绩，并具有良好的职业道德和社会声誉，关心和支持我院发展，愿意为我院临床、教学、科研、管理等服务，够承担我院某一学科的学科建设、人才培养、医教研等方面的工作。

五、其他兼职专家：受聘对象应具有相应的专业技术职务任职资格，较高的学术水平或管理能力，能根据医院工作要求履行协议规定的工作任务。

第二节 人才培养

医院搭建起"打基础—攀台阶—登高峰"的梯队人才培养体系，通过岗位进修培养、在职攻读学位、选送出国、支持申报上级人才计划等不同的培养手段，深入挖掘人才效能，实现了医院人才结构的优化配置，医院的人才培养工作呈现欣欣向荣的局面。

针对全院广大干部员工，医院出台政策鼓励在职攻读学历学位，先后出台了《上海市第十人民医民医院职工学历学位教育（单证）的管理规定》、《上海市第十人民医院报考在职博士研究生（双证）的管理规定》《上海市第十人民医院职工在职从事博士后研究规定》等一系列政策，每年有数十名医务人员利用业余时间提升学历层次和业务能力。

同时，医院在原有的"启明星""5810"等院内人才计划的基础上，推出了"攀登"人才培养计划，包括《上海市第十人民医院优秀学科带头人培养计划管理办法》《上海市第十人民医院优秀学术骨干培养计划管理办法》《上海市第十人民医院优秀青年人才培养计划管理办法》，覆盖医疗、科研、护理、管理等多个层面，一批优秀骨干纳入培养计划，通过培养经费的支持，他们将在几年内通过导师带教、出国培训、国内进修、课题研究等形式提高素质和能力，为医院储备厚实的人才基础。

引文7　优秀学科带头人申请条件

第六条　优秀学科带头人是指在某一学科、专业技术领域做出过具有较高水平的研究成果；或对本学科以及相关学科领域发展有较大影响，被国内外同行公认有创新性成果或业绩者；或掌握某一学科、专业技术领域能影响高新技术产业化的关键技术并对医院学术地位的提高做出突出贡献者。

第七条　申请者必须热爱社会主义祖国，具有良好的科研道德和团队协作精神，并至少符合以下条件之一者：

1．曾经或正在承担国家或市部级重点课题的负责人。

2．获得市部级科技成果奖励的主要完成人（前3名）。

3．曾经或正在承担国家、市部级人才培养计划者。

4．某项医疗技术处于市内领先水平的医疗技术人员或优秀留学归国人员。

5．其他特别优秀的学科人才。

第八条　医疗、医技系列申报者一般应获得硕士及以上学位、护理系列申报者一般应具有本科及以上学位，并具有副高级专业技术职称。

第九条　申请者应是受理申请当年1月1日年龄未满50周岁。

引文8 优秀学科骨干申请条件

第六条 优秀学术骨干是指在某一学科、专业技术领域从事过具有较高水平的研究，在本学科领域具有较好的研究工作积累及发展前景，通过本计划的培养，有望成为相关领域学科带头人的本院科技工作者。

第七条 申请者必须热爱社会主义祖国，具有良好的科研道德和团队协作精神，并至少符合以下条件之一者：

1．曾经或正承担市部级、局级以上课题的负责人。

2．厅局级以上科技成果奖的主要完成人（前3名）。

3．曾经或正承担校、局级人才培养计划者。

4．某项医疗技术处于市内先进水平的医疗技术人员或优秀留学归国人员。

5．近3年以第一或通讯作者发表SCI论文不少于2篇。

6．近3年以第一或通讯作者发表SCI论文影响因子之和达5分及以上。

7．其他特别优秀的学术骨干。

第八条 医疗、医技系列申报者一般应获得硕士学位、护理系列申报者一般应具有本科及以上学位，并具有中级专业技术职称。

第九条 申请者应是受理申请当年1月1日年龄未满40周岁。

引文9 优秀青年人才申请条件

（一）优秀青年人才培养对象面向全院所有临床、医技及护理学科进行选拔。

（二）优秀青年人才培养计划的申请者必须符合以下基本条件：

1．申请者当年1月1日未满35周岁，临床、医技系列申报者一般应具有博士学位，护理系列申报者一般应具有全日制本科或以上学历。

2．热爱社会主义祖国，具有强烈的事业心和敬业精神，医德高尚，治学严谨。

3．具有坚实的医学基础理论和专业基础理论。

4．对本专业基础知识及临床技能有较深厚的基础，具有发展潜能。

5．有较好的外语基础，有较强的吸收消化新技术的能力。

6．主持有创新性、可行性、实用性并能在2年内完成的课题。

（三）优秀青年人才培养对象所在科室必须能切实保证按培养计划进行培养，并且能切实保证提供优秀导师（一般为学科带头人或科主任）在临床或科研一线固定带教。

同时，医院积极拓展资源，组织推荐优秀员工申报各级各类院外人才计划，争取更高层面的支持。目前医院推荐申请的各级各类人才计划包括：

国家百千万人才工程人选

国家卫计委有突出贡献中青年专家

享受政府特殊津贴人员

国家海外高层次人才引进计划（国家千人）

长江学者奖励计划

青年拔尖人才支持计划

上海市海外高层次人才引进计划（上海千人）

上海高校特聘教授（东方学者）

上海市人才发展基金资助人员

上海青年医师培养计划

引文10 部分院外人才计划申报条件

项目名称	申报条件	遴选流程	材料准备
国家百千万人才工程入选	1. 热爱祖国，遵纪守法，坚持科学精神，恪守职业道德，潜心一线科研工作，具有副高级以上专业技术职称，年龄在50周岁以下（含50周岁）； 2. 学术技术水平处于国内领先地位，具有创新思维，能够敏锐把握国家战略需求和世界科技发展态势，提出战略性、前瞻性、创造性的研究的研究想，能够引领原创性重大理论与实践问题的研究和关键领域攻关； 3. 潜心基础研究，揭示自然规律和社会发展规律，为社会提供新知识、新原理、新方法，引导基础理论原始创新，对基础学科发展具有重要推动作用； 4. 具有承担基础研究课题、重点科研任务等经历，具有良好的沟通协调能力和组织管理能力，能有效组织并引领学术创新团队攻克学术技术难关，以下入选者可优先入选： 1. 国家自然科学基金二等奖、国家发明一等奖、国家科技进步二等奖以上及中国青年科技奖等国家科技奖励获得者； 2. 国家杰出青年科学基金、长江学者奖励计划、中科院百人计划等国家重大人才工程入选者； 3. 国家资助项目、国家社会科学基金重大责任人，国家重点资助项目、科研计划主要责任人，科技计划和工程项目主要负责人等。	1. 个人申报。拟申报人员应向医院提出申请，由医院进行资格审核和组织推荐； 2. 组织推荐。各地区、各部门、各部（干部）部门、人力资源社会保障部门会同有关部门，按照"公开、平等、竞争、择优"原则，采取专家评审、组织考察等形式进行综合评议，提出本地区、本部门推荐人选，报送"工程"领导小组办公室； 3. 专家评议。"工程"领导小组办公室按照规定对推荐人选进行资格审查，并组织专家评审委员会对推荐人选进行综合评议，提出拟入选名单，报"工程"领导小组审定； 4. 公布入选名单。入选名单审定后，"工程"领导小组办公室以适当方式向社会公布，并颁发证书。其中，纳入"国家高层次人才特殊支持计划"报专项动复评后，由"百千万工程领军人才"报专项人才特殊支持计划"领导小组审定发布。	（一）纸质材料。 1. 综合推荐公文一份、公文中应对推荐人选排序，并说明入选初选情况及公示情况。 2. 《百千万个人信息采集登记表》由百千万个人信息采集软件生成，并打印、盖章，报送1式3份。 3. 推荐人选的荣誉证书或其他证明材料。公开发表或出版的论文、论著只需对省部级以上期刊登的代表论文进行列表说明，不需复印全文；其他证明材料只需复印省部级以上奖励荣誉证书等。所有附件材料均由推荐高校人事部门负责核定原件，并盖章确认，并报送1式3份。 （二）电子版材料。 1. 《2014年百千万人才工程候选人基本信息一览表》（见附件）。 2. 《百千万人才工程候选人情况登记表》和附件材料扫描的PDF文件。 3. 《百千万人才工程候选人情况登记表》RPU文件。申报人员请到百千万"个人"信息采集中心的新闻中心www.zhichen.com.cn的新闻中心下载，安装后完成数据录入，并将最后生成的RPU文件以申报人员名字命名后通过邮箱报送。

续表

项目名称	申报条件	遴选流程	材料准备
国家卫生计生委有突出贡献中青年专家	1. 必须具备下列基本条件：（1）长期在医疗卫生第一线工作，取得突出业绩，做出突出贡献，其业绩、成果和贡献为同行和社会认可且年龄不超过55周岁。（2）热爱祖国，有良好的职业道德，坚持四项基本原则，遵纪守法，作风正派，被推荐人员的优秀人才。（3）专业技术人员具有研究员、教授、主任医师或同等职称，管理人员具有本科以上学历。 2. 除具备上述所列条件外，还需具备下列条件之一： （1）获得国家级奖励项目，并为主要完成者，或获得省、部级科技进步一等奖获奖等级略低者，获奖等级不限者为获奖项目的前两名主要完成者，或一等奖的第一完成者；（2）近几年在医药卫生实践和理论研究中，有创造性成果，具有重大科学价值或显著的社会经济效益及经济效益，达到国内领先水平，得到国内外公认，在国外有影响力的刊物上发表论文；（3）在科技成果的推广、开发中成绩突出，具有显著的社会效益和经济效益，在国内同行中有较高声誉者；（4）长期在医疗卫生第一线工作，医疗技术精湛，能成功诊治疑难、危重病症，或在较大范围多次有效地预防、控制、消除疾病，社会影响大，或在妇幼保健领域做突出得到国内同行公认者；（5）在卫生事业管理工作中，能根据国家卫生改革政策，运用现代科学管理理论，创造出一套切实可行的科学管理方法和具体措施，经实践检验，取得显著的社会效益和经济效益，在国内行业中处于领先地位者；（6）在教学方法、教材编写，高级人才培养等方面成绩卓著，得到同行专家公认者；获得国家教育部教学成果奖者；教书育人模范。	登录中国卫生人才网www.21wecan.com，使用国家卫生计生委有突出贡献中青年专家选拔申报系统在线填写《申报表》，提交并打印《申报表》，申报人要对材料的真实性负责，确认信息无误后请签署确认函。	1.《国家卫生计生委有突出贡献中青年专家申报表》（附件1）和《国家卫生计生委有突出贡献中青年专家推荐表》（附件2原件）各一式4份； 2. 附件材料1套，包括申报人10篇以内有代表性的论文、研究技术报告和著作，并标明主要贡献的相关段落； 3. 国内外重要奖项获奖证书和专利证书复印件； 4. 请信或大会日程以及在国内外学术团体或重要学术刊物任职情况等证明材料复印件。

续表

项目名称	申报条件	遴选流程	材料准备
享受政府特殊津贴人员	1. 具有中国国籍，热爱祖国，遵纪守法，模范履行岗位职责，为社会主义现代化建设和事业努力工作。 2. 在专业技术岗位上工作，近五年来取得的专业技术业绩、成果和贡献突出，并得到本地区、本系统同行专家的认可，具有高级职称。 3. 并具备下列条件之一：（1）中国科学院院士、中国工程院院士；全国杰出专业技术人才或"百千万人才工程"国家级人选。（2）在自然科学研究中学术造诣高深，成绩突出，对学科建设、人才培养、事业发展做出突出贡献，是学科领域的带头人，其研究成果有开创性创新重大科学价值，得到国内外同行专家公认，发明、创造、技术革新成果达到国内领先水平并取得显著经济效益和社会效益，并获得国家最高科学技术奖；或获得国家自然科学奖、国家技术发明奖、国家科学技术进步奖（一等奖前5名、二等奖前3名）、中国青年科技奖；或获得省科学技术发明奖、省科技进步奖（前2名）、省自然科学奖、省科技进步奖一等奖（前2名）一项，二等奖（第1名）二项；（3）以第一作者（或通讯作者）在国内外本专业权威报刊上发表的研究论文、SCI（作者引文索引）一、二区检索论文4篇以上。（4）曾主持过863、973、国家科技支撑计划、国家重点自然科学基金重大项目等国家级重大科研课题，或国家出青年科学基金资助经费在200万元以上，其中近五年内有一项的课题主持人。	1. 医院推荐，申报人员按照有关要求如实填写申报材料，组织申报材料。 2. 推荐人选要在所在单位进行公示，公示不少于5个工作日，公示无异议上报的按照隶属关系逐级上报到市人力资源和社会保障厅。 3. 上海市人力资源和社会保障厅负责对上报材料进行资格审查，符合资格审查、符合条件的提交专家综合评委会进行评审并答辩，不参加答辩的视为弃权。评审通过的人选经媒体公示，市政府批准后同意写录后由被推荐人选审核推荐人选并上报国家人力资源社会保障部。	1. 盖有人民政府公章、编有正式文号的推荐报告一份，报告内容要有基层推荐、专家单位初评、公示结果等情况，并注明联系人及联系方式。 2. 《申报2014年政府特殊津贴人员基本情况一览表》一式三份，《推荐享受政府特殊津贴专家呈报表》一式三份，公示一览况一份，公示无异议上报（WORD附电子文档，附电子文档（WORD制作）。 3. 同时另生成数据库文件。登陆东方智辰公司网站（http://www.zhichen.com.cn/），下载政府特殊津贴个人信息采集模块，填写完成后生成RPU数据文件一同上报。 4. 申报材料的有关证件、证明等佐证材料（包括身份证、学历和学位证书、职称资格证书、入选批证书、代表性论文、科研项目、基金资助、专利等）一律用A4纸复印（基本情况一览表用A3纸），须装订成册，添加目录并被推荐人选审核推荐人选后后盖章确认，并将原件和复印件一同上报核验。经市人力资源和社会保障厅审核后，退回原件留存复印件。报送申报材料须用标准档案袋封装，并复印《推荐享受政府特殊津贴专家呈报表》封面页张贴档案袋。

续表

项目名称	申报条件	遴选流程	材料准备
	1. 在海外取得博士学位，原则上不超过 5 5 岁。 2. 引进后每年在国内工作一般不少于 6 个月。 并符合下列条件之一： 1）在国外著名高校、科研院所担任相当于教授职务的专家学者； 2）在国际知名企业和金融机构担任高级职务的专业技术人才； 3）拥有自主知识产权或掌握核心技术，具有海外自主创业经验、熟悉相关产业领域和国际规则的创业人才； 4）国家急需紧缺的其他高层次创业人才。	国家"千人计划"可申报以下项目：创新人才长期项目；创新人才短期项目；"外青人才项目；"青专千人计划"项目；创业人才项目；申报。申报"青年千人计划"项目。申报程序： （1）推荐申报。有关材料的电子文档和纸质材料同时报送学校人事处。 （2）形式审查。"省级牵头单位对照"千人计划"标准审查，对申报人选进行形式审查，将审查合格的人选汇总排序，并报送省专项办。 （3）确定申报名单。市专项办对申报材料进行审核，形成上海市申报推荐国家"千人计划"建议人选名单，经审定后按要求分别报中央专项办和国家外专局。	申报材料包括申报书、附件、申报人其他个人信息表。"千人计划"申报人选情况合并表汇总表。申报书和附件应合并表。申报人选个人信息表和申报情况汇总表另附。报送材料时，需报送纸质申报材料和电子文档各1份，电子文档内容应与纸质材料一致。
国家海外高层次人才引进计划（国家千人）			

续表

项目名称	申报条件	遴选流程	材料准备
长江学者"奖励计划	1. 在海外教学科研一线工作，一般应担任高水平大学教授职位或其他相应职位。 2. 学术造诣高深，在本学科领域具有重大影响，取得国际公认的重大成就。 3. 诚实守信，学风严谨，乐于奉献，崇尚科学精神。 4. 聘期内每年在国内受聘高校工作2个月以上。应在签订聘任合同后一年内到岗工作。	申报程序包括分为个人申报、学院推荐、校内评审、公示、申报材料电子版系统上传、申报材料报送等环节。申请人通过申报系统填写申报材料，经学院审核后报送至人才办，人才办组织校内评审并将拟推荐人选情况公示，公示后将申报人员材料电子版上传并将纸质材料报送至主管部门。申报人可先根据申报书及相关材料要求准备申报材料，待教育部申报平台开通后下载申报软件填写。	1. 推荐表一式10份。 2. 候选人附件材料1份，内容包括证明材料和代表作两部分，装订成1册。第一部分证明材料包括：（1）证明材料目录（须标注页码）；（2）推荐表中列举的所有科研项目、获奖及专利情况的复印件；推荐表中列举的SCI、EI、SSCI、CSSCI收录论文及论文引用情况的证明（原件，须经有关检索机构盖章）；（4）在国外任职证明；（5）在国际内担任重要职务的证明以及在担任职务的证明（复印件）；特邀报告的邀请信或通知（复印件）；（6）如申报材料中引用了本领域专家肯定性评价，需附相关证明材料。第二部分代表作目录（须标注页码）；（2）5篇重要创新性论文的全文及其刊载杂志封面、目录的复印件，以及推荐表中列举的其他代表性著作封面、目录和论文首页复印件。（3）学校党委对所推荐候选人政治表现的书面意见。（4）从校外招聘长江学者候选人的，须报送候选人工作单位出具的同意推荐函。（5）保密处理单的对申报材料的保密审查意见。

续表

项目名称	申报条件	遴选流程	材料准备
青年拔尖人才支持计划	入选支持计划应为具有中国国籍、全职在国内工作的青年拔尖人才，同时应具备以下条件： 1. 拥护党的路线、方针、政策，热爱祖国，遵纪守法，具有"献身、创新、求实、协作"的科学精神，学风正派。 2. 具有博士学位或突出专业水准，年龄一般在35岁以下。 3. 在自然科学、哲学社会科学和文化艺术重点领域崭露头角，获得国际国内较高专业成就及荣誉称号，有一定的社会影响。 4. 具有广阔的学术视野和创新思维，有很好的学术、艺术发展潜力；有志于在一线潜心研究、建功立业。	1. 推荐和申报。入选产生采取以下本方式：一是市党委组织部负责推荐本地区优秀青年人才参加评选。二是由国际国内具有较高声望和公信力的知名专家学者直接推荐优秀青年人才。青年人才可根据自身条件，按照有关规定填写申报材料，向有关部门、专家提出申请。 2. 资格审查。青年拔尖人才评选工作小组对推荐人选的条件、资格进行审查。 3. 专家评审。由青年拔尖人才各领域国内知名专家对青年人才的申报材料进行第一轮评审，提出初步人选。邀请国际国内一流专家，采取面试等方式进行第二轮评审，确定入选名单。 4. 讨论认定。根据专家评审意见，综合考虑专业布局等要求，由青年拔尖人才评选工作小组讨论确定最终入选名单。 5. 入选公示和公布。入选拔尖人才计划的人才名单公示后，正式向社会公布。	1. 身份证或护照复印件 2. 学历学位证书复印件 3. 1—3篇代表性论文全文 4. 2009年以来发表论文的首页及其引用情况的检索证明 5. 专利证书复印件 6. 所获奖励证书复印件 7. 国际学术组织或刊物任职证明 8. 其他相关材料

续表

项目名称	申报条件	遴选流程	材料准备
上海市海外高层次人才引进计划（上海千人）	"上海千人计划"引进人才分为创新和创业两大类。创新人才一般应在海外取得博士学位，创业人才一般应在海外获得学位。引进人才应在本领域有较高的知名度，得到同行专家认可，并符合以下条件之一： 1. 在国（境）外著名高等学校、科研院所、知名实验室担任相当于副教授及以上职务的专家学者，或者。 2. 在国际知名企业、金融机构、其他相关机构和国际组织中担任重要职务的专业技术人才和经营管理人才。 3. 拥有自主知识产权或掌握核心技术，具有海外自主创业经验，熟悉相关产业发展和国际规则的创业人才。 4. 推进"四个率先"，加快"四个中心"建设急需紧缺的，具有国际领先或国内一流专业水平的其他海外高层次人才。	1. 动员部署（11月）根据《上海市实施海外高层次人才引进计划的意见》文件要求及本通知精神，深入发动用人单位积极申报。 2. 推荐上报（12月）各类申报书及"上海千人计划"填写说明（附件2-13）请登陆"千人计划"网站（www.1000plan.org），点击"地方引才计划"进入"上海千人计划"页面，在"政策"栏目中下载。 3. 平台初审（次年1月）各个评审平台按照引进人才学科和专业情况，组织聘请若干名海内外领域（行业）专家，对申报人选进行评审，提出推荐人选建议名单。 4. 顾问评审（次年2月至3月）市专项办聘请业内专家组成顾问评审组，对各个平台上报的推荐人选进行综合审核，确定拟入选人员名单，报市引进海外高层次人才工作小组审批后正式发文确定入选人员名单。	1. 学历学位证书复印件； 2. 身份证或护照复印件； 3. 与用人单位签订的工作合同或意向性工作合同复印件； 4. 在海外任职的证明材料； 5. 主要成果（代表性论著、专利证书、产品证书等复印件或主要项目证明材料； 6. 领导（参与）过的主要项目证明材料； 7. 奖励证书复印件； 8. 其他需要提交的材料。

续表

项目名称	申报条件	遴选流程	材料准备
上海高校特聘教授（东方学者）	（一）申请者应学术造诣高深，在科学研究方面取得国内外同行公认的重要成就，对本学科建设具有创新性构想和战略性思考，具有带领本学科保持国际领先进水平的能力；具有较强的团结协作、拼搏奉献精神和相应的组织、管理、领导能力，善于培养青年人才，注重学术梯队建设，能带领一支创新团队协同攻关。 （二）申请人员必须符合以下具体条件： 1. 须具有博士学位，在教学科研第一线工作。特别突出和紧缺的人才，可适当放宽学历学位要求。 2. 国外应聘者或海外留学归国者一般应担任国外高水平大学助理教授（Assistant Professor）以上职位（含助理教授）或其他相应职位。 3. 国内应聘者，须为具有正高以上专业技术职务，并在近5年内到国外高水平高校、科研机构连续工作学习2年以上（含2年）的访问学者或进修人员；或为到海外知名跨国公司、企业连续从事专业技术或管理且连续工作3年以上（含3年）的海外回国人员，已经相关认定的特殊学科专业除外），（由管理办公室认定的海外回国人员，已经相关认定的特殊学科专业除外），落户或愿意落户上海的予以优先考虑。 4. 从事自然科学类研究的申请者须40周岁以下（以申请当年1月1日计算），从事人文社会科学类申请者须45周岁以下，特别突出和紧缺的人才，可适当放宽年龄要求。 5. 申请特聘教授须保证三年聘期内每年在受聘高校全职工作。	1. 上海高校特聘教授（东方学者）岗位计划采用个人申请、单位择优推荐、专家评审考核、管理办公室报领导小组审定及由市教委核准公布的方式实施。 2. 上海高校特聘教授（东方学者）岗位计划每年上半年（一般为四月）申报评审一次，由管理办公室通过"上海教育"网（网址：http://www.shmec.gov.cn）发布年度申报指南。 3. 申请者在规定时间内，在网上填报《上海特聘计划申请书》，打印后连同岗位计划申报材料，报送所在单位审核。 4. 申请者所在单位应按照本意见相关规定对申请者的基本情况和申报内容进行审核，并如实填写专家推荐意见和提供经费配套等有关承诺。 5. 网上填报并提交成功，报送的纸质书面材料签章齐全并与网上提交的电子文档内容一致的申请方为有效申请。	1. 学历学位证书 2. 专业技术职务聘任证书 3. 充分反映本人学术水平的材料复印件（包括论著、获奖、专利、主持科研项目、学术兼职等情况）。

续表

项目名称	申报条件	遴选流程	材料准备
上海市人才发展基金资助人员	1. 热爱祖国，拥护社会主义，遵纪守法，作风正派，具备良好职业道德。 2. 具有本市户籍或持有有效期内的《上海市居住证》（拟引进人才例外）。 3. 本科以上学历，年龄一般在40周岁以下。 4. 在基础研究方面已取得一定的创新性成绩，对本学科或相关科技领域的发展具有较好的推动作用；在应用研究和技术开发方面取得较同行承认的科技成果和技术突破，为本市经济和社会发展作出贡献。 5. 申请资助周期必须在申请者与所在单位签订的劳动（事业单位聘用）合同有效期内。	1. 个人申请。个人向医院提出申请，填写申请表。 2. 医院推荐。医院按规定对申请者和申报材料进行审核，最多推荐1名申请人。 3. 专家评审。人事处组织校内专家对申报人进行评议，确定拟申报人选。 4. 院长办公会议审议。 5. 提交材料。《上海市人才发展资金资助申请书》一式六份。附件证明材料用A4纸张制作，编制目录并装订成册，与推荐函和申请书一同按人装袋，不需塑封）。	1. 申请者身份证（居住证）复印件。 2. 申请者与所在单位聘用合同之间签订的劳动合同（事业单位聘用合同）复印件，对拟引进人才，需提供和用人单位的意向合同。 3. 申请者学历、职称、奖励等有关证书和证明复印件。 4. 权威机构认定的中长期科技发展项目关键技术突破情况及权属授权使用等情况说明及成果鉴定情况。国内的技术水平比较或成果鉴定情况。 5. 能说明的证明文件复印件，以及相关产业化进展情况的说明。 6. 高新技术企业或高新技术成果转化项目企业，须提供认定证书和申请者资质、能力水平情况的说明。 7. 其他能说明申请单位和申请者资质、能力水平情况的证明材料。

续表

项目名称	申报条件	遴选流程	材料准备
上海青年医师培养计划	1. 在医、教、研、防一线岗位工作的在职医师，申报当年当年12月31日为准）。 2. 具有良好的政治素质和道德品行，热爱本职工作，事业心强，有奉献精神。 3. 具有较好的专业素质和发展潜力，能胜任本职工作，有投身医疗卫生事业的志向。 4. 身体健康，能坚持正常的临床、教学、科研和预防保健工作。 5. 对全科领域的培养对象，参与家庭医生制度试点并担任家庭医生者优先。 6. 已入选其他高等级人才计划并获得资助者不再列入本计划。	1. 个人申请。符合申报条件的青年医师本人向医院提出申请，由医院推荐。申请人填写《上海青年医师培养资助计划申请书》，提交医院人事部门。 2. 医疗卫生机构选报。医院根据本办法规定的申报条件，结合本院青年医师培养计划和市卫生局分配的名额进行遴选，并对申请人的资格、申报材料的真实性、培养方案的可行性、经费预算的合理性和基本条件的保障等签署意见后，于七月上旬报送市卫生局。 3. 全行业评选。市卫生局、市医药卫生发展基金会七月下旬组织相关专家对学校报送材料进行评审，每年评选340名左右青年医师（其中全科医师100名左右，公共卫生医师40名左右）。入选名单由市卫生局发文公布。	1. 毕业证书 2. 临床医师执业证书 3. 住院医师/全科医师规范化培训合格证书。

第三节　职称晋升与聘任

说到职业生涯，人们首先会想到个人在组织的管理职位系列中的晋升，比如销售人员、销售主管、销售经理。其次会想到员工个人在专业领域内的发展精进，如医师、主治医师、副主任医师、主治医师。这是最狭义、最纯粹的职业生涯，也是对职业生涯最传统的理解。职业生涯是个人生命周期中的与职业或工作有关的经历，是个体生命质量和价值的重要体现。医院根据国家人事部及各省市相关文件精神，结合医院实际情况，制定职称聘任实施方案，帮助员工规划其职业生涯。

作为差额拨款的事业单位，医院根据相关文件规定设置有管理岗位、专业技术岗位和工勤岗位；专业技术岗位又分为医药技护等主系列岗位和研究、会计、审计、统计、经济、信息、工程等辅系列岗位。

根据《事业单位岗位设置管理实施办法》的要求，医院确定了高、中、初级专业技术职务的岗位和结构比例，明确不同的岗位责任、权限、任职条件和任职期限。同时对重中之重、重点学科和一般学科，在编制设置、岗位分配、聘任条件各方面也作出了不同的规定，希望通过这些政策的引导和规范，推动各学科的学科建设和人才培养，帮助每个员工找到医院发展和自身进步最佳的结合点和途径。医院修订了《上海市第十人民医院专业技术职务聘任办法》（附件16）和《上海市第十人民医院临床主治医师到基层医疗机构定期工作的规定》（附件17），规划了主系列人员的职业晋升途径。

引文11　医院专业技术职务聘任条件

（一）必要条件

应聘者应满足以下条件：

1. 身体健康，热爱医疗卫生事业，有较强的事业心、责任感，严于律己，有良好的职业道德和学术道德，团结协作，具有实事求是的科学态度和工作作风。

2. 在本职岗位上表现良好，聘任年度考核为合格，且不存在以下一票否决的情况：

（1）医疗事故责任者，弄虚作假，伪造学历、资历者三年内；

（2）违背科研诚信、剽窃抄袭他人研究成果，或伪造、修改研究数据，或在论文发表过程中有不端学术行为造成不良影响三年内；

（2）未能严格执行"九不准十不得"相关规定，因医德医风、责任心、服务态度等方面受记过以上处分者两年内；

（3）医疗差错责任者一年内；

（4）受到行政处分者在处分时期内。

（5）极端个人主义行为，在职务聘任工作中以不正当手段干扰聘任工作；

（6）长期在编不在岗或无理拒绝承担本职工作任务者；

（二）专业技术任职资格要求

按照国家的有关文件规定，应聘各系列各级专业技术职务岗位的人员，必须参加相应的专业技术任职资格考试、评审，并获得相应的资格。

（三）外语水平要求

按照国家的有关文件规定以及医院的要求，应聘各系列高、中级专业技术职务岗位的人员，必须参加相应的职称外语等级考试且成绩合格。符合职称外语免试条件者可免去外语考试要求。初次申请聘任者，证书不要求有效期；初聘未成而再次应聘同级岗位者，证书必须在有效期内。

（四）计算机水平要求

按照国家的有关文件规定以及医院的要求，应聘各系列高、中级专业技术职务岗位的人员，必须参加相应的职称计算机等级考试且成绩合格。符合职称计算机免试条件者可免去计算机考试要求。初次申请聘任者，证书不要求有效期；初聘未成而再次应聘同级岗位者，证书必须在有效期内。

（五）继续教育要求

按照国家的有关文件规定以及医院的要求，应聘各系列高、中级专业技术职务岗位的人员，必须每年参加相应的继续教育课程并取得规定的学分。

（六）院内答辩要求

应聘人参加院内答辩时，主要介绍本人的应聘条件（近年的工作业绩）、对应聘岗位的认识以及对胜任岗位职责的基本思路和具体计划，并回答评委提问。

（七）卫生技术人员聘任标准

详见附表1-3（略）

（八）专职医学科研人员聘任标准

详见附表4（略）

同时，考虑到医院发展的实际需求，在《上海市医学科研初、中级专业技术职务聘任暂行办法》的基础上，进一步出台了专职科研人员聘用标准，对专职从事科研工作人员的岗位聘任和职称晋升有了较为明确的规范。

针对部分学科的特殊情况，本着业绩第一的宗旨，出台了《上海市第十人民医院专业技术人员内聘正高级职称暂行管理办法》和《上海市第十人民医院专业技术人员内聘副高级职称暂行管理办法》，破格聘任了一批在本职岗位上工作业绩突出、成就卓然的优秀医疗骨干。

引文12 医院内聘正高职称范围及条件

第一条 内聘范围

内聘仅限在医疗一线岗位工作的卫生系列专业技术职称聘任中实施，必须是医疗、教学、科研及学科建设发展急需补充的专业技术人员。

第二条 申报条件

一、基本条件

（一）具备博士学位。

（二）取得副高级职称资格满3年。

（三）现聘院级中层干部。

二、工作业绩要求

（一）思想品德

具有良好的政治素质、医德医风、工作责任心及团结协作精神，遵守国家法律、法规和劳动纪律，无商业贿赂等一票否决现象。

（二）临床技能

1. 具备申报岗位所应有的专业技术理论和实际临床技能，工作业绩突出，在本市同行中有一定知名度。

2. 掌握关键技术，能解决本专业领域内的疑难问题，对学科建设和发展有突出贡献者。

（三）科研能力（第1条必备，第2、3条具1条）

1. 近三年以第一作者或通讯作者发表SCI论文≥2篇（实验室人员≥5篇，其中1篇影响因子≥5分）。

2. 近三年作为负责人承担或完成国家级课题≥1项。

3．近五年获国家级科研成果奖且排名前五，省部级科技成果一等奖且排名前三，省部级科技成果二等奖且排名第一。

（四）其他

确有一技之长，并有一定市场规模和影响力的专家可自由申报。

同时，为推进医院管理精细化、科学化、现代化，医院也鼓励辅系列专技人员提升自己的专业能力，目前医院已有医学科研研究员、卫生事业管理研究员、教授级高级工程师、高级会计师、高级经济师、工程师、社工师等辅系列专技人员在岗，标志着我院医学科研、医院管理、信息管理、财务管理等方面取得了较大的进步。

引文13　部分辅系列专技人员职务简介

一、工程系列医药专业高级专业技术职务

医疗器械（临床）：在医疗机构中从事医疗器械技术造型管理、医疗设备技术保障、医疗器械质量控制、医疗设备应用技术支持、医疗设备技术研究和应用开发的专业技术人员。

二、上海市自然科学研究系列高级专业技术职务

生物与医药——本市从事基因工程、细胞工程、蛋白质工程、发酵工程、胚胎工程、新药创新、计划生育和古生物等研究与开发工作的专业技术人员。

管理科学和科技管理——本市从事科技情报与方法、情报手段现代化、知识产权、专利审查和专利代理；科技战略规划制订和执行、战略性科技人才资源策划、科技发展预测和技术预见、科技项目管理、评估；科技投资融资、技术市场、科学技术普及等研究与管理工作的专业技术人员。

第四节　人才与薪酬

薪酬是指组织对员工为组织所做的贡献——包括他们实现的绩效、付出时间、学识、技能、经验与创造所付给的相应的回报或答谢，主要由以下四个部分构成：工资（劳动的价格）、奖金（对职工超额劳动的报酬）、津贴与补贴（对职工在特殊劳动条件、工作环境中的额外劳动消耗和生活费用的额外支出的补偿，通常把与工作相联系的补偿作为津贴，把与生活相联系的补偿作为补贴）、

福利（对职工生活的照顾）。

医院的薪酬设计，目的是为了激励和保障员工继续保持为组织服务的意愿和行为。薪酬设计的内部公平性、外部竞争性和自我公平性的统一，比单纯关注薪酬水平的绝对高低，更能起到激励作用。在构建整个医院薪酬体系的过程中，我们特别关注了一些细节，并出台了相关的制度和流程予以保障，确保薪酬体系的科学、合理和系统。

在薪酬结构方面，医院员工的薪资体系由基本工资、绩效奖、加值班费、一次性奖金、特殊津贴等部分组成，均纳入事业单位工资总额控制的范围。基本工资是按照国家事业单位统一规定（见附件事业单位工资规定），根据员工的工龄、岗位、级别而确定，体现工资的刚性；绩效奖和加值班费则根据不同科室（部门）、不同职位的工作分析，来分析岗位的价值，做出科学准确的岗位评估，来体现职位薪资的高低，将薪酬高低作为推动员工绩效提高的一个重要抓手，同时根据员工在劳动时间之外的付出等给予加值班津贴（见《关于规范医院各类值班津贴的通知》《关于法定节假日加班工资支付的规定》和《关于加班费支付的规定》），从而体现多劳多得，优劳优得的原则。同时，为让员工分享医院发展的成果，医院通过在年终和重大节日发放一定数量的一次性奖金，作为薪酬体系的组成部分，也体现了薪酬的平衡和公平。

引文14 医院各类值班岗位及人员资质核定示意

一、值班类别

（一）临床、医技岗位

（二）临床护理岗位

（三）财务窗口岗位

（四）总值班岗位

（五）后勤保障岗位

二、值班人员资质

（一）临床、医技岗位

1. 值班人员要具备相关岗位的专业资质和工作资历，确保夜间工作安全。

2. 临床值班医师需持有"双证"（医师资格证书和医师执业证书），并在我院注册，进修医师需取得我院处方权。二线班医师需由住院总医师或主治医师担任，如科室不设三线班，则相应二线班医师需为五年以上高年资主治医师或副主任医师以上级别医师。三线班医师需由副主任医师以上级别医师担任。

3．不符合上述要求的医师只能参加跟班，不得独立值班。

（二）临床护理岗位

1．固化夜班人员（22:00—次日8:30）需要具有护士执业证书，在临床护理岗位工作三年及以上，能胜任本病区护理工作及取得医院护理部危重症、急救技能考核证书。实施特殊固化夜班政策的病区单元需由护理部核定并报人力资源处备案。

2．其他中班、帮班人员，需要具有护士执业证书，参加工作满一年，胜任本病区护理工作。

（三）窗口岗位

财务（窗口）值班人员需具备会计上岗证书。

（四）总值班岗位

1．总值班人员需要具备组织、协调、沟通能力和责任感，保障夜间及节假日期间医院正常运转。

2．总值班包括门急诊总值班和行政总值班。门急诊总值班由门急诊办工作人员和急诊科正副主任、科护士长组成。行政总值班由医院职能部门中层干部和有一定工作经历的人员组成。护理总值班由护士长和主管护师以上人员组成。

（五）后勤保障岗位

1．后勤保障人员由后勤保障处按照班组职责和医院安全需要，挑选具备相应岗位初级工及以上资质、责任心强的人员组成。

2．锅炉房、空调机房人员单独值班。

3．总务修理班、电工班、空调班人员与吉晨报修小分队人员一同值班，不同工种合理搭配，每班2人，尽量满足值班期间维修保障需要。

既往医院绝大多数都是卫生专业技术人员，通过工作量和工作业绩的综合绩效考核决定绩效奖水平，而管理岗位和其他辅系列岗位缺乏合理客观的绩效考核方案和薪酬设计体系，一定程度上影响了员工的积极性，使得绩效管理的杠杆作用没有充分发挥。医院先后出台了科研岗位、管理岗位、辅助岗位的薪酬设计规范，对承担学科建设重要任务的学科带头人和骨干也提出了相应的激励政策《上海市第十人民医院"特殊贡献、特殊津贴"奖励暂行管理办法》，通过上述手段共同构成医院的薪酬体系，既达到了吸引人才的目的，又能保证整体层面上的平衡和公平性。

引文15 医院专职科研人员岗位薪酬设计规范

1．专职PI根据其学术背景，参照科学研究引进人才标准确定其年薪标准，结合考核标准，按月发放，不再享受医院其他福利待遇。

2．科研助理和技术员享受医院同级同类人员待遇，其薪酬由工资、月奖金、一次性奖励三部分组成，工资根据国家有关政策予以落实，一次性奖励按照医院规定享受，其月奖金按照医院平均水平为基数，根据所从事科研岗位的不同系数测算，每2年核定一次，由科研处申报，人力资源处核定。

岗位名称	聘用标准	奖金系数	备注
科研助理A岗	符合医院研究员聘任标准	1.6	
科研助理B岗	符合医院副研究员聘任标准	1.3	
科研助理C岗	符合医院助理研究员聘任标准	1.0	
科研助理D岗	符合医院研究实习员聘任标准	0.7	
技术员A岗	硕士以上学历；3年内主持省部级课题1项、以第一或通讯作者发表SCI论文3篇或共同作者发表论文8篇	正高基准1.3，职称级差0.1	正高1.3 副高1.2 中级1.1 初级1.0
技术员B岗	硕士以上学历；3年内主持市局级课题1项、以第一或通讯作者发表SCI论文2篇或共同作者发表论文6篇	副高基准1.1，职称级差0.1	正高1.2 副高1.1 中级1.0
技术员C岗	硕士以上学历；三年内以共同作者发表论文4篇	中级基准0.8，职称级差0.1	正高1.0 副高0.9 中级0.8
技术员D岗	本科以上学历；以共同作者发表论文2篇	初级基准0.5，职称级差0.1	正高0.8 副高0.7 中级0.6

引文16　医院"特殊贡献、特殊津贴"奖励评选标准

三、评选标准

（一）基本要求

1．自觉遵守医院的各项规章制度，认真执行"双控双降"及申康倡导的"提高质量、改善服务、控制费用、便民利民"十六字方针，确保政令畅通。

2．具有较强的政治意识、大局意识和高尚的医德医风，发挥模范带头作用，科室内部团结协作。

3．具有较强的拼搏奉献精神和解决矛盾、克服困难的履职能力，并能针对学科发展现状不断开拓进取。

4．引领学科发展能力强，带领团队不断营造院有重点，科有特色，人有专长的学术氛围。

5．本年度个人考核评估为合格及以上。

6．无商业贿赂、一级医疗责任事故等一票否决现象。

（二）入选条件及奖励标准

A档　著名学科带头人（第1条必备，第2，3，4，5，6条具备2条）

1．科室行政正职，博士生导师。

2．享受国务院特殊津贴、专技二级专家、市级以上劳动模范（长期有效）。

3．国家临床重点专科主任、市级及以上临床医学中心主任、实验室主任、质控中心主任（任期内有效）。

4．国家级及上海市重点人才培养计划入选者（如杰青、百千万人才国家级人选、上海市领军人才、上海市优秀学科带头人等）（入选当年有效）。

5．国家一级学会专业委员会常委、国家二级学会（上海市）专业委员会副主委及以上（当选当年有效）。

6．以第一负责人获得上海医学奖及以上奖项，或是主持承担国家重大、重点项目（获批当年有效）。

B档　优秀学科带头人（第1条必备，第2，3，4条具备1条）

1．科室行政正职，博士生导师。

2．市级及以上人才培养计划入选者（如教育部新世纪优秀人才、市卫生系统"新百人"人才培养计划人选、浦江人才计划等）（入选当年有效）。

3．担任国家二级学会专科委员会专业组组长及以上职务（当选当年有效）。

4．作为主要负责人获得上海医学奖及以上奖项（三等奖排名第一，二等奖排名前二，一等奖排名前三）；或以第一负责人获得市局级及以上重大科研项目（入院经费大于1000万以上）或是重点学科建设项目（获批当年有效）。

C档 优秀医学专家（第1条必备，第2,3,4条具备2条）

1．科室行政正职或首席专家。

2．具有正高级职称，工作业绩突出且临床专业技能在全市有一定知名度。

3．具有一定社会影响力。

4．研究生导师。

D档 优秀学科骨干（具备以下3条）

1．科室中层干部。

2．研究生导师。

3．获得医院综合治疗多学科协作（MDT）支持，获得医院临床成果奖的第一完成人，以项目负责人身份获得国家课题或省部级重点课题、项目资助者。

（徐 倍 牛 颖 孙营营 唐 凯 邱怡君 周金花）

第九章

医院学科建设

第一节 学科建设布局

学科建设是医院全面协调可持续发展的基础和内在动力。通过促进医院学科发展，才能促使医院全面协调可持续发展。

本院学科本着"分层次"学科建设的原则，随着医院的发展状况在不同时期制定不同的建设计划，形成"分时期""分层次"的学科建设布局，现阐述如下：

一、"4"＋"4"＋"5"的学科布局

医院从2010年开始启动 "重中之重学科、重点学科、特色学科"3个层次的建设计划，以"全力支持重中之重学科，加强重点学科，扶植和发展特色学科"为原则制定学科建设规划，特制定了《上海市第十人民医院重点学科建设发展管理办法》及《上海市第十人民医院各级重点学科评估工作方案》。医院于2010年5月24日召开了重点学科申报会议，通过申报、评审和公告遴选出第一批重点学科梯队，形成了"4"＋"4"＋"5"的学科布局，详见表9-1。

表9-1 2010年上海市第十人民医院学科建设

入选学科类别	学科数量
重中之重学科	4
重点学科	4
特色学科	5

二、"4"＋"7"＋"31"的学科布局

随着医院的发展，为了形成医院优势病种，2012年重新启动了"重中之重学科、重点学科、特色专科（有门诊和病房工作量），特色专业（无门诊和病房工作量）"3个层次的建设计划。于2012年5月19日启动上海市第十人民医院重点学科中期评估及第二轮遴选会议，医院在对原有的重点学科评估的基础上，重新遴选新一批重点学科及特色专科/特色专业。通过申报、评审和公告遴选出第二批学科梯队，形成了"4"＋"7"＋"31"的学科布局，详见表9-2。

表9-2　2012年上海市第十人民医院重点学科及特色专科/专业建设

入选学科类别	学科数量
重中之重学科	4
重点学科	7
特色学科（A类）	17
特色学科（B类）	14

三、"4+2"＋"8+2"＋"23"的学科布局

根据医院的发展规划方向，为了进一步做好我院学科建设工作，于2013年11月23日举办了2013年度院重点学科（重中之重学科、重点学科）评估及遴选评审会，启动了2012年度各级重点学科及特色专科、特色专业进行中期考核工作，同时开展2013年度重点学科及特色专科、特色专业的遴选工作。通过申报、评审和公告遴选出新一轮学科梯队，即"4+2"＋"8+2"＋"23"的科学布局，详见表9-3。

表9-3　2013年上海市第十人民医院重点学科建设

入选学科类别	学科数量
重中之重学科	4
后备重之重点学科	2
重点学科	8
后备重点学科	2
特色专科/专业A类	10
特色专科/专业B类	8
特色专科/专业C类	5

四、2015年度

为顺应院"十三五"规划方向，2015年启动了新一轮"重中之重学科、重点学科、一般学科"三个层次的建设计划。为了扶持医院薄弱学科，制定了《上海市第十人民医院一般学科支撑办法》及《上海市第十人民医院B类攀登人才培养计划管理办法》并于2015年11月12日举行了一般学科及B类攀登人才遴选会议。通过申报、评审及公告，共遴选出14个一般扶持学科。同时于2015年度启动了新一轮重点学科评估及遴选会议，共遴选出18个重点学科。

第二节 学科建设评估

一、指导思想

切实加强我院的发展学科建设，提高投资效益，提高医院的医疗技术和学术水平，达到医院规划目标。通过发展学科建设，培养和造就一批高水平的学科带头人及骨干人才；在技术上加快创新，抓住疾病诊治关键技术，着力进行高起点的基础研究与转化医学应用研究，形成特色；合理配置资源，实现效益最大化，学科发展最优化，使医院的总体实力向上海市"三甲"医院先进行列迈进。

二、组织管理

我院的学科建设工作由院科研处负责组织和管理，包括制定建设方案，组织实施《上海市第十人民医院重点发展学科建设管理办法》、《上海市第十人民医院特色专科、特色专业建设管理办法》、《上海市第十人民医院一般学科支撑办法》，对我院的各级学科申报工作进行指导和监督等。

各申报部门根据《办法》，结合各学科实际，填写《上海市第十人民医院重点学科建设申请表》、《上海市第十人民医院学科评估自评表》、《上海市第十人民医院各级重点学科建设中期考核表》、《上海市第十人民医院特色专科/特色专业建设申请表》、《上海市第十人民医院特色专科、特色专业评估自评表》、《上海市第十人民医院一般学科建设申请表》、《上海市第十人民医院一般学科建设自评表》及《上海市第十人民医院一般学科建设中期考核表》，按规定及时向院科研处递交材料。

三、评估周期

每年评估1次。

四、实施步骤

（一）启动阶段

1．制定评估方案。

2．成立我院学科建设工作委员会。

（二）组织实施

1．申报：各临床、医技学科根据申报基本条件，结合本学科建设和发展规划、有关专业的现有水平及主攻方向、建设目标和有关建设的各个关键问题，组织专题研究，并在此基础上提出申请（已列入市级或更高级别各类重点学科的，不再申报）。

2．评审：由科研处负责对申报材料按申报基本条件进行全面审核，并组织同行专家进行论证、评估，提出意见。

3．认定：将申报材料会同专家意见，报党政联席会审议，根据"择优录选，兼顾布局，宁缺勿滥"的原则，经党政联席会批准后下发文件确定列入各级重点发展学科建设项目，同时与各重点建设学科签订合同，明确责任、义务，明确建设目标、进度和考核标准。

第三节　各级重点学科建设申报与评估

一、总则

（一）医院重点发展学科设立重中之重学科、重点学科、特色学科三个层次，建设原则为：全力支持重中之重学科，加强重点学科，扶持和发展特色学科；坚持以人为本，以学术梯队建设为核心，以临床新技术开展和科研项目带动高层次人才培养为突破口，进一步提高学科整体水平和人才培养质量，增加积累，增强发展后劲。

（二）设立学科每年评估一次，论绩排序；三年总评审一次，优胜劣汰，动态管理，实现年度排序，周期淘汰的评估机制。

（三）科教处（科研处）负责我院各级重点发展学科的评定、管理和考核工作。

二、组织机构

（一）以院长为组长的学科建设领导小组是医院学科建设的决策机构，负责审查学科建设规划，立项并决定经费支持额度，确保学科建设目标按期保质完成。

（二）在分管院长领导下，科研处组织协调学科建设规划的实施，对批准的学科建设项目进行日常管理，负责组织年度考核和评估验收的全过程管理，涉及其他职能处室的工作由相关职能部门分工负责。

（三）学科建设是医院行政一把手工程，各学科应充分认识到学科建设在医院工作中的重要地位，切实抓紧抓好。医院将在人、财、物方面对重点发展的学科给予倾斜政策。

（四）充分发挥学科带头人在学科建设中的重要作用。重点发展学科负责人全面负责本学科建设计划制订、实施、经费使用、年度自查、总结验收等项工作，对有关本学科建设的人、财、物等方面具有自主支配权并负有法律责任。学科带头人应将规划中的医、教、研指标分解，科室骨干分工协作，形成有竞争、有激励的机制，既完成规划指标，又培养后备人才。

三、申报与启动

（一）学科符合现代医学科学发展的总趋势，基本形成了符合目前国际国内发展特点的学科研究与发展方向，诊疗技术水平处于市内领先或先进水平。有较好的社会效益和经济效益，近三年内未发生过重大医疗事故。具备新技术引进和科学研究的基础及用于学科建设的较为先进和完备的硬件设施。

（二）各级重点学科带头人申报条件：年龄一般在55周岁以下，申报重中之重学科及重点学科者原则上应具备正高、博导资格；申报特色学科者原则上应具备正高、硕导资格；有良好的学术造诣和清晰的学科发展思路，近三年内主持过市部级（含）以上科研项目；身体健康，学风端正，有较强的创新能力、组织协调能力和多渠道筹集经费能力。

（三）各级重点学科申报条件：具有整体素质较好，年龄、知识、学历、职称等结构比较合理，技术水平呈三级阶梯结构的学科成员群体；学科成员应具有良好的团结协作精神。

1. 申报重中之重学科：①学科应具备明显的市临床优势亚学科2个；②人才结构合理；③近三年应主持过国家级科研项目，学科成员中博导不少于2人；④对于临床学科，床位数应≥60张，病床使用率应≥90%，必备诊疗技术项目开展情况良好，住院患者中疑难及危重症患者比例≥30%，并具有较强的医疗服务和医疗技术辐射能力；⑤精神文明优良。

2. 申报重点学科：①学科应具备明显的市内临床特色；②人才结构较合理；③学科近3年应主持过国家级科研项目，学科成员中博导不少于1人；④对于临床学科，床位数应≥45张；病床使用率应≥90%，必备诊疗技术项目开展情况良好，住院患者中疑难及危重症患者比例≥25%，并具有较强的医疗服务和医疗技术辐射能力；⑤精神文明优良。

3．申报特色学科：①学科应具备明显的院内临床特色；②人才结构基本合理；③学科近三年应主持过市部级或市部级以上科研项目，硕导至少1人，并具备硕士生招生、培养资格；④对于临床学科，床位数应≥30张，病床使用率应≥90%，必备诊疗技术项目开展情况良好，住院患者中疑难及危重症患者比例≥20%，并具有较强的医疗服务和医疗技术辐射能力；⑤精神文明优良。

（四）学科建设启动的程序：

1．重点发展学科的评审在医院学科建设领导小组直接组织下进行，科研处负责申报、评审的常规工作，学科带头人填报相应的学科建设申请表。

2．医院学科建设领导小组组织专家召开建设项目论证会，由学科带头人到会答辩。

3．医院学科建设领导小组和专家组根据答辩情况拟定年度支持项目和经费支持方案。

4．经费支持方案报党政联席会议批准，各学科按批准的额度制定实施内容和目标，经费到位后按期组织实施。

四、经费管理

（一）重点发展学科专项经费由财务处设专户，专款专用。

（二）经费使用范围：

1．必要的仪器设备购置或维修费、实验材料费。

2．购置、复印所需的图书资料的费用。

3．科室骨干人才培养、调研或参加有关学术活动的差旅费。

4．支付科学研究必需的测试、上机、加工、设计、誊写等费用。

5．邀请校外学者来校进行科研、学术活动的报酬与费用。

6．成果鉴定、评审、报奖、申请专利、参加技术市场活动等各种开支。

（三）经费的管理和审批：

1．经费的管理统一由财务处负责，设立专户，专款专用，不得挪作它用。

2．经费报销由学科负责人签字，科研处审核后，履行报销手续。单笔超过1万元者经分管院长审批、单笔超过5万元者经院长审批后，履行报销手续。

3．凡用建设经费购置仪器设备者，随时向设备处提出申请，经设备处会同科研处论证，报院设备管理领导小组批准后，即可购置。

4．凡用建设经费购置的图书资料由图书馆验收登记后，履行审批报销手续。图书资料归医院所有，置学科资料室使用。

五、检查与评估

（一）凡经批准的重点发展学科建设项目必须保证三年内建设进度和实现目标。医院对上述学科均有周期内基本的目标要求。具体如下：

1．重中之重学科：①新增市级临床优势亚学科1个；②医疗数量增长30%以上，质量优秀；③研究生比例大于50%；④获得外来纵向科研经费总额达到医院本周期投入建设总额的50%（以入院经费为准，横向科研经费以3∶1折算为纵向科研经费）；SCI论文（我院为第一署名单位）影响因子总和不低于60分；获得省部级二等或以上奖项1项（我院为第一完成单位）；⑤临床学科，病床使用率≥95%，必备诊疗技术项目开展情况良好，住院患者中疑难及危重症患者比例≥50%，具有较强的医疗服务和医疗技术辐射能力；⑥精神文明优秀。

2．重点学科：①新增市级临床特色技术1个；②医疗数量增长20%以上，质量优秀；③研究生比例大于50%；④获得外来纵向科研经费总额达到医院本周期投入建设总额的50%（以入院经费为准，横向科研经费以3∶1折算为纵向科研经费）；SCI论文（我院为第一署名单位）影响因子总和不低于30分；获得省部级三等或上海医学科技奖二等以上奖项1项（我院为第一完成单位）；⑤临床学科，病床使用率≥95%，必备诊疗技术项目开展情况良好，住院患者中疑难及危重症患者比例≥45%，具有较强的医疗服务和医疗技术辐射能力；⑥精神文明优秀。

3．特色学科：①新增院级临床特色技术1个；②医疗数量增长10%以上，质量优秀；③研究生比例大于40%；④获得外来纵向科研经费总额达到医院本周期投入建设总额的50%（以入院经费为准，横向科研经费以3∶1折算为纵向科研经费）；SCI论文（我院为第一署名单位）影响因子总和不低于15分；获得上海医学科技三等以上奖项1项（我院为第一完成单位）；⑤临床学科，病床使用率≥95%，必备诊疗技术项目开展情况良好，住院患者中疑难及危重症患者比例≥40%，具有较强的医疗服务和医疗技术辐射能力；⑥精神文明优秀。

（二）对建设进度和目标局部调整，须提前3个月报科研处备案；重大变更须由院学科建设领导小组批准。各重点发展学科带头人要切实负起责任，本着对医院负责的敬业精神，认真组织好项目实施工作，若在项目实施过程中出现重大问题和新情况，应及时汇报，以便尽快研究和解决问题，保证项目的顺利进行。

对无不可抗因素而拖延建设时间，致使项目的正常建设不能如期进行的，要追究学科带头人和有关人员的责任。

（三）凡列入医院重点发展学科建设规划中的学科，引入竞争机制。学科建设支持力度视学科基础、发展潜力和社会急需程度而定，并以建设绩效决定进一步支持的力度。

（四）医院对重点发展学科实行合格总评估和阶段评估制。重点发展学科每年评估1次，每三年进行一次学科建设总评估。

（五）各重点建设学科应于每年12月31日前向科研处报告年度建设计划执行情况报告，其中省、部级以上重点学科还应按相应主管部门的管理要求进行总结。科研处根据年度计划执行情况给出年度考核分，作为科教奖惩依据。

（六）总评估由院学科建设领导小组组织专家进行，依据学科建设规划、学科的自查报告、学科每年度提交建设落实情况和基金使用情况的书面报告，按指标体系对学科建设情况逐项打分，并在院内张榜公布。

（七）检查和评估的结果分A、B、C、D四个等级，凡D级即取消重点学科资格并追究学科带头人责任；凡连续两次被评为C级的，由院学科建设领导小组发出警告，并暂停拨款，促使其整改；连续两次评为B级或以上的学科，可自动进入下一轮重点发展学科。连续两年被评为A级的学科，医院推荐其进入市级或更高级别重点学科的遴选。

（王 平 于 靖 刘 蕊 杨 雪 张 鹏 袁 凤 刘晶晶）

第十章
医院科研管理

第一节　科研项目全过程管理

随着科学技术和社会的发展，科技在各产业中的地位稳步提高，医疗院所对科研工作也是日益关注。目前医疗院所的科研经费投入持续增加、资源分配与利用效率要求提高，这些趋势导致对科研项目管理要求不断增高，要求科研管理者要做到科学合理的对科研项目资源的分配、使用、产出进行管理。

科研项目管理是一个有完整生命周期的系统工程,科研项目生命周期表现为项目的申报、立项、项目启动、实施到项目验收结束。

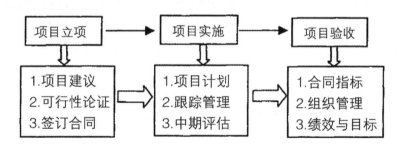

图10-1 科研项目管理流程图

项目管理是对过程的动态管理,在项目生命周期的不同阶段,工作的性质明显的不同,因而管理的重点也不同。在前期,科研管理者对项目立项前期的项目申请、可行性研究论证等进行管理,以提高项目申报的成功率。在项目启动后,管理者对项目实施跟踪管理,以保证项目按照立项时所设立的目标顺利实施。项目完成之后，对项目管理者来说，存在总结验收而须进行管理以揭示项目已经产生和潜在的收益。需要项目经理根据项目生命周期不同阶段的特点进行针对性的管理，适时地调整组织的配置。

一、科研项目立项管理

我院科研项目立项组织方式主要采用"自上而下与自下而上"相结合的组织方式。"自上而下"指科研管理人员按照已发布的项目计划指南组织符合条件的人员申报。"自下而上"的组织方式指由科研人员结合自身研究兴趣和优势，进行自主申报。这种组织方式有利于发挥科学家的创造性，但是可能会出现由互不相关课题组成的"拼盘"项目，形式上的综合可能满足了项目计划目标的要求，实际上难以达到项目计划的目标。因此，我院在实践中采取"自上而下与自下而上"相结合的组织方式以克服上述两种方式的弊端。

科研项目课题的创新性、可行性、实用性、合理性是项目能否立项的关键。因此，在科研项目申请立项过程中，我院科研管理部门会根据需要，组织同行专家对申请项目进行可行性论证，对项目的立论依据、研究目标、技术路线、研究方案、质量和成本控制方案等进行评议，防止项目目标不明确、方案不可行，把好选题关、论证关、申报关，确保研究价值较高、研究方向正确、研究把握大、能产出高质量研究成果的申请项目预选上报，使项目的申报立足于比较高的起点上，提高项目命中率。

项目申请书另一个重点是经费的合理预算，强调申报者的经费预算应该与成果形式相符，与项目的研究性质相符，与项目研究的持续时间相符。因此我院在申请阶段财务处就会评估经费预算是否合理，这样不仅提高了项目的中标率，而且保证项目研究的顺利进行减少了项目研究中出现的问题，为申报获准后项目实施过程的控制管理奠定良好的基础。

（一）上海市第十人民医院科研项目申报的流程

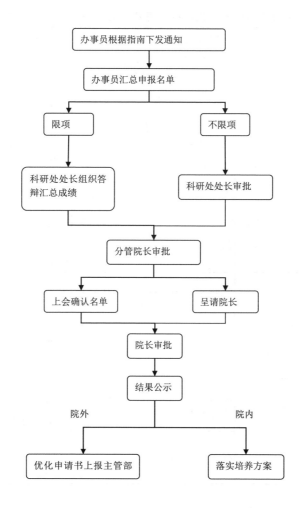

办事员根据指南下发通知

办事员汇总申报名单

限项　　　　不限项

科研处处长组织答辩汇总成绩　　　　科研处处长审批

分管院长审批

上会确认名单　　　　呈请院长

院长审批

结果公示

院外　　　　院内

优化申请书上报主管部　　　　落实培养方案

图10-2　上海市第十人民医院科研项目申报的流程

（二）科研项目申报环节的管理

申报阶段的管理质量直接关系到获得资助的数量和质量，在立项阶段需要做到以下几个方面：

1. 流程精细化：针对不同部门科研计划的资助类别，制定不同的工作流程。以下为上海市第十人民医院国家自然科学基金申报工作流程。

表10-1 上海市第十人民医院****年国家自然科学基金申报工作流程

时间节点	科研处工作	科室和申请人工作
****-10-下旬	召开本年度NSFC申报动员会，并下发各科室本年度NSFC申报指标	请各科室主任及拟申请本年度NSFC的人员积极参加
****-10-8	汇总各科室本年度NSFC拟申请人员名单	请各科室做好当年国自然的申报规划，提交本年度NSFC拟申请人员名单，开始准备申请书
****-11-8	受理第一稿申请书	提交第一稿申请书
****-11-08—****-12-31	请院外专家讲评	请各科室积极组织申请人员准备好申请书，参加专家讲评会
****-1-3	受理第二稿申请书，开始形式审查	提交第二稿申请书，做好形式审查的修改
****-01-03—****-2-22	请院外专家一对一讲评	按要求进一步修改、完善申请书
****-02-22—****-3-4	汇总全院申请书，完成形式审查和查重	按科研处要求修改标书形式审查不合格之处，并提交正式申报标书
****-3-5	标书报送同济大学	

2．严把申请书质量关

为了提高申请的中标率，采取多种形式提高申请书的质量，主要由管理部门提供标书撰写的要点、组织专家评审遴选优质标书、管理部门优化申请书等。以专家评审为主，上海市第十人民医院科研项目院内遴选评分表如下：

表10-2　上海市第十人民医院科研项目院内遴选评分表

评价指标		评分	备注
申请者基本情况及学术影响力（10分）	学术背景		
	承担完成各级科研项目和获得专利情况		
	发表论文、著作		
科学性（30分）	立题依据		
	科学意义		
	课题设计		
先进性（20分）	起点水平		
	学术思想		
	指标与方法		
	预期研究结果		
可行性（20分）	科研能力		
	工作基础		
	医学伦理		
	经费预算		
远期效益（20分）	推广应用		
	远期效益		
总　　分			

3．规范申请书格式

申请书格式是否规范也影响着标书的中标率，为此我们针对不同的科室采取不同的形式审查办法，下表为上海市第十人民医院国家自然科学基金形式审查明细表。

表10-3 上海市第十人民医院****年度国家自然科学基金项目形式审查明细表

1	已做超项检查。	☐
2	已做申请人资格审查（不是在读研究生）。	☐
3	申报青年基金项目没有超龄，并且未曾获得过青年基金或小额项目资助；对于符合申报年龄且未获得过青年基金资助的女性非高级职称申请人，若获得过面上项目资助，须已结题方可申报（非高级职称人员同期只能承担1项国家自然科学基金项目）。	☐
4	纸质文件与电子文件版本号一致。	☐
5	纸质文件使用A4纸双面复（打）印。	☐
6	申请书纸质文件一式1份（杰青一式3份，电子申请书不超过100M）。	☐
7	申请书为****年最新版。	☐
基本信息部分（简表）		
8	资助类别、亚类说明准确无误。	☐
9	面上项目研究期限为****年1月—****年12月，青年基金项目研究期限为****年1月—****年12月。	☐
10	申请人、项目组成员身份证号码、职称、年龄、学位等信息准确无误。	☐
11	经费预算严格按照《国家自然科学基金项目资助经费管理办法》或《国家杰出青年科学基金项目资助经费管理办法》进行，设备费、国际合作与交流经费、管理费、劳务费未超过规定的比例。经费决算表"备注（计算依据与说明）"已全部填写，且内容符合经费管理办法要求。 ◆ 协作费指外单位（不包括合作单位）协作承担自然科学基金项目部分研究试验工作的费用。协作费的支出列入"研究经费—协作费"预算科目，同时提交具有实质内容的协作合同，使用时由项目依托单位依据协作合同转拨。 ◆ 合作费指由两个或两个以上单位合作，共同承担自然科学基金项目研究工作的费用。经费决算表中无"合作费"预算科目，在编制项目经费预算时，合作费首先由各合作单位按照用途分别列入各支出预算科目中，再由牵头单位汇总。 ◆ 劳务费只能**用于直接参加项目研究的研究生、博士后人员的劳务费用，不能用于加班补贴、劳务补助、临时聘用人员的工资等**，比例不超过15%。 ◆ 管理费用于项目依托单位为组织和支持项目研究而支出的费用，比例统一按5%计。	☐
报告正文部分		
12	申请书按所报项目类别正文撰写提纲填写，无遗漏，内容规范、真实。	☐
13	立项依据参考文献书写规范、统一，**列出所有作者**、论著题目、期刊名或出版社名、年、卷（期）、起止页码等。	☐
14	年度研究计划时间与基本信息表研究期限一致。	☐

15	个人简历一栏中要详细提供申请者及项目组主要成员的工作简历和受教育情况、以往获基金资助情况、结题情况、发表相关论文情况。所列论文要求将已发表论文和待发表论文分别列出。对已发表论文，要求列出杂志名称、全部作者姓名、论文题目、发表的年份、期刊号、页码等，并按论著、论文摘要、会议论文等类别分别列出并统一格式。奖励情况已详细列出全部受奖人员、奖励名称等级、授奖年等。	□
16	正在承担的科研项目情况已按要求注明项目的名称和编号、经费来源、起止年月、负责的内容等。	□
17	申请者负责的前一个已结题国家自然科学基金项目（项目名称及批准号）完成情况、后续研究进展及与本申请项目的关系已进行详细说明，并另附该已结题项目研究工作总结摘要（限500字）和相关成果的详细目录。	□
18	如果购置了5万元以上固定资产及设备，已逐项说明与项目研究的直接相关性及必要性。	□
	签字和盖章页	
19	项目负责人**亲笔签字**	□
20	项目组成员**亲笔签字**	□
21	合作单位公章已盖（红章，合作单位指外单位项目组成员所在的法人单位，盖二级单位、附属医院、科技处公章无效），无合作单位者除外	□
	附件	
22	非高级职称且无博士学位，须有两位高级专业技术职务同行专家推荐信，推荐者亲笔签字，并注明单位、专业、职称	□
23	在职研究生申请项目，须单独提供导师同意其申请项目并由导师签字的函件，说明申请项目与其学位论文的关系，承担项目后的工作时间和条件保证等 注：具有高级职称的在职研究生，也必须提供导师同意函，否则不予受理	
24	有境外人员参加的项目：提供国际合作协议书或境外人员的知情同意书	
25	生命科学部、医学科学部对于涉及医学伦理学的研究项目，要求申请者在申请书中提供所在单位或上级主管单位伦理委员会的证明。对于如利用基因工程生物等开展的研究工作，要求写明其来源，如需要由其他实验室赠予，需提供对方同意赠予的证明。	□
26	博士后须提供书面承诺函（格式询科研秘书或科技处） 　首先：博士后向学校提供承诺，交给科技处留存 　然后：科技处开介绍信，博士后拿着介绍信、"学校给基金委的承诺"到校办盖章，将承诺附在申请书后	□
27	如有以上材料，建议原文件扫描至申请书中，并把原件也附在申请书后，基金委没有要求原件的可以附复印件或扫描件。	□

同济大学附属第十人民医院

申请人签字：

科主任签字：

科教处审核人签字：

日期：　　　年　　　月　　　日

二、科研项目过程管理

科研项目实施阶段主要是指科研项目立项后组织实施直至科研成果验收前这一阶段,该阶段是项目控制的核心。科研项目实施阶段管理包含两方面,一是对以科研过程为核心的各个阶段一般性的管理;二是对科研项目过程各要素(进度、质量、成本等要素)及其相互作用关系的管理。

(一)科研项目计划

科研项目计划及即项目任务书是项目组根据项目目标,对科研项目实施工作进行的各项活动做出周密的安排。然后报请上级主管审批之后并形成科研项目的基准计划。科研项目计划围绕项目目标,系统地确定项目的任务、安排任务进度、编制完成任务所需的资源预算等,从而保证研发项目能够在合理的工期内,用尽可能低的成本和尽可能高的质量完成。

科研项目计划在完成后,由于科研项目是探索未知的领域,具有很大的创造性和不确定性,影响科研项目实施的因素相对较多,还要在科研项目的执行期间,根据不断变化的情况做出调整,以保证计划的有效性和权威性。

(二)项目跟踪管理

项目跟踪管理的目标就是通过定期而又有效的监督和控制, 确定项目的实际进展和既定目标的差距,找出原因并提出解决问题的办法,从而保证计划目标的实现。我院科研项目跟踪控制管理主要是要求项目负责人向科研管理部门提供年度进展报告,并在此基础上对项目进行定期的检查和评议。提出书面报告,定期检查的时间因具体的项目而异。

1. 制定各级科研项目年度汇报和中期考核的指南（见表10-4）,自任务书下达之日就提醒负责人按照指南进行。

表10-4 各级科研项目年度汇报、中期考核指南

项目来源	亚类说明	执行年限	第一年	第二年	第三年	第四年	第五年
科技部课题863.973等	专项	4-5	财务决算（自经费下达之日起至年末不满3个月的，不编写当年度决算）	财务检查中期评估		财务审计结题验收	
国家自然基金	小额探索、主任基金	1	结题验收	/	/		
	青年	3	进展报告（isis在线填写）	进展报告或中期考核（isis在线填写）	结题验收（isis在线填写）		
	面上	4	进展报告（isis在线填写）	进展报告（isis在线填写）	中期考核（isis在线填写）	结题验收（isis在线填写）	
	重点	5	进展报告（isis在线填写）	进展报告（isis在线填写）	中期考核（isis在线填写）	进展报告（isis在线填写）	结题验收（isis在线填写）
教育部项目	博士点基金	3	/	/	结题验收		
卫生部	科技发展中心项目	按指南执行	/	/	/		
上海市科委	面上项目、中医药专项等	3	/	/	结题验收（在线填写）		
	人才计划（启明星、浦江人才、学带等）	3	/	/	结题验收（在线填写）		
	白玉兰人才基金	3	/	/	结题验收（在线填写）		
	重点项目	3	年度执行情况（在线填写）	中期考核（在线填写）	结题验收（在线填写）		
上海市卫生局	重点、面上、青年项目	3	年度执行情况	年度执行情况	结题验收		
同济大学	优秀青年人才计划	3	年度执行情况	结题验收			

2．严把科研经费使用关

根据国家和上海市经费管理办法制定《上海市第十人民医院科研经费使用管理办法》，并加强大额经费的合同管理和科研设备的必要性论证管理，具体见表10-5、6、7、8。

表10-5 上海市第十人民医院经费在2万元及以上科研合同流程图

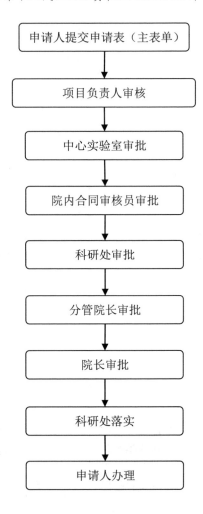

表10-6 科研合同申请流程

申请理由及预算：	申请理由及预算：	申请理由及预算：	申请理由及预算：
经费预算来源：	纵向课题经费 □ 医院经费 □	横向课题经费 □ 其他	
预算类别：	计划内 □	计划外 □	
经费来源的名称、类别、编号及是否有该项预算等情况：			
项目负责人审核： 签字： 年 月 日			
中心实验室意见（确认在院外购买试剂、技术服务的必要性）： 签字： 年 月 日			
院办合同审核员意见： 签字： 年 月 日			
科研处意见： 签字： 年 月 日			
分管院长意见： 签字： 年 月 日			
院长意见： 签字： 年 月 日			

注：1.本申请表适用于科研项目涉及在院外购买试剂等科研用材料，以及进行实验的技术服务、学术会议服务等合同的审批申请（按财务处规定，所需经费在2万元及以上者）；

2.签定合同时，请提供技术服务单位"三证"（企业营业执照、税务登记、机构代码）复印件。

表10-7 上海市第十人民医院科研设备申购流程图

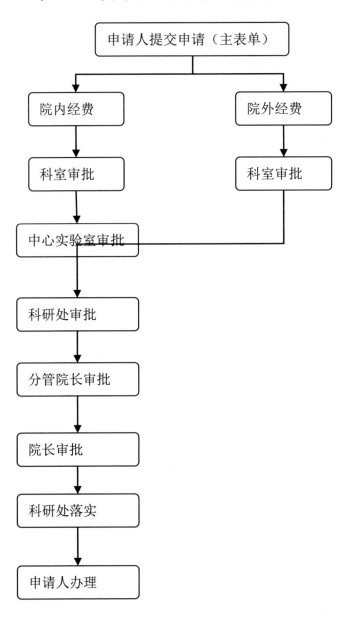

表10-8 上海市第十人民医院科研设备申购流程

申请学科		申请人	
购置预算来源：	纵向课题经费 □ 医院经费 □	横向课题经费 □ 其他	
预算类别：	计划内 □	计划外 □	
经费来源的名称、类别有及编号：			
设备名称、型号及数量：			
申购理由：			
科室意见： 科主任签字： 年 月 日			
中心实验室意见（如属于院内经费购买的设备，请评估设备购买的必要性）： 签字： 年 月 日			
科研处意见： 签字： 年 月 日			
分管院长审核意见： 签字： 年 月 日			
院长审核意见： 签字： 年 月 日			

科研项目初始选择是在项目实施之前对多个候选方案进行决策，而对于进展评估，由于项目已非初始状态，已按计划进行了一段时间，由于客观实际可能会与原计划有出入，可根据评估结果要求项目做出适当的调整或追加投资，对于实施效果和评估结果差的项目，则应中止。因此，我院科研管理部门在科研项目实施过程中采取自查和他查、阶段检查和定期检查相结合的方式，及时采取措施解决检查中发现的问题，协调各方的关系，以确保项目按计划、高质量地完成。

三、项目结题阶段的管理

（一）项目验收管理

项目验收管理的主要内容包括检查项目合同考核指标的达标情况、评估项目的组织与管理、确认和评价项目的研究成果。按照项目托管方的要求项目提交的验收文件包括项目合同、可行性研究报告、项目总结报告、重大成果简介鉴定报告、经费决算表。通常由项目委托方组织专家验收组进行验收。验收的主要内容是检查项目合同的完成情况，评价项目的绩效和组织管理工作，审计项目经费的使用情况，评估项目立项目标的科学性、合理性。

1．合同考核指标

检查项目合同考核指标的达标情况是项目验收管理的重要内容。验收工作的依据是立项合同中可测、可评、可比较的考核指标，由项目委托方在验收时进行考核。

2．项目的组织与管理

评估项目的组织与管理，主要包括审核项目经费使用合理性，分析科研项目所设课题，子课题的相关度，评价项目主管单位、项目负责人、课题负责人之间信息沟通的方式和有效性以及项目实施调控的手段和效果。

3．项目的绩效管理

项目验收管理的内容之三是对于项目获得的成果进行确认和评价。科研项目的绩效管理往往是通过验收委员会对科研项目的成果产出、学术创新、经济与社会价值、科研人员的培养等方面进行评价实现的。

（1）我院科研管理部门根据不同部门的项目制订不同的验收流程，下图为上海科委科研项目验收流程

表10-9　上海市科委科研项目验收流程

项目负责人按计划开展项目，按验收节点上网申请项目验收.

进入"上海科技"-"科研计划项目"-B35.1 和 B35.2-在线受理

科研计划项目　【上海市科研计划经费管理办法培训材料】

B05	科研计划项目年度执行情况报告
B07	国家重要科技项目上海市地方匹配资金项目申请
B17	国家科技重大专项地方配套资金申请
B25	在线征集2013年度软科学研究项目建议
B35.1	科研计划项目验收申请

事项内容　办事指南　在线受理　办事状态　结果公告　表格下载　网上咨询　监督投诉

| B35.2 | 科研计划项目验收证书 |
| B38 | 软科学研究博士生学位论文资助受理 |

上海市科研计划项目课题资助预算执行情况表

(2009版)

注:用户只需填写黄色部分

课题名称:				课题编号:			金额: 千元		
合同起始日期:				合同计划完成日期:			实际验收日期:		
项目	批准预算数			实际发生数			结余数		
	科委本次资助	其他资助	合计	科委本次资助	其他资助	合计	科委本次资助	其他资助	合计
1、劳务费									
(1)课题责任人(负责人)									
(2)课题高级研究人员									
(3)课题参与人员									
(4)引进人才									
2、设备费									
(1)购置									
(2)试制									
(3)现有仪器设备使用费									
(4)设备租用费									
3、业务费									
(1)材料费									
(2)燃料及动力费									
(3)测试化验与加工费									
(4)出版物/文献/信息传播/知识产权事务费									
其中:专业软件购买费									

预算编制人(打印、签名)		承 诺
		本表经财务部门会同课题负责人,在认真清理账目,核实
项目负责人(打印、签名)		拨款与支出数,正确计算课题实际成本的基础上完成的,保
		证本表各项内容真实、客观、并承担由此引起的相关责任。
财务负责人(打印、签名)		年 月 日 (财务部门盖章)

说明:

财务决算表应与预算表一致,具体数字需向财务处查询并盖章认可

双面打印验收申请、验收证书和预决算表,由科研处统一提交纸质材料。收到答辩通知后,如期汇报。按专家意见修改。再次正式提交验收报告。直至验收完成。

（2）成果登记管理

成果登记是医学科研成果管理工作的一项重要内容，它既是科技管理的一项基础性工作，又是制定有关政策、考核科技工作的重要依据，同时也是在一定范围内确定科研成果首创权和科研成果所有人合法权益的制度，因此我院科研管理部门指导每年结题的项目负责人进行成果登记，为申请科技奖励做准备。

◇ **科技成果登记程序**

·在国家科技成果网http://tech110.net/"软件下载"栏目下载"国家科技成果登记系统V7.0软件"

·安装。运行该系统，按照登记表上的填报要求输入数据，如实填报该表

·导出已输入的数据，生成单子文档

·打印登记表，注意在登记表的首页加盖成果单位完成公章

◇ **科技成果登记应提交的材料**

·科技成果登记表（2份）

·成果评价证明（复印件1份）

※应用技术成果：相关的评价证明（鉴定证书、验收报告、行业准入证明、新产品证书等）或知识产权证明（专利证书、职务品种权证书、软件登记证书等）

※基础理论成果：检索报告或其他评价证明（验收意见、论文、专著发表后被他人引用的证明，发明专利证书等）

※软科学研究成果：软科学成果评价证书或验收报告、应用证明等

（3）项目归档管理

根据《上海市第十人民医院科研项目档案管理办法》对十院的项目进行归档，归档材料如下：

表10-10 上海市第十人民医院归档材料

一、课题基本情况						
课题来源	国家自然科学基金		负责人	***	课题编号	*******
起止时间	2***.01.01-2***.12.31		经费（万元）	**	结题形式	验收完成
课题名称	免疫磁性微球用于卵巢癌靶向治疗和体内成像的探索性研究					
二、归档材料						
（一）立项材料	1.课题立项申请书》					
	2.《课题立项计划任务书》					
	3.《课题立项通知书》					
	4.《课题立项合同书》					
	5.其他					
（二）中期材料	1.《课题中期汇报报告（表）》					
	2.《课题年度汇报报告（表）》					
	3.其他					
（三）结题材料	1.《课题结题总结报告》					
	2.《课题验收申请表》					
	3.《课题验收证书》					
	4.已发表论文复印件					
	5.《实验动物合格证》和《实验动物实施合格证》					
	6.《医学查新结论报告》					
	7.《经费预算表》					
	8.其他1					
	9.其他2					
（四）成果材料	1.《成果登记证明》					
	2.《课题鉴定申请表》					
	3.《课题鉴定证书》					
	4.《成果奖励申请书》					
	5.《成果奖励证书》					
	6.《专利证书复印件》					
	7.其他1					
	8.其他2					

归档人：

归档时间：

除此以外，我院科研部门现对于在整个科研项目进展工作中有科研不端行为或项目逾期无法结题的科研工作人员已建立科研诚信档案，借以减少学术不端行为的发生，保证科研项目的顺利实行。

第二节　医学研究平台建设

一、研究所建设

（一）上海市骨肿瘤研究所

为了打造上海市重点学科，经过医院党政联席会讨论，从现有的学科中挑选临床实力雄厚、特色鲜明的骨与软组织肿瘤专病方向，向上海市卫生局（上海市卫计委）提交了《关于申报上海市附设性科研机构—上海市骨肿瘤研究所的请示》，上海市卫生局组织专家对我院成立上海市骨肿瘤研究所筹建工作进行论证，得到专家的一直同意，鉴于此上海市卫生局于2013年3月12日发文同意成立"上海市骨肿瘤研究所"。详见下图。

上海市第十人民医院文件

市十医院请〔2012〕21号　　　　　　签发人：秦环龙

关于申报上海市附设性医学科研机构
——"上海市骨肿瘤研究所"的请示

上海市卫生局：

　　骨与软组织肿瘤是严重危害人类健康及生命的疾病。上海市第十人民医院骨肿瘤科致力并长期从事恶性骨肿瘤的基础及转化医学研究，临床实力雄厚，特色鲜明，自2009年2月就建立了专科实验室，2011年5月获同济大学批准成立"同济大学骨肿瘤研究所"，是目前上海市唯一的骨肿瘤专业科研机构。三年多来该学科取得了较为突出的科研成绩：发表高水准SCI论文

20 余篇；获得包括国家"十二五"科技支撑项目、国家自然科学基金、上海市"千人计划"、上海市科委重点项目、上海"浦江人才"计划、美国国家卫生局 RO1 等项目资助多项。相关研究成果获中华医学科技奖一等奖，上海市科技进步奖二等奖，上海市医学科技一等奖等奖项。

为了进一步深入研究各类骨与软组织肿瘤的发病机理和新治疗手段，扩大研究规模和影响力，我们特向贵局提出申报上海市附设性医学科研机构—"上海市骨肿瘤研究所"的申请，期望该研究所的建设可推动我市骨肿瘤外科的发展，提高骨与软组织肿瘤诊疗水平，造福上海及华东地区的病患。

妥否，请批示！

附件：1. 上海市附设性医学科研机构建设申请报告；

2. 学术委员会建议名单；

3. 研究所场地规划

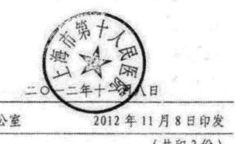

二〇一二年十一月八日

上海市骨肿瘤研究所筹建工作

专家论证意见

2013 年 2 月 28 日，由上海市卫生局科教处组织，于上海市第十人民医院举行了关于"上海市骨肿瘤研究所"筹建工作的专家论证会。委员会专家现场听取了上海市第十人民医院筹建"上海市骨肿瘤研究所"的工作汇报，审阅了相关文档，并进行了答辩。经专家委员会认真讨论，意见如下：

"上海市骨肿瘤研究所"依托承建单位是上海市第十人民医院和同济大学医学院，取得了上海市及部分国内的多位骨肿瘤专家的支持和指导，上海市第十人民医院骨肿瘤学科具有自己的临床特色和优势，具有一定的前期研究工作基础，科研团队实力较强，研究计划具有较高的科学意义和临床价值，科学研究项目的完成和预期成果将提高骨肿瘤的临床诊疗水平、改善患者预后，减轻医疗负担，具有较好的社会效益。

该研究所的建设旨在深入研究各类骨肿瘤的发病机理和新治疗手段；培养和吸引海内外优秀人才，形成专业化科研团队，希望成为以骨肿瘤转化研究为核心的先进专病科研机构；推动我国骨肿瘤外科学的发展，提高骨与软组织肿瘤诊疗水平，造福上海及全国的病人。研究所的建立符合《上海市附设性医学科研机构建设与管理办法》的宗旨和精神。经考察，目前研究所的专科实验室硬件设施、专职科研人员和管理运行等基本达到了《上海市附设性医学科研机构建设与管理办法》中的建设要求。

鉴于以上结论，专家委员会一致同意申报单位成立"上海市骨肿瘤研究所"。

专家委员会主席（签字）：

专家委员会委员（签字）：

2013 年 2 月 28 日

195

上海市卫生局文件

沪卫科教〔2013〕11号

关于同意成立
"上海市骨肿瘤研究所"的批复

上海市第十人民医院：

你院《关于申报成立上海市附设性医学科研机构－"上海市骨肿瘤研究所"的请示》（市十医院请〔2012〕21号）收悉。基于你院长期从事恶性骨肿瘤的基础及转化医学研究，科研团队实力较强，取得了较好的前期工作基础，并得到本市及国内同行的认可和支持，经相关领域专家论证，已具备成立"上海市骨肿瘤研究所"的条件。经研究，同意成立"上海市骨肿瘤研究所"，属你院附设性研究机构，人员和经费自筹解决。希望该研究所成立后，依托同济大学医学院，集国内外骨肿瘤专家之优势，充分体现上海水准、力求国内领先、国际先进，加强日常管理和科研协作攻关，加强中青年人才梯队培养，加强国内外科技合作与交流，保持并发展骨肿瘤优势项目，进一步深入研究各类骨与软组织肿瘤的发病机理和新治疗手段，扩大研究规模和影响力，开展多学科联合攻关项目申报、科技研发与先进适宜技术推广，力争出成果、出人才、出成效，造福患者。

附件：1. 关于申报成立上海市附设性医学科研机构－"上海
市骨肿瘤研究所"的请示 ．．
2. 上海市骨肿瘤研究所筹建工作专家论证意见 ．．

上海市卫生局
2013年3月12日

（二）同济大学医学研究所

2014年同济大学医学院启动了第二轮研究所、中心建设计划，并制定了《同济大学医学院研究所、临床中心实施条例》，条例如下：

1．申批程序

提交申请——形式审查——会议评审——学院批准。

2．入选条件

·学术带头人（所长或者主任）具备正高级职称；

具备成熟的研究团队，研究团队固定人员≥10人；

·研究团队成员中有两人或者以上入选省部级或者以上人才计划；

·可以有效地依托同方向的学科，并得到持续支撑；

·承担两项或者以上国家自然科学基金项目（面上或者青年基金项目）或者同等国家级项目；

·目前拥有科研项目经费≥200万元；

·存在固定的研究场地，面积≥100平方米；

·具备基本的研究设备，可以胜任未来研究所日常研究工作。

·依托部门每年提供5万元维持经费。

3．责任、权利和义务

·锐意进取、大胆创新，不断取得重要科学发现。

·积极承担大学和学院安排的研究生与本科生教学工作。

·重视培养团队成员，促进他们的全面发展。

·广泛开展国内外学术交流与合作。

·参加学院的其他各项活动。

·研究成果必须署名同济大学医学院。

·优先使用医学院资源。

·定期向医学院汇报工作。

·积极配合医学院的检查和监督工作。

4．考核条例

·每三年考核一次。重点考核学术贡献、人才培养、团队建设和学科推进情况。

·考核指标：三年建设期满之后，主持国家级项目≥5项；以医学院为第一单位、以第一作者或者通讯作者身份发表SCI论文≥10篇或者发表IF≥10分SCI论文≥2篇；主持省部级或者以上人才计划项目≥2项；团队研究能力达到医学院课题组平均水平以上；所在学科达到上海市相应学科平均水平以上。

5．退出机制

考评不合格直接退出（撤销研究所或者研究中心牌子）。

我院根据《同济大学医学院研究所、临床中心实施条例》，提交了10份申请，经过同济大学评审，我院共有6个研究所入选，详见下表。

序号	科室	研究所名称
1	心内科	上海市泛血管研究所
2	普外科	肠道疾病研究所
3	内分泌科	甲状腺疾病研究所
4	介入科	介入血管研究所
5	护理部	危重症护理学研究所
6	超声科	超声医学研究所

二、转化医学中心

转化医学研究作为连接基础医学与药物研发、临床医学之间的桥梁，已成为引领生命医学未来发展的主流。既是国际医学科学研究的潮流，也符合我国的医学长远发展战略。转化医学研究将缩短从实验室到临床的过程，把基础研究获得的研究成果快速转化为临床上的治疗新方法，从而更快速地推进临床医学的发展，最终使患者直接受益于科技。为了加速推进转化医学研究、力争在部分领域能领导国内外转化医学的潮流以及提高双方本身的临床研究与诊疗水平，同济大学与附属医院共建了转化医学研究中心，以临床需求为导向，以解决临床问题、研究成果的产业化、市场化为落脚点，有效地把基础医学研究、临床医学研究和研究成果的产业化交叉融合起来。

（一）转化医学中心主要的任务

建设一个符合生物医药产业发展的转化医学研究平台，配以先进的设备和良好的管理体制，连接基础医学研究和临床工作需求；建立良好的基础医学科学家团队和临床专家团队间的合作关系和有效地管理模式，开展联合攻关；吸引和培养有志于从事转化医学的高素质卫生人才，填补基础医学研究和临床工作间的鸿沟，加快和促进生物医药产业的发展；探索适合转化医学研究的的临床科研新途径。

（二）转化医学中心具体目标

通过双方优势学科的整合，形成转化医学研究的制高点；搭建研究和交流的国际化平台，与国外转化医学研究机构建立长期合作关系，使之成为国际知名的转化医学研究基地；实现科学研究与临床应用的链接，促进基础研究成果的有效转化，加快研究的产业化进程；形成高端转化医学研究人才的聚集地和培养基地；推进和支撑学科建设；推进和支撑重点实验室建设；推进和支撑领军人才培养和团队建设。

（三）转化医学中心构建的基本条件

1. 基础设施和仪器配备与维护

附属医院提供600平米一定面积的研究场地，并进行部分仪器设备的购置和必要的装修（符合实验室专业标准）。大学根据中心的需要协助配置部分大型仪器设备。平台仪器的维护由附属医院招聘专门的平台操作与管理的技术人员进行负责（按照平台使用与维护规则）。

2. 人才招聘

双方将首先向全球公开招聘，并按照同等条件从双方现有的PI中按首席研究员、特聘研究员、研究员招聘的标准遴选2-3名上岗。上岗除了需符合规定的基本条件外还需要满足以下两个条件：①大学或医院的主任医师、教授、研究员须与对方符合条件的专家结成"伙伴型"的研究队伍；②拟共同开展的转化医学项目研究方向须经过联合中心的学术委员会通过。其中由同济大学招聘的人员，编制将由同济大学提供；由医院招聘的人员，编制由医院提供。面向国际公开招聘的PI，可以直接进入转化医学联合研究中心，编制尊重本人意见，可以待定。

3. 资源共享

该平台对中心内部以及相关科研和医学研究人员开放（遵守中心制定的统一规则，收费管理）。

4. 组织管理

（1）医院和大学共同成立理事会设立理事长、共同理事长、副理事长和理事，建立学术委员会和管理委员会。

（2）主要职责

学术委员会主要职责：1）确定中心的研究方向和工作重点；2）制定中心的近期和中长期学术发展规划；3）论证和审查中心的重要研究项目；4）审核中心的年度工作总结。

管理委员会主要职责：1）在管理委员会主任和中心主任的领导下，管理中心的日常工作，组织实施年度工作计划；2）协调各研究室开展工作；3）处理其他日常事务。

首席研究员/中心主任主要职责：1）在理事会的领导下，主持研究室的日常工作，组织实施理事会的决议；2）履行与中心签订的合同；3）拟订研究室内部机构设置的方案及管理制度；4）拟定年度工作计划和财务预算并提交理事会审议；5）聘任或解聘研究人员；6）与PI共同组织课题和申请项目。

PI主要职责：1）决定课题组研究方向的确定、研究任务的分配、人员聘用和解聘、经费争取和使用、研究生培养、对外交流与合作；2）决定课题申请、论文发表、专利申请、承担横向课题、业绩津贴及奖金分配等。

（3）考核指标

考核指标包括转化医学研究工作的进展、转化项目研究发展潜力、与临床医生合作的紧密程度、发表的文章情况、专利以及国家项目、基金的经费申请情况。

【参考文献】
同济大学医学院-上海市##医院 转化医学研究中心协议书

三、中心实验室

公共实验研究平台或中心实验室是高校、医院进行科学研究的重要场所，是科研人员获取实验数据、进行学术交流重要基地，也是开展科技攻关和培养高层次医学人才的重要基地[1-2]。因此，建设一个适合医院未来发展方向的中心实验室、并对其进行高效能的管理，是全面提升综合性医院科研实力，助力医学转化的基石。

上海市第十人民医院中心实验室是我院科研及同济大学医学院研究生培养基地，是集科研、教学、技术咨询服务为一体的综合性实验室。自实验室成立以来已经有"973"项目、国家自然科学基金、上海市自然科学基金等多项课题利用中心实验室提供的条件完成或正在进行研究工作。可以说，中心实验室在医院科研发展中发挥了非常重要作用。在本小节中，我们将对中心实验室的管理模式、具体举措进行归纳、总结和提炼，为更好的支撑我院的科研发展提供思路。

（一）概况

中心实验室始建于1990年，于2009年进行扩建和改造，总建筑面积为

1420m², 分为基础实验楼及动物实验楼两部分。基础实验楼3层楼面700m², 分为常规实验区、水处理准备间、免疫组化室、核酸蛋白电泳室、精密仪器室、激光共聚焦室及细胞培养室; 动物实验楼3层楼面720m², 由上海市动物实验管理委员评审验收, 分为开放系统饲养区和屏障系统饲养区（SPF级别）, 设有大鼠、小鼠、豚鼠等小型动物饲养室, 以及家兔、狗、猪等大型动物饲养室。目前中心实验室科研设备近2000余万元, 下设分子生物学, 细胞生物学、实验动物学三个实验平台。拥有蔡司激光聚焦显微镜、GenomeLab CEQ/GeXP 系列遗传分析仪、ABI 7900HT荧光定量PCR仪、BD FACS CantoII流式细胞仪、莱卡荧光显微镜、AKTA蛋白纯化仪、BioTek多功能酶标仪、红外激光成像系统、核酸蛋白电泳设备、组织切片设备、超纯水制备装置、小动物成像仪、BD INFLUX流式分选仪等贵重仪器。

中心实验室拥有具有本科、硕士、博士学历的专业人才梯队, 其中教授、研究员2名, 中级科研人员2名, 高、中级技术人员2名, 初级技术人员2名, 管理人员2名, 专业领域涵盖药学、检验医学、分子生物学、细胞生物学、遗传学、病理学、实验动物学等多种基础和临床学科, 是中心实验室提供高效能管理服务, 专业技术支持, 以及完成科研项目的基础保障。

（二）中心实验室的建设

1. 组织管理模式

中心实验室隶属医院科研处管理, 由副院长、科研处处长、中心实验室主任组成中心实验室管理委员会, 承担人才引进、大型仪器设备、实验室基建改造等评估工作, 中心实验室主任负责常务工作, 采取相对集约化管理、开放式使用的模式, 集中优势的人力、物力、财力, 系统管理实验室公共及技术服务平台及人员, 为科研人员提供较好的科研条件, 创造优越的科研环境。遵循扶持科研、降低科研成本、提供便利管理及技术服务的原则, 我中心对申请准入的科研人员收取低额实验台面使用费, 降低了中心准入门槛, 并对准入科研人员开放绝大多数仪器设备以及功能平台的免费使用权限。对于操作要求严格的大型仪器设备, 则由专业技术人员操作仪器、并收取一定检测费用。再课题开展方面, 准入人员可通过选择独立完成、双方协作或全部交由中心操作等三种方式完成课题。

2. 实验室结构

中心实验室按照管理流程, 划分为公共服务和技术服务两大管理平台, 由专职人员负责管理, 权责明确, 管理效率提高（图10-11）。

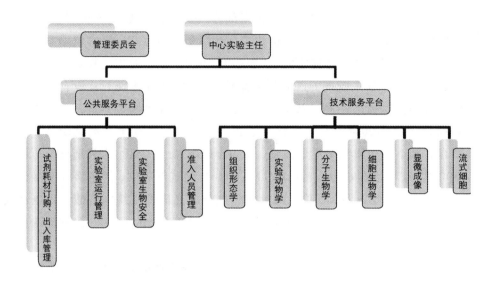

图10-11 中心实验室组织框架图

（1）公共服务平台：为中心实验室职能管理平台，包括实验室的运行管理、生物安全管理、试剂耗材订购及出入库管理、准入人员管理等流程。该平台工作人员负责维护中心实验室的正常运营。

（2）技术服务平台：根据实验技术功能，设立如下技术平台：①组织形态学平台：在组织、细胞及亚细胞水平提供组织形态学相关仪器设备使用，技术咨询、培训及实验操作等服务。②实验动物学平台：提供模式动物饲养繁殖，建立动物模型，相关动物实验技术咨询、培训及实验操作等服务。③分子生物学平台：在基因和蛋白质水平提供全方位分子生物学的实验设备及相关技术咨询、培训及实验操作等服务。④细胞生物学平台：提供体外原代及细胞系、细胞培养等的实验设备使用，技术咨询、培训及实验操作等服务。⑤显微成像平台：提供激光共聚焦仪器设备的使用及实验操作等服务。⑥流式细胞平台：提供流式细胞分析、分选技术服务以及相关知识培训。

3．中心实验室的管理举措

我们在申请人员递交实验室准入申请、准入培训、开展课题研究，到结题、递交准出申请的各个环节都制定了具体的管理办法。现对中心实验室的规章制度及管理流程分述如下：

（1）准入、准出及培训制度

1）准入申请

申请进入中心实验室开展课题的人员需登入"上海市第十人民医院"主网页，进入"中心实验室"栏目，点击下载《中心实验室科研平台使用申请登记表》及《中心实验室告知与承诺书》。填写表中的个人信息，如姓名、所在科室、E-mail、联系电话、主要研究方向等内容后，经导师或科主任签名确认后交至办公室工作人员处。

2）准入培训

中心实验室于每月月底通过飞信和微信群发消息，通知当月递交申请表的人员参加准入培训课程及考试。培训结束后，对申请人员进行培训效果考核，由中心实验室主任对考核结果进行复查，待审批通过后申请人员方可准入中心实验室。未通过考核的人员需参加下一轮培训课程，直至考核通过才能批准进入实验室。获批准入后统一办理门禁卡，分配实验台面、冰箱、液氮罐等公共空间。（培训课程共19学时，内容见表10-12）

表10-12　准入培训课程

培训项目	课程内容	课时	培训地点
公共服务平台	①《中心实验室安全管理流程》介绍	2学时	会议室
	②《中心实验室规章制度》介绍		
	③《实验室服务平台管理办法和操作流程》介绍		
细胞生物学平台	①细胞培养室使用规范	4学时	①-③细胞培养室 ④-⑤精密仪器室
	②细胞消化、传代、计数、铺板、复苏及冻存等技术操作培训		
	③相差显微镜、荧光倒置显微镜、细胞计数仪、多功能酶标仪使用讲解及实地操作		
	④流式细胞技术的原理、临床及科研应用		
	⑤细胞周期及凋亡的标记、上机检测及数据分析		

培训项目	课程内容	课时	培训地点
分子生物学平台	①组织抽提RNA、逆转录、荧光定量PCR、质粒载体构建等技术操作及数据分析培训 ②蛋白提取，Western blot、免疫共沉淀等技术操作及数据分析培训 ③普通PCR仪、荧光定量PCR仪、微量分光光度计以及红外激光扫描仪等仪器设备的实地操作培训	5学时	① 组化室 ② 实验室 ③ 精密仪器室
实验动物学平台	①动物实验室、动物手术室、屏障系统、IVC系统使用方法及规范 ②动物记录卡，动物尸体和医疗废弃物处理等使用方法及规范 ③大小鼠抓取、绑定、注射、灌胃、性别鉴定、编号等基本操作 ④小动物活体成像系统应用介绍，小动物窒息器、呼吸机和麻醉罐、手术显微镜的使用方法	3学时	8号楼 动物实验室
组织形态学平台	①免疫组化技术原理，实验流程，技术应用及注意事项 ②石蜡包埋仪，石蜡切片机及冰冻切片机等仪器介绍及操作	2学时	组化室
显微成像平台	①免疫荧光技术应用与注意事项 ②激光共聚焦的原理和使用操作流程	2学时	激光共聚焦室
培训考核	以上培训内容随机考核，以闭卷方式出题	1学时	会议室

3）准出申请

准入人员完成实验后可按以下流程办理准出手续：结清实验室季度账目→到管理准出入人员处领准出表格填写→清理实验台面、抽屉、柜子、冰箱、液氮罐、培养箱中的试剂耗材，以及实验动物→由各平台负责人确认完成清理工作后签字→如在实验期间发表文章的，应向中心实验室提交实验期间发表文章复印件或PDF文件→本人签字→导师签字→归还门禁卡→准出完成。

（2）实验室收费制度

为了更好的发挥中心实验室开放性公共平台的作用，既能为广大院内科研人员提供便捷的科研服务，又能保证中心实验室运行状况良好，我们根据中心实验室前期筹备及运行情况，结合医院关于科研经费管理的相关规定，实行实验室有偿使用收费制度。相关收费规定如下：

1）实验试剂、耗材费用：为实验室提供的各种试剂、耗材费用，价格以市场采购价为准。

2）实验室管理费：为实验室管理和常规仪器设备使用及维护费，按200元/人/月，未满一个月按10元/天计算。

3）仪器使用费：指大型或精密仪器的使用费。激光共聚焦显微镜，开机收取200元，后按150元/小时计算；流式分选细胞仪，开机收取200元，后按300元/小时计算；小动物成像系统：开机费100元，后按100元/小时计算。

4）检测费用：流式细胞分析仪，检测费15元/样，周期标记检测30元/样、凋亡标记检测40元/样；CEQ技术服务，DTCS测序反应及检测为70元/样；其他项目如片段分析，SNP，多重基因表达等实验需要课题组事先完成引物设计和反应，然后由仪器负责人进行上样，检测费为30元/样。

5）动物饲养费：大、小鼠5元/笼/天；家兔3元/只/天；猪、犬20元/只/天（节假日适当浮动）。

（3）实验室财务报账制度

每个季度中心实验室会为准入人员列出具体的收费清单，核算已支出经费，出具《中心实验室缴费单》。准入人员收到报账通知后应在规定时间内及时领取缴费单及经费支出详单，然后通过医院OA系统进行转账。从通知领取账单开始一个月内交回蓝色收缴凭证方为报账完毕。如未按规定时间及时报账，则不能继续开展任何实验及领料，并影响导师其他学生准入。同时，中心实验室会将学生在实验室的表现上交科教处，作为申请奖学金及各项奖励的参考指标。

（4）实验用品订购及领取制度

1）试剂耗材申领流程：

①常规试剂耗材的申领：中心实验室采购人员统一采购常规试剂耗材→试剂耗材入库，由采购人员和仓库入库人员共同确认→工作日学生填写领料申请单，出库人员定时发放申请领用的试剂耗材→录入人员电子登记当天领用的试剂耗材名称、数量及价格，最后在录入人员栏签字确认。

②有机试剂（甲醇、无水乙醇、氯仿）等的申领：学生提前填写《中心实验室有毒有害试剂申领单》→2名危险品仓库管理人员定时开启仓库，发放申领的有机试剂→录入人员电子登记有机试剂的名称、数量及价格，最后在录入人员栏签字确认。

2）实验动物订购的流程：动物订购：学生提前填写《动物实验申请表》→交于动物中心管理人员，管理人员每周一下午三点电话提供动物的公司进行订购。

（5）实验室值班、备班制度

中心实验室开放时间是周一至周五8:00—22:30，周六、周日及节假日9:00-22:30。在开放期间实行工作人员和准入学生交替值班、备班制度。

1）工作人员备班制度

中心实验室工作人员轮值备班，每次备班时间从周一至周日，期间保持24小时手机开机。日常工作期间（周一至周五8:00—17:00），备班人员定时巡视实验室并做记录，保障实验室的门禁安全，及时报修仪器设备、基础设施等故障，巡查并处理实验室违规现象，并在每天下班时和当周值班学生做好交接工作，保证液氮房钥匙、仪器密钥及使用登记本能及时到位、动物实验室在下班期间能正常使用。周六、周日及节假日期间，需及时处理值班学生反映的各种问题，保证实验室正常运行。

2）工作人员值班制度

工作人员轮值值班时间为周一至周五下班后17:00—20:00，值班期间需定时巡视实验室并做记录，确保门禁系统安全，报修故障设备，保证实验室正常运行，并及时处理或向上级汇报实验室异常情况。在值班结束后与当晚值班学生巡查动物实验室，并锁闭动物实验室及西侧大门。

3）学生值班制度

为保证实验室正常运行，中心实验室安排准入学生在工作人员下班期间承担值班工作。学生值班时间为周一至周五20:00—22:00，周六、周日及节假日9:00-22:00。值班期间，需保证仪器设备正常运转，水、电、消防及门禁安全，如有异常及时联系当天备班工作人员。

4. 总结

中心实验室在管理上存在明显的难题，突出的问题有实验室难以实现全天24小时的开放，使用人员难以合理安排自己的实验，往往受制于实验室管理人员的工作时间；管理上难以做到充分授权，对使用者的自动化监控手段不足，发生问题后难以有效追责。针对上述问题，中心实验室拟建立信息化管理体系修补管理漏洞：

（1）网上预约系统：该系统及时公布实验项目、指导教师、人数要求、开放时间、实验室、仪器设备和实验耗材等信息，准入人员根据自己的实验需要预约实验。

（2）身份识别系统：通过医院饭卡门禁识别系统，系统记录准入人员进出实验室的信息，以适应安全管理的要求。

（3）监控系统：监控各实验技术平台、大型精密设备的使用及运转，及时传输设备故障报警。例如，标本库某台超低温冰箱报警信号的发送。

（4）申领系统：通过院内局域网，由准入人员向中心实验室提出申领耗材试剂等请求，中心实验室根据库存情况及时调拨、处理。

（5）实验设备管理系统：准入人员通过门禁卡开启和关闭所需实验设备，使用时间和人员被系统记录在案；准入人员还能利用该系统查询仪器设备的使用说明书以及各项管理制度，实验室管理人员也可以随时查询设备的账目以及实验设备的使用、耗损及完好率情况，为设备的更新和调度提供可靠依据。

【参考文献】

[1] 胡子有，张兰兰，颜晓慧等.公共实验研究平台的管理探讨.实验科学与技术，2013，11(3)：145-146.

[2] 罗林枝，徐苓，姜英姿等.北京协和医院中心实验室建立及意义探讨.中华医学科研管理杂志，2006，19(3)：151-152.

四、样本库

（一）意义

随着现代医学的发展,转化医学的地位越来越重要。生物样本库的建立能有效地为研究转化医学、探究疾病发生、发展及机制提供具体研究对象，尤其是罕见样本和重大疾病样本的收集，能进行有针对性的研发，对了解疾病的发生和发展规律，促进疾病的预测、预防、诊断及干预有重要作用，因此生物样本库已经成为转化医学体系的重要基础平台，成为转化医学的支撑和源泉。

（二）场地与设施

我院生物样本库正在筹建当中，样本库主要划分为四大区域:储存区,样本接收及前处理区、实验区以及办公区。

储存区的主要职能是样本的保存。包括冰箱储存区及液氮储存区，冰箱储存区计划放置15台—80℃超低温冰箱，每台冰箱可以放置500个2寸冻存盒，共可储存60万个样本；液氮储存区放置中型液氮存储罐8台，每台可容纳48个冻存盒，共可存放3.8万个样本,可满足全院5年的样本存储需求。

样本接收及前处理区的主要职能是样本的接收,处理,分装以及信息的录入。

其主要设备包括：病理取材台、组织破碎机、组织脱水机、石蜡包埋机、切片机以及样本信息管理系统等。

实验区的主要职能是样本的质控及相关的各种分子实验。其主要设备包括：制冰机、纯水系统、冷藏冰箱、PCR仪、生物安全柜、全自动核酸提取仪、全自动核酸分析系统、电泳仪、凝胶成像仪、冷冻高速离心机以及其他设备。

办公区可满足3—5名样本库工作人员办公。

（三）人员配备

1、样本库主管1名

（1）负责现有样本库的日常运行和管理。

（2）推进医院生物样本库后续建设和发展。

（3）负责协调工作，共同建立和完善全院性样本库数据系统。

（4）样本库信息系统的维护与管理，保障样本数据的安全与稳定。

2．样本库技术人员2名

（1）负责样本采集及出入库管理。

（2）样本库日常维护和事务管理。

（3）样本的测试分析和质量控制。

（4）样本数据的录入与处理，以及数据安全维护。

（四）操作规程与技术规范

1．工作流程

样本库工作流程如图10-1所示，图10-1显示了从样本采集前的科学审查、伦理审查到样本的采集处理、储存，再到最后的样本应用这一整套操作的流程以及数据、信息的管理和流向。

2．技术规范

（1）样本的采集、处理和存储

1）根据不同的标本类型和使用目的，选择最适的条件对临床样本进行采集、处理和保存，并配有系统的资料和可靠的数据。

2）为保护样本提供者的隐私，使用以条形码代替身份的方式保存。

3）使用生物样本库信息管理系统进行分类管理，通过管理系统设置安全保密措施并设定相对应的访问权限。

4）建立完整的质量管理体系，设立质控点对样本进行质控，尽量避免可能出现的人为误差，所有数据应录入信息管理系统并随时备份，并能及时发现不符合规范的录入纪录。

5）在病理医生指导下进行组织标本的采集，并配有系统的临床资料，包括患者的治疗过程和随访资料。

6）建设标准化的储存环境，根据不同的样本类型、储存的时间及对生物活性物质保存的要求选择不同的温度（4、-20、-80、或-196 ℃）。这些储存设备的需要温度监控和记录。

7）建立生物样本使用的原则并严格执行，应考虑样本储存数量与空间的关系，设立样本备份方案。

8）尽可能在最短的时间内完成将样本的采集（应该保证30分钟完成，不适当的处理时间将直接影响和干扰研究的结果。

（2）质量保证和质量控制：

1）建立生物样本库的质量标准和评估标准（QA/QC）。

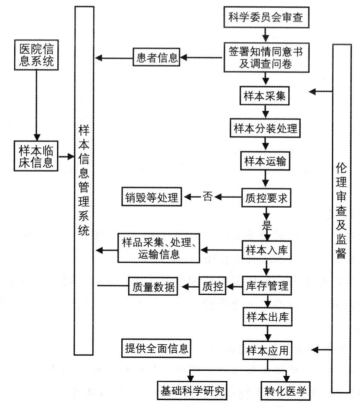

图10-13 生物样本库工作流程

2）临床资料的收集和管理

①尽量收集和保存所有与生物样本相关的临床和流行病学资料，包括研究所必需的数据。

②尊重患者的隐私，保护患者提供的生物样本和相关的临床资料，将生物样本和相关的临床资料统一起来，按照法律、法规和相关规定合理使用生物样本和临床资料。

3）质量保证和质量控制

①建立生物样本库的质量标准和评估标准（QA/QC）。

②工作人员受到相应的培训并通过考核。

③制定SOPs并发放到每个工作人员，SOPs必须条理清晰、详细并具有可操作性。对SOPs的执行中发现的问题应及时进行修正。

④建立安全系统，包括设备监控和报警系统和应急措施，特别要保障关键设备停电时还能正常运行。

4）生物安全

①确保生物标本的安全性，特别是具有潜在传染性疾病的样本。样本处理和存储区域，至少应按生物安全二级标准执行。

②做好实验室人员的免疫接种工作，特别要重视预防肝炎等危害严重的疾病。

③建立生物安全保障制度并备有相应的培训课程，注重对所有人员进行生物安全意识培训。

④及时发现和评估生物安全风险，随时监测分析生物安全隐患并采取相应的防护措施。

5）知情同意

①生物样本在采集前必须签订知情同意书，其模板应与所采集的生物标本相吻合，并要保证生物样本的合法使用；

②制定生物样本和资料档案保留期限的法规，临床生物样本由于质量问题或资料丢失保留或应用价值时可处理掉，但处理必须根据统一的规程进行，不得擅自挪作他用；

6）生物样本和相关数据的使用

①制定明确的生物样本使用指导原则，包括临床数据的使用，应符合伦理和相关规定，同时应考虑利用生物样本开展科学研究的特殊性；

②确保课题研究这能及时、公正、合理的使用生物样本和相关的临床资料，

样本的使用按下列程序进行：

A、研究计划的科学性评价，研究者签署有关生物样本和相关资料的保密资料；样本转运协议；研究者或课题组的科学纪录；研究符合伦理和法规；能够支付所使用生物样本的费用。

B、应对使用生物样本和资料与预期研究结果的相关性进行评价。对于样本使用不当或过量使用的问题也应考虑，通过协调解决。

C、使用生物样本支付成本费用是合理的。

D、采集和存贮的生物样本以保障开展科学研究为目的，为促进生物医学水平的提高为目标。伦理委员会应当对拟开展的研究项目进行评估。

7）知识产权

按照研究目的，从生物标本库中获得所需要样本和资料，在文章发表、专利和成果奖励申请时应注明。

五、GCP

（一）概述

GCP是英语"Good Clinical Practice"的缩写，我国现行的正式译法为"药物临床

试验质量管理规范"。它是国家食品药品监督管理部门对临床试验所做的标准化、规范化的管理规定。我国对GCP的管理实施准入与复核相结合，对于开展药物药物临床试验的医疗机构进行认证，并进行周期3年的复核认证，对于开展临床试验的机构要求必须进行贯彻执行GCP。

（二）GCP在我国实施的情况

我国于1995年起草了"药物临床试验质量管理规范"，1998年3月卫生部颁发了"药物临床试验质量管理规范"。国家食品药品监督管理局组建后，对"药物临床试验质量管理规范"进行了修订，于1999年9月正式发布并实施我国"药物临床试验质量管理规范"，并发文要求以注册为目的的临床试验分实施"药物临床试验质量管理规范"。我国于2001年颁布的《中华人民共和国药品管理法》第30条规定，临床试验机构必须分别执行药物临床试验质量管理规范。至此，在药物临床试验中实施GCP正式成为我国的法规要求。2007年我国实施的《药品注册管理办法》第30条规定，药物的临床试验（包括生物等效性试验），必须经过国家食品药品监督管理局批准，且必须执行《药物临床试验质量管理规范》。

2003年6月国家食品药品监督管理局会同卫生部对GCP进行了重新修订后实施，这是目前国内遵照实施的GCP版本。2015年2月国家食品药品监督管理局颁布了关于征求《药物临床试验质量管理规范》修订稿意见的通知，拟对2003年颁布的GCP进行全面修订。国家2004年2月国家食品药品监督管理局会同卫生部颁布了《药物临床试验机构认定办法（试行）》，并于同年4月开始履行对药物试验的医疗机构的这个认证。2009年5月国家食品药品监督管理局关于开展药物临床试验机构资格认定复核检查工作的通知，同年11月发布物临床试验机构资格认定复核检查标准。

（三）实施GCP的意义

药物临床试验质量管理规范是临床试验全过程的标准规定，包括方案设计、组织实施、监查、稽查、记录、分析总结和报告。实施GCP可以有效保护受试者的安全、健康和权益，亦可确保临床试验结果的准确性和可靠性。促进我国临床试验的水平提升，有利于国内研发的试验药物走向国际市场。

（四）药物临床试验机构资格的取得

我国对于药物临床试验机构资格采取准入制，任何一家希望取得药物临床试验机构的医疗机构，必须向国家食品药品监督管理局提出申请，经现场检查验收，获得国家食品药品监督管理局公告并取得药物临床试验机构资格认定证书后，才正式取得了药物临床试验机构的资格，可以开展新药的Ⅰ期或Ⅱ、Ⅲ期临床试验。

从申请到资格的获得，有方方面面的工作需要准备，为有利于开展各项工作，扎实的做好准备，新申请资格认证的医疗机构，首先应根据《药物临床试验机构资格认定办法（试行）》的要求，成立药物临床试验机构，下设机构办公室，配备专职人员，以确保各项工作的有效开展。机构办公室在资格申请阶段，主要职能完成各项申请及现场检查的准备工作，医疗机构一旦取得药物临床试验机构的认证，其职能转变为药物临床试验运行的管理部门。

临床试验机构资格认定程序如下：

1. 申请

申请资格认定的医疗机构根据所具备的药物临床试验的技术要求及设施条件及专业特长，提交相应的药物临床试验机构及专业的资格认定申请，应填写《药物临床试验机构资格认定申请表》，并报送其他要求的书面文件及电子资料作为初次申请的医疗机构，按《药物临床试验机构资格认定办法（试行）》【附录

1】的要求，设置机构办公室及申报有关专业。按《药物临床试验机构资格认定申请表》准备好文字材料，材料的具体要求应符合《药物临床试验机构资格认定办法（试行）》，机构和申报专业组织好GCP文件（制度、规范和SOP）的撰写和学习。人员配备满足要求，场地和设施应满足开展临床试验的基本需要（具体见附件）。申请认定的专业必须与医疗机构执业许可证的诊疗科目一致，自2015年以来，增加了一项要求，申请资格认定的专业必须近三年按照GCP要求开展过上市后药品的临床研究，应在申报材料中予以说明。

2. 初审

首先，申请人所在地省级卫生厅（局）对申报资料先进行初审，上海市由上海市卫生监督所受理申请。初审的内容包括：医疗机构执业许可、医疗机构概况、专业科室和卫生技术人员及其他相关技术能力与设施情况、医疗中受试者受到损害事件的防范和处理预案等。经初审通过的符合条件的医疗机构，再向省、自治区、直辖市食品药品监督管理局进行申报，省、自治区、直辖市食品药品监督管理局对申报材料进行审查，内容包括：医疗机构概况、药物临床试验组织管理机构设置与负责人情况、申请资格认定的专业科室及人员情况、申请资格认定的专业科室年均门诊诊疗人次和入出院人次，药物临床试验管理制度和标准操作规程的制定情况、研究人员参加药物临床试验技术和相关法规的培训情况、机构主要仪器设备情况等。对经审核符合要求的资格认定申报资料，再向报国家食品药品监督管理局申报。申报材料要求纸质版材料和电子版材料同时申报，一式两份。

3. 受理

国家食品药品监督管理局对申报资料进行受理审查，做出是否受理的决定，并书面通知申请机构。

4. 现场检查

对申报资料受理审查符合要求的，国家食品药品监督管理局转其药品认证管理中心，由后者组织检查组对申请机构进行现场检查，检查组一般由3—5名监督管理人员和专家组成，在现场检查过程中，被检查机构应配合检查组工作，保证所提供的资料真实，并指派一名人员协助检查组工作，检查人员应严格按照现场检查程序和《药物临床试验机构资格认定标准》进行现场检查，对检查中发现的问题如实记录，必要时应予以取证，现场检查结束时，检查组应进行评定汇总，做出现场检查综合评定意见。

现场检查之前，应和检查组成员充分沟通，明确检查汇报的流程，检查专业的先后次序，同时将汇报PPT材料打印成册，递交给检查人员，对于有更新的材料应予以说明。

5．审核

现场检查结束后，国家食品药品监督管理局药品认证管理中心将检查结果录入药物临床试验资格认定数据库，对现场检查情况进行综合分析评定，提出资格认定的检查意见，报国家食品药品监督管理局，国家食品药品监督管理局会同卫生部对资格认定的检查意见进行审核，并将审核结果书面通知被检查机构及其所在地省级食品药品监督管理局和卫生厅（局），对资格认定检查确实需要整改的医疗机构，国家食品药品监督管理局发出限期整改通知书，在规定限期内完成整改的医疗机构，可向国家食品药品监督管理局提交整改报告，整改符合要求的，由国家食品药品监督管理局药品认证管理中心组织检查组再次进行现场检查。

6．公告

国家食品药品监督管理局对通过资格认定的医疗机构颁发证书，并在其网站（www.cfda.gov.cn）上予以公告。

（五）国家对临床试验机构的监督管理

药品监督管理部门对已获得资格的药物临床试验机构将实施动态管理，优胜劣汰，具体监督措施包括：

1．定期报告

获得资格认定的医疗机构须于每年三月底前向国家食品药品监督管理局和卫生部报送上年度承担药物临床试验的情况。

2．监督检查

国家食品药品监督管理局和卫生部根据各自职责对通过资格认定的医疗机构进行随机检查，有因检查以及专项检查，省、自治区、直辖市食品药品监督管理局和卫生厅（局）根据各自的职责对本行政区域内获得资格认定的医疗机构进行日常监督检查。

3．定期复核检查

国家食品药品监督管理局会同卫计委对已取得药物临床试验机构资格的医疗机构每3年进行一次资格复核检查，对复核检查不合格的医疗机构，取消其药物临床试验机构的资格并予以公告。定期复核检查是国家对药物临床试验机构的监督管理的主要形式，CFDA于2009年5月关于开展药物临床试验机构资格认定复核检查工作的通知，2009年11月发布药物临床试验机构资格认定复核检查标准请【附录2】。

复核的流程与认证类似，唯一不同点是复核认证申请是网上、网下同时进行，具体可参见复核申报网站：http://fuhe.chinagcp.org/。

复核检查不同于认证检查，复核是在认证的基础上，主要是依托临床试验项目对医疗机构进行全面检查，检查医疗机构是否按照GCP的要求规范科学地开展药物临床试验的情况，医疗机构GCP工作的开展是否规范，更重要的是检查通过3年的临床试验实践，医疗机构的GCP工作是否有进步和提高。目前趋势对于获得资格认定后，3年内未开展临床试验的专业，将直接取消其资质。

4. 国家食品药品监督管理局和省级食品药品监督管理局在监督检查中发现药物临床试验机构未按规定实施GCP，将依据《药品管理法》及《药品管理法实施条例》等对其进行处理，对严重违反GCP的，通告卫生部并取消其药物临床试验机构资格，同时予以公告，自公告之日起，3年内不受理其资格认定的申请，对取消药物临床试验资格的医疗机构或专业，自公告之日起，停止该医疗机构后专业所承担的所有临床试验。

（六）药物临床试验流日常运行管理

1. 试验任务的接受

药物试验任务的接受是试验的入口关，是保证试验质量和过程规范的第一步。

（1）药物临床试验项目应由专业申请，机构办公室批准后才可承接。

（2）实施准入审查制度，确保拟进行的试验项目符合相关法规的要求。

审查要点

①是否具有CFDA同意进行试验的批件。

②申办者/合同研究组织的资质是否合格及其证明文件。

③试验药物临床前的相关资料是否齐全。

④试验方案是否可行。

⑤拟承担试验任务的专业科室情况评估。

做到对诸如资料不全、申办者操作不规范、专业在研项目数过多和研究价值不大的项目坚决不予接受。

（3）审查通过后的项目报机构主任审批后在办公室登记备案。

2. 临床专业科室和研究者的确定

试验项目接受后，由机构办公室与相关科室专业负责人协调，确定项目主要研究者和联系人。

（1）机构办公室应审查专业负责人指定的研究者资质。

（2）主要研究者应提供研究团队的人员组成名单、分工及签名样，并在机构办公室备案。

3．试验协议的签订

临床试验实施前，机构主任和试验承担专业负责人应共同与申办者签订项目实施合同，合同经双方签字并加盖机构专用章后生效，协议合同应注意以下内容：

（1）合同内容应包括项目名称、试验目的、试验周期、试验例数、试验经费、损害赔偿、付款方式、试验结构提交日期等。

（2）合同至少四份，分别由机构办公室和申办方各保留两份。

（3）各临床试验专业不得单方面与申办者签署合同，未经药物临床试验机构审核的合同应视为无效合同产生的后果由申办者自行负责。

4．试验启动前的研究人员培训

申办者应协助临床试验主要研究者组织临床试验的所有研究人员进行培训，培训内容应包括以下方面：

（1）现行GCP及相关法规知识和临床试验运行管理制度培训。

（2）试验方案、标准操作规程、岗位职责、CRF填写及其他与该项临床试验相关的特殊技能后技术培训。

（3）采取必要措施以了解培训效果是否达到能保护受试者权益和保证试验质量的效果。

（4）对培训参加人员、培训内容及考察进行书面记录，交机构办公室存档。

5．试验开始

申办者按试验方案规定的数量和包装的试验药物及检验合格报告、伦理委员会批件、研究者手册、试验方案和CRF等文件交送药物临床试验机构，试验即可正式开展，但必须准备好以下工作：

（1）试验药物的移送和接受需双方清点核对数量、批次、效期等并做好记录，核对无误后双方签名确认，交机构或专业科室药库存放。

（2）双方清点核对送交的临床试验相关资料的数量并做好记录，查对试验药物检验合格报告上的药物批号与拟进行临床试验的药物生产批号是否一致，核对无误后双方签名确认。

（3）申办者派出监察员或CRC，提交履历及资质证明和签名样，交机构办公室存档备查。

6．试验过程的检查与反馈

试验过程中，主要研究者应及时掌握临床试验进度和进展情况（包括与协作单位的联系），及时审查试验记录，指导解决试验中发生的各种问题，自觉接受申办者监察员和内部质量检查员的检查，发现问题或不合格项，及时整改。

（1）试验药物应实行专人，专柜、转账管理。主要研究者应指定一名研究协助人员作为药品保管员，根据试验进展的需要一次或分次按试验药物编码序号从机构领取药物，按照临床试验方案所规定的方式储存、发放和回收，并做好记录，确保药物储存完好、发放正确、账目清晰；特殊种类药物（毒、麻醉、限、剧、精神类药物）的保管和使用应符合国家相关规定。

（2）研究者应样按照试验方案及各项标准操作规程要求开展试验，保证试验记录及时、真实、准确、完整。试验过程中受试者如发生严重不良事件，研究者除采取必要的处置措施外，应立即报告项目负责人和机构，由机构办公室按规定上报伦理委员会、申办者、其他研究单位和药品监督管理部门。

（3）试验中受试者接受的与试验相关的检查均应免费，门诊受试者试验相关检查凭可以研究者开具的检验申请和加盖机构专用章的《药物临床试验检查凭证（门诊）》进行免费检查，住院受试者试验相关检查可按普通患者流程进行检查，出院结账时凭《药物临床试验检查凭证（住院）》和财务冲负单位进行减免冲账，以确保受试者免费进行相关检查。

（4）试验进展检查与反馈，申办者派出的监查员应根据试验需要不定期监查试验的进展情况，研究者应积极协助配合，并按监查员意见及时改进，监查结果应有书面记录，每次监查后应向机构办公室提交记录副本。

（5）机构内部质量检查员应对试验质量进行定期检查，并将检查结果及时统计汇总后上报机构办公室。

（6）伦理委员会可对临床试验项目中的伦理问题进行巡查。

7．试验中止或中断

若临床试验因各种原因中止或中断，研究者应及时报告机构办公室并取得同意，必要时同时报伦理委员会审批同意，并按中止临床试验项目的要求完善相关手续。

8．试验结束

按试验方案规定纳入受试者，实施研究并完成随访后，药物临床试验即宣告结。主要研究者应全面审查病例报告表和原始记录，核对无误；将病例报告表的一联交申办者或统计人员进行数据录入和统计；剩余回收药物及领用记录交回机构办公室统一保存，药物交还申办者集中处理。

9．资料总结及审查

药物临床试验档案是指可分别或综合的对试验的执行情况及产生的数据进行评估的文件资料的总汇包括新药临床试验的批件、合同、试验方案设计及小结，原始记录及总结材料，以及其他相关的应保存的资料，试验开始直至试验结束，除病历按医院规定保存外，试验档案资料应由研究项目组保存，主要研究者为直接负责人，试验任务完成后，试验档案资料应全部交机构办公室归档保存，机构办公室对试验档案资料进行形式审查，审查要点：

（1）资料是否完整并符合GCP及相关规定要求。

（2）受试者知情同意和不良事件处理及其记录是否符合要求。

（3）受试者病例资料的真实性溯源。

（4）总结报告对试验结果得描述与实际情况是否一致。

（5）药物发放及回收记录与试验中受试者的使用是否一致。

（6）试验方案修改和研究者更换的程序是否符合规定。

资料完善和溯源合格的项目，交由机构办公室主任和机构主任逐级签字，机构秘书盖章存档，不合格项目，由机构办公室向申办者退回资料并告知存在问题，同时根据情况作出限期整改后再审、重新补做病例或终止合同的决定。

10．试验档案的管理

药物临床试验档案由机构资料室统一保存和管理，机构办公室秘书为直接负责人，试验项目确定接受后即应编目并建立档案，内容应包括申办者名称、试验项目名称、CFDA批件号、试验设计和类别、承担科室和起始时间等，以便于查询。试验结束后，资料室收到全部试验档案资料后，应于一定时间内根据实际的文件数量进行编目，条目上应有明显标识和文件名，内容应包括申办者名称、试验药物名称、试验类别和设计类型、本中心是牵头或是参加等检索信息。凡已收档保存的试验资料，未经机构负责人批准，不得外借复印和查阅，国家另有规定的除外。药物临床研究的批件、技术标准和试验数据及结果等应保留至试验工作完成以后5年以上，部分试验资料应根据国家有关规定长久保存。

11．违规和处罚

对违反有关规定，在药物临床试验中弄虚作假的专业和个人，应制定相应的制度和SOP，根据情况视情节轻重进行经济处罚或取消试验资格的处理。

附录1：

药物临床试验机构资格认定办法（试行）

第一章　总　则

第一条　为加强药物临床试验的监督管理，根据《中华人民共和国药品管理法》、《中华人民共和国药品管理法实施条例》，制定本办法。

第二条　药物临床试验机构资格认定（以下简称"资格认定"）是指资格认定管理部门依照法定要求对申请承担药物临床试验的医疗机构所具备的药物临床试验条件，药物临床试验机构的组织管理、研究人员、设备设施、管理制度、标准操作规程等进行系统评价，作出其是否具有承担药物临床试验资格决定的过程。

第三条　国家食品药品监督管理局与卫生部共同制定和修订《药物临床试验机构资格认定办法》。

第四条　国家食品药品监督管理局主管全国资格认定管理工作。卫生部在其职责范围内负责资格认定管理的有关工作。

第五条　省、自治区、直辖市食品药品监督管理局（药品监督管理局）和卫生厅（局）负责本行政区域内资格认定的初审和形式审查及日常监督管理工作。

第二章　资格认定的申请

第六条　申请资格认定的医疗机构应具备以下条件：

（一）已取得医疗机构执业许可；

（二）申请资格认定的专业应与医疗机构执业许可诊疗科目一致；

（三）具有与药物临床试验相适应的设备设施；

（四）具有与承担药物临床试验相适应的诊疗技术能力；

（五）具有与承担药物临床试验相适应的床位数和受试者人数；

（六）具有承担药物临床试验的组织管理机构和人员；

（七）具有能够承担药物临床试验的研究人员并经过药物临床试验技术与法规的培训；

（八）具有药物临床试验管理制度和标准操作规程；

（九）具有防范和处理药物临床试验中突发事件的管理机制和措施。

第七条　申请资格认定的医疗机构应根据所具备的药物临床试验的技术要求及设施条件和专业特长，申请相应的药物临床试验专业资格认定。

第八条　申请资格认定的医疗机构，应填写《药物临床试验机构资格认定申请表》（附件1），并向所在地省级卫生厅（局）报送资格认定申请的书面资料及电子软盘。

第三章　资格认定的受理

第九条　资格认定的申报资料须经所在地省级卫生厅（局）进行初审。

省级卫生厅（局）应对医疗机构执业许可、医疗机构概况、专业科室和卫生技术人员及其他相关技术能力与设施情况、医疗中受试者受到损害事件的防范和处理预案等进行审查，并提出意见。对初审符合条件的医疗机构，应将其资格认定申报资料移交同级食品药品监督管理局（药品监督管理局）。初审工作时限为15个工作日。

第十条　省、自治区、直辖市食品药品监督管理局（药品监督管理局）对同级卫生厅（局）移交的资格认定的申报资料进行形式审查。

省、自治区、直辖市食品药品监督管理局（药品监督管理局）应对医疗机构概况、药物临床试验组织管理机构设置与负责人情况、申请资格认定的专业科室及人员情况、申请资格认定的专业科室年平均门诊诊疗人次和入出院人次、药物临床试验管理制度和标准操作规程的制定情况、研究人员参加药物临床试验技术和相关法规的培训情况、实施药物临床试验的情况（近3年内已完成和正在进行的药物临床试验）、机构主要仪器设备情况等进行形式审查。对审查符合要求的资格认定申报资料，报国家食品药品监督管理局。形式审查工作时限为15个工作日。

第十一条　国家食品药品监督管理局对申报资料进行受理审查，作出是否受理的决定，并书面通知申请机构及其所在地省级食品药品监督管理局（药品监督管理局）和卫生厅（局）。工作时限为5个工作日。

对申报资料受理审查符合要求的，组织对申请机构进行现场检查。

第四章 资格认定的现场检查

第十二条 国家食品药品监督管理局会同卫生部组成检查组实施现场检查。工作时限为30个工作日。

第十三条 检查组由3-5名监督管理人员和专家组成。

第十四条 实施现场检查前，国家食品药品监督管理局应书面通知被检查机构和所在地省级食品药品监督管理局（药品监督管理局）和卫生厅（局），告知现场检查时间、检查内容和日程安排。

第十五条 省、自治区、直辖市食品药品监督管理局（药品监督管理局）和卫生厅（局）可各选派1名监督管理人员参加本行政区域内资格认定的现场检查。

第十六条 在现场检查过程中，被检查机构应配合检查组工作，保证所提供的资料真实，并指派1名人员协助检查组工作。

第十七条 现场检查开始时应由检查组确定检查程序和范围，落实检查的进度安排，宣布检查纪律和注意事项。

第十八条 检查人员应严格按照现场检查程序和《药物临床试验机构资格认定标准》（附件2）进行现场检查。对检查中发现的问题如实记录，必要时应予取证。

第十九条 现场检查结束时，检查组应进行评定汇总，作出现场检查综合评定意见。评定汇总期间，被检查机构人员应回避。

第二十条 现场检查综合评定意见须有检查组全体成员和被检查机构负责人签名，并附每位检查人员的检查记录和相关资料。

第二十一条 检查组应向被检查机构宣读现场检查综合评定意见，被检查机构可安排有关人员参加，并可就检查中发现的问题及评定意见提出不同意见、作出解释和说明。

第二十二条 检查组完成现场检查后，应将被检查机构提供检查的所有资料退还被检查机构，必要时，可保留一份复印件存档。

第二十三条 现场检查时间一般为2至4天，根据现场检查工作的需要可适当延长检查时间。

第二十四条 被检查机构对现场检查人员、检查方式、检查程序、现场检查综合评定意见等存有异议时，可直接向检查组提出或在10日内向国家食品药品监督管理局申诉。

第五章　资格认定的审核与公告

第二十五条　现场检查结束后，检查组将检查结果录入药物临床试验资格认定数据库，对现场检查情况进行综合分析评定，提出资格认定的检查意见，报国家食品药品监督管理局。工作时限为20个工作日。

第二十六条　国家食品药品监督管理局会同卫生部对资格认定的检查意见进行审核，并将审核结果书面通知被检查机构及其所在地省级食品药品监督管理局（药品监督管理局）和卫生厅（局）。工作时限为25个工作日。

第二十七条　国家食品药品监督管理局对通过资格认定的医疗机构，予以公告并颁发证书。工作时限为10个工作日。

第二十八条　未通过资格认定的医疗机构，如其再次申请资格认定，间隔时间不得少于1年。

第二十九条　对资格认定检查确定需要整改的医疗机构，国家食品药品监督管理局发出限期整改通知书。在规定期限内完成整改的医疗机构，可向国家食品药品监督管理局提交整改报告，整改符合要求的，由国家食品药品监督管理局会同卫生部组织检查组再次进行现场检查。限期整改的时限为6个月。

第六章　监督管理

第三十条　获得资格认定的医疗机构须于每年3月31日前向国家食品药品监督管理局和卫生部报送上年度承担药物临床试验的情况。

第三十一条　国家食品药品监督管理局和卫生部应根据各自职责对通过资格认定的医疗机构进行随机检查、有因检查以及专项检查，并对监督检查中发现的问题及处理情况相互通报。

第三十二条　省、自治区、直辖市食品药品监督管理局（药品监督管理局）和卫生厅（局）应根据各自的职责对本行政区域内获得资格认定的医疗机构进行日常监督检查。对监督检查中发现的问题以及处理情况应分别报送国家食品药品监督管理局和卫生部。

第三十三条　国家食品药品监督管理局和省级食品药品监督管理局（药品监督管理局）在监督检查中发现药物临床试验机构未按规定实施《药物临床试验质量管理规范》，应依据《中华人民共和国药品管理法》及其实施条例等对其进行处理。对严重违反《药物临床试验质量管理规范》的，通告卫生部并取消其药物临床试验机构资格，同时予以公告。自公告之日起，3年内不受理其资格认定的申请。

第三十四条　国家食品药品监督管理局会同卫生部对已取得药物临床试验机构资格的医疗机构每3年进行一次资格认定复核检查。对复核检查不合格的医疗机构，取消其药物临床试验机构的资格并予以公告。

第三十五条　对取消药物临床试验机构资格的医疗机构或专业，自公告之日起，停止该医疗机构或专业所承担的所有临床试验。

第七章　资格认定检查人员管理

第三十六条　国家食品药品监督管理局会同卫生部负责对资格认定检查人员的遴选、资格确认、培训与管理。

第三十七条　资格认定检查人员从省级以上食品药品监督管理局（药品监督管理局）承担药物临床试验监督管理工作的人员和从事药物临床试验相关工作的专家中遴选。遴选专家的标准参照《国家药品审评专家管理办法》执行。

第三十八条　资格认定检查人员应严格遵守国家法规和现场检查纪律，不得从事与资格认定相关的有偿咨询活动，遵守保密制度。

第三十九条　资格认定检查人员必须不断加强自身修养和知识更新，并按照要求参加国家食品药品监督管理局组织的相关培训，了解和掌握国内外药物临床研究的进展，不断提高其专业知识和政策水平。

第八章　附　　则

第四十条　对不具有药物临床试验机构资格的医疗机构或专业，在遇到突发性疾病、特殊病种等确需承担药物临床试验的，或疾病预防控制机构需要参加预防性药物临床试验的，均须向国家食品药品监督管理局提出一次性资格认定的申请。

第四十一条　中国人民解放军总后勤部卫生部负责军队所属医疗机构资格认定的初审及日常监督管理工作，对初审符合要求的资格认定申报资料报国家食品药品监督管理局。

第四十二条　申请资格认定的医疗机构，应按国家有关规定缴纳资格认定费用。

第四十三条　本办法由国家食品药品监督管理局负责解释。

第四十四条　本办法自2004年3月1日起施行

第三节　科研奖励制度

随着国家对项目申报及奖励政策的调整，大力提升成果质量已成为发展趋势。本院根据政策为导向，强化科学管理，及时更新奖励制度，更好激励科研人员的积极性和创造性。加速学科建设，夯实专业人才梯队，进一步提升医院学术影响力和综合竞争力，在保证科研成果数量的同时，不断提高质量，从以前注重SCI数量向以高质量论文为导向转变。对于临床类文章加大奖励力度，鼓励科研服务于临床，提高我院的诊疗水平，本文探讨奖励制度的改革对科研的鼓励机制，以我院的奖励制度为例。

一、科研项目、人才计划立项奖励、成果奖

科研项目从以往市局级以上均奖励调整为只奖励国家级项目，这一举措带来的效果是显著地，我院国自然项目中标数从去年的44项上升为73项，从上海市的第10名晋升到第五名。我院承担大型课题能力大力提升，2015年的项目奖励情况如下：

获奖级别	奖励金额
国家级项目	6-35万
国家级人才计划立项	15-35万
国家级以下级别项目、人才计划立项	0
市级以上成果奖	按主管部门奖励金额1:1匹配

二、专利奖励

我院在专利申报上积极投入，鼓励专利转化，加大对发明专利的奖励，对于成功进行专利技术转让的，也加大奖励制度，我们加强专业知识产权管理队伍的培训，使得人员更专业化，成立了医院知识产权领导小组和工作小组，建立了专利管理队伍：科研处管理人员＋学科科研秘书。2015年获批上海市知识产权试点单位。 2014年度获得专利20项目，发明专利6项，实用新型15 项。

三、SCI论文奖励

发表于Original Articles/Research Articles/Articles/ Letters（仅限《Nature》）/Reports（仅限《Science》）等栏目，根据影响因子进行奖励，对于高分值的影响因子加大奖励力度，鼓励发表高质量文章，降低低分值影响因子。对于奖励的文章类别也做了细分，对于Reports类的文章降低奖励力度；非研究性论文或科普论文不予奖励；加大纯临床类的文章的奖励，在原有基础上×1.2。今年我院的统计源期刊不予奖励，鼓励高质量成果产出。SCI奖励制度与时俱进的更改使得2014年表现不俗的论文上海排名晋升至第6位。

四、出版学术专著奖励

我们加大对优秀专著的奖励制度，鼓励临床医生出版高质量的专著，努力争取成为教育部高等教育规划教材。

五、总结

我院的我科技实力不断增强 我院2014年在中国医学科学院科技影响力综合排名67位，13个学科进入全国100强，我院的诊疗水平也大幅提升。

（王 平　于 靖　刘 蕊　傅 军　杨 雪　张 鹏　袁 凤　刘晶晶）

第十一章

医院财务管理

第一节　医院会计核算

【收入管理】

一、医疗收入的核算

医疗收入是医院开展医疗服务活动依法取得的收入，是医院收入的主要来源。根据制度规定，医疗收入的确认以权责发生制为基础，按照门诊收入和住院收入的核算流程做相应的稽核与账务处理。门诊收入包括挂号收入、诊察收入、检查收入、治疗收入、手术收入、卫生材料收入、药品收入、药事服务费收入、其他门诊收入。住院收入包括床位收入、诊察收入、检查收入、治疗收入、手术收入、卫生材料收入、药品收入、护理收入、药事服务费收入、其他住院收入。

（一）岗位职责

主要涉及门急诊收费岗位、住院结账岗位、会计核算岗位。

1. 门急诊收费主要岗位职责

■　遵守并贯彻执行《会计法》及相关法律、法规、规章制度，认真贯彻执行医疗机构的财务管理制度和物价政策，严禁多收、少收、漏收、错收。

■　确保备用金、印鉴、票据等的安全性。

■　医院通过HIS系统为患者提供就诊建卡、挂号、收费服务，并按规定的收费标准收取医疗费用。在HIS系统无故障情况下，不得开具手工票据。

■　熟悉医保政策及价格政策，严格执行医院退费管理制度，按照退费权限及手续办理退费。

■　当日须根据门（急）诊收入日报表核对现金、支票、POS机、微信及支付宝等收费情况。收取的现金、支票原则上当日解缴银行，不得挪作他用。

■ 实行日清日结制度，每天须进行现金盘点，做到表款、账款相符，发现问题及时上报班组长。

■ 熟练掌握微信、支付宝等第三方支付工具的使用、核对。

■ 认真保管和使用收费票据，由专人对作废的票据按规定缴销，已用完的收据存根应按序号及时销号。

2．出院结账主要岗位职责

■ 遵守并贯彻执行《会计法》及相关法律、法规、规章制度，认真贯彻执行医疗机构的财务管理制度和物价政策，严禁多收、少收、漏收、错收。

■ 确保备用金、印鉴、票据等的安全性。

■ 医院通过HIS系统办理住院病人的预交金收退及出院结账工作。不得重复收费、错收、漏收。

■ 熟悉医保政策及价格政策，严格执行医院退费管理制度，按照退费权限及手续办理退费。

■ 审核出院病人结账清单及出院病史，对清单与病史中出现收费项目不一致的情况向班组长汇报，并及时与病区护士核实。

■ 当日须根据预交款日报表和住院收入日报表核对收取的现金、支票、POS机签购单、微信和支付宝等。收入的现金、支票原则上当日解缴银行。现金及支票不得挪作他用。

■ 实行日清日结制度，每天须进行现金盘点，做到表款、账款相符，发现问题及时上报班组长。

■ 及时清理在院病人医疗欠费，建立医疗欠费催缴机制，查纠原因。定期处理和协调相关问题。

■ 及时核对医保申报与清算情况，对发现的问题及时查纠原因。

■ 熟练掌握微信、支付宝等第三方支付工具的使用、核对。

■ 认真保管和使用收费票据，由专人对作废的票据按规定缴销，已用完的收据存根应按序号及时销号。

3．会计核算主要岗位职责

■ 遵守并贯彻执行《会计法》及相关法律、法规、规章制度，严格遵守财经纪律和各项财务规章制度。

■ 按日、按月核对门急诊和住院收入日报表及明细报表，对发生的异常处理需及时汇报和处理。并根据医院门急诊及住院发生的医疗收入日报表及医保费用的结算报表编制记账凭证。

■ 定期与出院结账室、综合接待办核对和清理在院病人和出院病人的结欠费用。

■ 定期核对应收和应退病人医疗款项，并及时清理。

（二）管理制度

医院收入管理制度

为加强医院各项收入的管理，健全收入内部控制制度，规范收入结算行为，确保收入的安全及完整，根据《医院财务制度》、《医院会计制度》等规章制度，结合本院实际情况，特制定本制度。

总　则

1．医院收入是医院开展医疗服务和其他活动依法取得的非偿还性资金，以及从财政部门或其他部门取得的经费。包括医疗收入、财政补助收入、科教项目收入及其他收入。

2．医院的全部收入均应纳入医院财务部门统一核算和管理，任何个人、科室不得私收、截留、转出或私分，其他部门和个人都不得私自收取任何费用。严禁私设"小金库"和账外账。

3．医院取得收入时必须开具相应票据，取得收入后按财务制度及时入账。

医疗收入

1．医院的医疗收入要执行国家物价政策。新增医疗项目、调整收费标准要按程度申报，经批准后执行。

2．财务部门负责医院医疗收入的核算，下设门急诊收费组和出入院结账室分别负责门诊医疗收入和住院医疗收入的收费工作。

3．财务部门在门急诊收费组和出入院结账室分别设立收费员岗位，并相应建立岗位责任制。

4．医疗收入实行三级稽核制度，即收费员、复核员和财务部门核算人员三级稽核。

5．各班组应严格遵守院内现金管理规定，做到日清日结，当日解缴银行。财务部门定期或不定期进行备用金检查，并做好相应检查记录。

退费管理

1．门急诊退费的管理

（1）病人挂号以后未就诊需退费的，由病人在收据上签字后收费员凭此退费，同时将原始票据收回。如病人已就诊需退费，需经诊断医生同意并在缴费票据上签章后，方可退费。

（2）病人只需要退部分手术、治疗项目费用，由诊断医生在票据上写明退费项目并签章后，收费员凭此退费并将原始票据收回，重新打印新的结算收据。

（3）病人只需退检查化验项目的费用，除由诊断医生在收据上写明退费项目并签章外还需由医技科室盖章确认，而后收费员退费并将原始票据收回，重新打印新的票据。

（4）病人需要退药品费，由诊断医生在票据上面写明退费项目并签章，然后由临床药学部盖章确认收回药品后，收费员退费并将原收据收回，重新打印新收据。

（5）办理各类退费，均须病人在退费凭证上签字，确认其收到该笔款项。门急诊收费组组长须对每日各收费员的退费票据进行复核并签字确认，然后将汇总的退费票据上交财务处作为当天门诊收入凭证附件。

2．出入院退费管理

（1）病人对住院期间的费用有异议，经确认需退病人住院费、护理费、诊疗费、治疗费等，应由主治医生、科护士长签字确认后方可做迅速处理并重新结账，办理过签字手续的原始票据和明细清单作为退款附件与当日报表一起交财务部核算与稽核。

（2）病人对住院期间的费用有异议，经确认需退病人手术费、手术材料费、麻醉费等，应由科主任、主治医生、麻醉科医生、科护士长或手术室护士长签字确认，出入院结账室收回办理过签字手续的原始票据和明细清单留存，并做退票处理，再由手术室护士在系统中进行退费后，出入院处予以重新结账。

（3）病人对住院期间的费用有异议，经确认需退病人药费，由科主任、主治医生签字，出入院结账室处收回办理过签字手续的原票据和明细清单留存，并做退票处理，由住院药房确认收回药品后，出入院结账室予以重新结账。

（4）病人对住院期间的费用有异议，经确认需退病人检查化验项目，其中：有纸制申请单的检查化验项目，根据科主任、主治医生的签字，出入院结账室收回办理过签字手续的原票据、明细清单及申请单留存，同时做退票处理，由对应医技科室退检查化验项目后，出入院结账室予以重新结帐；电子申请单的检查化验项目，除科主任、主治医生签字以外，还需由所在医技科室确认应退的检查项目以后，出入院结账室收回办理过签字手续的原票据和明细清单留存，并做退票处理，再由对应医技科室退检查项目后，出入院结账室予以重新结帐。

财政补助收入管理

1．财政补助收入应根据主管部门的预算编制要求进行编制，纳入医院总收入预算，报主管部门审核并报财政部门核定，财政部门按照相关程序审核批复。

2．医院应严格执行批复的财政补助收入预算，定期开展预算执行情况分析，提出改进措施和建议，督促和保障医院预算执行部门按期完成预算执行。

3．医院应加强财政补助收入管理，保证收入及时确认和记录，不得提前或推迟确认收入，不得虚列和隐瞒收入。

4．涉及财政专项资金的，按照国家或医院有关专项资金的管理办法实施。

科教项目收入管理

1．科教项目收入是指医院取得的除财政补助收入外专门用于科研、教学项目的补助收入，包括科研项目收入和教学项目收入。

2．医院应根据国家和主管部门的年度科教项目立项计划，科学编制科教项目收入预算，纳入医院总收入预算，报主管部门审核并报财政部门核定。

3．医院应严格按照资金用途执行，确保专款专用。科研处、教学办、财务处等需定期对科研项目结余资金清理，所清理的结余资金按照医院科研项目结余资金处理办法进行统筹安排。

4．医院应加强科教项目收入管理，保证收入及时确认和记录，不得提前或推迟确认收入，不得虚列和隐瞒收入。

其他收入管理

1．其他收入是指医疗收入、财政补助收入、科教项目收入以外的其他收入，包括培训收入、食堂收入、银行存款利息收入、租金收入、投资收益、财产盘盈收入、捐赠收入、确实无法收回的应付款项等。

2．医院的其他收入应纳入财务部门统一核算和管理，医院的任何部门、科室不得私自收取现金，严禁设置账外账和小金库。

3．医院应加强其他收入管理，保证收入及时确认和记录，按照收付实现制原则不得提前或推迟确认收入，不得虚列和隐瞒收入。

（三）业务流程

1. 门诊收入核算流程

门诊收入核算以HIS系统为基础。门急诊收费人员按照当日HIS系统形成的《门诊缴款日报表》分类汇总向班组长缴纳现金、支票及POS机签购单，并填写《现金交款单》。班组长根据《门诊收入缴款日汇总表》核对收费员缴纳的现金、支票及POS机签购单金额。核对无误后，班组长和收费人员签字确认现金及《现金交款单》当日解缴银行，POS机签购单及支票交至会计核算人员。

出纳及会计核算人员每日根据《门诊收入日报表》分别核对现金、POS机、支票及自助卡结算金额的正确性。①现金：出纳人员根据银行确认返还的《现金交款单》与日报表中"应缴现金金额"栏核对，而后与银行对账单逐笔核对，两者无误后交与会计核算人员记账；②POS机：会计核算人员将收到的POS机签购单与日报表"应缴POS金额"栏及银行提供的POS机对账单核对；③支票：核算人员将收到的支票与日报表中"应缴支票金额"栏核对，无误后交与出纳人员解缴银行；④自助卡结算金额，由核算人员将日报表中"自助卡结算金额"与第三方公司提供的自助卡结算对账单核对。上述结算方式核对无误后，由核算人员根据《门急诊病人费用明细表》科室医疗收入计入相应科目，同时根据日报表中医保、现金、POS机、自助卡结算等金额计入相应结算科目。

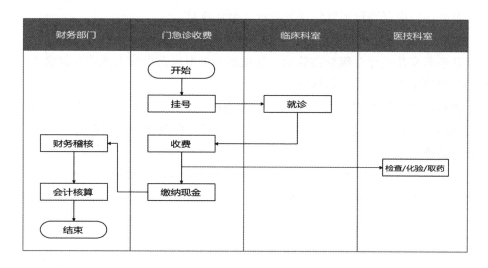

图11-1　门诊收入核算流程

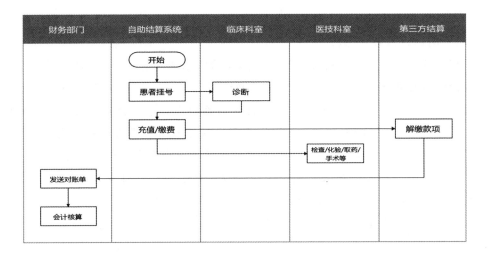

图11-2 自助卡结算流程

2. 住院收入核算流程

住院收入核算包括住院预交款和出院结账核算（见图4），由临床科室向病人开具入院通知单办理入院手续，出入院结账室收取住院预交款，财务部门根据当日预交款报表入账。待病人出院时，根据电子医嘱计入的收费项目核对收费清单，财务部门根据当日出院结账报表进行会计核算。

（1）住院预交款核算

住院预交款实行分级分类管理，根据病人类型（医保病人或非医保病人）和病种类型制定不同的预交款标准。

当日，收费员根据预交款报表中应缴的现金、POS机签购单、支票核对后，交至班组长并核对后将现金解缴银行，POS机签购单及支票交至财务处核算人员做相应处理。

财务处根据HIS系统中住院预交款日报表核对收费人员解缴的现金、POS机签购单以及支票后做相应的账务处理。

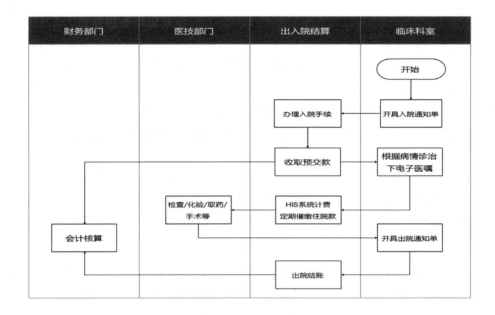

图11-3 住院收入核算流程

（2）住院费用结算

收费人员根据出院结账报表核对当日收取的现金、支票或POS机签购单，核对无误后交至班组长核对后将现金解缴银行，POS机签购单及支票交至财务处核算人员做相应处理。

3. 医疗收入欠费流程

医疗欠费对象主要包括急诊需抢救、治疗、住院、手术的病人及住院病人。

根据医院管理制度，医疗欠费发生在非工作时间的需经当日总值班签字确认，发生在工作时间的门诊欠费需由门急诊办公室签字确认。住院病人的欠费需由科室主任及综合接待办共同签字确认。

出入院处每天审核住院病人的预交款使用情况，发现预交款不足以后，由催款员及时通知病人追加预交款，同时所在病区的主治医生和护士长也应协助催款。

对于确实无力支付医药费的病人，可申请分期支付医药费，经主治医生、科主任、医务处、分管院领导、院长审批同意后方可办理出院。在病人支付完全部医药费之前，原则上不提供住院结账票据。

4．门诊医疗收入退费管理

（1）退挂号费

以自助收挂机算的，患者在收费窗口挂号后未到门诊科室就诊，凭自助收挂机上打印的结算凭据在收费窗口退费并签字确认。患者挂号后已由门诊医生完成诊疗过程，但医生未开具其他医疗服务收费项目的情况下，由医生在门急诊收费收据上面签署"同意退费"并盖章以后，在收费窗口退费并签字确认。

（2）检查化验费

除由门诊科室医生在门急诊收费收据上面签署"同意退费"并盖章以后，还需医技科室确认患者未做相关医技检查并加盖科室公章，患者凭此票据至收费窗口办理退费并签字确认。

（3）手术治疗费等

由门诊科室医生在门急诊收费收据上面签署"同意取消"并盖章，如涉及注射、输液、换药等治疗项目，还需要相应的换药室、输液室确认并加盖科室印章，患者凭此票据至收费窗口办理退费并签字确认。

（4）药费

由门诊科室医生在门急诊收费收据上面签署"同意取消"并盖章以后，患者至药房发药窗口退药，药房工作人员收到退回的药品后在门急诊收费收据上面签署"药品已收回"并盖章，患者凭此票据至收费窗口办理退费并签字确认。

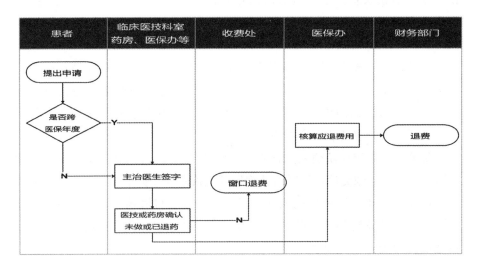

图11-4　医疗费用退费流程

（四）业务表单

表11-1 门诊缴款日报表

门诊缴款日报表　　　　　No. 121773

姓名：　　　　　工号：　　　　　时间：

类　别	金　额	项　目	编　号
挂号金额		挂号数量	
退号金额		退号数量	
收费金额		收费数量	
退费金额		退费数量	
支票金额		支票数量	
退支票金额		退支票数量	
欠费金额		欠费数量	
退欠费金额		退欠费数量	
POS金额		POS数量	
退POS金额		退POS数量	
记账金额		起始发票	
舍入金额		终止发票	
未缴金额		起始票据	
实缴现金		终止票据	
一站式记账收：		一站式记账退：	

另磁卡费：　　　　　　　其中记账：　演票张数：

废票张数：　　　　　　　　　　票据张数

出纳：　　　　　审核：　　　　　日期：

表11-2 门诊收入缴款日汇总表

序号	工号	收费员姓名	现金			支票			POS机			其他		
			收款	退款	应缴	收款	退款	应缴	收款	退款	应缴	收款	退款	应缴
1														
2														
3														
4														
5														
6														
...														
合计														

表11-3　门诊收入日报表

×× 年 × 月 × 日 ～ ×× 年 × 月 × 日

记账类型		记账金额		收付类型	金额
		医保记账	其他记账		
医保总控	城保			收现金数	
医保总控	门诊大病			收POS机数	
医保总控	伤残			收支票数	
医保总控	丧劳			自助卡结算收款数	
医保总控	计划生育			其他方式收款	
小计				退现金数	
非医保总控	镇保			退现金数	
非医保总控	居保			退POS机数	
非医保总控	帮困			退支票数	
非医保总控	大学生医保			自助卡结算退款数	
非医保总控	普通离休			其他方式退款	
非医保总控	干保离休				
非医保总控	统筹离休				
非医保总控	…			自助卡结算金额	
小计				现金磁卡费	
其他	普通病人			记账磁卡费	
	外地病人			自助记账磁卡费	
	急救绿色通道			舍入金额	
	…			应缴POS金额	
小计				应缴现金金额	
记账金额合计				应缴支票金额	

表11-4 门急诊病人费用明细表

××年×月××日

就诊科室	门诊号	病人姓名	医保支付	其他记账	货币支付	挂号		诊察费	检查费	化验费	治疗费		手术费		...	合计
						挂号	磁卡				治疗费	口腔	手术费	手术特殊设备使用费		
呼吸内科																
内分泌																
心血管内科																
消化内科																
神经外科																
急救创伤中心																
...																
合计																

表11-5 预交款报表

预 交 款 报 表 No. 643639

工号：2321   姓名：   日期：20160229 151009

实缴现金	78300.00		实缴支票	0.00	
实缴POS	96500.00		收据支票	0	
类别	金额	笔数	类别	金额	笔数
收入现金	78300.00	27	收入支票	0.00	0
支出现金	0.00	0	支出支票	0.00	0
收入POS	96500.00	34	支出POS	0.00	0

起始收据号   2321015597   终止收据号   2321015657

收据起始印刷号   486614   收据终止印刷号   486674

审核人：   审核日期：

收入现金明细

工号：2321   姓名：吴晓隽   日期：20160229 151009

电脑收据号	印刷收据号	姓名	住院号	金额	交款日期
2321015597	486614	刘良玉	915012	5000.00	2016.02.20 07；32；27
2321015600	486617	陈国萍	915014	3000.00	2016.02.20 07；55；20

表11-6　住院预缴款日报表

××年××月××日

住院号	姓名	预缴现金数		预缴支票数		预缴POS机		其他	
		收入	退款	收入	退款	收入	退款	收入	退款
合计									

应交预缴款现金金额：

应交预缴支票金额：

应交预缴款POS金额：

应交预缴其他金额：

表11-7　出院结账报表

出 院 结 账 报 表　No. 032176

工号：2321　　姓名：　　　　　　日期：20160229 151057

实缴现金	-25863.90	实缴支票		0.00	实缴POS		17458.90
结账金额	381595.00	结账笔数		45	使用预交		390000.00
退票金额	0.00	退票笔数		0	预交票据		37
类　别	金　额	笔　数	类　别		金　额		笔　数
补收现金	15884.30	9	补收支票		0.00		0
实退现金	51724.20	24	实退支票		0.00		0
暂存现金	0.00	0	暂存支票		0.00		0
补收POS	27434.00	5	实退POS		9976.00		0

废票笔数　　　　　0

起始发票号　　　　2321012610　　　　终止发票号　　　2321012554

发票起始印刷号　　1300072109　　　　发票终止印刷号　1300072153

审核人：　　　　　　　　　　　审核日期：

补交现金明细

工号：2321　　姓名：吴晓隽　　　日期：20160229 151057

电脑收据号	印刷收据号	姓名	住院号	金额	发
		汪振国	763470	399.70	23
		陈慧珍	763726	57.60	23

表11-8　出院病人医疗收入明细表

××年×月×日

| 病区 | 病人姓名 | 住院号 | 病人类型 | 床位费 | 诊疗费 | 诊察费 | 检查费 | 化验费 | 治疗费 | | 手术费 | | ... | 合计 |
									治疗费	口腔	手术费	手术特殊设备使用费		
呼吸内科														
内分泌														
心血管内科														
消化内科														
神经外科														
急救创伤中心														
...														
合计														

表11-9　住院收入日报表

××年×月×日

记帐类型		记账金额		收付类型	金额
		医保记帐	其他记账		
医保总控	城保			收现金数	
医保总控	门诊大病			收POS机数	
医保总控	伤残			收支票数	
医保总控	丧劳			其他方式收款	
医保总控	计划生育			退现金数	
小计				退POS机数	
非医保总控	镇保			退支票数	
非医保总控	居保			结欠金额	
非医保总控	帮困				
非医保总控	大学生医保				
非医保总控	普通离休				
非医保总控	干保离休				
非医保总控	统筹离休				
非医保总控	…			舍入金额	
小计				使用POS金额	
其他	普通病人			使用支票金额	
	外地病人			使用现金金额	
	急救绿色通道			应缴POS金额	
	…			应缴支票金额	
小计				应缴现金金额	
记帐金额合计				应缴支票金额	

二、财政补助收入管理

财政补助收入是医院按部门预算隶属关系从同级财政部门取得的各类财政收入，包括基本支出补助收入和项目支出补助收入。

基本支出补助收入是指由财政部门拨入的符合国家规定的离退休人员经费、政策性亏损补贴等经常性补助收入。

项目支出补助收入是指由财政部门（包括发展改革部门安排的基建投资）拨入的主要用于基本建设和设备购置、重点学科发展、承担政府指定公共卫生任务等的专项补助收入。

（一）财政补助收入预算管理

医院财政补助收入根据主管部门的预算编制要求及医院的事业发展计划申请，报主管部门审核并经财政部门核定后形成财政补助收入预算。

财政基本支出补助收入预算是根据财政部门核定的人员数量、范围和经费标准编制，包括人员经费及公用经费。

项目支出补助预算包括基本建设、开办费、设备购置、大型修缮、信息化建设、学科建设及人才培养等方面，医院填报时需要充分考虑事业发展计划，学科建设方向，主管部门的政策导向等因素，并在单位论证的基础上，由主管部门组织召开市级医院项目论证，提高项目资金使用的合理性和科学性。

（二）财政补助收入的管理

目前医院的财政补助支付方式除设备购置和大型修缮外基本以财政授权支付为主，由医院按照财政部门的授权，自行向代理银行签发支付指令，代理银行根据支付指令，在财政部门批准的用款额度内进行资金划转。

设备购置及大型修缮的财政补助支付实行财政直接支付，由医院根据年初财政补助预算指标及采购进度申请预算额度，待主管部门和财政部门逐级审批通过后，由财政部门将资金划拨至主管部门，医院根据主管部门要求申请财政资金。

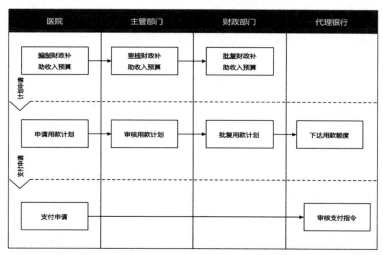

图11-5　财政授权支付核算流程

三、捐赠收入

捐赠收入包括非指定用途的捐赠收入和指定用途的捐赠收入。

非指定用途的捐赠收入主要包括固定资产、医用材料、低值易耗品等的捐赠，根据医院管理制度，由相关主管部门向医院党政联席会汇报审议通过后，与捐赠方签订捐赠协议，按照资产管理制度进行处理。

指定用途的捐赠收入主要是指用于医院学科建设、人才培养、学术交流等活动，由自然人、法人和其他组织自愿无偿向我院提供资金或物资等形式的支持和帮助。

（一）岗位职责

捐赠收入管理涉及会计核算岗位。主要岗位职责包括：

■　审核指定用途捐赠的捐赠协议和意向书内容、捐赠方是否一致，入账流程是否符合医院捐赠管理规定。

■　审核指定用途捐赠收入是否入账。

■　审核指定用途捐赠支出是否符合医院捐赠管理规定，是否专款专用。

（二）管理制度

1. 为鼓励社会捐赠资助我院建设发展，规范捐赠资助和受赠受助行为，提高捐赠资产使用效益，根据卫生部、国家中医药管理的有关规范捐赠资助和受赠受助行为的规定以及《中华人民共和国反不正当竞争法》、《关于上海市医疗卫生机构接受社会捐赠资助管理暂行办法》等文件精神，并结合我院实际，制定本暂行办法。

2. 社会捐赠资助，是指自然人、法人和其他组织（以下简称捐赠资助人）自愿无偿向我院提供资金或物资等形式的支持和帮助。

3. 接受社会捐赠资助必须遵守国家法律、法规，坚持自愿无偿的原则，符合公益目的。不得损害公共利益和公民的合法权益，不得接受附有影响公平竞争条件的捐赠资助，不得将接受捐赠资助与采购商品（服务）挂钩，不得以任何方式索要、摊派或者变相摊派。

4. 医院必须以法人名义接受社会捐赠资助，捐赠资助的财产必须由医院财务处统一管理使用。医院各科室和个人一律不得接受捐赠资助。

5. 医院接受的社会捐赠资助财产及其增值均属于医院财产，按国家有关规定管理，医院、任何科室和个人不得侵占、挪用或损毁。

6. 接受捐赠资助的情况和受赠受助财产的使用、管理情况为院务公开内容，定期公开，接受医院职工监督。

7. 根据规定，医院接受社会捐赠资助行为接受上海申康医院发展中心的管理，接受上海市卫生计生委的监督检查。

8. 接受境外捐赠资助，应当按照国家有关规定办理入境手续；实行许可管理的物品，由医院按照国家有关规定办理许可申领手续。

9. 捐赠资助应当按照下列程序进行：

（1）接受社会捐赠资助时应要求捐赠资助人填写《捐赠资助项目意向书》，项目意向书包括项目名称、目的、项目执行期限、具体的项目方案、捐赠资助清单和金额等。

（2）受赠部门填报《捐赠资助项目审批表》。

（3）医院监察部门会同财务处对《接受捐赠资助项目审批表》和《捐赠资助项目意向书》的内容予以审核，根据捐赠资助项目是否属于公益非营利性质、是否涉嫌商业贿赂和不正当竞争等情况，提出是否接受捐赠资助的初步意见。

（4）由单位党政领导集体审核决定是否接受捐赠资助。

10. 审核通过后，与捐赠资助方签订书面协议，明确捐赠资助财产的种类、数量、质量、价值、用途以及双方的权利、义务。

11. 医院将经审核同意的捐赠资助项目的书面协议和《医疗卫生机构接受捐赠资助项目审批表》于接受捐赠资助后10日内上报单位主管部门，监察、财务部门归档、备查。

12. 医院执行突发公共卫生事件处置等特殊任务期间接受社会捐赠资助的，或者接受匿名捐赠资助的，可根据具体情况适当简化程序。

13. 医院接受社会捐赠资助，必须向捐赠资助人出具加盖单位财务专用章的合法票据或证明。

14. 医院接受的社会捐赠资助财产，由财务处根据捐赠资助财产性质分别核算：接受的非限定用途的捐赠资助财产，纳入单位"其他收入——非指定用途捐赠收入"核算；接受的限定用途的捐赠资助财产，纳入单位"专用基金——留本基金——接受捐赠（本金）"，按项目分设明细核算。

15. 医院接受的社会捐赠资助物资、设备等实物资产，必须办理入库手续，登记相关账目。领用时必须履行审批程序，并办理出库手续。达到固定资产核算起点的，要按照固定资产有关规定进行管理。

16. 捐赠资助项目涉及专业技术人员培训和医学交流、科研的，应当按照本办法第九、第十条之规定办理相关审批和备案程序，有关经费通过财务账户，由财务部门统一管理，接受培训或医学交流的人员涉及出国（境）的，应当按照医院规定办理出国（境）审批手续。

17．必须尊重捐赠资助人意愿，严格按照协议约定开展公益非营利性业务活动。协议限定捐赠资助财产用途的，不得擅自改变捐赠资助财产的用途。如果确需改变用途的，需征得捐赠资助人同意。

18．捐赠资助资金不得用于发放职工奖金和津贴及其他个人支出。

19．捐赠资助财产的使用要严格执行财经法律法规，遵守财经纪律和财务制度，不得擅自扩大开支范围，提高开支标准。医院要将捐赠资助财产纳入财产使用审批程序，重大支出项目集体讨论决定。

20．捐赠资助项目完成后形成的资金结余，纳入单位经费结余管理，用于医院发展。协议明确结余资金用途的，按书面协议约定执行。

21．医院接受的社会捐赠资助财产一般不得用于转赠其他单位，不得随意变卖处理。对确属不易储存、运输或者超过实际需要的物资在征得捐赠资助人同意后可以进行处置，所取得的收入仍用于原捐赠资助项目或者医院发展。

22．捐赠资助项目完成后，应当及时主动向捐赠资助人反馈捐赠资助财产的使用、管理情况，以及项目的实施结果，并如实答复捐赠资助人的查询。

23．医院审计部门每年至少对已接受的捐赠资助项目进行审计。审计部门除要向有关使用或管理部门出具审计报告外，还必须将审计结果向院长办公会报告。

24．建立和完善接受捐赠资助项目档案制度，对接受捐赠资助项目的方案、审核、执行、完成情况进行档案管理。会计年度结束后，对本年度接受捐赠资助项目的资金、物资情况统一纳入年度财务报告反映。

（三）业务流程

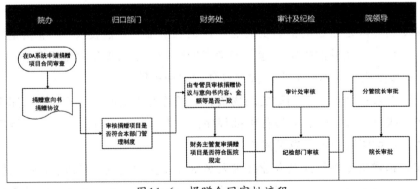

图11-6　捐赠合同审批流程

（四）业务表单

表11-10　捐赠项目合同审查单

上海市第十人民医院捐赠项目合同审查单

申请人：　　　　　　　　　　　　　　　申请时间：

项目编码	项目名称	可用余额	收款金额
*申请人		*申请部门	
*接收捐赠资助方	单位名称		
*捐赠资助方	名称		
	地址		
	联系电话		
*捐赠资助项目全称			
*捐赠起止时间			
*捐赠类型			
选择分管归口部门			
项目的目的用途			
项目为货币折人民币		项目为实物（服务）	
金额（元）		折人民币金额（元）	
明细清单目录	内容	人民币金额（元）	
备注			
合同附件			
附件			
院办审核			
归口部门审核			
监察处审批			
纪检审核			
财务处审核意见（确认供应商信息）			
财务主管审核			
分管院长审批			
相关科室意见			
院长审批			
用印申请			
监察审计备案			
归档			

表11-11　捐赠项目意向书

捐赠资助上海市第十人民医院项目意向书

项目名称	
资助缘由	
资助金额	
项目执行期限	
资助清单	

目　录	内　容	金　额（大写）

资助单位名称：

资助单位负责人：

日期：

资助单位联系方式：

地址：

电话：　　　　　　　　　　　　　　传真：

E-Mail：

【医院支出管理】

医院支出是医院开展医疗服务及其他业务活动过程中发生的各类支出。我院实行统一领导、归口管理、逐级审批，以规章制度为原则，预算管理为手段，成本控制为目标，提高医院资金使用效率。按照费用支出的内容包括经常性经费支出、捐赠支出和临床验证经费支出。

一、医院经常性经费支出

（一）医院经常性经费支出范围

医院经常性经费支出主要是医院开展业务活动中发生的人员经费和公用经费，包括工资、津补贴、离退休人员经费、办公费、差旅费、维护费、培训费等支出。为了确保医院经费控制目标的实现，对经常性经费支出的各个工作岗位采用一系列具有控制职能的方法、措施和程序，明确行政领导和职能部门有关人员在处理日常经费业务活动过程中的职责分工，从而对日常经费业务活动进行有效组织、制约、考核和调节，形成一个严密控制管理体系。

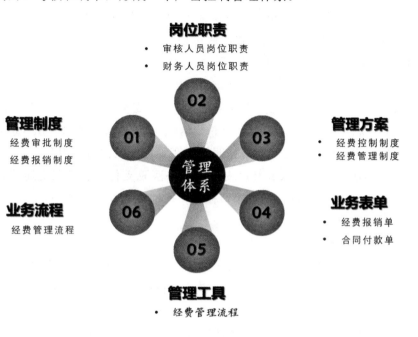

图11-7　支出管理体系

1. 人员经费

人员经费包括工资福利支出和对个人及家庭补助支出。

工资福利支出反映医院支付给在职职工、劳务派遣人员及其他从业人员的各类劳动报酬以及缴纳的社会保险费等。主要包括：

（1）基本工资，反映医院按照规定支付给在职职工的工资，包括岗位工资、薪级工资及绩效工资。

（2）津贴补贴，反映医院按照规定支付给在职职工的津贴和补贴。包括岗位津贴、物价补贴、生活补贴等。

（3）奖金，反映医院支付给在职职工的各类奖金。包括绩效奖金和一次性奖金等。

（4）社会保障缴费，反映医院按照规定支付的基本养老、医疗、失业、工伤、生育等社会保险费，残疾人就业保障金以及职业年金等。

（5）伙食补助费，反映医院发给职工的伙食补助费。

（6）其他工资福利支出，反映医院支付给其他从业人员的劳务报酬和上述项目未包括的人员支出，如加班费、通讯补贴等。

对个人和家庭补助支出主要包括：

（1）离休费，反映医院按照规定支付给离休人员的离休补贴、护理费等。

（2）退休费，反映医院按照规定为退休人员支付的补充养老金和其他补贴。

（3）退职（役）费，反映医院支付给退职人员的生活补贴及一次性退职补贴。

（4）住房公积金，反映医院按照规定缴纳的职工住房公积金。

（5）其他对个人和家庭补助支出，反映医院支付未包括在上述项目中的补助支出，如职工子女托费、职工探亲补贴、征地养老人员补贴等。

2．公用经费

公用经费主要包括：

（1）办公费，反映医院日常办公用品、书报杂志及日常印刷费等费用。

（2）印刷费，反映医院各类病历卡、检查单、治疗单等单据印刷支出。

（3）水电费，反映医院支付的水费、电费等费用。

（4）邮电费，反映医院开支的信函、包裹等物品的邮寄及电话费、网络通讯费等。

（5）公用车运行维护费，反映公务用车租用费、燃料费、维修费、过路过桥费、保险费等。

（6）差旅费，医院工作人员出差的交通费、住宿费、伙食补助费、因工作需要开支的杂费等。

（7）培训费，各类培训支出。

（8）公务接待费，医院按规定开支的各类公务接待（含外宾接待）费用。

（9）劳务费，医院支付给其他单位和个人的劳务费用，如临时聘用人员工资、会诊费、评审费，授课费等。

（10）物业管理费，医院开支购买物业服务而支付的费用，包括综合治理、绿化、卫生等方面的费用。

（11）维修（护）费，医院用于日常开支的固定资产的大型修理和维护费用及，网络信息系统运行与维护费用。如大型医疗设备、科研仪器和试验设备的维修费、房屋建筑物及其附属设备维修费等。

（12）其他费用，反映上述项目未包括的日常经费支出。

（二）岗位职责

经常性经费支出涉及支出审批人员岗位、会计核算人员岗位。

1.支出审批人员岗位职责

■　审核支出是否符合支出标准；

■　审核支出是否在预算范围内；

■　审核支出内容是否符合财务管理规定；

■　审核支出报销原始凭证是否齐全合规；

■　审核支出审批流程是否符合医院规定；

2、会计核算人员岗位职责

■　复核原始凭证的真实性和金额的正确性；

■　复核经费报销流程是否符合医院规定；

■　编制记账凭证，进行账务处理；

（三）管理制度

1.医院财务支出管理办法

为了规范财务开支标准，明确职能科室管理范围，理顺审批程序，进一步加强经济管理和财务管理，根据有关规定，特制订本办法。

（1）人员经费支出管理

1）工资、津补贴等支出管理

①主管职能部门：人力资源处

②审批程序：人力资源处按有关规定核定人员标准，并将核定资料送财务处发放。

2）加班费支出管理

①主管职能部门：人力资源处

②审批程序：科室按规定据实申报，科室负责人签批，报人力资源处审核，在规定日期前送财务处发放。

3）夜班费支出管理

①主管职能部门：人力资源处

②审批程序：值班岗位设置及值班人员的资格，临床医技部门由医疗事业处审核，护理部门由护理部审核，行政总值班及职能部门由院办审核，后勤部门由

后勤保障处审核；在规定日期前报人力资源处签批后送财务处发放。

4）一次性奖励、劳务性等支出管理

①主管职能部门：人力资源处、科研处、医疗事业处等

②审批程序：预算内标准由人力资源处按照规定进行人员标准审核后，核定资料送财务处发放；超出预算标准发放的部分须经医院党政联席会议审批后方可办理发放手续。科研及医疗奖励由科研处和医疗事业处按照规定的奖励标准核定履行规定审批程序后送财务处审核发放。

5）奖金支出

①主管职能部门：人力资源处

②审批程序：每月由绩效处核算送人力资源处审核，报医院分管院长签名再呈院长签批后送财务处核对发放。

（2）公用支出管理

1）电话费、邮寄费支出管理

①主管职能部门：院长办公室、后勤保障处

②审批程序：院办及后勤保障处有关人员对各自负责的电话费及邮寄费进行核对，经主任、处长签名确认报分管院领导签批送财务处审核后支付款项。

2）报刊订阅支出管理

①主管职能部门：院长办公室

②审批程序：院长办公室应制订年度预算，征订时由院办有关人员核对、主任签名确认，经分管领导签字报书记、院长签批后送财务处审核支付款项。

3）业务招待费支出管理

①主管职能部门：院长办公室

②审批程序：对口接待科室事前将接待计划报院长办公室，经院长批准，事后经科室领导和院办主任审签后送财务处审核报销。所有的业务招待费原则上均由院长审批；医院重大活动所需大批量物品，由承办科室将计划、预算报医院党政联席会议审批后置办。

4）车辆路桥费、汽车驾驶员补贴、车辆燃油支出管理

①主管职能部门：院长办公室

②审批程序：由驾驶员每月按规定如实填报车辆路桥费及驾驶员补贴项目，车队长初核，院办主任审签，财务处审核后支付；车辆燃油费经司机、车队长、院办主任签名后财务处审核支付。

5）职工外出办事、交流差旅费、交通费支出管理

①主管职能部门：院长办公室

②审批程序：出差人员按规定标准报销差旅费并附经分管领导、院长批准的会议通知由主管职能部门审签报分管院领导、院长签批后到财务处审核报账，超过标准部分自理。

不符合乘坐飞机标准的出差人员确实需要乘坐飞机者，须事先提出申请经院长批准后方可乘坐；

市内外公务原则上不使用出租车，确需使用出租车的，应事先征得院办主任的同意并登记，并由院办主任签批后方可报销。医院聘请会诊专家使用出租车由医疗事业处审核、院办审签，医院聘请专家来院行政公务使用出租车由院办负责审签，夜间聘请会诊专家，须由总值班、医疗事业处的共同审核、院办主任签批后办理报销。

6）印刷费支出管理（宣传印刷除外）

①主管职能部门：后勤保障处

②审批程序：印刷费由后勤保障处有关人员核对、处室负责人签名确认，按规定的审批权限经分管领导及院长签批后送财务处审核，财务处根据资金情况安排支付。

7）水电费及业务用燃料费、保洁费、绿化等物业管理费支出管理

①主管职能部门：后勤保障处

②审批程序：水电费及业务用燃料费由后勤保障处有关人员核对、处长签名确认后财务处支付款项；保洁费、绿化等物业管理费按合同办理结算手续，提供相关合同复印件，按审批权限执行相关的审核程序后报财务处审核，财务处根据资金情况安排付款。

8）洗涤费、废物处理、排污费支出管理

①主管职能部门：后勤保障处

②审批程序：按有关规定（或合同）支付洗涤服务费、废物处理及排污费，由后勤保障处有关人员核对洗涤数量、单价及废物处理排污费，处长签字确认发票金额报分管领导签批后报财务处审核支付。

9）材料、低值易耗品支出管理

①主管职能部门：后勤保障处、医学装备处、医疗事业处

②审批程序：后勤保障处、医学装备处根据各科室需求，按照物资管理规定

及经批准的年度计划采购、验收。其中：医用材料及试剂的采购由医学装备处负责，血费由医疗事业处负责，氧气费及其他材料由后勤保障处负责。各主管职能科室要完善购买、验收、进出库、保管、领用制度，要定期盘点，明确责任，严格管理。及时核对供货发票并附验收入库单（或直发单），由采购员、验收员及处长签字确认，每月在规定时间内按供货单位汇总报财务处审核入账，财务处根据资金状况合理安排支付货款。原则上发票应及时传递到财务部门，不应滞留在采购部门，以便财务部门及时全面地掌握医院资金状况。

有合同的，按合同办理结算手续，提供相关合同复印件并填写《合同支付审批表》，按审批权限执行相关的审核程序后报财务处审核并根据资金情况安排付款。

新增一次性医用材料的采购，按医院有关规定，由使用部门向医疗事业处提出申请，经有关科室会签后报分管领导审批，必要时报院长审批。

计划外、临时性的采购，按医院有关规定，应由相关科室提出申请，经主管职能部门确认，报分管领导审批，必要时报院长签批。

10）中、西药支出管理

①主管职能部门：药剂科

②审批程序：药剂科应对经药事管理委员会论证允许进入医院的药品制订年度采购预算，每月根据医院业务的需要和预算的要求编制药品采购计划，报分管领导审批后执行，送财务处备案。主管职能部门要完善购买、验收、进出库、保管、领用制度，要定期盘点，明确责任，严格管理，保证药品安全，按规定处置药品的盘损（盈），尽可能降低药品的库存，提高资金使用效益。及时核对供货发票，由验收员、药库负责人及处长签字确认，每月在规定时间内按供货单位汇总报财务处审核入账并根据资金状况合理安排支付货款。原则上发票应及时传递到财务部门，不应滞留在采购部门，以便财务部门及时全面地掌握医院资金状况。

新药的申购和使用，按医院有关规定，由临床科室提出申购理由和申请书，报药剂科，由药剂科提请医院药事管理委员会审定，经分管院长签名批准后采购。

11）设备维修、保养支出管理

①主管职能部门：后勤保障处、医学装备处

②审批程序：后勤保障处、医学装备处根据各科室设备使用情况，制定年度维修及保养预算，有合同的按合同执行并办理结算手续，提供相关合同复印件并填报《合同支付审批表》，按审批权限执行相关的审核程序，分期付款的须经财务处审核人员核实已付款情况。

突发性、临时性、无合同的设备维修，经设备使用科室、主管科室经办人和主管科室处长审核签名，一定金额以上的按审批权限签批后送财务处审核。

财务处将根据资金情况安排付款。原则上发票应及时传递到财务部门，不应滞留在采购部门，以便财务部门及时全面地掌握医院资金状况。

12）房屋维修、保养支出管理

①主管职能部门：后勤保障处、基建办

②审批程序：后勤保障处根据医院房屋使用情况，制定年度维修及保养预算，有合同按合同执行，办理大型修缮工程预付款或进度款时，须按规定由工程主管科室填报《合同付款审批表》并按审批权限完成规定的审批程序后，办理付款手续。付款须提供合同复印件、工程款发票（预付款除外）等附件，分期付款的须经财务处审核人员核实付款情况；办理工程结算尾款时，需提交施工方工程款发票、工程合同以及修缮工程结算、验收报告、施工方结算书、审价报告及其他结算资料。

紧急维修工程或紧急维修采购需先口头报分管领导同意后可采取先施工或采购后补办书面说明和相关审批手续的方式。

13）设备及其他固定资产购置支出管理

①主管职能部门：医学装备处、后勤保障处

②审批程序：各科室应根据业务发展情况提出年度更新及购置预算报主管职能科室整理汇总，主管职能科室根据医院建设目标提出年度的设备购置预算，固定资产的购置应签订购置合同。

a.申购审批：设备购置，应由使用科室提出申购申请并经科室主任签字后报主管职能科室，主管职能部门应核实科室业务及设备配置状况，由处长签名批准，一定金额以上的由分管领导及院长签批方可购买。设备购置必须签订设备采购合同并按合同执行。具体流程按医院相关规定执行。

b.验收审批：设备安装调试完毕付款前，使用科室和主管职能部门严格按合同进行验收，并完成验收报告；验收报告应交财务处作为固定资产的入帐凭证。

申请支付合同款时须填报《合同付款审批表》并按审批权限完成规定的审批程序后，办理付款手续。付款须提供合同复印件、发票（预付款除外）、主管职能部门或使用部门的验收单、入库单（或直发单）等附件，分期付款的须经财务处审核人员核实付款情况。

14）基本建设支出管理

①主管职能部门：基建办

②审批程序：基建办根据医院发展计划，制定年度基本建设预算，按合同办理结算，支付预付款或进度款时由基建办填写《合同付款审批表》并按表完成规定的审批程序后，办理付款手续。基本建设支出均须分管领导审核报院长签批。付款须提供合同复印件、工程款发票等附件；分期付款的须经财务处审核人员核实付款情况；办理工程结算尾款时，需向财务处提交施工方工程款发票、工程合同以及修缮工程结算、验收报告、施工方结算书、工程审价报告及其他结算资料。

15）学术论文发表费支出管理

①主管职能部门：科研处

②审批程序：作者提交论文原件经科研处审核，发票由科研处注明出资途径按审批权限审签后送财务处报账。

16）职工培训、学习费用等支出管理

①主管职能部门：科研处

②审批程序：职工培训、学习须经所在科室负责人、主管职能部门处长、分管院长审批，培训完毕由本人提供审批表及学习发票经所在科室负责人、科研教育处处长审签后到财务处报账；出国学习者经主管职能部门处长、分管院长、院长审批，由人力资源处、院长办公室办理出国的审核、报批手续，公费出国者回国后将学习发票报主管职能部门和分管领导签批、将报销单及出国审批表报财务处报账。

17）科研经费支出管理

①主管职能部门：科研处

②审批程序：所有院内科研经费的使用均须科研处审批。

18）宣传（含宣传印刷）学习费用支出管理

①主管职能部门：党委办公室、宣传处

②审批程序：党办及宣传处应根据医院情况制定年度宣传学习预算，各项支出按审批权限签批后到财务处报账。

19）用于集体福利、慰问困难患病职工等福利费支出管理

①主管职能部门：工会

②审批程序：职工及职能部门按规定报工会审核，工会按规定标准签批后报账。超出规定标准的，须由工会将集体讨论意见呈报分管领导签批后执行。

20）医疗保险及补偿费支出管理

①主管职能部门：医疗事业处

②审批程序：医疗保险由医疗事业处根据规定进行投保，保费由医疗事业处相关人员核对，处长签名确认，经分管领导签字报院长签批后，送财务处审核支付。发生的医疗纠纷赔偿，须提供协议或相关附件，由医疗事业处签名确认，经分管领导签字报院长签批后，送财务处审核支付。

其他发生的支出，按归口管理参照上述相关程序进行审批。

2．会议费、差旅费、出国费、培训费的标准参照本市相关制度执行。

表11-12　主要经费支出规定

经费内容	经费制度
会议费	上海市市级机关会议费管理办法
差旅费	上海市市级机关差旅费管理办法
出国费	因公临时出国经费管理办法
培训费	上海市市级机关培训费管理办法

（三）业务流程

经常性费用支出管理流程

根据医院设定的审批权限和审批报销流程，通过OA系统填报《经费报销单》，逐级审批和控制。

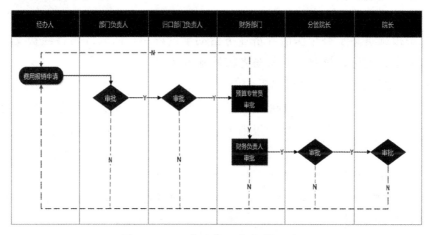

图11-8　经常性费用支出管理流程

（四）业务表单

表11-13　经费报销单

申请人：　　　　　　　　　　　　　　　　申请时间：

付款编号				预算部门	
申请人				使用部门	
预算编码	预算项目	预算余额	预算总额	部门名称	预算执行率
报销内容			摘要		金额（元）
支付方式			现金(包含一笔报销中既有现金又有转账)	合计金额（元）	
是否变更金额：				变更金额：	
使用部门负责人					
归口部门审批					
财务预算员审核					
财务主管审核					
分管院长审批					
院长审批					

（五）管理工具

医院经常性经费支出管理控制是对经费报销、付款的整个活动过程的控制，各项控制措施贯穿于整个医院经济业务活动全过程中。医院经常性经费支出包括预算、发生、支付、核算、分析与考核等基本环节。

1. 经常性经费支出控制方式

（1）不相容职务分离控制。保证经办人员与审批人员、经办人员与付款人员、经办人员与审核人员、经费报销审核与办理结算业务职务相分离。

（2）授权审批控制。建立规范的支出审批流程、明确支出审批人员角色，规定了审批权限，加强经费报销审核控制。

（3）预算控制。医院经费支出统一纳入预算管理，通过信息化方式严格控制经费支出。

（4）经费分析控制。建立定期费用分析制度，分析、评价经费执行情况、预算执行情况、费用支出结构，及时掌握费用变动原因，寻求降低费用途径。

2. 经常性经费支出控制形式

目前，医院通过关联协同平台、预算管理、费用控制、资产管理、成本管理等系统，将经常性经费支出的预算申报、支付申请、支付审核等关键环节联系起来，形成符合医院管理方式的财务一体化管理系统，将经常性经费支出从事后控制变为事前和事中控制。

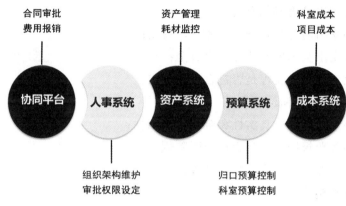

图11-9 财务管理一体化解决方案

经费支出控制以资金控制为核心，预算管控为抓手，信息系统为载体，成本控制为目标，提高医院资金使用效率。

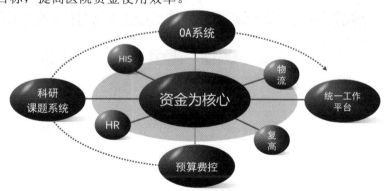

图11-10 预算费用控制系统框架

二、医院捐赠性支出

医院捐赠性支出是医院根据《关于印发<医疗卫生机构接收社会捐赠管理暂行办法>的通知》中规定的用途接收社会指定用途捐赠，按照财政部门及主管单位的相关制度管理和使用捐赠资产。

（一）岗位职责

捐赠性支出涉及的岗位主要包括支出审批人员岗位和会计核算人员岗位。

1．支出审批人员岗位职责

■　审核捐赠项目经费入账手续是否齐全；

■　审核支出是否符合支出标准；

■　审核支出是否专款专用；

■　审核支出内容是否符合财务管理规定；

■　审核支出报销原始凭证是否齐全；

■　审核支出审批流程是否符合医院规定；

2、会计核算人员岗位职责

■　复核原始凭证的真实性和金额的正确性；

■　复核经费报销流程是否符合医院规定；

■　编制记账凭证，进行账务处理；

（二）管理制度

根据《关于印发〈医疗卫生机构接收社会捐赠管理暂行办法〉的通知》，医院制定了《接受社会捐赠资助管理暂行办法》，办法中规范了捐赠性支出的管理。

（三）业务流程

捐赠项目管理流程包括捐赠审查流程和捐赠付款流程。

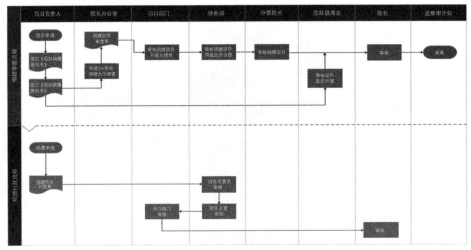

图11-11　捐赠项目管理流程

（四）业务表单

上海市第十人民医院捐赠项目付款单

付款单号：SHDSYYJZFK2015-143　　　　　　　　申请时间：2015/7/23　12:15:18

*申请人			*部门		心血管内科	
合同编号	合同名称	项目编码	项目名称	合同总价	收款总额	可用余额
SHDSYYJZ2014-065		001	十院学术发展及会议			
SHDSYYJZ2014-064		001	十院学术发展及会议			
摘要及金额	摘要	金额（元）				
	会议费	2361.6			查看	
合计金额（元）	2361.6					
附件	急性心梗会议台湾专家机票费用.PDF					
捐赠类型（如果"捐赠类型"选择为"学科发展、人才培养"，请继续选择归口部门）	学科发展、人才培养		选择分管归口部门	科研处		
经办人						
捐赠项目负责人						
财务预算专管员确认						
财务主管审核						
归口部门审核						
院长签字						
请携原件至财务处报销						

图11-12　捐赠项目付款单

（五）管理工具

捐赠资金的使用范围和要求参照《接受社会捐赠资助管理暂行办法》规定执行，不得用于向本院职工支付各类奖金、津贴及其他个人支出。

对于具体的经费使用规定按照本市及医院的相关制度和规定执行，如捐赠资金用于举办会议或开展培训，应符合《上海市市级机关会议费管理办法》、《上海市市级机关培训费管理办法》等相关办法的规定，会议费报销标准参照《上海市市级机关会议费管理办法》，培训费报销标准参照《上海市市级机关培训费管理办法》执行，大额资金的使用严格按照医院货币资金使用的相关制度执行。劳务性支出一律采用银行转账方式，不得代垫现金。

捐赠项目完成后形成的资金结余，纳入单位经费结余管理，用于医疗卫生机构事业发展。协议明确结余资金用途的，按书面协议约定执行。

【医院财务分析】

医院财务分析是定期对医院财务状况和运营成果、财务风险及未来发展趋势的分析和评价。

财务分析的作用主要包括：（1）评估医院的经济实力、（2）确定医院的资金营运情况、（3）评价医院的运营业绩、（4）评价医院的管理效率、（5）评估医院的运营风险、（6）预测医院未来发展趋势。

一、岗位职责

财务分析的岗位职责主要包括编制和分析职责。

■ 熟练掌握会计核算方法、核算内容、开支标准及范围。

■ 编制前，审核本期所有收支是否已全部入账；审核应提的各项风险金及准备是否已按规定计提。

■ 审核会计报表中各项目之间、本期报表与上期报表间的勾稽关系。

■ 定期对医院整体财务运行情况进行分析，做出书面报告。

■ 定期对医院资产、负债、净资产情况进行分析，发现问题与异常，提出合理化建议。

■ 定期对预算执行情况、医疗收入、成本费用及收支结余进行分析，对重大事项应予说明，提出改进建议。

二、管理制度

医院财务分析制度

为加强对医院日常运营的管理和监控，准确评价医院的运营业绩，及时反馈预算执行差异情况，促进医院财务状况进一步优化，特制定本制度。

总则

1. 医院财务分析是定期对医院财务状况和运营成果、财务风险及未来发展趋势的分析和评价。是以医院发展方向和财务会计核算资料、统计数据为依据，采用一定的分析方法，对医院的财务活动过程及其结果进行比较、剖析和研究的管理活动。

2. 医院的财务分析分为定期和不定期分析，根据分析期间分为月度、季度、半年度和年度财务分析。不定期分析是财务部门根据实际需要进行的专项分析。

3. 财务分析的基本要求

（1）财务分析必须以准确、充分的财务分析、统计数据和其他资料为基础和依据。

（2）财务分析应建立在详实的数据和必要的分析方法上，对医院运营过程中发现的问题，提出建设性建议。

（3）分析内容应简明扼要，突出重点，并按照上报流程逐级上报院领导。

财务分析的主要内容

4.医院财务分析主要包括：

（1）预算执行情况分析，包括主管部门设定的医疗收入、药品收入、卫生材料收入、医疗成本、工资总额指标分析。纵向对比：将各项预算指标的执行率与近三年平均执行率进行比较；横向对比：将医院实际同比增幅与主管部门核定指标增幅进行比较。

（2）资产分析，对变动比率超过5%以上的的资产项目进行说明；对重大固定资产投资进行说明；其他重大事项予以说明。

（3）负债分析，对变动比率超过5%以上的的负债项目进行说明；对重大筹资项目进行说明；其他重大事项予以说明。

（4）净资产分析，对变动比率超过5%以上的的净资产项目进行说明；对重大财政及科研项目投入进行说明；其他重大事项予以说明。

（5）收入分析，包括财政补助收入、医疗收入和其他收入分析等。主要是对医疗收入进行分析，包括：①门急诊和住院收入增减变动及变动原因；②医疗收入的结构分析，重点关注药占比、材占比、手术收入占比变化情况。③涉及收费项目调价的，需要分析调价前后对医疗收入产生的影响。④分析主要病种的工作量、均次费等情况，同时对比病种成本，实现病种损益分析。

（6）成本和费用分析，包括医疗成本及其他支出分析等，着重分析医疗成本中的工资总额、卫生材料费（可收费材料和不可收费材料成本）、药品费、固定资产折旧费、物业管理费、能源成本、维修费以及其他变动幅度超过5%的支出项目。

（7）收支结余分析，包括收支结余情况以及各种因素对收支结余的影响。

（8）现金流量分析，包括医院业务活动、投资活动和筹资活动产生的现金流入、流出及结构分析。

（9）财务指标分析，包括反映医院偿债能力指标（流动比率、速动比率、资产负债率、现金比率等）、运营能力指标（总资产周转率、固定资产周转率、流动资产周转率等）、盈利能力指标（资产报酬率、净资产报酬率、医疗收支结余率等）及其他相关指标（收入收益率、成本收益率、药品毛利率、万元固定资产的医疗收入、人均医疗收入、万元业务收入能耗支出、万元医疗收入卫生材料支出等）。

财务分析的主要方法

5．根据医院财务会计报表及账簿资料，采用以下方法进行财务分析：

（1）比较分析法，是通过实际数与基数的对比来提示之间的差异，借以了解经济活动的业绩和问题的一种分析方法。基数主要包括历史数据、预算数据以及行业数据等。

（2）比率分析法，是以同一期财务报表上若干重要项目的相关数据相互比较，求出比率，用以分析和评价单位的经营活动以及目前和历史状况的一种方法，是财务分析最基本的工具。

（3）因素分析法，是在分析某一因素变化时，假定其他因素不变，分别测定各个因素变化对分析指标的影响程度的计算方法。

（4）趋势分析法，是通过对财务报表中各类相关资料，将两期或多期连续的相同指标或比率进行定基对比和环比对比，得出它们的增减变动方向、数额和幅度，以揭示医院财务状况、运营情况和现金流量变化趋势的一种分析方法。

（5）结构分析法，是指对经济系统中各组成部分及其对比关系变动规律的分析。结构分析主要是一种静态分析，即对一定时间内经济系统中各组成部分变动规律的分析。如果对不同时期内经济结构变动进行分析，则属动态分析。

财务分析报告

6．医院财务分析报告按分析内容分类分为综合分析报告、简要分析报告和专题分析报告。月度和季度财务分析采用简要分析报告，半年度和年度分析采用综合分析报告。

7．医院财务分析报告的格式要求：

（1）标题。一般由医院名称、报告时间、内容和文种四项组成。

（2）基本情况。主要包括医院在报告年度的运营、业绩等方面的综合评述。

（3）分析部分。分析部分是财务分析报告的正文，是对医院财务运行情况的研究。

（4）问题及建议。对医院运营现状提出问题及改善建议，建议应具体化，不应过于抽象。

三、管理流程

医院财务分析流程

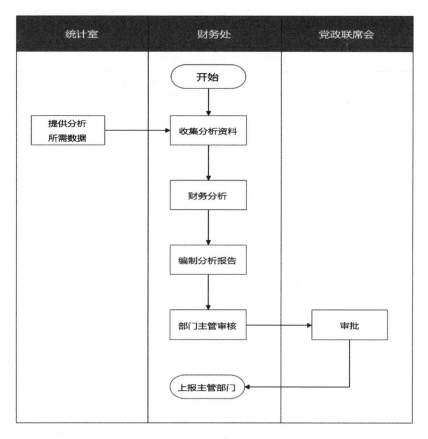

图11-13 财务分析流程

四、业务表单

（一）医院基本情况

简述医院所处的运营环境、政策调整因素、业务发展情况、及学科发展情况。

表11-14　基本业务情况表

类别	项目	单位	本年度	上年度	增减率%
资源配置情况	职工人数（年末）	人			
	其中：在编人员				
	编外人员				
	核定床位	张			
	实际开放床位				
病人服务方面	累计门急诊人次	万人次			
	累计出院病人数	人次			
	累计手术人次	人次			
	其中：住院手术				
	实际占用床日	床日			
	平均住院日	天			
	病床使用率	%			
病人费用方面	门急诊均次费用	元			
	出院病人均次费用	元			
	每床日均次费用	元			
	医保总控费用	元			
	药占比	%			

（二）医院财务状况分析

1. 资产分析

表11-15 资产结构分析表

单位：万元

资产	年初数	结构	年末数	结构	增减率
流动资产					
其中：货币资金					
应收医疗款					
其他应收款					
…					
预付账款					
非流动资产合计					
其中：长期投资					
固定资产					
在建工程					
…					
资产合计					

（1）应收医疗款

表11-16 应收医疗款账龄分析表

单位：万元

类别	年初数		年末数		增长率
	金额	比例%	金额	比例%	
1年以内					
1-2（含）年					
2-3（含）年					
3年以上					
合计					

表11-17 医保总控清算情况分析表

时间	医保指标	医院实际完成金额	医保应支付金额	医保实际支付金额	①考核扣减金额	②病种清算金额	③医院分担金额	坏帐核销金额

（2）其他应收款

表11-18 其他应收款账龄分析表

单位：万元

类别	年初数		年末数		增长率
	金额	比例%	金额	比例%	
1年以内					
1-2（含）年					
2-3（含）年					
3年以上					
合计					

（3）预付账款

表11-19 预付账款账龄分析表

单位：万元

类别	年初数		年末数		增长率
	金额	比例%	金额	比例%	
1年以内					
1-2（含）年					
2-3（含）年					
3年以上					
合计					

（4）存货

表11-20　库存物资明细表

单位：万元

类别	年初数	本年增加	本年减少	年末数	变动率
1）药品					
其中：西药					
中成药					
中草药					
2）卫生材料					
3）低值易耗品					
4）其他材料					
合计					

（5）固定资产

表11-21　固定资产明细表

单位：万元

项　目	年初数	本年增加	本年减少	年末数
(1)固定资产原价				
其中：房屋建筑物				
专用设备				
一般设备				
图　书				
其　他				
(2)累计折旧				
其中：房屋建筑物				
专用设备				
一般设备				
其　他				
(3)固定资产净值				
其中:财政补助及科教项目购入的固定资产净值				

（6）在建工程

表11-22　在建工程明细表

单位：万元

工程	预算数	执行率	年初余额	本年增加	本年减少		期末余额	资金来源
					转入固定资产	其他		
合计								

2．负债分析

表11-23　负债结构分析表

单位：万元

负债	年初数	结构	年末数	结构	增减率
流动负债					
应付账款					
预收医疗款					
应付职工薪酬					
其他应付款					
…					
非流动负债					
长期借款					
…					
负债合计					

（1）应付账款

表11-24　应付账款明细表

单位：万元

类别	年初数		年末数		增长额	增长率
	金额	比例%	金额	比例%		
应付药品款						
应付材料款						
应付试剂款						
应付设备款						
应付工程款						
应付其他						
合　计						

（2）预收医疗款

表11-25　预收医疗款明细表

单位：万元

分类名称	年初余额	年末余额	增长额	增长率
住院病人预收款				
门诊病人预收款				
…				
合计				

（3）应付福利费

表11-26　应付福利费款明细表

单位：万元

项　目	年初数	本期计提数	本期支付数	年末数
应付福利费				
合　计				

（4）应付社会保障费

表11-27　应付社会保障费明细表

单位：万元

项　　目	年初数	本期应付数	本期实付数	年末数
养老保险费				
医疗保险费				
失业保险费				
生育保险费				
工伤保险费				
公积金				
其他保险费				
合　　计				

（5）其他应付款

表11-28　其他应付款账龄分析表

单位：万元

类别	年初数		年末数		增长率
	金额	比例%	金额	比例%	
1年以内					
1-2（含）年					
2-3（含）年					
3年以上					
合计					

3. 净资产分析

表11-29 净资产结构分析表

单位：万元

净资产	年初数	结构	年末数	结构	增减率
事业基金					
专用基金					
待冲基金					
财政补助结转（余）					
科教项目结转（余）					
…					
净资产合计					

（1）事业基金

表11-30 事业基金分析表

单位：万元

项　　目	年初数	本年增加	本年减少	年末数
职工福利基金				
医疗风险基金				
其他基金				
合　　计				

（2）专用基金

表11-31　专用基金分析表

单位：万元

项　　目	年初数	本年增加	本年减少	年末数
职工福利基金				
医疗风险基金				
其他基金				
合　　计				

（3）待冲基金

表11-32　待冲基金分析表

单位：万元

项　　目	年初数	本年增加	本年减少	年末数
（1）待冲财政基金				
其中：固定资产待冲				
无形资产待冲				
药品、材料待冲				
（2）待冲科教项目基金				
其中：固定资产待冲				
无形资产待冲				
药品、材料待冲				
合　　计				

（4）财政补助结转(余)

表11-33　　财政补助结转(余)明细表

单位：万元

项　　　目	年初数	本年增加	本年减少	年末数
(1)财政补助结转				
其中：基本支出结转				
项目支出结转				
(2)财政补助结余				
其中：项目支出结余				
合　　计				

（4）科教项目结转(余)

表11-34　科教补助结转(余)明细表

单位：万元

项　　　目	年初数	本年增加	本年减少	年末数
1)科研项目结转(余)				
其中：国家级				
省部级				
市局级				
…				
2)教学项目结转(余)				
其中：…				
合　　计				

4．收入分析

表11-35　收入明细表

单位：万元

项目	本年度	比例	上年度	比例	增减额	增减率
财政补助收入						
医疗收入						
其他收入						
合计						

（1）财政补助收入分析

表11-36　收入明细表

单位：万元

项目	本年度	比例	上年度	比例	增减额	增减率
基本补助收入						
项目补助收入						
合计						

（2）医疗收入分析

表11-37　医疗收入明细表

单位：万元

项目	上年度	本年度	增减额	增减率
医疗收入（除药品外）				
门诊				
住院				
药品收入				
门诊				
住院				
合计				

表11-38　医疗收入结构表

单位：万元

类别	上年度	比重	本年度	比重	增减额	增减%
劳务收入						
检查收入						
化验收入						
治疗收入						
手术收入						
卫生材料收入						
药品收入						
其他医疗收入						
合计						

表11-39　医疗收入影响因素表

单位：万元

影响因素	金额	比重
门急诊人次变动对医疗收入的影响		
出院人次变动对医疗收入的影响		
工作量变动对医疗收入的影响		
门诊均次费变动对医疗收入的影响		
出院病人均次费变动对医疗收入的影响		
均次费用变动对医疗收入的影响		
合计		

表11-40　主要病种收入明细表

单位：万元

学科	主要病种	工作量		均次费		医疗收入					
								其中：药品收入		卫生材料收入	
		本年度	增减率	本年度	增减率	本年度	增减率	本年度	增减率	本年度	增减率

5. 成本费用分析

表11-41　业务支出总表

单位: 万元

项　目	上年度		本年度		增减额	增减率
	金额	比重%	金额	比重%		
医疗成本						
管理费用						
其他支出						
合计						

表11-42　业务支出明细表

单位: 万元

项目	上年度			本年度			增减额	增减率
	金额	占支出比重	占收入比重	金额	占支出比重	占收入比重		
人员经费								
离退休费								
能源成本								
物业成本								
材料成本								
药品成本								
设备维护								
折旧与摊销								
其他								
合计								

（1）人员经费

表11-43 人员经费明细表

单位：万元

项目	上年度	本年度	增减额	增减率
基本支出				
津贴补贴				
奖金				
社会保障费				
伙食补助费				
其他工资福利支出				
住房公积金				
合计				

表11-44 人均收入明细表

分类	职称	上年度		本年度		增减率	
		年均收入	平均人数	年均收入	平均人数	年均收入	
职称	高级						
	中级						
	初级						
	其他						
岗位	主任医师						
	副主任医师						
	住院医师						
	技师（士）						
	药师（士）						
	管理及工勤						

（2）能源成本

表11-45　能源成本明细表

单位：万元

	上年度	本年度	增减额	增减率
水费				
电费				
业务用燃料费				
合计				

表11-46　能源成本影响因素表

单位：万元

项　目	影响因素	金额
电费	使用量增加对支出影响	
	价格变化对支出影响	
	合计	
水费	使用量增加对支出影响	
	价格变化对支出影响	
	合计	
煤气费	使用量增加对支出影响	
	价格变化对支出影响	
	合计	

（3）材料成本

表11-47　材料成本影响因素表

单位：万元

项　目	上年度			本年度			增减率
	成本	占成本比重	占收入比重	成本	占成本比重	占收入比重	
卫生材料							
可收费材料							
不可收费材料							

（4）药品成本

表11-49　药品成本影响因素表

单位：万元

影响因素	金额	比重
用药水平变动对药品成本的影响		
药品加成率变动对药品成本的影响		
合计		

6．收支结余分析

表11-49　收支结余总表

单位：万元

项　目	上年度	本年度	增减额	增减率
业务收入				
业务支出				
业务收支结余				

表11-50　收支结余明细表

单位：万元

项　目	上年度	本年度	增长额	增长%
医疗收支结余				
其中：医疗收支结余（除药品外）				
药品收支结余				
其他收支结余				
财政基本补助收入				
业务收支结余合计				

表11-51　收支结余影响因素表

单位：万元

影响因素	金额
1．业务量变化对结余的影响	
其中：医疗	
药品	
2．均次费用变化对结余的影响	
3．固定成本变动对结余的影响	
4．其他收支变动对结余的影响	
5．财政拨款变动对结余影响	

7．现金流量分析（略）

8．财务指标分析

表11-52　财务指标明细表

标类型	具体指标	上年度	本年度
偿债能力	业务收支结余率		
	资产负债率		
	流动比率		
	速动比率		
	现金比率		
运营能力	总资产周转率		
	净资产周转率		
	固定资产周转率		
	流动资产周转率		
	存货周转率		
	药品周转率		
	医疗应收款周转天数		

续表

标类型	具体指标	上年度	本年度
盈利能力	资产报酬率		
	净资产报酬率		
	医药支出结余率		
…	…	…	…
收益情况	收入收益率		
	成本收益率		
	药品毛利率		
…	…	…	…
资产增长	总资产增长率		
	净资产增长率		
	固定资产净值率		
…	…	…	…
支出情况	百元医疗收入药品、卫生材料消耗		
	百元医疗收入能源消耗		
	人员经费支出比率		
	管理费用率		
	药品、卫生材料支出率		
…	…	…	…

【科研经费管理】

一、科研经费概述

科研经费是从各种途径获得的，用于开展基础研究、前沿技术研究、社会公益技术研究、科技成果转化和应用示范等各类科研活动、创新活动的经费。

科研经费包括纵向项目经费、横向项目经费、院内项目经费等不同来源经费。

1. 纵向项目经费是指包括国家科技部、国家自然科学基金委员会、上海市科学技术委员会、上海市卫生和计划生育委员等相关政府部门或事业单位批准立项的科研项目经费。

2. 横向项目经费是指与其他企事业单位合作开展联合研究或委托研究项目经费。

3. 院内项目经费是指医院投入的学科建设、人才培养等科研经费。

二、岗位职责

科研经费管理主要根据医院实际情况，安排专人负责，其岗位职责如下：

■ 熟悉不同级别的科研管理制度或规定，经费支出标准

■ 审核立项时科研项目预算是否按照相关制度编制；

■ 审核科研项目支出是否符合项目预算；是否符合经费列支标准；原始资料是否真实、齐全；

■ 审核项目结题时经费的预算执行情况；

■ 定期或不定期进行科研项目结余资金清理；

■ 维护科研项目经费报销信息系统；

三、管理制度

学科建设经费管理办法

为加强医院学科建设经费的合理化、科学化及规范化管理，充分利用学科建设经费促进学科发展，特制定本办法。

1. 为加强医院学科建设经费的合理化、科学化及规范化管理，充分利用学科建设经费的促进学科发展，根据《国务院关于改进加强中央财政科研项目和资金管理的若干意见》（国发〔2014〕11号）和市科委《上海市科研计划专项经费管理办法》（沪财教〔2013〕67号）的规定，结合本院实际情况，制定本管理办法。

2. 学科建设经费是指医院为了促进发展所设立的用于重点学科、一般学科、诊疗中心及研究所等的建设费用。

3. 院学科建设经费实行学科主任负责制。其中50%由学科主任或诊疗中心主任支配，用于学科建设；其余50%由学科主任根据学科发展及布局，以临床、科研、人才培养等子课题的形式，用于学科内人员的人才培养和亚学科建设。子课题由科室设置，子课题负责人填写项目计划书，经由科研处和财务处审批，报党政联席会通过后实行。学科建设经费由科研处统一管理，并接受医院相关职能部门的检查与监督。

4. 学科建设经费由科研处统一管理，并接受医院相关职能部门的检查与监督。科研处按年度组织专家对相关学科医教研发展状况、人才培养、经费使用状况等进行学科评估，根据评估结果及预算发放。

5. 适用范围：本办法适用于医院匹配的学科建设经费。院人才培养经费、院内科研项目经费、医院对院外学科、人才、项目匹配经费按照《上海市第十人民医院院内经费管理办法执行》。

6．经费使用范围

（1）设备费：是指在项目（课题）实施过程中购置或试制用于学科建设、科学研究的临床或科研专用仪器设备，对现有仪器设备进行升级改造，以及租赁外单位仪器设备而发生的费用。申购需通过ＯＡ系统，填写《科研设备申购单》，经科研处审核通过后，交院设备处统一购买。

（2）材料费：是指在项目（课题）实施过程中需要消耗的各种原材料、辅助材料、低值易耗品、试剂、实验动物等费用。不得列支办公用品等科研无关材料费。发票应列明采购明细，如发票上无法反应采购的明细项目，应提供由对方单位敲章的采购清单。单次金额大于2万元者，需签定合同。合同审批，需要填写《院科研合同申请表》。如单次合同金额大于20万元且不是唯一单位生产，要经过招投标流程。

（3）测试化验加工费：是指在项目（课题）实施过程中支付给外单位（包括医院内部独立经济核算单位）的检验、测试、化验及加工等费用。需说明预算的各种测试化验加工项目与项目（课题）任务的相关性和必要性、测试化验加工的任务内容、任务承担单位、次数、费用等测算依据以及委托该单位的理由等。单次金额大于2万元者，需签定合同。合同审批，需要填写《院科研合同申请表》。如单次合同金额大于20万元且不是唯一单位生产，要经过招投标流程。

（4）人员培训费：学科建设费可用于本学科人员出国培训、短期出国交流、参加国际学术会议等，人才培养经费可用于培养对象出国培训。出国培训需通过ＯＡ流程进行审批。出国人员限制：出国需要经过科主任同意，科研处、财务处、院办及相关职能部门审核，原则上重中之重学科及重点学科出国人员不得同时超过２人，其他学科不得同时超过１人。出国培训享受的补贴等待遇符合《同济大学附属第十人民医院医护人员出国培训管理规定》（市十医院发〔2014〕7号）。

（5）会议费：是指在项目（课题）实施过程中为组织开展学术研讨、咨询以及协调项目（课题）等活动而发生的会议费用。课题负责人应当按照国家有关规定，严格控制会议规模、会议数量、会议开支标准和会期。会议餐费不超过130元／人天。需说明预算的各种会议的必要性，以及会议时间、会议内容、会期、参会人数、会议次数、会议开支标准等测算依据。单次会议5万元以上的需要单向论证（会议详细的预算）。不得列支只有餐费的会议费，上海参会人员不安排住宿，不得列支礼品费、旅游费、景点门票。

组织开展学术研讨、咨询以及协调项目等活动而发生的会务费。报销时须附会议的必要性，会议时间、会议内容、会期、参会人数、会议次数、会议开支标准等测算依据。会议费的开张范围及开支标准参照《上海市市级机关会议费管理办法》（沪财行〔2014〕14号）执行。

（6）国际合作与交流费：是指在项目（课题）实施过程中项目（课题）研究人员出国及外国专家来华工作的费用。需说明预算的各项国际合作与交流任务与学科建设、项目（课题）研究任务的相关性和必要性，并详细列示出访或受邀来华专家的国家或地区名称、机构名称、事由、人数、天数、差旅费、伙食费、住宿费和其他费用的开支标准等测算依据。

（7）专家咨询费：是指在项目（课题）实施过程中支付给临时聘请的咨询专家的费用。专家咨询费不得支付给参与项目（课题）研究及其管理相关的工作人员。需说明咨询专家与项目（课题）研究任务的相关性和必要性，以及咨询专家的级别、咨询方式、咨询内容、人次数、支付标准等测算依据。专家咨询费发放标准如下：

	会议方式咨询		通信方式咨询
	第1、2天	第3天起	
高级专业技术职称人员	500-800元/人天	300-400元/人天	60-100元/人次
其他专业技术人员	300-500元/人天	200-300元/人天	40-80元/人次

（8）差旅费：是指在项目（课题）实施过程中开展科学实验（试验）、科学考察、业务调研、学术交流等所发生的外埠（国内）差旅费等。不得列支市内交通费。差旅费的开支标准应当按照国家有关规定执行。

需说明预算的各种出差任务与项目（课题）任务的相关性和必要性，以及出差时间、地点、事由、人数、次数、开支标准等测算依据。使用科研经费赴外地参加学术会议，报销时须附会议通知或邀请函，出差结束后凭票报销上海至出差地点车票或经济舱机票往返一次，以及会议期间出差地点市内交通费、会议住宿费及会议餐费。食宿及交通费标准参照《上海市市级机关差旅费管理办法》（沪财行〔2014〕9号）执行。

（9）出版、文献、信息传播、知识产权事务费：是指在项目（课题）实施过程中需要支付的专著出版费、资料费、专用软件购买费、文献检索费、专业通信费、专利申请及其他知识产权事务等费用。不得列支电话、宽带等一般通讯费。需说明各项预算与项目（课题）研究任务的相关性和必要性，以及数量、单价等测算依据。软件应由信息科、设备处负责采购。院内科研经费不可报销科研论文的编辑、修改或润色等费用。

（10）劳务费：可用于支付学科建设需要所聘用的兼职科研人员、项目聘用人员、引进PI的全部或部分成本；可用于承担博士后、科室聘用人员等无工资收入的人员费。人员费不得用于支付院内人员（包括PI本人、转化医学中心人员）工资、奖金及津贴，不得用于发放个人绩效工资。

（11）其他：院内经费不可用作支付办公用品、餐费、汽油费等费用。

7. 报销流程

按医院《关于修订临床业务财务报销流程的通知》（市十医院发〔2014〕8号）规定执行。经费报销由学科负责人签字，科研处审核后，履行报销手续。单笔超过3万元者经分管院长审批，单笔超过8万元者经院长审批后，履行报销手续。具体报销流程：

（1）申请人从院OA网——经费报销栏目提交申请，同时，附件上传发票、收据或支付凭证及相关证明材料；

（2）科研处审核通过；

（3）财务处审核通过；

8. 结余经费

学科建设经费的年度结余经费，结转下一年度继续使用。年度学科评估通过后原经费继续使用，并根据考核结果和经费使用情况按比例下拨下一年度学科建设经费。学科评估考核不合格停止下拨学科建设经费，原有经费学科继续使用。

四、业务流程

（一）科研合同审批流程

根据医院管理制度，单次金额大于2万元的，需签定科研合同，按照科研合同审批流程会签。

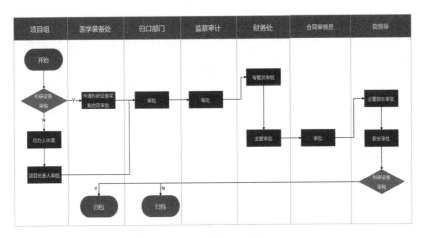

图11-14　科研合同审批流程

（二）科研经费报销流程

根据课题经费预算相关内容填写在OA系统填报"上海市第十人民医院科研付款单"。外来课题经费单次报销金额在，5000元以内的（限试剂、耗材、抗体、小型设备，其中设备购置需按照会计制度相关规定办理购置及财产登记），由经手人、课题负责人审批后可至财务处报销；单次报销金额在5,000—30,000元的需由科教处签批，单次报销金额在30,000—80,000元的需经分管院长签批；80,000元以上的须由院长签批。

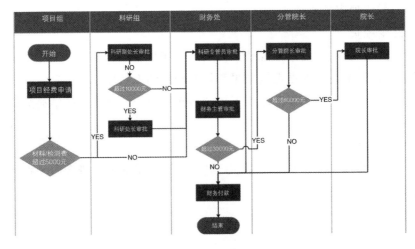

图11-15　科研经费报销流程

五、管理工具

医院的科研项目经费实施预算管理与信息化管理相结合的方式，以预算管理系统和协同办公平台为依托，对科研项目预算管理和经费报销进行线上管控。

（一）科研项目预算管理

科研项目立项按照医院科研经费管理制度执行预算审批程序，由科研处、医疗事业处或财务处执行预算审批。

科研项目的预算审批严格按照国家自然基金、市科委、卫计委等部门项目经费管理制度的相关规定执行。根据制度规定，设备费、劳务费、专家咨询费及间接费用一般不予调整，涉及"三公经费"的严格按照国家及本市规定执行。

表11-53 科研预算调整明细表

预算项目	预算调整要求
设备费	一般不予调整，但设备用途和数量不变，因市场价格变化等导致设备费预算调减的，允许经审批调整。
材料费	允许经审批调整
测试化验加工费	允许经审批调整
燃料动力费	允许经审批调整
出版/文献/信息传播	允许经审批调整
劳务费	一般不予调增，如需调减可按程序调剂用于其他支出
专家咨询费：	一般不予调增，如需调减可按程序调剂用于其他支出
间接费用	一般不予调增，如需调减可按程序调剂用于其他支出
差旅费	根据相关对执行
会议费	根据相关对执行
国际合作与交流费	根据相关对执行

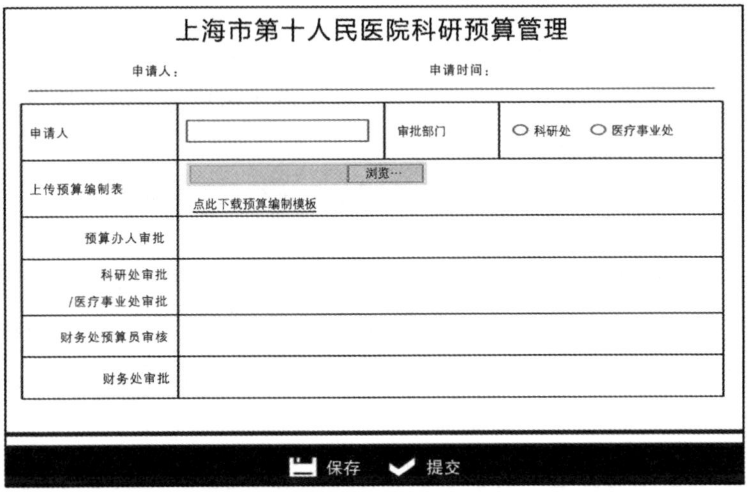

图11-16　科研预算管理流程图

　　立项后，财务部门的科研专管员根据项目书将科研处设立的科研课题编号、项目负责人、课题名称、级别及项目预算明细录入预算管理系统。

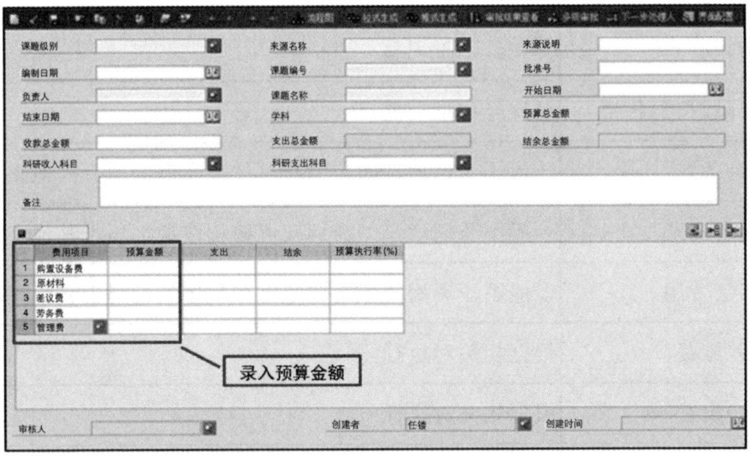

图11-17　科研项目预算管理系统

（二）科研项目经费管理

　　科研项目经费包括采购合同审查及付款审批、科研经费预决算审批。

1．采购合同审查及付款审批

根据医院规定，对金额超过2万元的试剂、耗材的采购，测试服务类等项目均需订立采购合同，在OA系统中，按照合同审批流程逐级审批。

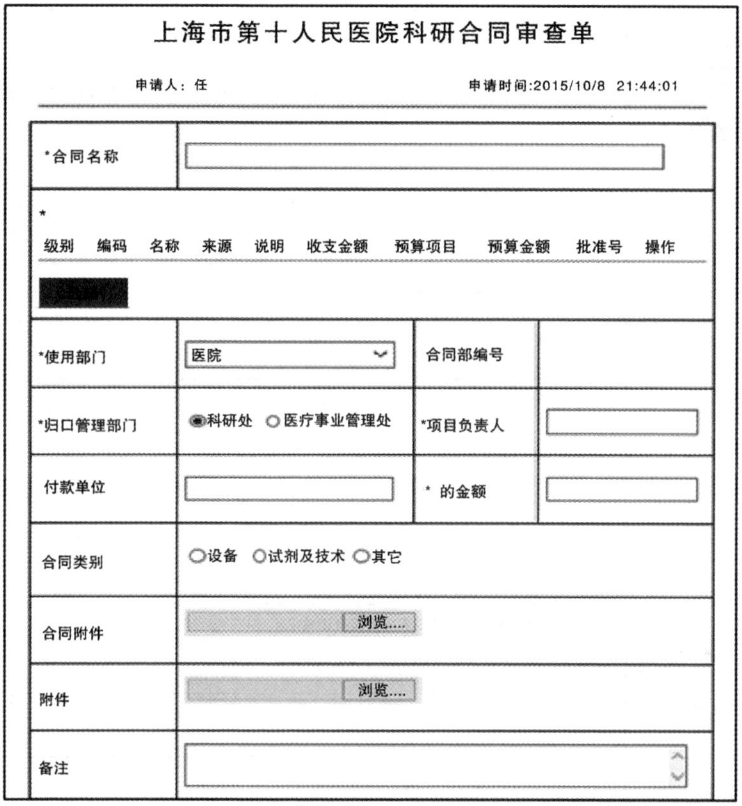

图11-18　科研管理系统—合同审批

系统申请时，需提交合同文本电子版、公司营业执照等相关材料，在选择合同所属科研项目时，须选择对应的预算项目，并且系统将对该课题下的预算项目余额进行控制。

2．科研经费报销审批流程

科研经费报销需严格按照项目预算执行，对于不可调整的预算项目，系统将对其进行控制。课题经办人或负责人在OA系统上按照科研经费审批流程进行线上申请和审批。

上海市第十人民医院科研付款单

申请人：王琪 　　　　　　　　　　　　　　　　　申请时间：2016/8/2　15:47:07

申请部门	请选择　　　　　　　　　　∨	付款编号	
归口管理部门	◉科研处　○医疗事业管理处　○生殖医学中心　○教学办公室　○门急诊办公室	课题负责人	王琪

级别	编码	名称	来源	说明	收支金额	预算项目	预算编码	预算余额	执行率	操作
选择										

收款单位		付款金额（元）	
摘要			
付款方式	○现金　　○银行　　○中心实验室服务费　　○中心实验室耗材　　○科研管理费		
是否为外来资金采购材料款	◉否　○是		
附件	浏览...		
备注			
经办人			
归口部门审批	【WF：审计处审核】		
财务部意见	（如为人才培养经费请提交人力资源处审核）		
人力资源主管意见			
财务主管处意见			
分管院长审批意见			
院长审批意见			

💾 保存　　✔ 提交

图11-19　科研项目付款单

六、业务表单

表11-54　项目（课题）预算表

金额单位：千元

序号	科目名称	合计	专项经费	自筹经费
1	一、支出预算			
2	（一）直接费用			
3	1. 设备费			
4	（1）购置设备费			
5	（2）试制设备费			
6	（3）设备改造与租赁费			
7	2. 材料费			
8	3. 测试化验加工费			
9	4. 燃料动力费			
10	5. 差旅费			
11	6. 会议费			
12	7. 国际合作与交流费			
13	8. 出版、文献、信息传播、知识产权事务费			
14	9. 劳务费			
15	（1）项目（课题）责任人			
16	（2）项目（课题）高级研究人员			
17	（3）项目（课题）参与人员			
18	（4）引进人才			
19	10. 专家咨询费			
20	11. 其他费用			
21	（二）间接费用			
22	其中：绩效支出			
23	二、收入预算			
24	1. 申请从专项经费获得的资助			/
25	2. 自筹经费		/	
26	（1）单位自有货币资金		/	
27	（2）从其他渠道获得的资金		/	
预算编制人 （签名）		项目（课题）责任人 （签名）		
财务部门负责人 （签名）		科研管理部门负责人 （签名）		

填表说明：1. 设备分类：A. 购置、B. 试制；
2. 试制设备不需填列本表；购置设备需填写明细：（7）列、（8）列；
3. 单价≥10万元的设备购置、试制设备需提交单独的"大型科学仪器设备基本信息表"，试制设备需提交设备试制方案；单价≥30万元的购置、试制设备需提交设备需求另行组织评议，确定是否予以购置；和成本分析：申请专项经费资助购置设备单价≥50万元，市科委将另行组织评议，确定是否予以购置；
4. 资金来源：A. 专项经费、B. 自筹经费；
5. 申请专项经费在20万元及以下时，毋须填写本表。

表11-55　设备费——购置/试制设备预算明细表

金额单位：千元

序号	设备名称	设备分类	单价（元/台件）	数量（台件）	金额	设备类别	购置设备型号	购置设备生产国别与地区	主要技术性能指标	用途（与研究任务的关系）	资金来源
	(1)	(2)	(3)	(4)	(5)	(6)	(7)	(8)	(9)	(10)	(11)
	单价10万元以上购置设备合计1	／	／			／					
	单价10万元以上试制设备合计	／	／			／	／	／	／	／	／
	单价10万元以下购置设备	／	／			／	／	／	／	／	／
	单价10万元以下试制设备	／	／			／	／	／	／	／	／
	累计	／	／			／	／	／	／	／	／

表11-56 测试化验加工费预算明细表

金额单位：千元

填表说明：1. 重大及价高测试化验，是指项目（课题）研究过程中需测试化验加工的数量过多或单位价格较高，总费用在5万元及以上的测试化验加工，需写明细；
2. 资金来源：A. 专项经费、B. 自筹经费；
3. 申请专项经费在20万元及以下时，毋须填写本表。

序号	测试化验加工的内容	测试化验加工单位	计量单位	单价（元/单位数量）	数量	金额	资金来源
	(1)	(2)	(3)	(4)	(5)	(6)	(7)
重大及价高测试化验加工费合计							
其他测试化验加工费							
累计							

表11-57 劳务费预算明细表

金额单位：千元

姓名	证件类别	证件号码	性别	出生日期	现工作单位	现专业技术职务	目前参加其它项目（课题）数/时间	在本项目（课题）中的责任分工	投入本项目（课题）的计划全时工作时间（人月）	平均资助标准（元/人月）	申请专项经费资助额	签章
(1)	(2)	(3)	(4)	(5)	(6)	(7)	(8)	(9)	(10)	(11)	(12) = (10) ×(11) /1000	
项目（课题）责任人												
项目（课题）高级研究人员												
项目（课题）参与人员												
引进人才												
累 计									/	/		/

填表说明：1. 证件类别为：身份证、护照、军官证；身份证号码为15位，或18位；
2. 性别：若证件类别为"身份证"，则自动获取，其他类别需要填写；
3. 出生日期：年-月-日，例如：1962-01-01；若证件类别为"身份证"，则自动获取，其他类别需要填写出生日期。

294

表11-58 科研项目收支报表

金额单位：千元

课题级别	课题编号	批准号	负责人	课题名称	学科	期初结转（余）	收入			支出			余额
							预算经费	本年收入	实到经费	本年支出	累计支出	累计进度	
总计													

【医院合同管理】

医院合同管理是医院合同订立、履行、变更、解除、转让、终止以及审查、监督、控制等一系列行为的总称。其中订立、履行、变更、解除、转让、终止是合同管理的内容；审查、监督、控制是合同管理的手段。合同管理必须是全过程的、系统性的、动态性的。

合同管理全过程是由草拟、签订、生效开始，直至失效为止，不仅要重视签订前的管理，更要重视签订后的管理；系统性就是凡涉及合同条款内容的各部门需要一起管理；动态性就是注重履约全过程的情况变化，特别要关注对医院自身不利的变化，及时对合同进行修改、变更、补充和终止。

一、合同类型、范围、控制目标、控制方式

（一）合同类型

目前，医院根据业务发展和支出情况，对各类合同进行梳理，主要包括经济合同（包括设备、服务等合同，基建等工程类合同）、科研合同、捐赠合同、GCP合同等四大类合同。

（二）管理范围

根据医院财务管理制度及合同类型划分，要求符合下列条件的设备、工程、服务等项目一律签订双方或多方合同，纳入医院合同管理。

1. 对外投资。

2. 接受捐赠。

3. 临床药物试验。

4. 单次付款金额超过2万元以上的业务。

5. 资产处置、转让。

（三）控制目标

医院合同控制目标主要包含：确保归口明确合理的管理流程岗位职责；确保各类经济业务纳入医院预算管理与控制；确认项目合同纳入医院绩效控制目标；依据公平及诚实信用原则订立合同；依法有效管理，达到预定的质量和功能要求。

（四）控制方式

控制方式主要是通过OA系统与预算管理系统共同控制，通过信息化方式实现合同审批、预算控制、资金管控等多重目标。

二、岗位职责

医院的合同管理主要由各职能部门设立的合同管理员负责实施，主要职责如下：

- 提出建议并逐步规范优化医院合同业务流程，协调处理合同业务事项；
- 监督执行合同风险防范措施；
- 审核各部门合同文本
- 参与重大合同谈判及医院招标工作；
- 开展合同跟踪管理，对购置、基建类项目应组织专业人员参与验收；
- 监督付款进度与项目执行进度是否匹配；
- 组织合同履行完毕后的总结、评价工作

三、管理制度

总　则

（一）为建立健全医院内控制度建设，加强医院合同管理，规范经济行为，切实保障医院经济利益，根据《合同法》及有关法律法规，结合医院的实际情况，特制订本制度。

（二）本制度适用于医院职能部门、临床医技科室以医院名义与外单位签订的经济、医疗、科研合作、技术服务、药物临床试验等所有合同。

（三）医院合同管理制度包括合同签订、合同审批、合同履行、合同管理。

（四）对外发生以下业务，均须以书面形式签订合同。

1. 对外投资与合作。

2. 单次付款金额在20,000元及以上的设备购置、物资采购、外包服务、工程建设、科研合作、租赁等业务。

3．药物临床试验。

4．资产处置、转让。

5．捐赠项目。

（五）合同标的或金额符合招投标条件的，应先通过招投标程序后再订立合同。

合同签订

（六）医院合同实行归口管理，依照"谁承办谁负责"的原则，由合同承办部门指定本部门合同管理员，负责对本部门签订合同的主体资格、经营权、履约能力的可靠性，合同内容的合法性、可行性及其执行结果审核，承担部门对此负直接、主要责任。

（七）医院各类合同须经法定代表人签署，非法定代表人签订合同须取得法定代表人签署的书面授权书，医院任何部门和个人均不得擅自代表医院签订任何合同或协议。

（八）医院应组织合同谈判专家委员会，由熟悉技术、法律和财务知识的人员参与组成，谈判时由专家委员会抽选部分专家参与，切实保障医院利益。

（九）合同签订须执行会签制度，由医院合同承办部门、归口部门、监察审计部门、财务部门、院办、分管院长、院长逐级审批。

（十）医院合同会签遵循合法性、可行性、效益性的原则。

1．合法性，所签订的合同主要条款必须完整；合同项目、单价、金额、付款方式、权利义务、合同期限、违约责任等必须符合国家有关法律、法规及医院有关制度规定；法人资格、资质证明必须真实、有效。

2．可行性，签订的合同必须符合医院业务发展需要；当事人是否具备合同履约能力

3．效益性，合同履行后需给医院带来预期的经济效益。

（十一）合同会签时，承办部门需提供合同文本、采购相关资料、供应商相关资料等信息。

合同履行

（十二）合同承办部门负责组织、协调合同规定医院义务的全面履行，督促检查、验收、确认合同对方义务的履行。

（十三）对验收不合格或与合同规定不符的标的物，应由承办部门当即提出书面意见，按国家规定或合同约定的时间向对方提出异议，并及时向分管院长汇报，尽快采取适当措施解决。

（十四）合同承办部门应定期对到期合同履行情况进行检查。

（十五）合同执行过程中，由于质量无法满足要求、显失公平、重大误解或对方有欺诈行为，严重损害医院利益的，合同承办部门应及时与对方协商变更或解除合同。

（十六）合同的变更、解除应由承办部门向医院党政联席会汇报，待审议通过后，与对方协商变更或解除合同，并签订以书面协议。

（十七）发生合同纠纷的，承办部门应及时与对方协商解决。因对方原因引起的纠纷，应保障医院利益。若双方无法达成一致时，根据合同中规定的纠纷处理条款申请仲裁或诉讼，任何部门或个人不准在未经授权的情况下私自对外处理纠纷。

合同管理

（十八）医院合同承办部门负责建立合同管理台账。主要包括：序号、合同号、经手人、签约日期、合同标的、价金、对方单位、履行情况及备注等。台账应逐日填写，做到准确、及时、完整。院办负责医院各类合同的档案管理，建立档案管理清册。

（十九）医院合同由院办统一盖合同专用章，须由承办部门提交用印申请，院办的用印申请审批人与合同审批人不得为同一人。

四、业务流程

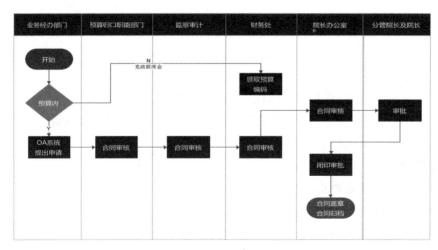

图1　合同签订审批流程

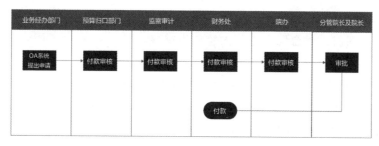

图11-17 合同付款流程

（一）合同签订

1. 合同订立前，由业务部门及职能部门进行合同调查，了解合同对方的主体资格、信用状况、财务情况等有关内容，确保对方当事人具备履约能力。

2. 对于影响重大、涉及专业技术或法律关系复杂的合同，医院应当组织业务人员、法律、技术、财会等方面人员参与谈判，必要时可聘请外部专家参与相关工作。重要事项的谈判过程记录和参与谈判人员的主要意见，医院应当予以记录并妥善保存。

3. 合同经办人填写合同审查单，以书面形式对所签合同的总体情况向会签部门进行汇报。

4. 合同经办人根据合同审查单会签流程，请各部门审核会签，相关部门做好审核会签工作，报分管院长、院长审核签字。

5. 招投标类型的合同申请OA采购流程附件应该包含招投标记录及中标通知书等相关记录。

6. 合同经办人提出申请时，从OA系统中选取合同业务对应的预算编码、预算项目。

7. 对医疗设备的采购，设备采购员会同供货商根据商务谈判结果拟定相关设备购置合同，合同应涵盖设备名称、规格型号、数量、单位、金额、交货期、付款方式、保修期及受罚条款等，采购员根据进口/国产设备资质一览表收集供货商资质，并对供货商提供的资质进行审核，确保资质的合法性、有效性。

8. 对科研、捐赠、GCP业务合同，OA系统中需单独设置OA审核流程，区别于其他经济业务合同。

9. 对科研、捐赠、GCP业务合同，OA系统审核时需创立项目编码，做到专款专用、以收定支控制。

（二）合同审批

1．归口部门：对合同全方面内容初步审核。

2．监察审计审批：对设备物资采购或服务等合同的内容、价格、保修期等进行审核；对采购合同中不符合廉政建设的内容提出相关意见，由合同经办人负责重新修正；同时复核合同按照医院采购制度规定是否准确采用了合适的招投标方式；付款的进度条款和执行情况是否恰当。

3．财务处审核：对采购设备物资或服务的纳入年度预算情况进行复核并提出相关意见。

4．院办审核：院办下设合同审查员，对合同的各项条款的法律效应进行审核，确保医院利益。

5．分管院长审批：对合同内容、价格等进行审核。

6．院长审批：对合同进行审核，并签字盖章。

（三）合同执行

1．合同执行内容

（1）医院应当严格履行合同，落实合同执行责任人，对合同履行实施有效监控，强化对合同履行情况及效果的检查、分析和验收，确保合同全面有效履行。

（2）由合同经办部门会同使用部门对合同执行情况验收，在未完全验收前，货款支付比例应控制在70%以内，合同完全执行完毕时才可以申请合同付款流程。

2．合同变更

（1）对合同协议变更或解除实施有效监控。

（2）合同实际履行与合同条款重大不一致，影响金额超过5,000元时应该采取报告程序，经审批后，根据不同情况终止、撤销、索赔或重新签订合同。

（四）合同付款

1．通过OA系统合同付款流程，申请部门人员确认本次支付金额，经预算归口管理部门、监察审计部门、财务处、院办合同审核员、分管院长、院长分层审批通过后付款；合同付款流程申请应包含但不限于发票、审价单、验收单等资料。

2．医院财务部门应当根据合同条款和经审核的结算申请资料，办理结算业务，按照合同约定付款。未按合同条款履约的，或合同归档部门未取得对方盖章的合同，财务部门有权拒绝付款，并及时向医院有关负责人报告。

3．合同正式付款时，由财务处审核相关附件是否齐全，包括合同审查单、合同付款单、发票、合同（部分合同还需审价报告、固定资产交接记录、库存物资入库单等）。具体审核内容：合同审核单、付款单：各环节审批流程完成情况；发票：公司抬头、对方单位公章；合同：甲乙双方公章、本次付款金额是否符合合同支付条款；工程类项目：需要审价报告；固定资产、库存物资：有对应的交接记录、入库单等纸质凭证。

五、业务表单

表11-59　经济合同审批表

申请人：　　　　　　　　　　　　　申请时间：

*合同名称					
*预算编号	预算编码	预算项目	预算余额	部门名称	预算总额
*使用部门			*十院合同编号		
*归口部门			*合同管理员		
*合同类别			*履行期限		
*标的金额			*标的金额（美元）		
对方单位名称			产地、厂家		
*合同附件					
*招标采购形式					
备注					
项目负责人意见					
预算归口部门负责人意见					
监察审计处审批					
预算审核员意见					
财务处审核意见					
院办合同审核员意见					
分管院长审核意见					
院长审批意见					
用印申请					
院办归档					

表11-60 经济合同付款审批表

*合同管理员						*申请时间			
合同名称	合同编号	预算编码	合同总价	使用金额	预算总额	预算余额		合同执行率	预算执行率
*部门						*收款单位名称			
*付款编号									
累计付款情况		日期		金额			备注		
*本次付款金额(元)									
附件									
备注									
预算归口部门负责人意见									
监察审计处审批									
纪检审批									
财务处审核意见									
院办合同审核员意见									
分管院长审核意见									
院长审批意见									
归档									

表11-61 捐赠项目合同审查单

申请人：   申请时间：

项目编码	项目名称	可用余额	收款金额
*申请人		*申请部门	
*接收捐赠资助方	单位名称		
*捐赠资助方	名称		
	地址		
	联系电话		
*捐赠资助项目全称			
*捐赠起止时间			
*捐赠类型			
选择分管归口部门			
项目的目的用途			
项目为货币折人民币金额（元）		项目为实物（服务）折人民币金额（元）	
明细清单目录	内容	人民币金额（元）	
备注			
合同附件			
附件			
院办审核			
归口部门审核			
监察处审批			
纪检审核			
财务处审核意见			
财务主管审核			
分管院长审批			
相关科室意见			
院长审批			
用印申请			
监察审计备案			
归档			

表11-62　捐赠项目付款单

付款单编号：　　　　　　　　　　　　申请时间：

*申请人				*部门		
合同编号	合同名称	项目编码	项目名称	合同总价	收款总额	可用余额
摘要及金额				摘要	金额	
合计金额（元）						
附件						
捐赠类型（如果"捐赠类型"选择为"学科发展、人才培养"，请继续选择归口部门）				选择分管归口部门		
经办人						
捐赠项目负责人						
财务预算						
专管员确认						
财务主管审核						
归口部门审核						
院长签字						

表11-63 GCP项目合同审批表

申请人: 申请时间:

项目编码	项目名称	可用余额	收款金额
*合同名称		*十院合同编号	
*递交部门		*合同管理员	
*递交日期		*合同金额	
*申请专业		*履行期限	
*申办者/CRO			
*使用部门		*供应商名称	
*合同附件			
备注			
指定专业负责人			
专业负责人或项目负责人意见			
GCP办公室意见			
监察审计处意见			
纪检意见			
财务处审核意见			
财务主管审核			
院办合同审核员意见			
分管院长(兼机构主任)审核意见			
用印审批			
归档			

表11-64　GCP项目报销单付款单

付款单编号：　　　　　　　　　　　　　　　　申请时间：

*申请人				*部门			
合同编号	合同名称	项目编码	项目名称	合同总价	收款总额		可用余额
摘要及金额	项目摘要　　　金额（元）　　　备注						
付款方式							
合计金额（大写）							
附件							
经办人							
项目负责人签字							
财务处预算							
专管员确认							
财务主管审核							
GCP领导签字							
分管院长签字							
院长签字							

【医院物价管理】

医院物价管理是医院为贯彻落实财务制度中关于"依法组织收入，严格执行国家物价政策，建立健全各项收费管理制度"等相关要求，为正确执行国家价格政策，严格按照主管部门和物价部门的收费标准合理收费，保护患者合法权益，加强医院收费管理而实施的一系列管理措施。

一、物价管理体系

医院物价管理体系主要包括物价管理范围、管理过程以及组织框架三个方面。

（一）管理范围

医院物价管理范围涉及医疗服务项目、药品以及医用耗材的价格管理。其中医疗服务项目收费根据政府指导价管理，药品收费实行加成率和最高加价额管理，医用耗材收费实行耗材目录管理、加价率和最高加价额管理。

（二）管理过程

医院物价管理的过程涉及新增医疗服务项目（药品、医用耗材）价格审批和申报、医疗服务项目（药品、医用耗材）价格调整、医疗服务价格的维护、收费价格审核、收费价格的公示与查询、收费价格自查与整改等流程。

（三）组织框架

医院应在全院范围内实施物价管理，建立全院、全员参与的物价管理组织框架。设立医院价格管理委员会，主要组织和协调医院价格管理工作，建立健全收费价格制度体系，进行收费项目新增、调整审查等工作；在财务处下设立专职物价管理部门，承担价格管理委员会日常工作，维护各类收费项目、收费代码、收费标准，指导科室物价管理，审核费用合理性，定期或不定期检查科室收费情况并进行相应整改等；在科室设立物价员岗位，配合职能部门做好物价管理工作，接收相关培训，申报本科室新增医疗服务价格项目等。

二、岗位职责

物价管理主要由物价管理员负责实施，其主要岗位职责如下：

■ 认真贯彻财经政策、法规，维护财经纪律，实施规范化、科学化管理；

■ 掌握价格政策，以价格法律、法规为依据指导全院医疗服务价格的执行并加以监督；

■ 配合医务部门、信息部门等做好收费项目、收费代码、收费标准的设置、调整工作，做好常规项目价格的公示工作；

■ 审核科室新增医疗服务项目价格申报、既有项目价格调整；

■ 组织相关人员审核病历，对违反物价政策和收费标准的行为进行督导，责成限期整改并出具整改意见书；

■ 积极配合物价部门的监督检查，传达物价政策精神并及时反馈医院意见与建议；

■ 向社会公开收费项目和收费标准，协助相关科室做好医疗服务价格投诉的接待、解释和处理工作

三、管理制度

物价工作的重要内容是对医疗服务价格和药品价格进行管理，它包括医疗服务价格的执行、管理和对新增医疗项目的收费申报。为了进一步加强价格管理，杜绝不合理收费，特制订本制度。

（一）各项收费项目采取由财务处统一管理，设置专职物价管理人员（其中药

品价格由药剂科负责维护），负责医院物价工作的管理与维护。物价管理人员应熟悉各项价格法律法规和物价管理制度，熟练的掌握现行收费项目、收费标准。

（二）严格执行上级部门制定的医疗服务价格标准及药品收费标准，不得自定收费项目、超标收费、重复收费、分解收费。

（三）建立和完善医院价格公示制、费用查询制、费用清单制，执行医疗服务及药品价格公示制度，提高收费透明度。利用医院的电脑公示屏、拓展查询触摸屏及医院外网平台对医疗服务价格和药品价格进行公示，并根据上级文件精神及时更新内容。

（四）医疗服务项目收费标准调整

1．财务处取得物价部门发布的收费标准调整文件以后，认真领会政策精神、把握政策尺度，向院领导汇报调价对医院的影响。

2．印发收费标准调整通知给各科室，通知内容包括调整依据、调整项目名称和新旧收费标准对比、调整时点等，并在院周会或者护士长会议开展相关培训。

3．财务处物价员根据HIS收费数据库的格式制作收费调整数据表，由财务处副处长审核无误以后交由信息处。

4．信息处测试收费调整数据表兼容性，在规定时点导入HIS收费数据库。

5．财务处物价员对HIS数据库涉及调价的医疗服务项目进行复核，确保调价正确。

6．财务处物价员将政策文件、医疗服务项目收费调整数据表等记录归档备查。

7．持续分析调价对医院收入的影响。

（五）药品价格调整

1．药品价格管理实行部门负责制，在医院价格管理部门的指导下，药剂部门对药品价格负直接管理责任。

2．药剂科根据上级部门政策文件或者是《上海市价格信息》中药品最高零售价调价通知，由药剂科价格管理员及时调整我院药品的零售价格，药剂科药品采购员进行复核。

3．财务处物价管理员每月根据药剂科提供的药品价格调整明细表，核查药品价格调整是否准确。

（六）医用材料价格调整

1．根据上海市物价部门的规定，自2015年7月1日起，在用耗材的注册证、规格等发生变更视作新增耗材管理，在进价基础上加成5%作为零售价格，加成金

额不超过200元，

2. 医用耗材通过医院器材管理系统进行流程管理，医用耗材的注册证、规格等发生变更以后，医学装备处工作人员在医院器材管理系统中输入新的进价，由医学装备处耗材管理员审核后提交。

3. 财务处物价员根据医用耗材新的进价，以及医院器材管理系统的零售价自动计算功能，确定新的零售价格。

（七）医疗费用审核

1. 手术费用审核

（1）财务处在手术室设置收费审核岗位，物价员根据手术记录，审核手术收费、手术设备使用费和高值耗材，发现收费疑问及时与手术医生沟通解决。

（2）根据医用材料二级库领用记录，审核普通材料收费；根据植入材料清单，审核植入材料收费。发现收费疑问及时与当班护士沟通解决。

（3）审核麻醉费、麻醉药品、术中药品有无收费。

（4）物价员审核手术相关费用以后，在手术收费系统点击记账，费用计入患者住院费用。如手术相关收费需要更改，必须由物价员点击反审核以后，由医生或护士修改。

2. 住院费用审核

（1）出入院结账室根据电子医嘱，审核患者住院期间床位费、护理费、住院诊疗费、一般专项护理、氧气费等以时间计量的收费次数与医嘱是否一致，审核医技项目的报告单、医嘱、收费是否一致，审核心脏冠脉造影、内镜下特殊治疗等治疗项目收费与医嘱是否一致等。

（2）住院费用审核完成以后，通过预出院预审程序反馈给临床和窗口收费员，由护士完成预出院操作。

（3）费用审核中发现的违规收费行为，物价员汇总以后发放整改通知单给临床科室，并持续跟踪临床的整改情况。

（八）新增试剂、医用材料的审批

1. 临床科室经办人填写"新增医用耗材申请管理表"，阐明新材料或试剂的名称、规格型号、适应症范围、适用诊疗项目的名称、现有材料不能满足需要的原因、现有材料与新材料优劣对比、最高零售价证明等，并由科主任签字确认。

2. 医学装备处耗材管理员分析医院现有耗材是否能够满足临床科室的需求，提供新增耗材的供应商报价。

3．财务处物价员审核新增耗材是否可以收费，如可以收费则核定收费大类编码，如不可收费则核定对应的诊疗项目。

4．院内感染处审核医用耗材的三证和供应商资质。

5．医保办审核医用耗材是否有上海市医保支付代码、是否纳入医保支付范畴及医保支付比例。

6．医务处审核临床科室申请理由是否合理。

7．财务处审核新增医用耗材的收费价格、对应的诊疗项目是否准确，新增材料收费大类编码是否准确。

8．医学装备处审核以后提交材料管理委员讨论。

（九）物价投诉处理

1．物价投诉是指患者及其家属等有关人员（以下统称投诉人）对医院提供的医疗服务收费有异议，以来访、来电、来信（含电子邮件）、上级部门转交投诉等方式向医院反映问题，提出意见和要求的行为。

2．公布投诉电话，设置投诉举报箱，安排专门人员，调查、核实收费投诉事项，提出处理意见，及时答复投诉人。

3．投诉接待实行"首诉负责制"，接待人应认真接待、接听和处理患者及其家属来访、来电、来函，认真听取投诉人意见，核实相关信息，如实记录投诉人反映的情况。

（1）财务处、门急诊收费处、出入院处有专人或专窗接待患者收费投诉，对于能当场协商处理的，应当场处理。对无法当场协调处理的，应主动引导投诉人到医院接待部门处理投诉。

（2）上级部门转交的各类收费投诉事项，财务处物价人员应及时向相关科室和人员了解、核实情况，相关科室和人员应予以积极配合，在查清事实、分清责任的基础上提出处理意见，并形成书面材料反馈上级部门。

（3）定期汇总、分析收费投诉，提出加强和完善收费管理工作的建议，通过发放违规收费整改通知单、开展物价培训等方式督促临床科室及时整改。

四、业务流程

（一）新增医用耗材审批

医用耗材是医院向患者提供医疗服务过程中耗费的各种医疗用材料和试剂，临床科室根据医疗发展需要新增医用耗材流程如下：

1．临床科室经办人填写"新增医用耗材申请管理表"，阐明新材料或试剂的名称、规格型号、适应症范围、适用诊疗项目的名称、现有材料不能满足需要的原因、现有材料与新材料优劣对、最高零售价证明等，由科主任签字确认。

2．医学装备处耗材管理员分析医院现有耗材是否能够满足临床科室的需求，提供新增耗材的供应商报价。

3．财务处物价员审核新增耗材是否可以收费，如可以收费则核定收费大类编码，如不可收费则核定对应的诊疗项目；测算新增耗材的盈利率，与医院现有同类材料盈利率进行对比。

4．院内感染处审核医用耗材的三证和供应商资质。

5．医保办审核医用耗材是否有上海市医保支付代码、是否纳入医保支付范畴及医保支付比例。

6．医务处审核临床科室申请理由是否合理。

7．财务处审核新增医用耗材的收费价格、对应的诊疗项目是否准确，新增材料收费大类编码是否准确，根据新增材料及现有同类材料进销差价率审批是否同意临床申请。

8．医学装备处审核以后提交材料管理委员讨论。

9．材料管理委员会讨论已通过新增医用耗材申请流程的耗材，由申请科室主任阐述新增耗材的基本情况，委员会委员在新增材料审批表上面选择同意或不同意并签名确认，医学装备处统计投票结果

（二）新增医疗服务项目审批

1．医务部门配合临床科室向上级医疗技术主管部门申请临床新技术准入。

2．取得新技术准入以后，财务处配合临床科室填写新增医疗服务项目申请报告、成本测算表、价格申请受理表等，会同新增医疗服务项目配套使用的医疗器械注册证、仪器设备的采购发票复印件等资料递交物价主管部门审批。

（三）调整医疗服务项目收费标准

1．财务处取得物价部门发布的收费标准调整文件，领会政策精神、把握政策尺度，向院党政班子汇报调价后带来的影响。

2．财务处物价员向各科室印发收费标准调整通知，通知内容包括调整依据、调整项目名称和新旧收费标准对比、调整时点等，并在召集各科室相关人员召开会议开展相关培训。

3．财务处物价员根据调整文件维护HIS收费系统数据库，并由主管领导审核后交由信息处发布。并由物价员对调整的收费项目价格进行复核。

4．财务处物价员将政策文件、医疗服务项目收费调整数据表等记录归档备查。

（四）调整医用耗材价格

1．医用耗材通过医院器材管理系统进行流程管理，医用耗材的注册证、规格等发生变更以后，医学装备处工作人员在医院器材管理系统中输入新的进价，由医学装备处耗材管理员审核以后提交。

2．财务处物价员根据医用耗材新的进价，根据医院器材管理系统的零售价自动计算功能，确定新的零售价格。

3．物价员调整HIS收费数据库中医用耗材的收费价格。

（五）调整药品价格

药品价格管理实行部门负责制，在医院价格管理部门的指导下，药剂部门对药品价格负直接管理责任。

1．药剂科根据上级部门政策文件或者是《上海市价格信息》中药品最高零售价调价通知，由药剂科价格管理员及时调整药品零售价，采购员进行复核。

2．财务处物价管理员每月根据药剂科提供的药品价格调整明细表，核查药品价格调整是否准确。

（六）住院费用复核管理

1．手术费用审核

（1）手术排班、材料申请

临床科室通过医生工作站以手术诊断名称和CM$_3$码提出手术申请，手术室护士安排手术间并向医用材料二级库申请手术材料。

（2）术后收费

①手术完成以后护士在手术间根据医生的表述，在手术收费系统收取手术费和手术设备使用费。

②非植入性医用材料，由手术室护士通过二级库确认收费；植入性医用材料，由手术室护士通过条形码扫描收费。

③麻醉费、麻醉药品等费用由麻醉科医生通过手术麻醉系统收费。

（3）手术费用审核

财务处在手术室设置费用审核岗位，由物价员审核手术相关费用：

①根据手术记录，审核手术收费、手术设备使用费和高值耗材，发现收费疑问及时与手术医生沟通解决。

②根据医用材料二级库领用记录，审核普通材料收费；根据植入材料清单，

审核植入材料收费。发现收费疑问及时与当班护士沟通解决。

③麻醉费、麻醉药品、术中药品有无收费。

(4)费用记账

物价员审核手术相关费用以后，在手术收费系统点击记账，费用计入患者住院费用。如手术相关收费需要更改，必须由物价员点击反审核以后，由医生或护士修改。

2．住院费用审核

(1)临床护士根据患者的出院医嘱，在预出院预审程序中通知结账室。

(2)出入院结账室根据电子医嘱，审核出院费用清单的收费明细与长期医嘱、临时医嘱是否一致，如不一致则通知临床完善医嘱或修改收费。

(3)住院费用审核完成以后，通过预出院预审程序反馈临床科室和窗口收费员，并由护士完成预出院操作。

五、业务表单

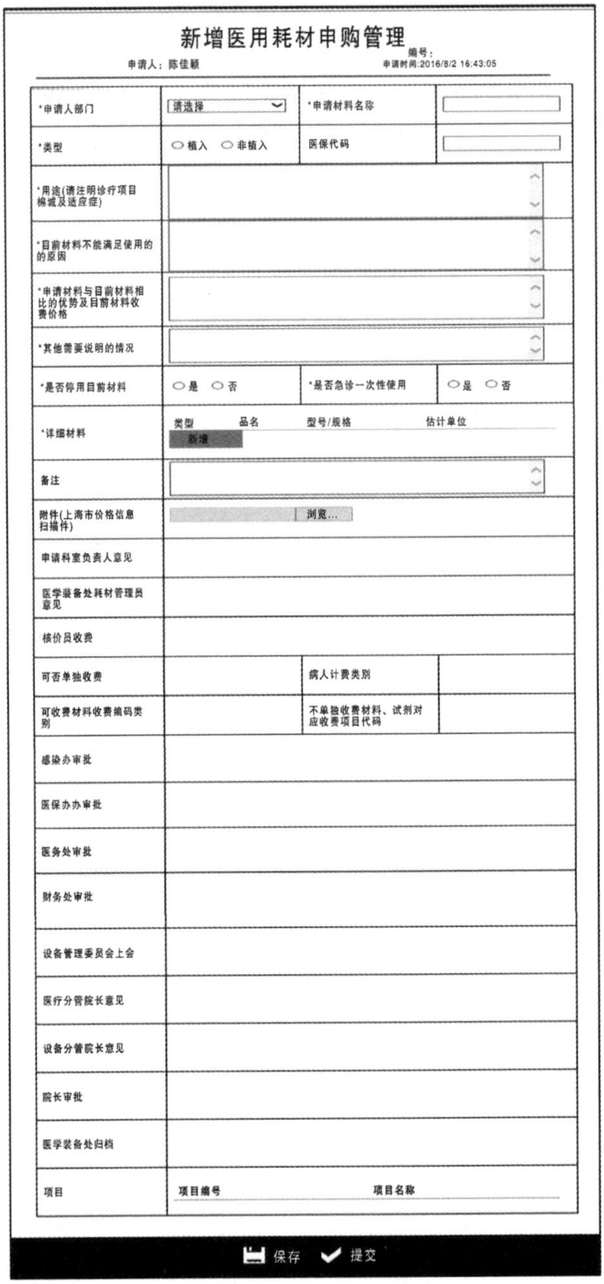

新增医用耗材申购管理

编号：

申请人：陈佳颖　　申请时间:2016/8/2 16:43:05

*申请人部门	请选择	*申请材料名称	
*类型	○植入　○非植入	医保代码	
*用途(请注明诊疗项目棉城及适应症)			
*目前材料不能满足使用的的原因			
*申请材料与目前材料相比的优势及目前材料收费价格			
*其他需要说明的情况			
*是否停用目前材料	○是　○否	*是否急诊一次性使用	○是　○否
*详细材料	类型　品名　型号/规格　估计单位 新增		
备注			
附件(上海市价格信息扫描件)	浏览...		
申请科室负责人意见			
医学装备处耗材管理员意见			
核价员收费			
可否单独收费		病人计费类别	
可收费材料收费编码类别		不单独收费材料、试剂对应收费项目代码	
感染办审批			
医保办办审批			
医务处审批			
财务处审批			
设备管理委员会上会			
医疗分管院长意见			
设备分管院长意见			
院长审批			
医学装备处归档			
项目	项目编号　项目名称		

保存　提交

图11-18　新增医用耗材审批表单

表11-65 新增医疗服务项目价格成本测算表

申请单位名称　　　填报日期：　　年　月　　日　　　计价单位：人民币元

（加盖公章）：

项目名称：						操作人数		人	
项目内涵：						平均操作时间		小时 分	
成本测算									
一、业务费						二、劳务费			
名称	单位	数量	单价	金额	每次应摊费用	名称	单价（每天每人）	金额	每次应摊费用
1. 医卫材料消耗（按零售价计）						1. 基本工资			
一次性耗材						2. 补助工资、职工福利费等			
						小计			
						三、医疗仪器等使用费			
						1. 折旧仪器名称、型号、产地	原值	提取比例	每次应摊费用
						超声支气管镜			
2. 煤、水、电、油消耗									
煤、水、电、油消耗									
						2. 仪器大修理			
3. 医疗杂支						3. 房屋折旧			
						4. 房屋大修理			
						5. 家具折旧			
4. 其他						小计			
						四、间接费用			
						间接费（按一至三项总金额的10%－15%计算）			
						成本合计（一至四项费用相加）			
小计						不含工资成本合计（成本合计减去劳务费中的基本工资）			

备注:1. 基本工资每次应摊费用＝月平均基本工资/（22天×6小时）×平均操作时间（小时）×操作人数。补助工资、职工福利费等暂按每人每小时2元计算。

2. 医疗仪器等使用费每次应摊费用的计算举例:仪器折旧每次应摊费用＝仪器原值×应提取比例/（264天×6小时）×平均操作时间（小时）。

3. 医疗仪器等折旧提取比例:房屋按年折旧3.3％提取,一般仪器按10％提取,电子仪器按20％提取,家具按7％提取,被衣服类按50％提取,床垫、毯子按12％提取。

4. 房屋、仪器大修理等均按每年2％提取。

5. 业务费可按实际消耗分摊,也可按下式计算:每次应摊费用＝消耗数量×平均单价/使用次数。

6. 间接费用指行政、后勤部门的公务、业务及固定资产维修应摊入的费用。成本一至三项总额在50元（含）以下的加15％间接费;在50元以上的加10％间接费。

7. 表中内容如填写不下可另附页。

表11-66　新增医疗服务项目价格申请受理表

受理编号:

申请单位名称（加盖公章）			申请内容	
地址、邮编			项目类别	
申请单位联系人 姓名、部门、职务、电话			项目名称	
			项目内涵	
受理情况	受理日期		除外内容	
	受理单位		计价单位	
			建议收费标准	
			其他说明	

备注：1. 受理编号、受理情况由资料受理部门填写。

2. 项目类别为下列之一：综合类服务项目、医技诊疗类服务项目、临床诊疗类服务项目、中医及民族医诊疗服务项目。

3．项目名称：为中文标准名称，部分项目名称可在括号内列出西文名称或缩写。

4．项目内涵：用于规范项目的服务范围、内容、方式和手段。项目内涵可使用"含"、

"包括"、"不含"、"指"四个专用名词进行界定：(1)含：用"含"表示在服务过程中应当提供的服务内容，但并不表示仅仅提供列举的内容，这些服务内容不得单独分解收费。但在特殊情况下，由于患者病情需要只提供其中部分服务内容，也按此项标准计价。(2)包括：在"包括"后面所列的不同服务内容和不同技术方法，均按本项目同一价格标准计价。(3)不含：在"不含"后面所列的服务内容可单独计价。(4)指：用"指"对项目名称进行解释。

5．除外内容：指在本项目中可另行收费的服务、药物、设备和消耗材料等。

6．计价单位：指提供该项目服务时的基本计价方式。

7．本表书面格式一式三份，并提供电子版本。

表11-67　收费整改通知单

科　室		下发日期	
发现的收费问题：			
整改情况： 　　　　　　　　　　　　　　　　科室签字：			

第二节　医院预算管理

【医院全面预算管理介绍】

医院全面预算管理是实现医院战略规划与运营目标，合理配置资源，实现医院运营管理科学化、精细化的有效管理措施。自2008年我院实现全面预算管理以来，始终在积极推动全员、全过程、全要素的预算管理模式，经过多年的积极探索，医院全面预算管理机制不断健全，管理模式日益丰富，管理作用日渐增强。全面预算管理已经成为我院实现战略目标，提升内部管理水平，促进管理制度化、科学化、精细化的重要方式。

一、全面预算管理概念

全面预算管理是医院以战略规划和运营目标为导向，对预算期内的运营活动、投资活动和筹资活动，通过预算的方式进行合理规划、充分预计、科学预测，并对其执行过程与结果进行控制、调整、分析及考评等一系列管理活动的总称。

二、全面预算管理内容

医院预算是根据事业发展计划和任务编制的年度财务收支计划，是对预算年度内医院财务收支规模、结构和资金来源所作的预计，是预算年度内医院各项事业发展计划和工作任务在财务收支上的具体反映，是医院财务活动的基本依据。主要包括业务预算、项目预算及财务预算。

1．业务预算：反映预算期内与医院日常运营业务直接相关的基本医疗服务活动的预算。一般包括医疗收支预算、财政基本补助收入预算、其他收支预算。

2．项目预算：反映预算期内与医院资本性支出有关的、不经常发生的、一次性业务活动的预算。一般包括财政项目补助收支预算、设备购置预算、基本建设项目预算、大型修缮项目预算、信息化项目预算及科教项目收支预算。

3．财务预算：反映预算期内与医院财务状况、运营情况及资金收支有关的预算。一般包括资产负债预算、收支结余预算、自有资金能力测算。

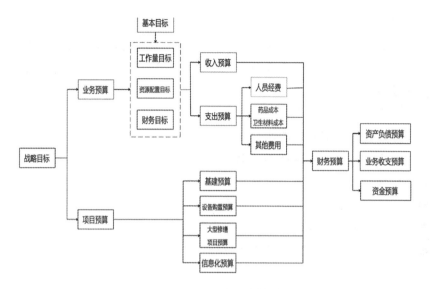

图11-19　医院全面预算内容

【医院全面预算管理体系】

一、岗位职责

医院的全面预算管理实行统一领导，归口管理。由预算管理委员会、归口职能部门及业务科室三个层面组成，负责预算编制、审批、执行、控制、调整、核算、分析等预算管理活动。

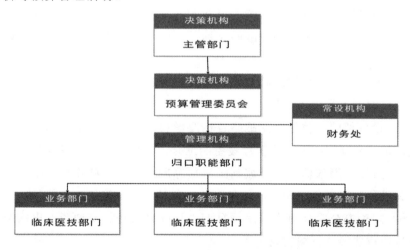

图11-20　医院全面预算管理组织体系

1．预算管理委员会

医院预算管理委员会是医院全面预算管理的决策机构，在预算管理的组织体系中处于主导地位。预算管理委员会由院长担任主任委员，由各归口职能部门负责人担任委员。

主要职责：

- ■ 审议通过预算管理的相关政策、规定及制度；
- ■ 结合医院事业发展计划，拟定医院预算目标；
- ■ 审核归口部门编制的预算并提出意见；
- ■ 审核科室、归口部门预算调整申请；
- ■ 监督各部门预算执行情况，提出整改意见；
- ■ 协调、解决预算编制及执行过程中的问题；

2．归口职能部门

医院归口部门是医院预算编制、执行的主要部门，也是衔接医院战略目标与执行的关键部门。由医院根据自身组织架构、业务情况及管理目标，责成医务、设备、总务（含基建）、科研、教学、人事等归口管理部门负责预算的编制、执行、监管、分析等工作，并配合医院预算管理委员会做好预算管理工作。医院设置的归口职能部门主要包括：医务部门、科教部门、人事部门、设备管理部门、后勤保障部门、院长办公室等。

（1）医务部门：根据医院战略目标，制定预算年度的业务量指标及均次费用目标，并分解至业务部门作为部门年度目标。

（2）科教部门：根据医院战略目标，制度学科建设和人才培养的科研、教学经费的投入预算。

（3）人事部门：根据医院战略目标，协调、制定部门人员招聘、调动及离退休计划，编制人员成本预算。

（4）设备部门：根据医院战略目标及学科发展计划，负责制定医院设备采购计划，编制专项采购预算及医疗设备的维修、卫生材料消耗等预算。

（5）后勤保障部门：负责编制医院预算期内基本设施建设和维修、能源消耗、家具设备和交通设施购置、外包服务、各类消耗品等相关预算。

（6）院长办公室：负责医院预算期内行政办公费、交通费、出国费、差旅费、业务招待费等预算编制。

3．财务部门

财务部门是医院预算管理的常设机构，负责组织、协调医院预算管理的日常事务，同时履行本部门预算管理的监管职责，包括资金监控及会计核算等。主要职责为：

■ 汇总归口职能部门收入预算及支出预算，编制医院总收入预算、业务支出预算、收支结余预算及专项支出预算；

■ 建立医院归口职能部门的预算执行情况事前、事中及事后的监管与控制体系，实时反馈预算执行进度；

■ 强化医院资金运营全过程监管，保障预算资金使用的规范和效率；

■ 加强对预算外支出的监管

二、管理制度

医院预算管理办法

为加强医院预算管理，规范各部门、科室的预算行为，强化医院内部控制管理，根据《医院会计制度》和《医院财务制度》的要求，结合医院实际情况，特制定本办法。

（一）预算管理的内容

1．医院预算是根据事业发展计划和任务编制的年度财务收支计划，是对预算年度内医院财务收支规模、结构和资金来源所作的预计，是预算年度内医院各项事业发展计划和工作任务在财务收支上的具体反映，是医院财务活动的基本依据。

2．预算管理是对预算编制、执行、调整、分析、考核等的管理方式的总称。

3．预算一般按年度编制，业务预算等分季度、月份落实。

（二）预算管理的组织分工

1．医院法定代表人对医院预算的管理工作负总责，应设立预算管理委员会或指定医院财务部门负责预算管理事宜，并对医院法定代表人负责。

2．预算管理委员会主要拟订财务预算的目标、政策,制定预算管理的具体措施和办法，审议、平衡财务预算方案，组织下达预算，协调解决预算编制和执行中的问题，考核预算执行情况，督促完成预算目标。

3．预算编制在医院预算管理委员会领导下进行，医院财务部门具体负责组织编制、审查、汇总、上报、下达；负责预算执行和日常流程控制；负责预算执行情况的反馈：负责预算执行情况考核等。

4．医院内部医疗、物资、人力资源、科研教育、基本建设等职能部门具体负责本部门业务涉及的预算的编制、执行、分析、控制等工作，并配合预算管理委员会做好医院总预算的综合平衡、协调、分析、控制、考核等工作。其主要负责人参与医院预算委员会的工作，并对本部门预算执行结果承担责任。

（三）预算编制

1．预算编制是实现全面预算管理的关键环节，编制质量的高低直接影响预算执行结果。预算编制要在医院预算管理委员会制定的编制方针指引下进行。

2．医院编制预算要按照内部经济活动的责任权限进行，并遵循以下基本原则和要求：

（1）坚持绩效管理原则，实行总量平衡，进行全面预算管理。

（2）坚持积极稳健原则，确保以收定支，加强财务风险控制。

（3）坚持权责对等原则，确保切实可行，围绕医院战略实施。

3．医院编制预算要按照先业务预算、项目预算，后财务预算的流程进行，并按照各预算执行单位所承担经济业务的类型及其责任权限，编制不同内容的财务预算。

4．业务预算是反映预算期内医院可能形成现金收付的医疗活动的预算，一般包括医疗收支预算、人员经费预算、物资采购预算、其他成本费用预算等。

5．项目预算是医院在预算期内进行资本性投资活动的预算，主要包括固定资产投资预算。

6．财务预算主要以预计资产负债表和预计业务收支表等形式反映。医院应当按照上级部门制定的财务预算编制基础表格和财务预算指标计算口径进行编制。

7．医院预算可以根据不同的预算项目，分别采用不同的方法进行编制。同时在编制时，为确保预算的可执行性，可设立一定的预备费作为预算外支出。

8．编制财务预算，应按照"上下结合、分级编制、逐级汇总"的程序进行。按照下达目标、编制上报、审查平衡、审议批准、下达执行等编制程序进行编制。

9．预算的编制日程：年度预算的编制，自预算年度上一年的8月1日开始至11月30日全部编制完成，并在次年3月底前分解落实财务预算指标。各部门要依照医院全面预算管理要求编排预算，制订详细的编制日程和要求，确保财务预算的顺利编制。

（四）预算执行

1．医院预算一经下达，各预算执行部门必须认真组织实施，并将预算指标层层分解，从横向和纵向落实到内部各环节和各岗位，形成全方位的预算执行责任体系。控制方法原则上按金额进行管理，同时运用项目管理、数量管理等方法。

2．医院应当将预算作为预算期内组织、协调各项经营活动的基本依据，定期反馈预算执行情况，以分期预算控制确保年度预算目标的实现。

3．医院应强化现金流量的预算管理，按时组织预算资金的收入，严格控制预算资金的支付，调节资金收付平衡，控制支付风险。对于预算内的资金拨付，按照授权审批程序执行。对于预算外的项目支出，应通过预算管理委员会讨论并提交党政联席会进行决议，对于无合同、无凭证、无手续的项目支出，不予支付。

4．各预算执行部门应当严格执行各项支出预算，努力完成管理目标。原则上，没有预算的，要坚决控制其发生。对各支出预算实行不可突破法和结构调整，保证年度预算收支平衡。

5．医院建立预算报告制度，要求各预算执行部门定期报告财务预算的执行情况。对于财务预算执行中发生的新情况、新问题及出现偏差较大的重大项目，预算管理委员会应当责成有关预算执行部门查找原因，提出改进运营管理的措施和建议。

预算差异分析报告应包括以下内容：

（1）本期预算额、本期实际发生额、本期差异额、累计预算额、累计实际发生额、累计差异额。

（2）对差异额进行的分析

（3）产生不利差异的原因、责任归属、改进措施以及形成有利差异的原因和今后进行巩固、推广的建议。

6．医院财务部门应当充分利用信息化手段对预算的执行情况进行实时监控，及时向预算执行部门、医院预算管理委员会及党政联席会提供预算的执行进度、执行差异及其对医院财务预算目标的影响等信息，促成医院完成预算目标。

（五）预算调整

1．下达执行的年度预算，一般不予调整。预算执行单位在执行中由于市场环境、业务条件、政策法规等发生重大变化，致使预算编制基础不成立，或者将导致预算执行结果产生重大偏差的，可以调整预算。

2．提出预算修正的前提。当某一项或几项因素向着劣势方向变化，影响预算目标的实现时，应首先挖掘与预算目标相关的其他因素的潜力，或采取其他措施来弥补，只有在无法弥补的情况下，才能提出预算修正申请。

3．确需调整预算的，应当由预算执行部门向预算管理委员会提出书面报告，阐述预算执行的具体情况、客观因素变化情况及其对预算执行造成的影响程度，提出预算的调整幅度。

4．医院财务部门应对预算执行单位的预算调整报告进行审核分析，提交预算管理委员会审核确认后方可下达执行。

（六）预算考评

1．预算年终，预算管理委员会应当向院党政联席会报告预算执行情况，并依据预算完成情况对预算执行部门进行考核。

2．预算的考核具有两层含义：一是对整个医院预算管理系统进行考核评价，即对年度管理目标进行评价；二是对预算执行者的考核与评价。

3．预算考评是对预算执行效果的一个认可过程。要结合医院要求，制定考评细则。考评应遵循以下原则：

（1）目标原则：以预算目标为基准，按预算完成情况评价预算执行者的业绩。

（2）激励原则：预算目标是对预算执行者业绩评价的主要依据，考评必须与激励制度相配合。

（3）时效原则：预算考评是动态考评，每期预算执行完毕应及时进行。

（4）例外原则：对一些影响预算执行的重大因素，考评时应作为特殊情况处理。

（5）分级考评原则：医院预算考评要根据组织结构层次或预算目标的分解层次进行。

4．为调动预算执行者的积极性，医院将制定激励政策，设立节约奖、改善提案奖等奖项。

三、业务流程

医院全面预算管理包括预算目标设定、预算编制、预算审批、预算调整、预算控制、预算分析及预算考核。

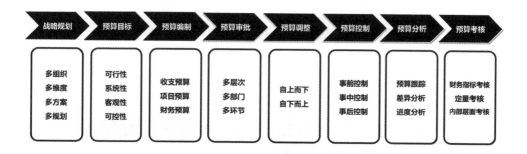

图11-21 医院全面预算管理流程

（一）预算目标

预算目标是全面预算管理的起点，分为医院预算目标与部门预算目标。预算目标与医院战略规划紧密结合，是医院发展战略在预算期内的具体体现，为医院及部门、科室的发展提供了方向。

（二）预算编制

预算编制是全面预算管理的关键环节，是对医院预算目标的细分与落实。医院预算编制按照"二上二下"的编制程序实施。

首先，预算管理委员会部署医院预算编制任务，由归口职能部门完成预算编制，同时将部分预算指标（业务量指标、药占比、材占比）向临床业务科室分解。而后由财务部门收集、汇总，编制医院业务预算、财务预算，项目预算交由预算管理委员审和党政联席会审议，通过后上报主管部门及财政部门（视为"一上"）。主管部门及财政部门将预算编制的修改意见反馈至财务部门及归口部门进行调整（视为"一下"）。

归口部门将"一下"的预算按照"一上"路径重新调整，经预算管理委员会及党政联席会审批后，报主管部门及财政部门审批（视为"二上"），通过后向医院下达下一年度的预算指标，由归口部门进行调整，最终形成医院下年度正式预算（视为"二下"）。

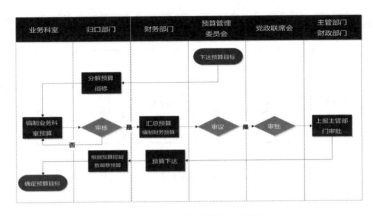

图11-22 医院预算编制流程

（三）预算审批

预算审批包括内部审批与外部审批。内部审批由归口部门分管领导审批，预算管理委员会审议，最终由医院党政联席会审批上报。外部审批由上级主管部门和财政部门逐级审批。

（四）预算调整

预算调整是部门或科室在预算执行时，由于受医院战略规划、运营环境、政策变化等因素影响，致使预算目标发生变化而对其进行调整。一方面是自上而下的调整，由医院管理层对医院目标进行修订，归口部门或业务科室据此调整；另一方面是自下而上的调整，由业务科室或归口部门根据医院环境、政策等因素变化提出调整预算。

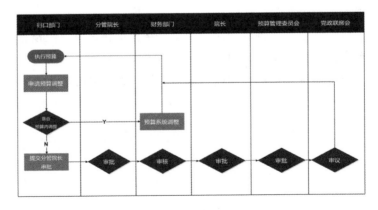

图11-23 预算调整流程

（五）预算控制

预算控制是在预算执行过程中对归口部门或业务科室的预算执行情况进行监管和控制，形成全过程、多层次和多元化的控制体系，从而保障预算目标的实现。医院可以通过授权控制、制度控制、反馈控制等多种控制方式，在预算管理的全过程对资金运行、成本费用、物资采购等多方面实施监管与控制。

（六）预算分析

预算分析是对预算执行结果、预算目标的实现情况和业务工作效率进行对比，分析预算执行差异，寻找形成差异的原因，落实造成差异的责任，制订改进和完善预算管理的措施，提高预算管理水平。

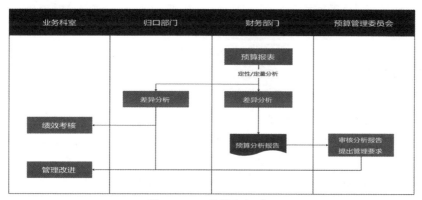

图11-24 预算分析流程

（七）预算考核

预算考核是通过建立科学的、系统的预算考核奖惩机制，依据归口部门及业务科室的预算执行结果实施奖惩，是发挥预算约束与激励机制的必要措施。通过预算绩效考核，全面总结评价归口部门或业务科室预算编制的科学性和合理性，预算执行的有效性，保障医院预算目标的实现。

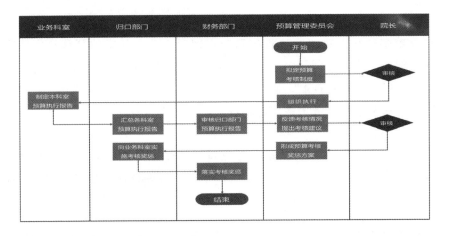

图11-25 预算考核流程

四、管理工具

（一）预算编制方法

预算编制是在医院设定预算目标的基础上，遵照相关编制原则和制度，通过定性和定量分析，合理配置资源，提高资金使用效率的目的，为预算目标的实现提供必要保障。

1．合理设定预算目标

预算目标是整个预算管理的起点，是将医院战略通过逐层细化和分解，形成年度预算目标。预算目标的设定一方面需要考虑上级主管部门对医院发展的相关要求，另一方面需要结合医院自身的业务发展情况和学科建设水平科学、合理的制订。

（1）主管部门预算目标

随着医疗体制改革的深入，主管部门对所属公立医院提出了"控制费用、转变机制、调整结构、加强治理"的预算目标。同时根据所设定的预算目标，以"转方式、提结构、转机制"的要求，提出以医疗收入、医疗成本、药品收入、卫生材料收入、工资总额和学科建设及人才培养六个方面的预算指标，并核定各预算指标的增长幅度，以促进医院内部机制调整和转型发展。

■ 控制费用，有效控制医药费用不合理增长；医药费用与本地区生产总值增幅相协调；

■ 转变机制，稳步提升医疗服务能力；优化医院诊疗业务结构，体现城市公立医院功能定位；推进建立符合行业特点的人事薪酬制度；

■ 调整结构，改善医院收入结构，提高业务收入中技术劳务性收入的比重，降低药品和卫生材料收入比重；

■ 平稳发展，主动适应改革要求，加强医院治理，推进建立现代医院管理制度，保持医院平稳、可持续发展。

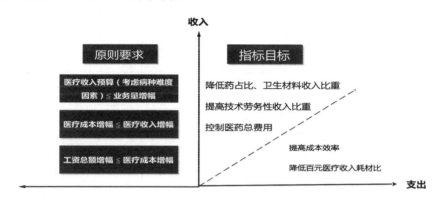

图11-26　市级医院预算目标

（2）医院预算目标

医院预算目标是医院战略规划在预算期内的具体体现，是医院在主管部门所确定的预算目标或原则基础上，根据自身情况，经过归口部门的测算、协商确定的。一方面预算目标的设定使医院发展战略和经营目标得以具体化和量化，使之成为医院预算期内从事业务活动的方向，另一方面通过预算目标的分解和细化，使医院预算目标转化为业务科室的责任目标，通过预算分析和绩效评价等方式推动业务科室、归口部门和医院目标的实现。

目前，我院的预算指标主要分为资源配置方面、病人服务方面、病人费用方面、财务方面四个维度的预算指标，如表11-68所示。

表11-68　医院预算指标明细表

类型	指标	归口部门
资源配置方面	职工人数	人力资源处
	其中：缴纳社保金职工人数(月平均)	——
	缴纳综合保险金职工人数(月平均)	——
	核定床位数（含观察床）	医疗事业处
	开放床位数(含观察床，月平均)	医疗事业处
病人费用方面	出院病人次均费用（含观察床）	医疗事业处
	每住院床日费用（含观察床）	医疗事业处
	门急诊次均费用	门急诊办公室
	药品收入占医药费收入比重	——
	其中:住院药占比（含观察床）	医疗事业处
	门诊药占比	门急诊办公室
	全年医保费用总额	医疗事业处
	门急诊医保病人比例	门急诊办公室
	住院医保病人比例	医疗事业处
病人服务方面	住院病人占用床日（含观察床）	医疗事业处
	出院病人数（含观察床）	医疗事业处
	手术例数	医疗事业处 门急诊办公室
	其中:住院手术	医疗事业处
	门急诊人次数	门急诊办公室
财务方面	职工平均工资性收入（年）	财务处
	万元医疗收入卫生材料支出	财务处
	药品加成率	财务处
	净资产收益率	财务处
	总资产周转率	财务处
	资产负债率	财务处
	药品周转天数	财务处
	收支结余(不含财政补助)	财务处
	收支自给率	财务处

2．医院预算编制

（1）业务预算编制

业务预算包括医疗收支预算、财政基本补助收入预算及其他收支预算。

1）医疗收入预算编制

①编制内容

医疗收入预算包括门诊收入预算和住院收入预算，门诊收入主要包括门诊检查检验收入、门诊手术收入、门诊卫生材料收入、门诊药品收入；住院收入包括住院检查检验收入、住院手术收入、住院卫生材料收入、住院药品收入。

②编制方法

根据预算管理委员会制定的年度业务量指标、门急诊均次费用、床日均次费指标，由医疗事业处和门急诊办公室分别测算住院收入、门诊收入预算，以及相关的药品、卫生材料收入等预算。

表11-69　医疗收入预算说明表

项目	编制说明
医疗收入	
1.门诊收入	预计门急诊人次×预计门急诊均次费
其中：检查检验收入	
手术收入	预计该项收入占门诊医疗收入的%×门诊医疗收入
卫生材料收入	
药品收入	
2.住院收入	预计实际占用床日×预计床日均次费
其中：检查检验收入	
手术收入	预计该项收入占住院医疗收入的%×住院医疗收入
卫生材料收入	
药品收入	

表11-70 人员经费预算编制说明表

项 目	编制说明	归口部门
人员经费		
工资福利支出		
基本工资	事业工资标准×平均在职职工人数	人力资源处
津贴补贴		人力资源处
奖金	绩效奖：人均年绩效奖×平均在职职工人数	人力资源处 科研处 医疗事业处
	一次性奖金：定额标准×平均在职职工人数	
社会保障费	缴纳社保金职工人数×平均年工资性收入×缴纳比例	人力资源处
伙食补助费	伙食补助定额标准×平均工作天数×平均在职职工人数	人力资源处
其他工资和福利支出		
商品和服务支出		
工会经费	定额标准×平均在职职工人数	财务处
福利费	定额标准×平均在职职工人数	财务处
对个人和家庭补助支出		
离休费	定额标准×平均离休人数	人力资源处
退休费	月退休人员补助×12个月	人力资源处
抚恤金	上年基数×（1±增减％）	人力资源处
生活补助	定额标准×补助人数	人力资源处
医疗费	上年基数×（1±增减％）	人力资源处
住房公积金	缴纳社保金职工人数×平均年工资性收入×缴纳比例	人力资源处
其他对个人和家庭补助		人力资源处

表11-71　公用经费预算编制说明表

项　目	编制说明	归口部门
卫生材料费		医学装备处
其中：可收费卫生材料	卫生材料收入/（1+材料加成率）	医学装备处
不可收费卫生材料	上年实际不可收费材料×（1±增减%）	医学装备处
药品费	药品收入/（1+药品加成率）	医疗事业处
固定资产折旧费	各类固定资产平均总值×各类固定资产折旧率	财务处
无形资产摊销费	各类无形资产平均总值×各类无形资产摊销率	财务处
提取医疗风险基金	预计医疗收入×计提比例	财务处
其他商品和服务支出		
办公费	上年实际办公费×（1±增减%）	院长办公室
印刷费	预计业务量×每业务量印刷费	后勤保障处
水费	预计业务量×每业务量用水量×水费单价	后勤保障处
电费	预计业务量×每业务量用电量×电费单价	后勤保障处
邮电费	上年实际邮电费×（1±增减%）	院长办公室 后勤保障处
业务用燃料费	预计业务量×每业务量用燃料量×燃料费单价；	后勤保障处
物业管理费	根据预计物业合同规定	后勤保障处
交通费	上年实际交通费×（1±增减%）	院长办公室
差旅费	上年实际差旅费×（1±增减%）	院长办公室
出国费	上年实际出国费×（1±增减%）	院长办公室
维修(护)费	根据维修合同约定或上年实际维修费×（1±增减%）	医学装备处 后勤保障处
租赁费	根据预计租赁合同规定	后勤保障处
会议费	上年实际会议费×（1±增减%）	院长办公室
培训费	根据科室培训计划	科研处
招待费	上年实际招待费×（1±增减%）	院长办公室
劳务费	上年实际劳务费×（1±增减%）或根据合同约定	院长办公室
手续费	上年实际手续费×（1±增减%）	财务处
其他商品和服务支出	上年实际其他商品和服务支出×（1±增减%）	其他相关部门

2）财政补助收入预算编制

①编制内容

财政补助收入预算包括财政基本支出补助收入预算和财政项目支出补助预算。

②编制方法

财政基本支出补助收入预算是根据财政部门核定的人员数量、范围和经费标准编制，包括人员经费及公用经费。

项目支出补助预算包括基本建设、开办费、设备购置、大型修缮、信息化建设、学科建设及人才培养等方面，医院填报时需要充分考虑事业发展计划，学科建设方向，主管部门的政策导向等因素，并在单位论证的基础上，由主管部门组织召开市级医院项目论证，提高项目资金使用的科学性和合理性。

3）医疗支出和管理费用预算编制

①编制内容

医疗支出和管理费用预算包括人员经费、商品和服务支出以及对个人和家庭补助支出的相关内容。按照预算管理级次，部分项目预算指标分解至业务科室。

②编制方法

根据不同预算项目不同的成本性态编制预算。主要分为变动成本预算、标准费用预算。

变动成本预算主要是与业务量变动有关的成本，如卫生材料费中的可收费材料成本和药品费。

标准费用是根据财政或医院拟定的标准支出的项目，如工资、津补贴等。

（2）项目预算编制

1）编制内容

项目预算包括基本建设、开办费、设备购置、大型修缮、信息化建设、学科建设及人才培养等方面预算。

2）编制方法

项目预算由业务科室和归口部门编制，其中设备购置预算由业务科室申请，医学装备处审核，提交设备管理委员会讨论，最后提交预算管理委员会审议。项目预算编制时需考虑自有资金的筹集能力，相关表格见表11-68、11-69、11-70、11-71。

（3）财务预算编制

财务预算主要包括收支预算表、收入预算表、支出预算表、人员经费明细预算表、工资总额预算明细表、资金预算表。

（二）预算控制系统

预算控制是预算管理的核心环节，是预算目标实现的有力保障。目前，医院的预算控制范围已基本覆盖医院所有经济业务，通过建立协同办公平台（OA系统）与预算管理系统之间的互通，使预算控制由手动控制转向在线控制、由事后控制转向事前事中控制，加强了对预算执行的控制力度，提高了预算信息反馈的及时性和准确性。

1．预算控制方法

医院的预算控制系统通过授权控制、反馈控制、调整控制方式对预算执行实行有效控制。

（1）授权控制

授权控制是按照业务处理流程和部门职责，根据党政联席会决议，对各项业务环节的经办人员、部门负责人、分院院长和院长授予一定范围内的权限，包括业务处理权限和审批金额权限，使其能够在权限范围内履行预算控制的职责。

（2）反馈控制

通过将预算执行情况及时反馈至部门负责人、分管院长或院长，使其能够迅速了解和掌握相关预算的执行活动。对于预算执行偏差较大的项目，通过分析和查找差异原因，提出改进措施或建议，从而促使各部门完成预算目标。

（3）调整控制

通过建立预算项目调整审批制度和程序，严格控制预算项目调整，对于新增预算、追加预算项目的调整需按照医院发展规划和目标，由经归口部门提出后，经分管院长、财务部门、院长、预算管理委员会审批、党政联席会审议后方可执行。

2．预算控制系统

医院预算控制系统以资金为核心，预算系统和协同办公平台（OA系统）等为媒介，通过连接两个或多个系统，将预算系统中的费用控制系统与OA系统、HIS系统及物流系统等相互关联，从而建立一套涵盖内容完整、审批流程规范、预算控制有力、信息反馈及时的预算控制系统。

（1）预算控制系统范围

目前医院经济业务分为日常项目、科研项目、GCP项目、捐赠项目。将四类经济业务流程梳理，规范各类业务的流程，找出关键控制点，建立预算管理体系。

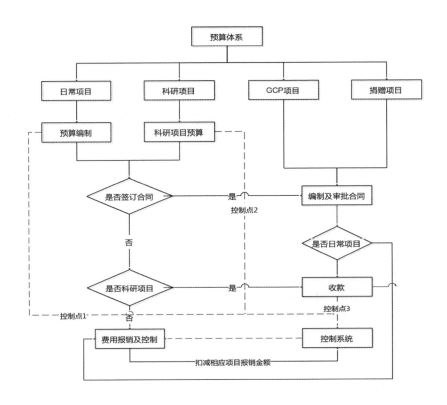

图11-26 预算管理体系流程图

控制点1：日常项目根据预算金额控制费用报销；

控制点2：科研项目根据实际收款金额和分项预算控制费用报销；

控制点3：GCP项目和捐赠项目根据实际收款金额控制费用报销；

（2）预算控制系统流程

医院根据自身业务流程，采用授权控制的方式，设计和制订了日常项目、科研项目等各类经济业务的费用控制流程，为预算控制系统的建立奠定基础。

1）费用报销流程

申请人根据经办事项，通过协同办公平台选择相应经济业务类型，而后按照填报经费报销的相关内容并上传附件，由部门负责人、归口部门负责人、财务部门、分管院长和院长按照审批权限的范围进行审核。

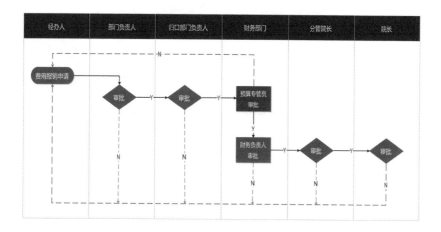

图11-27　费用报销流程图

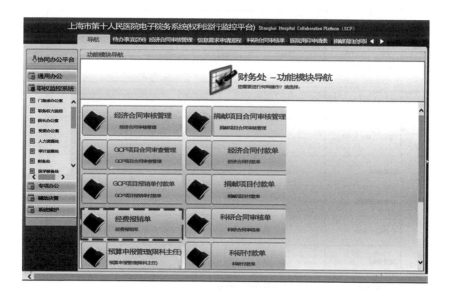

图11-28　日常项目费用报销

上海市第十人民医院经费报销单

申请人： 　　　　　　　　　　　　　　　　申请时间：2015/9/25　14:46:14

付款编号		预算部门	请选择 ▼
申请人		使用部门	职能分工会 ▼

预算编码	预算项目	预算余额	预算总额	部门名称	预算执行率

报销内容	摘要　　　　　　金额（元）		
	新增		
支付方式	○现金（包含一笔报销中既有现金又有转账） ○转账	合计金额（元）	选择预算项目
附件（发票及其他相关材料（）如：会议通知、；论文首页	浏览...		
经办人			
使用部门负责人			
科研管理员审批			
预算归口部门负责人			
财务审核			
财务主管审核			
分管院长审批			
院长审批			
请携带原件至财务处报销	【WF：财务报销】是否变更金额 变更金额：		

图11-29　OA系统经费报销

2）合同审批流程

若执行设备购置或大型修缮等项目预算时，需要由相关归口部门签订合同、逐级审批并归档。

业务经办部门
预算归口职能部门
监察审计
财务处
院长办公室
分管院长及院长
开始
预算内
N
党政联席会
领取预算编码
Y
OA系统提出申请
合同审核
合同审核
合同审核
合同审核
审批
用印审批
合同盖章合同归档

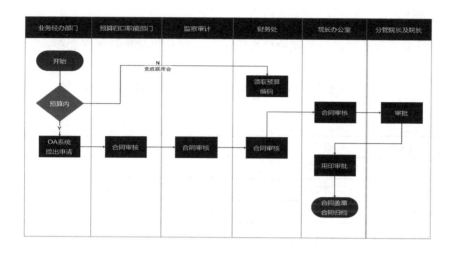

图11-30 合同审批流程

以医疗设备购置为例，首先由项目申请人向归口部门申购，阐述项目申请理由，并按照设备申购流程申报，同时由归口部门选择相应预算，以确定所购项目是否为预算内项目。

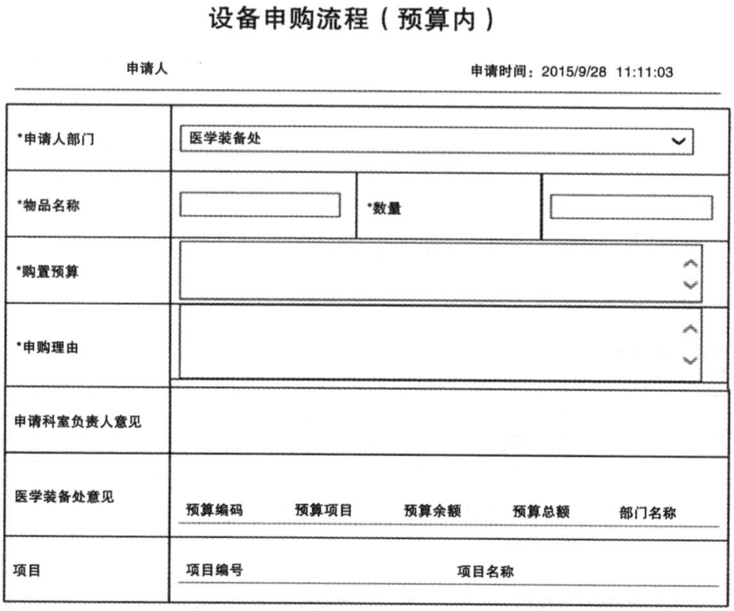

设备申购流程（预算内）
申请人
申请时间：2015/9/28 11:11:03
*申请人部门
医学装备处
*物品名称
*数量
*购置预算
*申购理由
申请科室负责人意见
医学装备处意见
预算编码
预算项目
预算余额
预算总额
部门名称
项目
项目编号
项目名称

图11-31 设备申购审批

其次，设备申购流程完成后进入设备采购流程，由归口部门申请合同审批，按照流程要求合同项目与预算项目必须关联，同时扣减项目预算金额。

上海市第十人民医院经济合同审核管理

申请人：　　　　　　　　　　　　　申请时间：2015/9/9 11:36:10

* 合同名称	肺功能含义　壹套		
* 预算编号	预算编码　　预算项目　　　　　　　　预算余额　　部门名称　　　预算总额 ZB.200　床旁肺功能仪（急诊）　　100000　　　医学装备处　　100000		
* 使用部门	急诊医学科	* 十院合同编号	SHDSYYRC2015-518
* 归口部门	医学装备处	* 经办人	
* 合同类别	购置合同	* 改造期限	24个月
* 标的金额	100000	* 标的金额（美元）	
对方单位名称		产地、厂家	日本 CHEST
* 合同附件	肺功能仪合同1.jpg 肺功能仪合同3.jpg 肺功能仪合同2.jpg		
* 招标采购形式	询价		
备注	项目系急诊科申请，列入2015年年度预算。		
项目负责人意见			
预算归口部门负责人意见			
监察审计审批			
预算审核员意见			
财务处审核意见			
院办合同审核员意见			
分管院长审核意见			
院长审批意见			
用印申请			
院办归档	项目编号　　　　　项目名称　　　　　操作 　选择		

图11-32　OA系统合同审核

最后，合同审批完成后，进入合同付款阶段。由归口部门负责申请合同付款，按照流程要求逐级审核并归档。

上海市第十人民医院经济合同付款单

*申请人		申请时间	2015/8/25　16:46:10		
合同名称	合同编号	预算编码	合同总价　使用金额　预算总额	合同预算余额 0.00	预算执行率 0.00%
便携式多参数监护仪壹拾台	SHDSYYRC2015-447	ZBNICU.08	148000　148000　2080000	2080000	
*部门	医学装备处	*收款单位名称			
*付款编号	SHDSYYRCFK2015-650				
累计付款情况	日期　　　　　金额　　　　　　备注				
*本次付款金额（元）	148000	审定价	148000		
附件（发票和合同）	便携式多参数监护仪发票.jpg				
备注	项目系神经外科二病区申请，列入2015年年度预算。				
预算归口部门负责人意见					
监察审计审批					
院办合同审核员意见					
分管院长审核意见					
院长审批意见					
归档					

图11-33　OA系统合同付款审核

3）预算调整流程

预算调整需严格按照调整流程实施，对于预算内的调整直接由归口部门提出，财务部门实施调整。对于预算外调整，则需按照审批流程逐级审批，最终由医院党政联席会审议通过。

4）预算执行情况

通过信息化方式，将预算执行情况（"总账"）实时反馈至归口部门，使其能够实时了解预算执行的相关信息，及时调整预算执行进度，促进预算目标的顺利实现。

表11-72　部门预算执行情况表

归口部门	预算项目	预算数	实际数	本期可用预算	执行进度	执行差异	执行差异率
后勤保障处	印刷费						
后勤保障处	水费						
后勤保障处	电费						
后勤保障处	业务用燃料费						
后勤保障处	物业管理费						
	……						

对于单个预算项目，通过系统联查的方式，将具体使用情况（“明细账”）反馈给归口部门，从而使预算执行情况形成“两级”反馈形式，增强了预算信息反馈的准确性。

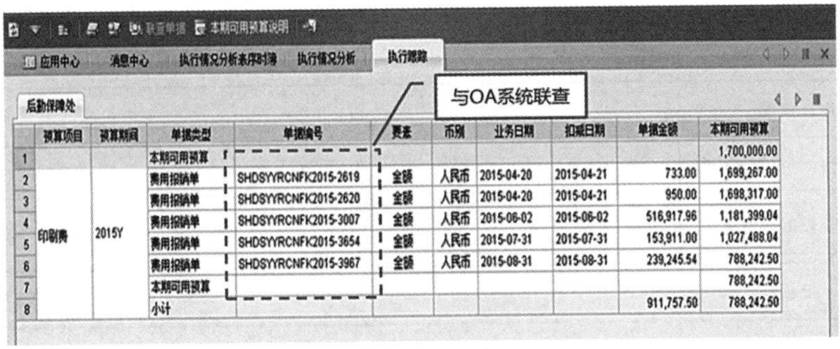

	预算项目	预算期间	单据类型	单据编号	要素	币别	业务日期	扣减日期	单据金额	本期可用预算
1			本期可用预算							1,700,000.00
2	印刷费	2015Y	费用报销单	SHDSYYRCNFK2015-2619	金额	人民币	2015-04-20	2015-04-21	733.00	1,699,267.00
3			费用报销单	SHDSYYRCNFK2015-2620	金额	人民币	2015-04-20	2015-04-21	950.00	1,698,317.00
4			费用报销单	SHDSYYRCNFK2015-3007	金额	人民币	2015-06-02	2015-06-02	516,917.96	1,181,399.04
5			费用报销单	SHDSYYRCNFK2015-3654	金额	人民币	2015-07-31	2015-07-31	153,911.00	1,027,488.04
6			费用报销单	SHDSYYRCNFK2015-3967	金额	人民币	2015-08-31	2015-08-31	239,245.54	788,242.50
7			本期可用预算							788,242.50
8			小计						911,757.50	788,242.50

图11-34　预算执行情况明细表

（三）预算分析与考核

1．预算分析

医院预算分析是全面预算重要组成部分，它以归口部门预算为基础，对预算执行情况进行系统的记录与计量，并对此进行分析，寻找差异原因，制定管理措施，形成预算分析报告。

由归口部门和财务部门对形成的预算报表进行分析，归口部门对于本部门发生的相关费用或工作量指标进行分析和考核，并汇总至财务部门，由其对医院预算执行差异做进一步分析，形成预算分析报告，向医院预算管理委员会汇报。预算管理委员会对预算分析报告进行审议，同时对归口部门或业务科室提出管理改进意见，改善医院下一阶段的预算执行情况。

预算分析方法主要定量和定性分析法，其中定量分析是基本的分析方法，包括比较分析、比率分析、因素分析和差异分析。

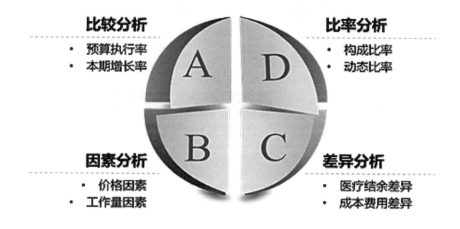

图11-35 预算分析方法

2. 预算考核

预算考核以业务科室和归口部门为考核对象，以预算目标为考核标准，以预算完成情况为考核依据，通过预算实际执行情况与预算目标比较分析，确定差异产生原因，据此评价各责任部门工作绩效。

由预算管理委员会确定相关的考核制度，归口部门对本部门及业务科室的预算执行进行分析，财务部门汇总、审核归口部门的预算执行分析报告，交由预算管理委员会根据预算考核办法实施预算考核。

预算管理委员会应建立自上而下、三级考核制度，同时采用定性和定量两种方法相结合。其中定性的方式是对预算编制和执行过程中科室、人员的表现进行评价，如医院执行过程中的追加或追减事项，是否按规定上报批准等。定量的方式则是根据选定的各项预算责任指标的执行差异情况进行分析与评价，如预算收入执行率、预算支出执行率等。

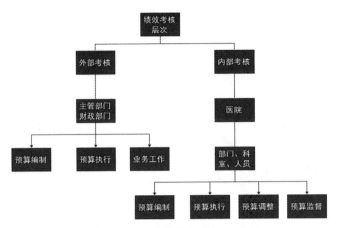

图11-36 预算绩效考核层次

四、业务表单

1. 收支预算表

表11-73 收支预算表

单位：万元

项目	今年 预计数	明年 预算数	增减	
			金额	%
一、收入合计				
1. 财政基本补助收入				
2. 医疗收入				
1）门诊收入				
2）住院收入				
3. 其他收入				
二、支出合计				
1. 医疗成本				
1）医疗支出				
2）管理费用				
2. 其他支出				
三、收支结余				

续表

四、财政项目补助结转（余）				
1．年初财政项目补助结转（余）				
2．财政项目补助收入				
3．财政项目补助支出				
五、科教项目结转（余）				
1．年初科教项目结转（余）				
2．科教项目收入				
3．科教项目支出				

2．医疗收入预算表

表11-74　收入预算表

单位：万元

项目	今年 预计数	明年 预算数	增减	
			金额	%
医疗收入				
1.门诊收入				
其中：检查检验收入				
手术收入				
卫生材料收入				
药品收入				
2.住院收入				
其中：检查检验收入				
手术收入				
卫生材料收入				
药品收入				

3. 支出预算表

表11-75　支出预算表

单位：万元

项目	今年预计数	明年预算数		增减	
		合计	其中:财政补助	金额	%
支出合计					
一、医疗支出和管理费用					
1.人员经费					
2.卫生材料费			----		
其中：可收费卫生材料					
不可收费卫生材料					
3.药品费			----		
4.固定资产折旧费			----		
5.无形资产摊销费			----		
6.提取医疗风险基金			----		
7.其他费用					
其中：能源消耗支出					
物业管理费					
固定资产日常维护			----		
劳务费					
其他					
二、其他支出					

4．人员经费明细预算表

表11-76　人员经费明细预算表

单位：元

科目名称	明细内容	合计	财政补助收入	事业收入
合　计				
基本工资				
	八大地区工资补贴			
	岗位工资			
	护士工资10%			
	教师工资10%			
	薪级工资			
奖金				
	包干工资			
	年终一次性奖金			
	院内绩效性奖励			
	其他奖励			
津贴补贴				
	独生子女费			
	赴外省市生活补贴（西藏、新疆、云南、三峡）			
	赴西藏、新疆等地通讯费补贴			
	高温补贴			
	护龄津贴			
	回族等职工伙食补贴			
	交通费补贴			
	教龄津贴			
	郊区工作补贴			
	肉食品价格补贴			
	生活津贴			
	书报费补贴			

续表

科目名称	明细内容	合计	财政补助收入	事业收入
	特殊岗位津贴			
	物价补贴59元			
	医保补贴			
	职务津贴			
	中夜班补贴			
	医疗卫生津贴			
	包干工资			
	其他津贴			
伙食补助费				
	伙食补贴			
其他工资福利支出				
	临时工工资：经费（3000元/人）			
	加班工资			
	其他			
社会保障缴费				
	工伤保险费0.5%			
	生育保险费0.8%			
	失业保险费1.7%			
	医疗保险费			
	职工养老保险22%			
	残疾人就业保障金			
提租补贴				
	住房提租补贴			
退休费				
	事业单位退休人员补贴费			
离休费				
	离休人员补贴			
住房公积金				
	公积金			

5．工资总额明细预算表

表11-77 工资总额明细预算表

单位：元

项目		今年预计执行数	明年预算数				增减	
			合计	在职职工	劳务派遣工	其他从业人员	金额	%
1	年均人数							
2	工资总额合计							
其中：	基本工资							
	津贴补贴							
	奖金							
	其中：绩效性奖励							
	伙食补助费							
	其他工资福利支出							
	其中：加班工资							
	临时工工资							
	提租补贴							
3	人均工资总额							

6．资金平衡能力测算表

表11-78　资金平衡能力测算表

单位：元

项目类别	序号	今年期末数	明年预算数
一、资金来源	1=2+3		——
1．事业基金	2		——
2．待冲基金	3		——
二、资金占用	4=5+8+9		——
1．固定资产占用	5		——
其中：固定资产净值	6		——
在建工程	7		——
2．无形资产占用（净值）	8		——
3．流动资产占用	9		——
其中：人员经费周转金	10		——
三、资金来源减资金占用	13=1-4		
四、自有资金安排计划	14=15+19+22	——	
1．已立项未支付基本建设项目资金	15	——	
其中：项目一（具体名称）	16	——	
项目二（具体名称）	17	——	
……	18	——	
2．已签订合同未支付的设备资金	19		
其中：专用设备	20		
一般及其他设备	21		
3．201×年项目预算	22	——	
五、资金平衡情况	23=13-14	——	

7．项目预算汇总表

表11-79　项目预算汇总表

单位：元

序号	项目类别	项目总投入	2014年预计执行数			2015年预算数		
			合计	财政资金	自有资金	合计	财政资金	自有资金
1	开办费							
	其中：重大项目							
	一般项目							
2	大型修缮							
	其中：重大项目							
	一般项目							
3	设备购置							
	其中：重大项目							
	一般项目							
4	信息化建设							
	其中：重大项目							
	一般项目							
5	其他							
	其中：重大项目							
	一般项目							
	合计							

8. 项目库申报表

表11-80　项目库申报表—工程设施

项目类别：工程设施

项目名称2			是否纳入当年预算		
是否属于规划项目	是　　否		是否需要调整规划	是　　否	
起始日期			结束日期		重要程度排序
总预算金额			当年预算金额		NO.
2015年预算资金来源	财政拨款				
	自筹资金				
	其他资金				
申请理由（相关设施现状分析、项目必要性等）					
实施方案（功能需求、工程内容等）					
可行性和配套条件					
预期效益					
实施计划安排					

序号	二级项目名称	三级明细内容	金额	面积	单方指标（元/m2）	功能科目	资金来源	设备属性
		一、设备						
		1. 设备费用						
		2. 设备配套费用						
		3. 设备安装调试费用						
		4. 其他						
		二、建安费用						
		1. 土建、装修工程						
		1.1土建工程						
		1.2装修工程						

续表

		2安装工程					
		2.1强电					
		2.2弱电					
		2.3空调					
		2.4给排水					
		2.5医用气体					
		三、其他建设费用					
		四、不可预见费用					
	五、总预算						
申报单位论证意见							
项目申报部门				负责人			
项目执行部门				负责人			
单位负责人				申报日期	年 月 日		

填表说明:

表11-81 项目库申报表——设备购置

项目类别:设备购置

项目名称		二级项目名称		三级明细内容			
是否属于规划项目	是 否			是否需要调整规划		是 否	
起始日期		结束日期		重要程度排序		NO.	
总预算金额		当年预算金额		三级明细内容单价			数量台
三级明细内容总价	金额			是否涉及大型医用设备许可		涉及,已获大型医用设备更新核准通知	
预算资金来源				自筹资金	¥元	其它资金	
项目说明		○更新○新增	○进口○国产	项目安置条件	○具备○不具备	计划启用时间	
		预计年开机天数			预计年最大服务人次		
		装备部门同类设备数量			医院同类设备数量		
申请购置理由 (购置必要性、主要用途等)							

续表

主要技术指标（合理性、适用性、先进性等）	
同类仪器设备在本单位的资源状况（分布、共享、使用装况等）	
绩效目标、预期效益及共享方案（利用率、工作量等）	
申请购置进口设备理由	
仪器、设备的安装运行条件及实施计划安排：	
其他必要的说明	

项目预算明细表

序号	二级项目名称	三级明细内容	功能科目	单价	数量	金额	资金来源
合计							

申报单位论证意见			
项目申报部门		负责人	
项目执行部门		负责人	
单位负责人		申报日期	

第三节　医院成本管理

【成本管理的介绍】

成本管理是医院通过成本核算和分析，提出成本控制措施，降低医疗成本的活动。包括成本核算、成本分析、成本控制、成本考核与评价等管理活动。

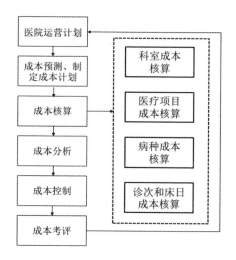

图11-37　医院成本管理框架图

一、医院成本构成

医院成本包括医疗业务成本、医疗成本、医疗全成本和医院全成本。

（一）医疗业务成本核算医院临床服务类、医疗技术类、医疗辅助类科室开展医疗服务及其辅助活动所发生的各项费用。

医疗业务成本＝临床服务类科室直接成本＋医疗技术类科室直接成本＋医疗辅助类科室直接成本。

（二）医疗成本包括医疗业务成本和行政后勤各部门自身发生的各种耗费。不含财政项目补助支出和科教项目支出形成的固定资产折旧、无形资产摊销和库存物资等。

医疗成本＝医疗业务成本＋行政后勤类科室直接成本＝医疗业务成本＋管理费用。

（三）医疗全成本包括医疗成本及财政项目补助支出形成的固定资产折旧、无形资产摊销和库存物资等。

医疗全成本＝医疗成本＋财政项目补助支出形成的固定资产折旧、无形资产摊销和库存物资等。

（四）医院全成本包括医疗全成本和科教项目支出形成的固定资产折旧、无形资产摊销和库存物资等。

医院全成本＝医疗全成本＋科教项目支出形成的固定资产折旧、无形资产摊销和库存物资等。

二、成本开支范围

医院成本开支范围包括医疗业务成本、管理费用、财政项目补助支出形成的固定资产折旧和无形资产摊销、科教项目支出形成的固定资产折旧和无形资产摊销四大类。

（一）医疗业务成本指医院开展医疗服务及其辅助活动发生的各项费用，包括以下七类：

1. 人员经费：是指医院业务科室发生的工资福利支出、对个人和家庭的补助支出。

2. 卫生材料费：是指医院业务科室发生的卫生材料耗费，包括血费、氧气费、放射材料费、化验材料费、其他卫生材料支出。

3. 药品费：是指医院业务科室发生的药品耗费，包括西药、中草药、中成药耗费。

4. 固定资产折旧费：是指按规定提取的固定资产折旧。

5. 无形资产摊销费：是指按规定计提的无形资产摊销。

6. 提取医疗风险基金：是指按规定计提的医疗风险基金。

7. 其他费用：是指医院临床部门发生的公用经费。

（二）管理费用是医院行政及后勤管理部门为组织、管理医疗、科研、教学业务活动所发生的各项费用，包括医院行政及后勤管理部门发生的人员经费、公用经费、固定资产折旧和无形资产摊销费等费用，以及医院统一负担的离退休人员经费、坏账损失、银行借款利息支出、银行手续费支出、汇兑损益、印花税、房产税、车船使用税等，可分为以下四类：

1. 人员经费：是指医院行政及后勤管理部门发生工资福利支出和对个人和家庭的补助支出，其中医院统一负担的离退休人员经费也包括在内。

2. 固定资产折旧费：是指医院行政及后勤管理部门发生的固定资产折旧费。

3. 无形资产摊销费：是指医院行政及后勤管理部门发生的无形资产摊销。

4. 其他费用：是指医院行政及后勤管理部门发生的公用经费。

（三）财政项目补助支出形成的固定资产折旧和无形资产摊销：是指财政项目补助支出形成的固定资产计提的折旧、无形资产的摊销金额。

（四）科教项目支出形成的固定资产折旧和无形资产摊销：是指科教项目支出形成固定资产计提的折旧、无形资产的摊销金额。

三、成本核算对象

医院成本核算根据核算对象的不同可分为科室成本核算、医疗服务项目成本核算、病种成本核算、床日和诊次成本核算。

（一）科室成本核算

科室成本核算是指将医院业务活动中所发生的各种耗费以科室为核算对象进行归集和分配，计算出科室成本的过程。主要包括临床服务类、医疗技术类、医疗辅助类和行政后勤类。

（二）项目成本核算

医疗服务项目成本核算是以各科室开展的医疗服务项目为对象，归集和分配各项支出，计算出各项目单位成本的过程。医疗服务项目成本以科室成本为基础进行核算。

（三）病种成本核算

病种成本核算是以病种为核算对象，按一定流程和方法归集相关费用计算病种成本的过程。

【成本管理体系】

一、成本管理体系概述

建立基于以财务一体化的医院资源规划系统（Hospital Resource Planning，HRP）和医疗业务数据整合的成本管理系统，将临床路径理念、医疗服务的技术难度和风险程度理论贯穿于体系建设，运用大数据方法分析服务于病人的医疗活动所产生的投入与产出、成本与绩效的成本管理体系。

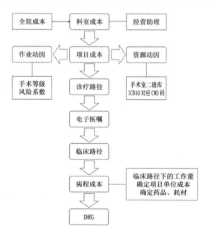

图11-38 适应医院运营特色的成本管理体系

设计学科-专科-专病模式的纵向型核算单元，提高成本核算的就源数据，提高直接成本率，成为与临床管理数据相互映射的"活"数据。

二、管理制度

总则

（一）目的依据

为规范医院成本管理工作，加强成本核算与控制，提高医院绩效。依据医院财务制度、医院会计制度及医院成本管理办法等相关文件，结合医院财务管理实际情况，特制定本办法。

（二）管理原则

成本管理遵循统一领导、分步推进、分工负责、科学有效、控制合理、成本最优化原则。

组织架构及职责

（三）组织架构

医院成立成本管理工作领导小组，由院长担任组长，副院长担任副组长。成员包括财务、信息、人事、后勤、设备、医务、护理、麻醉、手术等相关部门负责人。

财务部门下设成本管理科，作为成本管理领导小组的日常办事机构。

（四）部门职责

1．成本管理工作领导小组主要职责：

（1）明确医院各部门在成本管理中的职责，督促各部门落实工作任务；

（2）确定医院成本管理工作制度和工作流程，督促提高成本数据的准确性和及时性；

（3）确定成本核算对象，包括核算科室、核算项目及核算病种等；

（4）结合成本分析数据及成本管理建议，确定年度医院成本控制方案；

（5）确定成本管理考核制度和考核指标，纳入医院绩效考核体系。

2．成本管理科的主要职责：

（1）依据《医院财务制度》、《医院会计制度》和本办法要求，制订医院内部成本管理实施细则、岗位职责及相关工作制度等；

（2）归集成本数据，进行成本核算，按照相关主管部门的规定定期编制、报送成本报表；

（3）开展成本分析，提出成本控制建议，为医院决策、管理提供支持和参考；

（4）组织落实领导小组的决定，监督实施成本控制措施；

（5）参与成本考核制度的制订，并组织实施；

（6）开展院内成本管理业务培训和工作指导；

（7）建立健全成本管理档案。

3. 各部门的主要职责：

（1）财务处：做好成本定额及预算的制定和修订工作，严格按照会计制度设置会计科目，正确划分业务支出和其他支出、经常性支出和非经常性支出、直接费用和间接费用、固定成本和变动成本、可控成本和不可控成本、本期费用和下期费用以及各成本核算对象之间的界限。

（2）信息部门：负责成本核算与相关信息系统的衔接。

（3）人力资源处：负责各部门人员及工资变动情况的统计和报送。

（4）后勤保障处及下属库房：负责各部门水、电、煤、气（量、额）、设备及房屋维修保养、电话费、维修工作量等，以及固定资产（房屋及建筑物、办公家具、其他固定资产）使用分布与变动状态、或其他如建筑物面积丈量等与成本计量有关的信息统计和报送。

总务库房：负责与财务部门共同确定财产物资的计价方法，建立各项财产物资收发、领退、转移、报废、清查、盘点制度，健全与成本核算有关的各项原始记录；按医院统一的科室代码统计和报送各部门领用或消耗的材料、低值易耗品等成本信息。

（5）医学装备处及下属设备库房：负责各部门的固定资产（专用设备）使用分布与变动状态、设备维修保养等费用或其他与成本计量有关的信息统计和报送。

材料库房：负责与财务部门共同确定财产物资的计价方法，建立各项财产物资收发、领退、转移、报废、清查盘点制度，健全与成本核算有关的各项原始记录；按医院统一的科室代码统计和报送各部门领用或消耗的卫生材料、医用低值易耗品及配件等的成本信息。

（6）供应室、血库、氧气站、洗衣房：负责各部门实际领用有关物品的数量或发生的相关费用，及其他与成本计量有关的信息统计和报送。

（7）手术室、麻醉科：负责手术麻醉用品实际消耗数量及其他与成本计量有关的信息统计和报送。

（8）临床药学部：按医院统一的科室代码，统计各部门从药库或药房领用的药品。

（9）其他相关成本核算单位及有关人员：按照本办法规定及内部成本核算管理制度的有关要求报送成本信息。

成本核算内容

（五）核算内容

医院成本核算范围包括医疗业务成本、管理费用、财政项目补助支出形成的固定资产折旧和无形资产摊销、科教项目支出形成的固定资产折旧和无形资产摊销四大类。

1. 医疗业务成本：指医院开展医疗服务及其辅助活动发生的各项费用，包括以下七类：人员经费、卫生材料费、药品费、固定资产折旧费、无形资产摊销费、提取医疗风险基金、其他费用。

2. 管理费用：是指医院行政及后勤管理部门为组织、管理医疗、科研、教学业务活动所发生的各项费用，包括医院行政及后勤管理部门发生的人员经费、公用经费、固定资产折旧和无形资产摊销费等费用，以及医院统一负担的离退休人员经费、坏账损失、银行借款利息支出、银行手续费支出、汇兑损益、印花税、房产税、车船使用税等。

3. 财政项目补助支出形成的固定资产折旧和无形资产摊销：是指财政项目补助支出形成的固定资产计提的折旧、无形资产的摊销金额。

4. 科教项目支出形成的固定资产折旧和无形资产摊销：是指科教项目支出形成固定资产计提的折旧、无形资产的摊销金额。

5. 不计入成本核算范围：根据《医院财务制度》规定，以下支出不得计入成本范围。

（1）不属于医院成本核算范围的其他核算主体及经济活动发生的支出。

（2）为购置和建造固定资产、购入无形资产和其他资产的资本性支出。

（3）对外投资的支出。

（4）各种罚款、赞助和捐赠支出。

（5）有经费来源的科研教学等项目开支。

（6）在各类基金中列支的费用。

（7）国家规定不得列入成本的支出。

成本核算的分类

（六）核算分类

根据核算口径的不同，成本核算可分为医疗业务成本、医疗成本、医疗全成本和医院全成本。

1. 医疗业务成本

医院业务科室开展医疗服务活动自身发生的各种耗费，即各具体科室进行明细核算，归集临床服务、医疗技术、医疗辅助类各科室发生的，能够直接计入各科室或采用一定方法计算后计入各科室的直接成本。

医疗业务成本不含医院行政后勤科室的耗费、财政项目补助支出和科教项目支出形成的固定资产折旧和无形资产摊销。

2. 医疗成本

医院为开展医疗服务活动，各业务科室和行政后勤科室自身发生的各种耗费，不含财政项目补助支出和科教项目支出形成的固定资产折旧和无形资产摊销。

3. 医疗全成本

医院为开展医疗服务活动，医院各部门自身发生的各种耗费，以及财政项目补助支出形成的固定资产、无形资产耗费。

4. 医院全成本

医院全成本是指医院开展各项业务活动发生的所有耗费。

医院全成本＝医疗业务成本＋管理费用＋财政项目补助支出形成的固定资产、无形资产耗费＋科教项目支出形成的固定资产折旧和无形资产摊销。

成本归集

（七）成本归集

医院发生的全部成本费用，应当按照成本核算单元进行归集。能够直接计入的成本费用，直接计入到相关科室；不能直接计入的成本费用，计算计入到相关科室。

1. 直接计入成本

直接计入成本是指在会计核算中能够直接归集到各科室，形成医疗业务成本的费用。包括：人员经费、卫生材料消耗、药品消耗、低值易耗品消耗、固定资产折旧、无形资产摊销、待冲基金——待冲财政基金、待冲基金——待冲科教项目基金、其他费用。

2．间接计入成本

间接计入成本是指由于计量条件所限无法直接计入到各科室或为分清责任主体不应直接计入管理费用，而需采用比例系数的方式分配计入的直接成本。对于无法直接计入的支出，医院应根据重要性、可操作性等原则，将相关费用按照一定标准进行分配，计算后计入到科室成本，具体包括：水费、电费、物业管理费等支出。

成本核算步骤

（八）成本核算

1．科室成本核算

（1）计算医疗业务成本。各核算科室先按照医疗业务成本的七类核算范围进行明细核算，归集各临床、医技、医辅科室发生的、能够直接计入各科室或采用一定方法计算后计入各科室的直接成本，形成医疗业务成本。

（2）计算临床科室医疗成本。按照分项逐级分步结转的三级分摊方法，依次对行政后勤科室、医辅科室、医技科室耗费进行结转，形成临床科室医疗成本。

（3）计算临床科室医疗（院）全成本。根据核算需要，对财政项目补助支出形成的固定资产折旧和无形资产摊销、科教项目支出形成的固定资产折旧和无形资产摊销进行归集和分摊，分别形成临床科室医疗全成本、临床科室医院全成本。

2．项目成本核算

医疗服务项目成本核算是在科室成本核算的基础上，以临床、医技科室开展的医疗服务项目为对象，按照"作业成本法"归集和分配各项支出，计算各项目单位成本的过程。

3．病种成本核算

病种成本核算，是以病种为核算对象，按照"项目叠加法"和一定流程和方法归集相关费用，计算病种成本的过程。病种成本核算办法是将治疗某一病种所耗费的医疗项目成本、药品成本及单独收费材料成本进行叠加。

成本分摊方法

（九）成本分摊

1．一级分摊：行政后勤科室的费用分摊

将行政后勤科室的费用按适当的方法向临床、医技和医辅科室分摊，并实行分项结转。

2．二级分摊：医辅科室成本分摊

将医辅科室成本向临床科室、医技科室分摊，并实行分项结转，分摊参数可采用收入比重、工作量比重、占用面积比重等。

3．三级分摊：医技科室成本分摊

将医技科室成本向临床科室分摊，分摊参数采用收入比重，分摊后形成门诊、住院临床科室的成本。

成本控制

（十）控制措施

1．预算约束控制。医院应以成本数据为依据，以科室预算为基础，实施全面预算管理，做好运营成本分析与预测，将全部成本纳入管理范围，对各项经济活动进行统筹安排和全面控制。

2．可行性论证控制。医院重大经济行为必须建立集体决策审议责任制度，经过充分的可行性论证，利用核算结果指导经济管理决策，避免决策的主观性和盲目性。

3．财务审批控制。医院应建立健全成本费用审核制度，加强内部控制，纠正、限制不必要的成本费用支出差异。

4．执行过程控制。医院应加强经济活动的内部审计监督，建立健全内部控制制度，对成本控制关键点进行检查、评价，不断提升成本管理水平。

成本分析

（十一）成本分析

医院要定期开展对成本核算结果的分析，把握成本变动规律，寻找成本控制的途径和潜力，提出有效管理和控制成本的合理化建议，降低医院运营成本，提高医院的经济效益和社会效益。主要方法包括：趋势分析、结构分析、本量利分析、比较分析。

三、业务流程

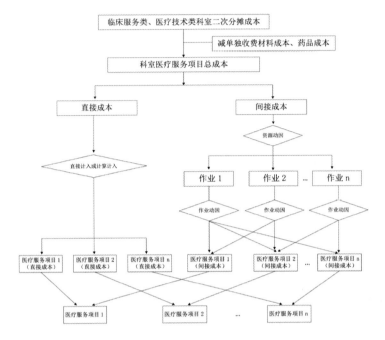

图11-39　成本核算总体流程

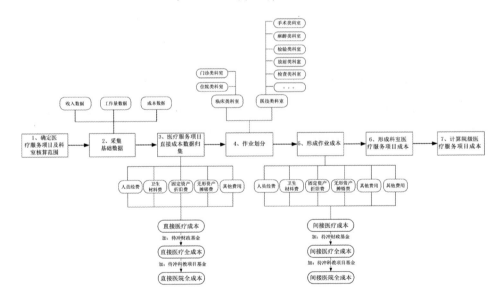

图11-40　项目成本核算流程

四、管理工具

（一）科室成本核算办法

1. 划分核算单元

核算单元是基于医院业务性质及自身管理特点而划分的成本核算基础单位。每个核算单元应能单独计量所有收入、归集各项费用。财务部门为每个核算单元建立会计核算账户。

医院自2014年下半年对组织框架进行梳理，统一各信息系统中的组织架构。使科室成本核算能够在统一组织框架下的核算单元实施，既：在一级临床科室下以亚学科为单元划分出二级科室，为实施项目成本和病种成本打下基础。

核算单元主要包括临床服务类、医疗技术类、医疗辅助类、行政后勤类。

（1）临床服务类，是直接为病人提供医疗服务，并能体现最终医疗结果、完整反映医疗成本的科室。

（2）医疗技术类，是为临床服务类科室及病人提供医疗技术服务的科室。

（3）医疗辅助类，是服务于临床服务类和医疗技术类科室，为其提供动力、生产、加工、消毒等辅助服务的科室。

（4）行政后勤类，是除上述科室以外，从事行政后勤业务工作的科室。

表11-82　医院核算单位分类

科室分类	一级科室	二级科室
临床服务类	骨科	骨科一病区
		骨科二病区
		骨科三病区
		骨科门诊
	神经外科	神经外科一病区
		神经外科二病区
		神经外科三病区
		神经外科门诊
	普外科	胃肠外科（病区、门诊）
		肝胆外科（病区、门诊）
		基本外科（病区、门诊）
		甲状腺乳腺科（病区、门诊）
		普通外科门诊

续表

科室分类	一级科室	二级科室
临床服务类	心内科	心内一病区
		心内二病区
		心内三病区
		CCU
		心内科门诊
	……	……
医疗技术类	放射科	
	超声医学科	
	医学检验科	
	输血科	
	手术室	
	麻醉科	
	临床药学部	
	临床营养科	
	……	
医疗辅助类	供应室	
	保卫科	
	锅炉房	
	洗衣房	
	修理组	
	出入院处	
	门急诊收费处	
	中心实验室	
	……	
行政后勤类	院长办公室	
	党委办公室	
	医疗事业处	
	人力资源处	
	科研处	
	后勤办公室	
	医学装备处	
	……	

2．业务数据的采集

（1）收入数据的采集

收入数据包括科室收费数量、收费金额、开单收入和执行收入。根据成本核算系统的要求，通过与医院信息系统（HIS系统）之间建立接口，将核算所需的收入数据定期导入成本核算系统，并进行核对。

（2）服务量数据的采集

服务量数据主要包括门诊人次和住院床日，根据成本核算系统的要求，通过与医院信息系统（HIS系统）之间建立接口，将核算所需的服务量数据定期导入成本核算系统，并进行核对。

（3）成本及费用数据的采集

成本及费用数据包括人力成本、药品成本、卫生材料成本、折旧与摊销、风险金及其他费用支出。

人力成本数据的采集以模板导入方式为主，包括人员类别、职称、项目、金额。

药品成本数据的采集以模板导入方式为主，通过HIS系统生成各科室药品消耗报表，包括发出药房、消耗科室、药品类别、金额。

卫生材料成本、折旧与摊销、其他费用支出的数据采集以财务系统数据为主，通过将系统中凭证信息引入成本核算系统，形成相关科室成本数据。

3．科室直接成本归集

（1）直接成本的计入

可以直接计入的成本包括：人力成本、药品成本、耗材成本、固定资产折旧和其他成本中可以直接计入的成本。

1）人力成本的直接计入方法

在统一的组织架构下，将财务系统与HR系统进行关联，财务系统自动将人员考勤与各类薪酬标准匹配，形成按部门、按职称、按用工标准等维度的人力成本系统。

2）卫生材料成本的直接计入方法

材料成本的直接计入通过物资系统和HIS系统的对接，物资系统包括一级库系统和手术室二级库系统。

在二级库管理流程中，临床科室分别通过手术管理系统及物资系统进行手术申请及材料申请。手术室二级库根据各临床科室的申请信息向一级库进行申领或备库，手术完成后进行计费并扣减库存。整个流程以病人住院号、姓名、科室等作为主要字段，将各个系统间的关键信息关联，使材料的流向与流量落实到科室与病人。

3）药品成本的直接计入

药品成本以"临床开单、药房发药"信息为基础，分别按西药、中成药与中草药对药品进行分类核算，通过HIS系统与财务系统的对接，每月将临床各科的实际药品消耗直接计入财务系统。

4）固定资产折旧的直接计入

按照规定的固定资产分类标准和折旧年限建立固定资产管理制度，确保每个成本单元的固定资产折旧核算的准确。

5）其他成本的直接计入

其他成本按照权责发生制原则，从业务发生源头，按成本核算单元进行归集。目前，绝大多数经费的采集通过OA系统直接落实到各成本核算单元。

（2）公摊直接成本的计入

公摊的直接成本主要指各科室消耗但又不能直接计入的成本费用，需要选择合理的成本费用分配系数计算计入。主要包括能源成本（水，电，业务燃料），公共面积的维修费，提取医疗风险基金，工会经费、福利费，房屋折旧等无法直接计入的成本。

1）水、电、业务燃料等能源成本按照房屋面积分摊计入

核算科室能源成本＝该科室房屋面积÷全院科室面积×全院各科室合计能源成本

2）公共面积维修费、房屋折旧

核算科室公共面积维修费/房屋折旧＝该科室房屋面积÷全院科室面积×发生的公共面积维修费/房屋折旧

4．科室间接成本分摊

各科室成本应本着相关性，成本效益关系及重要性等原则，按照分项逐级分步结转的方法进行分摊，最终将所有成本转移到临床服务类科室。科室成本的分摊通常按照谁受益，谁分摊的原则进行，同科室不相互分摊，不逆向分摊，科研类科室即不参与任何分摊，也不向其他科室分摊。

分摊流程：

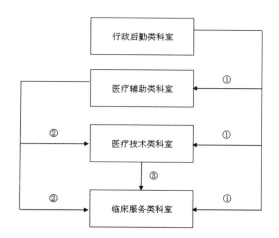

第一级分摊，分摊行政后勤类科室成本。将行政后勤类成本向医疗辅助类科室，医疗技术类科室，临床服务类科室进行分摊。分摊参数按人员比例。

计算公式：

核算科室(临床、医技、医辅科室)分摊的某行政后勤科室的费用＝该科室职工人数÷除行政后勤科室职工外全院职工人数×当期该行政后勤科室各项总费用

第二级分摊，分摊医疗辅助类科室成本。将医疗辅助类科室直接成本和分摊的行政后勤类科室成本，向医疗技术类科室，临床服务类科室进行分摊。分摊参数按人员比例或服务量。

计算公式：

某临床科室(或医技科室)分摊的某医辅科室成本＝该科室消耗工作量(或医疗工作量)÷该医辅科室待分摊的工作总量×当期该医辅科室各项总成本

第三级分摊，分摊医疗技术类科室成本。将医疗技术类科室直接成本和分摊的行政后勤类科室成本，医疗辅助类科室成本，向临床服务类科室分摊。分摊参数按科室开单收入。

计算公式：

某临床科室分摊的某医技科室成本＝该临床科室确认的某医技科室收入(按开单科室归集)÷该医技科室总收入×当期该医技科室各项总成本

5. 诊次、床日成本计算

全院平均诊次成本＝Σ临床科室（门诊）全成本 / 全院门诊诊疗人次

某临床科室诊次成本＝某临床科室（门诊）全成本 / 该科室门诊诊疗人次

续表

全院平均实际占用床日成本＝Σ临床科室（住院）全成本 ／ 全院住院病人实际占用床日数

某临床科室实际占用床日成本=某临床科室（住院）全成本 ／ 该科室住院病人实际占用床日数

（二）项目成本核算办法

目前，医院的项目成本核算采用作业成本法。作业成本法是一种通过对所有作业活动进行追踪动态反映，计量作业和成本对象的成本，评价作业业绩和资源利用情况的成本计算和管理方法。它以作业为中心，根据作业对资源耗费的情况将资源的成本分配到作业中，然后根据产品和服务所耗用的作业量，最终将成本分配到医疗项目中。对临床、医技等科室开展医疗收费项目的资源动因、作业动因进行调研，调研主要包括：按6大类职称调研人力成本，不可收费材料，设备等信息。

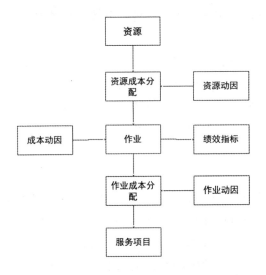

图11-41　作业成本法计算模型

但将人数作为成本动因，计算得到的数据主观性较大，对于人力成本的计算与分摊还需要参考项目的技术难度和风险程度。引入时间与难易程度、风险系数模型作为成本分摊时的主要成本动因，更能体现医护人员的劳动价值。（1）技术难度不同的医疗服务项目需要不同级别的医护人员实施。在体现医护人员能力和水平的服务项目上所需的人员要求较高，因此在人力成本的归集和分摊时根据人数或工时的方式难以体现医护人员的价值，如将某医疗服务项目工时与技术难度系数相结合，就能较正确的反映该项目的技术投入、培训、职称等因素。

（2）综合评估医疗服务项目技术操作风险程度同时考虑病人发生并发症概率及产生不良后果严重程度。随着医疗技术的发展及病种病源的复杂性，大部分手术包括了多个手术项目，从个体来看，每个手术项目的风险程度已定，但从整体来看，涉及多系统、多部位、多切口手术的风险程度是重要的作业动因。

目前，对手术、操作项目制定了1—4等级和A—D等级，可对这些项目设置相应系数，用来作为人力成本分摊的动因。建立时间技术难度风险系数模型计算作业成本能够更为合理，在改善医院绩效考核方面具有指导意义。

（三）病种成本核算办法

病种成本核算是以病种为核算对象，按一定流程和方法归集相关费用计算病种成本的过程。核算办法是将为治疗某一病种所耗费的医疗项目成本、药品成本及单独收费材料成本进行叠加。

单病种成本＝∑医疗项目成本＋∑单收费材料成本＋∑药品成本

建立核算模型的步骤：

1. 从HIS系统中将单病种的治疗项目按照临床路径和相关病历导入到系统中；

2. 按指定条件对病历数据进行筛选及抽取（指定条件也应考虑主诊断和主手术相关信息）作为核算模型的核算范围；

3. 导入筛选及抽取后临床路径下医嘱，医嘱中包括详细的诊疗项目信息；

4. 将诊疗项目进行合并，产出单病种所涉及的诊疗项目及执行次数；

5. 将临床路径下单病种所涉及的诊疗项目累计数量÷抽取的符合临床路径的病历数量，得到单病种核算模型。

6. 按核算模型计算出的单病种成本将是单病种的平均成本。

（四）成本分析办法

医院成本分析是根据医院成本报表和会计报表，对成本效益情况进行深入剖析，达到节约医院成本，提高收益的目的。

成本分析方法：

1. 全面分析

全面分析是对医院总体收入，成本及效益情况进行综合、全面、系统的分析。通过分析，总结成本管理控制过程中所取得的主要经验和存在的主要问题，以利于评价和改进。

2. 比率分析

比率分析是指在同一成本报表的不同项目之间，或在不同成本报表有关项目之间进行对比，以计算出的成本分析比率，反映各个项目之间的相互关系，据此评价医院的经营情况。

1）相关比率分析：它是以某个指标和其他指标进行对比。

分析指标：成本收益率＝收支结余/成本费用×100%

百元医疗收入材料消耗＝100×科室材料成本/科室医疗收入

百元医疗收入药品消耗＝100×科室药品成本/科室医疗收入

百元医疗收入能源消耗＝100×科室能源消耗/科室医疗收入

诊次收入＝门诊科室医疗收入/门诊诊次

床日收入＝住院科室医疗收入/住院床日

人均业务收入＝科室医疗收入/科室总人数

2）构成比率分析：它是以某一个经济指标的各个组成部分在总体中所占的比重来分析其构成内容的变化，以便进一步掌握该项经济活动的特点和变化趋势。

分析指标：科室各成本项目占科室总成本的比重。

科室各个分摊成本占科室总成本的比重

科室直接成本占科室总成本的比重。

科室固定成本占科室总成本的比重。

3. 量本利分析

量本利分析，也叫保本点分析。医院的成本管理运用量本利分析主要研究如何确定保本点和有关因素变动对保本点的影响。

分析公式：

结余＝医疗收入－变动成本－固定成本

单位边际贡献＝单位收费水平－单位变动成本

保本点业务量＝固定成本÷单位边际贡献＝保本点医疗收入÷单位收费水平

保本点医疗收入＝固定成本÷边际贡献率＝固定成本÷（1－变动成本率）

边际贡献率＝单位边际贡献÷单位收费水平

变动成本率＝单位变动成本÷单位收费水平

五、业务表单

表11-83　医院各科室直接成本表

科室名称	人员经费	卫生材料费	药品费	固定资产折旧	无形资产摊销	提取医疗风险金	其他费用	合计
临床服务类科室1								
临床服务类科室2								
……								
小计								
医疗技术类科室1								
医疗技术类科室2								
……								
小计								
医疗辅助类科室1								
医疗辅助类科室2								
……								
小计								
医疗业务成本合计								
管理费用								
本月总计								

表11-84 临床服务类科室全成本构成分析表

项目名称	临床服务类科室1		临床服务类科室2		......		合计	
	金额	%	金额	%	金额	%	金额	%
人员经费								
卫生材料费								
药品费								
固定资产折旧								
无形资产摊销								
提取医疗风险金								
其他费用								
医疗成本合计								
科室收入								
收入-成本								
床日成本								
诊次成本								
财政补助固定资产折旧								
财政补助无形资产摊销								
医疗全成本合计								
科室收入								
收入-成本								
床日成本								
诊次成本								
科教项目固定资产折旧								
科教项目无形资产摊销								
医院全成本合计								
科室收入								
收入-成本								
床日成本								
诊次成本								

表11-85 临床服务类科室全成本表

科室名称	人员经费			卫生材料费			药品费			固定资产折旧费			无形资产摊销费			提取医疗风险金			其他费用			合计		
	直接成本	间接成本	全成本	直接成本	间接成本	全成本	直接成本	间接成本	全成本	直接成本	间接成本	全成本	直接成本	间接成本	全成本	直接成本	间接成本	全成本	直接成本	间接成本	全成本	直接成本	间接成本	全成本
临床服务类科室1																								
临床服务类科室2																								
……																								
总计																								

表11-86 科室医疗项目情况表

项目名称	单位价格	单位成本	工作量	项目收益	项目成本	成本收益率
项目1						
项目2						
……						

表11-87 各分类项目平均效益表

项目分类	平均收费标准	平均项目成本	收费成本差	收费成本%
分类1				
分类2				
……				

表11-88 医疗项目分类亏损率汇总表

项目分类	亏损（项）	盈利（项）	总计（项）	项目数量亏损率
分类1				
分类2				
……				

（吴丹枫 王琪 朱继周 陈佳颖 葛言 吴晓隽 任臻）

第十二章
绩效管理

第一节 医院绩效管理体系

根据党的十八届三中全会精神，按照中央和本市公立医院改革试点指导意见要求，深入贯彻申康中心《关于印发〈关于市级医院深化内部绩效考核和分配制度改革的指导意见（试行）〉的通知》文件精神，全市各医院自2013年起积极推进内部绩效考核和收入分配制度改革。

一、指导思想

（一）坚持公益性，保持高效率，调动积极性。为患者提供更加安全、有效、便利、费用适宜的医疗服务，保持医院的高效运行，调动医务人员的工作积极性，通过建立健全科学合理的绩效考评机制，围绕患者满意、岗位工作量、服务质量、病种难易度、临床科研产出和教学质量、成本控制、医药费用控制、医德医风等核心内容，建立考核指标体系，完善分配方案，从而引导医务人员一切以病人为中心，不断改善服务、提高质量、控制费用、便民利民，探索建立医务人员收入合理增长机制，效率优先，兼顾公平，多劳多得，优劳优酬，合理体现医务人员劳动价值。

（二）转方式、调结构、转机制。建立以岗位工作量等九大要素为核心内容的考核指标体系，改变将医务人员收入与医院或科室经济收入直接挂钩、以收支结余为基数的分配模式，将药品收入、检验检查收入、耗材收入等经济指标与科室和医务人员个人考核脱钩，优化病种结构，加强医院科学管理和内涵建设，提升医疗服务和医学科技创新能力，促进医院业务转型发展。

（三）科学评估，促进改革。通过制定客观、有效的评价标准，动态地衡量科室的工作行为及其效果，准确了解科室的工作状况，并有针对性的提出改进目标和措施，并以此作为医院管理的依据，实现医院的可持续发展，增强医院的核心竞争能力。通过绩效管理来固化相应的行为规范和管理制度，强化员工的行为习惯，使绩效好的员工得到及时的奖励和认可，突出团队建设、增强凝聚力，形成共有的价值观念，为医院发展和成功提供动力和源泉。

二、具体方法

医院绩效考核的理论方法，包括平衡记分卡、关键绩效指标法（KPI）、TOPSIS法、层次分析法、目标管理法、360度评价等。

（一）平衡计分卡

平衡计分卡是1992年美国人罗伯特·卡普兰和戴维·诺顿在《平衡计分卡——绩效驱动的衡量方法》一文提出的。它的评价目标由4个方面组成：财务目标、顾客、内部经营过程及学习与成长。平衡计分卡是将组织战略目标逐层分解转化为各种具体的相互平衡的绩效考核指标体系，并对这些指标的实现状况进行不同时段的考核，从而为战略目标的完成建立起可靠的执行基础的绩效管理体系，在我国医院绩效考核管理方面得到广泛应用。

优点：使整个组织行动一致服务于战略目标，将医院的整个战略目标转化为各个维度绩效考核指标的具体行动。涵盖内容较全面，对不同时段进行考评，综合地、动态地且有层次地评价绩效管理水平。

缺点：指标体系较多，量化工作量大。除此之外，平衡计分卡要求在指标衡量体系中充分考虑权重的因素，从而使其中的主观成分大为增加。一些非财务指标难以量化，如在学习和成长方面。

自2000年起，国内开始出现关于医疗领域应用平衡计分卡的文章，随后在这方面的理论研究越来越多。平衡计分卡为医院进行综合的绩效评价，提供了一个分析问题和解决问题的基本框架。

（二）关键绩效指标法（KPI）

KPI是用于考核和管理被考核者绩效的可量化的或可行为化的标准体系，它是把被考核对象设计成对几个关键指标进行的考核，即把关键指标作为考核标准，把被考核对象的绩效和关键指标与之相比较而得出结论的考核方法。KPI符合管理学原理中的"二八原理"，80%的工作任务是由20%的关键行为完成的。因此，必须抓住20%的关键行为，对之进行分析和衡量，这样就能抓住业绩评价的重心。关键指标必须符合SMART原则：具体性、衡量性、现实性、可达性、时限性。否则，在绩效考核评价中就会产生问题。关键指标确定过于细化，会增加工作量；对衡量性原则理解的偏差会造成遗漏关键的定性指标，而影响考核结果的可信度；对现实性原则的理解有误，使评估的结果无法区分；对时限性原则理解不同，考核的时间过长或过短，都会影响阶段性考核的效果等，在整个绩效考核过程中，对这些易出现问题应加以考虑和重视。

优点：对所设计的考核关键指标了解透彻，能为被考核对象的潜在能力考核提供翔实的数据，为作出正确评估提供了保证。

缺点：制定考核标准难度较大；所设计的关键指标只代表部分，在一定程度上影响了考核评估的结果。

医院在构建KPI指标体系时，避免"为考核而考核"，指标的构建应直接与医院战略发展目标挂钩，强调指标的选择应从医院发展战略的角度，围绕医院为达到战略发展目标需要考核的各个维度，选择KPI指标，确定指标权重，然后借用这些指标，从事前、事中和事后多个维度，对医院及员工个人的绩效进行全面跟踪、监测和反馈，使其不断地改进行为，发挥主观能动性，提高执业能力与工作业绩。

（三）TOPSIS法

TOPSIS是多目标决策分析中一种常用方法，它依据"评价对象"与"理想化目标"之间的接近程度对评价对象的相对优劣进行排序，作为一种基于理想方案相似性顺序的优选技术被广泛应用于各个行业领域范围内。TOPSIS的主要步骤：通过获得数据建立原始矩阵经归一化处理后得到计算矩阵，取其评价指标中最大值为正理想解、最小值为负理想解，而后计算各评价指标与正、负理想解间的距离，最后依据公式计算评价指数。其中评价指数越接近1，表明该措施的综合评价效果越好；反之越接近0，实施效果越差，则越需优先干预。

优点：1）原理简洁、计算容易、结构合理、应用灵活；2）能充分利用原始数据信息，排序结果能定量反映不同评价对象的优劣程度；3）对数据无严格要求；4）计算过程中便能消除各指标不同量纲带来的影响，因而可同时引入不同量纲的评价指标进行综合评价，可根据评价目标预先设置指标权重，也可对各指标等权视之。

缺点：1）十分依赖评价指标的科学性及完整性；2）对医院进行比较全面的综合评价有一定局限性。

医疗机构的运行及管理具有多系统和多层次性，是一个多因素、多指标的复杂系统，TOPSIS法可通过多个评价指标来评价研究对象，计算简便、实用灵活，因此被广泛应用于医院综合评价、医疗质量管理，以及科室绩效管理等方面。

（四）层次分析法

层次分析法是美国运筹学家Satty于20世纪70年代提出的一种定性和定量相结合的、系统化、层次化的分析方法，目前已被广泛运用于各类指标的综合评判。层次分析法将决策问题按总目标、各层次目标、评价准则直至具体的备投方案的顺序分解为不同的层次结构，然后用求解判断矩阵特征向量的办法，求得每一层次的各元素对上一层次某元素的优先权重，最后再加权和的方法递阶归并各备择方案对总目标的最终权重，此最终权重最大者即为最优方案。这里所谓"优先权重"是一种相对的量度，它表明各备择方案在某一特点的评价准则或子目标，标下优越程度的相对量度，以及各子目标对上一层目标而言重要程度的相对量度。层次分析法比较适合于具有分层交错评价指标的目标系统，而且目标值又难于定量描述的决策问题。

优点：1) 综合进行定量与定性分析；2) 进行系统、综合、简便、准确评价与分析；3) 把定性的事物量化，以科学、严谨方法得出结果，避免了主观上的偏差。

缺点：所确定的"最优值"和"最劣值"只是各医院绩效中的最大值和最小值，反映的只是各医院绩效的相对接近度而不是与理想的最优方案的相对接近程度。

（五）目标管理法

目标管理法也是医院绩效评价中最早使用的方法之一，通过目标管理法来构建公立医院的绩效评价指标体系，将考核目标实现程度作为设置绩效评价指标的关键环节，使管理目标与绩效评价紧密结合起来，从而更加实际、准确地反映组织的绩效。在运用目标管理法进行医院绩效考核时，设定绩效考核的目标应充分考虑医院和员工的利益、长期和短期的利益。

优点：根据所制定的目标调动职工的工作热情，提高职工的工作效率；在不同的情况下对调整和激发职工实现工作业绩有促进作用；职工可根据所制定的工作计划，适时调整自己的工作进程，以保证工作业绩的实现。

缺点：制定工作计划和目标时有难度，工作计划和要实现的目标必须切实可行；评估不够全面。

（六）360度绩效评价

360度绩效评价系统是由被考评人的上级、同级、下级和(或)内部客户、外部客户甚至本人担任考评者，对被评者进行全方位的评价。考评的内容也涉及员工的任务绩效、管理绩效、周边绩效及态度和能力等方方面面。考评结束，再通过反馈程序，将考评结果反馈给本人，达到改变行为、提高绩效等目的。

优点：多维评估；结果认可度高；强调各层面的沟通和信息反馈；考核结果全面客观。

缺点：加大了工作量；会影响上、下级被评估人员的人际关系；会影响评价的公正性；还需要员工有一定的知识参与评估。

三、医院绩效管理的基本要素

由于医疗卫生机构为社会所提供的产品——医疗卫生服务具有差异性、技术性、高质量性等特点，导致医疗卫生服务的供需双方所关注的问题有别于一般企业，其绩效管理的侧重点也有别于一般企业。因此，了解、探索医疗卫生绩效管理的基本要素，是我们建立、运作优秀绩效管理机制的基础。只有明确绩效管理的基本要素，我们才能够根据其要素的要求有的放矢地、科学地配置资源，调整我们的管理对策，使我们所建立起来的绩效管理体系真正做到和谐、高效，进而达到持续提高绩效的目的。优秀的医院绩效管理应具备5个基本要素；即组织战略的清晰性、目标的挑战性及可衡量性、保证目标实现的高效组织结构、有效的绩效沟通、绩效评价与反馈机制及迅速而广泛的绩效成绩应用。

（一）组织战略的清晰性

组织战略是对未来发展方向及资源进行部署的总纲，它是基于医院对未来发展的预测以及对本组织各方面条件的认识而规划的，它是引导医院前进的指南针。战略的清晰性是我们实施绩效管理的首要因素。

不同的医疗卫生机构所面临的问题也不同，而战略规划又具有前瞻性的特点，未来对于我们来说不确定性因素又有很多，因此，不同的医院在确定自己的发展战略时都应该尽可能地全面考虑各种因素的影响，把不确定因素降低到最低的限度，以保证战略规划的正确性。一般来说，医院在制定发展战略时应该重点考虑以下几个方面：

1. 社会环境：包括国家、政府有关医疗卫生发展的方针、政策，未来医疗卫生工作的重点，区域文化特点，风俗习惯等。

2. 经济环境：包括宏观经济环境和微观经济环境。经济发展水平直接关系到卫生服务的利用水平。

3．技术环境：医学技术发展状况，新的医疗技术及手段的应用情况。

4．资源环境：包括医院各种资源的数量、质量，也包括资源的配置情况。

5．需求特点：包括卫生服务人群的人口构成、城乡人口比重、职业特点、收人情况、重点疾病等。

6．竞争环境：包括对竞争对手的医疗技术、服务质量、价格、医院文化等方面的研究。

医院通过对各种影响发展因素的研究，明确自己的优势、劣势、机会和威胁，通过对医疗卫生服务市场的调查及对未来卫生服务需求的预测等，寻求医院的发展机会，明确医院的定位。即医院未来向何处发展、怎样发展、通过什么途径去发展等问题都要有明确的答案。也就是说医院要具有明确一致且令人鼓舞的发展战略。在制定发展战略时，应注意发挥专家、咨询公司的作用。

（二）目标的挑战性及可衡量性

医院发展战略确定之后，就要确定组织发展的总目标。总目标是医院根据其任务和目的确定在未来一定时期内要达到的具体成果或结果。对医院绩效成绩的衡量标准最重要的就是看其实现目标的程度。目标是协调人们行动的依据，它既是管理活动的出发点，同时也是管理活动追求的结果。目标确定的依据，一是内涵清晰，二是具有挑战性，三是具有可衡量性。目标定得低，可导致卫生资源的浪费，使卫生资源不能发挥出最大的效率；目标定得高，员工会因为缺乏信心而丧失努力的动力。因此，目标确定的适宜性是完成战略使命的关键。

医院可根据内部、外部等具体情况来制定适宜目标，并根据任务的多寡程度来确定完成目标的期限，即遵循管理学上的许诺原理。医院的总目标确定之后，不同的管理层次和部门就要根据总目标来确定自己的分目标，而组织内各个岗位上的具体人员也要根据所在部门的分目标来确定自己的工作目标。在目标系统中，上级目标为下级目标的确定提供了依据，下级目标为上级目标的实现提供了保证。根据目标对医院战略达成的贡献程度和影响程度，我们又将目标分为关键业绩指标和普通业绩指标。承担关键业绩指标的岗位——关键岗位，是对整个医院绩效贡献最大的岗位，因此，关键业绩指标的确定是我们工作的重中之重，在制定关键业绩指标时应该反复论证，以保证它的准确性。

确定的目标必须具体、可测量，否则将无法实施，更无法考核。无法考核的目标是没有意义的目标。对于定量目标来说，可以用数字来描述其实现的程度，可测量性强。但是对于定性目标来说，则很难用具体的数字来描述，即便是这样，我们管理者在制定定性目标的测量方法时也应该尽可能地去寻求恰当和比较客观的方式。如在进行测评时，所设计的问题应该具体、清晰、特异性强，使其能够真正反应出每个人对组织的贡献程度，使接受测评者感觉到客观、公正，真正起到绩效评价的作用。进取性强且可衡量的目标是我们所共同期望的结果。组织通过目标来引导人们的行动并考核其行为结果，监督、检查目标实现的程度，是检验、衡量我们工作绩效的最直接、最有效的手段。

（三）保证目标实现的高效组织结构

目标是实现组织战略的具体步骤，对于整个医院来说，目标系统具有层次性、网络性及多样性的特点。我们要根据实现组织目标的要求来设计、调整、激活医院的组织结构，以保证组织绩效的持续提高与组织目标的实现。组织结构是全面反应组织内各要素及其相互关系的一种模式。组织结构设计应该遵循精简、统一、效能的原则。组织结构的类型有很多，如有直线型、职能型、直线—职能参谋型、矩阵型、多维立体型等等，不同的医院可根据自己的发展战略及目标来设计组织结构的类型。无论是何种类型的组织结构都包括纵向设计、横向设计和职权设计。纵向设计即管理层次的设计，根据目标的要求来确定管理层次和管理宽度；横向设计即为组织部门的设计，根据医院专业化分工的特点及工作重点来划分部门；职权设计即根据各个管理层次与各个部门相交叉的每一个节点来确定组织中的各个岗位及每个岗位的职权。一般来说，组织中存在3种形式的职权：直线职权、职能职权和参谋职权，对于不同的组织结构，存在的职权类型也不同。关键部门、关键岗位是实现组织目标的关键，也是我们绩效管理的重点，因此，在进行组织结构设计时，应该重点考虑这一点。为了保证所设计出来的组织结构能够高效能地运转，我们必须处理好几种关系，如集权与分权的关系，个人管理与集体管理的关系，稳定性与灵活性的关系等等。值得注意的是，设计出来的组织结构不是一成不变的，它应该随着组织内外环境的变化而适时进行调整、修正，使我们所设立的每一个层次、部门、岗位、人员都与目标的实现相匹配。

（四）有效的绩效沟通、绩效评价与反馈机制

绩效沟通是实现绩效管理的重要手段，它贯穿于整个绩效管理的全过程，沟通的价值在于它能够打通组织内的信息屏障、情感屏障和交流屏障。绩效沟通包括3个部分，即纵向沟通、横向沟通与内外沟通。纵向沟通是指医院内不同管理层次之间的沟通，如院长(上层管理者)与各科室主任(中层管理者)之间的沟通，

医生（基层管理者）与科主任（中层管理者）之间的沟通。纵向沟通能让管理者将最明确的指令和责任传递给员工，也能让员工将工作中遇到的问题和最直接的工作效果反映给管理者。通过沟通，使上下级共同明确每一个人必须达到的各项工作目标，明确个人的主要责任领域，最终根据目标的实现程度来考核每个成员的贡献。横向沟通是指同一管理层人员之间所进行的沟通，它是不同部门之间、同一部门内部进行交流的纽带与桥梁，通过横向沟通可以促进人员之间的相互了解，进而在组织中创造出工作上相互支持、相互依赖、相互配合的和谐的工作氛围。内外沟通是指与医院以外的其他部门及人之间的沟通，如医院与政府、医院与药品供应商、医院与医疗器械公司、医院与服务人群之间的沟通。内外沟通在市场经济的今天，其地位越来越重要。内外沟通是医院与社会之间相互交流的通道，它既可以使医院了解医疗卫生服务市场的各种信息，为制订管理决策提供第一手资料；还可以使医院通过与各种新闻媒体的交流来传播自己的经营理念。绩效评价的目的，一方面是为了监督、检查目标实现的程度，另一方面是为了激励优秀员工、惩罚问题员工，以促进卫生服务绩效的不断持续改进。应该注意的是，在绩效评价过程中要做到"用事实和数据说话"，对被考核者的任何评价都应该有明确的评价标准和客观事实依据。一个具有良好评价功能的绩效管理系统，能让管理者在最短的时间内获得各层级员工的工作绩效，能发现实际工作与期望目标之间的差距，能给员工最准确和客观真实的工作业绩反馈。绩效反馈是指考核者将绩效考核的结果真实、及时地反馈给被考核者本人，以达到员工工作绩效持续改进的目的。在绩效反馈中，应允许被考核者提出异议，如果确实存在有失公正的地方，应该及时纠正。及时、准确的绩效反馈，能够激发优秀员工的工作激情，同时也能够使问题员工得到及时的训导与警示。卓越的绩效沟通、评价与反馈机制是成功进行绩效管理的基础。

（五）迅速而广泛的绩效成绩应用

绩效成绩的应用能够起到激励员工或训导员工的作用。这应用包括各种奖励，如薪酬奖励、机会奖励、信任奖励等，也包括训导，如降职、降薪、末位淘汰等。对优秀员工来说对其工作业绩的肯定，是获取工作积极性的强大推动力，从组织绩效评价中，他们能够感受到被承认、被欣赏、被羡慕的荣耀与满足，并更能够体会到自己工作的意义，从而更加激发他们的工作热情。而对于其他员工来说，也能够起到警示、鞭策与鼓励的作用。医院在绩效成绩方面的应用还应该做到迅速而广泛，如果对绩效成绩的应用太慢或应用领域太少，其激励性将会降低。优秀的绩效管理系统的建立依赖于对绩效管理要素的理解与应用。作为医疗卫生组织的管理者，我们应该清楚地认识到，整个卫生领域与其他领域一样，正处在一个变化的环境之中，因此，我们有理由相信，随着医疗卫生系统内外环境的变化，管理实践的不断深入，我们对绩效管理要素的理解也会越来越深刻，这无疑将推动医院绩效管理的实施与完善，这也正是我们所追求的目标。

第二节　我院绩效考核和分配改革实践

我院绩效分配改革自2013年1月开始启动，历经前期调研、框架初定、第一轮论证、制定方案、第二轮论证、方案测算，职代会审议通过（2013年5月17日）、方案试行、绩效方案后续调研、绩效方案细节完善等多个阶段，多稿修订，逐步形成《上海市第十人民医院绩效分配方案10.0版》。

一、统一思想

我院紧紧围绕"坚持公益性、保持高效率、调动积极性"的改革目标和"两切断、一转变"的工作要求，院领导及有关部门通过认真学习申康医院发展中心下发的《关于市级医院深化内部绩效考核和分配制度改革的指导意见(试行)》，明确政府、上级部门对医院绩效分配改革的指导思想和目的，召开各层面的座谈会、宣讲会，通过内网、院报等多种形式来统一思想，让医务人员认识到绩效考核与分配制度改革的重要性。

二、具体实施

（一）仔细分析，充分论证

1. 对原有的绩效方案进行了分析梳理：我院原有的绩效分配方案以科室为核算单元，绩效分配主体包括临床科室（医护不分开）、医技科室、职能及后勤科室，以工作量和收支结余为主，对工作量的考核包括门急诊诊次奖、出院床日奖、手术工作量奖、护理工作量奖、医技工作量奖5项内容，同时辅以对医疗服务质量的考核，包括均次费、药占比、平均住院天等费用指标，医疗服务质量与安全绩效考核、社会满意度绩效考核、科室教学与科研等；对收支结余的考核是以科室自身治疗、操作等医疗项目收入与科室可控成本之间的收支结余为基数，核算科室收支结余奖。我院原有绩效分配方案的不足之处：一是科室绩效分配与业务收入密切相关，可能导致医生"创收"行为的驱动因素存在；二是分配方案不够精细，只考虑了对业务总量增长的控制，并未导向"病种结构转型"，导向

"发展'高、精、尖'手术"的三甲医院定位。

2．延续前几年做法，对医院的经营状况进行详细分析，主要回答如下三个问题。

（1）在市级14家综合性医院的全局视角下，对我院自身的运营情况进行分析，了解我院当前的运营情况在上海市级综合医院的地位。一是总体分析。包括运用PEST分析法分析我院所处的宏观环境，用SWOT分析法分析我院的优势与劣势、机会与威胁，基于平衡计分卡理论分析我院的绩效战略图。二是抽丝剥茧、层层推进，拨开我院业务量、医疗业务收入、成本情况的"黑匣子"。从业务量及其增长情况、均次费用横向、纵向对比等各个方面对门急诊、住院、手术情况进行综合分析；同时，基于麦肯锡矩阵分析我院医疗业务收入的总量和增长，收入的结构及有效收入情况，成本构成尤其针对人力成本、药品收支、卫生材料收支等进行了深入、细致的分析。

（2）选取若干医院作为标杆进行比较分析，了解我院与标杆医院的差距所在，抓住绩效分配改革的重点。首先对比分析我院与标杆医院的资源占用和产出情况，其次对比分析工作量、均次费的变动因素，并运用因素分析法，对比分析了医疗收入的差异及这些因素对医疗收入的影响，最后对成本的差异进行了深入分析，尤其对人力成本、药品成本、材料成本、折旧的差异及差异的原因用因素分析的方法一层一层地进行了分析。

（3）对我院内部重中之重学科的运营情况进行重点分析。根据"二八法则"，我们在工作中不能"胡子眉毛一把抓"，医院要抓住少数的关键科室、关键人员，精确定位，加强医疗服务，这样才能达到事半功倍的效果，因此针对医院重中之重学科，从工作量指标（门急诊诊次、出院人次、手术例数等）、医疗服务质量指标（抢救危重病人数、平均住院天、重复住院率、优质病种构成及例数等）、效率指标（人均工作量、床均业务量）等全方位进行分析，从而了解我院重点需要发展的科室的绩效情况及未来发展。

3．为了了解绩效分配的实际状况，对2011、2012、2013年奖金情况进行基线调查。

（1）总体分析：①描述了各科室总奖金与业务量的关系，计算业务贡献度与绩效分配的关系。②描述了医生护士的平均奖，明确临床医生、医技人员及护理人员的人均月奖水平。临床医生、医技及护理人员人均平均月奖位于平均线以上的约占临床医生、医技及护理总人数的37%；平均线以上的总奖金约占临床医生、医技及护理总奖金的52.5%。③描述了个人奖金总体分布情况，从职称和岗位两个角度分析各重点区段的人员构成情况。

（2）从科室类别、职称、职务三个角度分析科室奖金分配的公平性，对各类科室的奖金水平比较，同类科室不同职称医师及技师奖金分布，相同职称不同类科室医师及技师奖金分布，中层干部及职能人员奖金分布等进行了多角度、多方位的分析。

（3）科室内部分配公平性分析。一是分析临床、医技科室奖金变异系数情况。对变异系数的分析，可以看到临床医技科室奖金分配的离散程度、与科室均奖的波动情况。二是对重点科室内部分配公平性进行分析，我们以变异系数（大于0.5）、科室规模（医师及技师人数大于30人）作为筛选标准，对10个科室进行了重点分析，从而对具体科室内部分配情况有直观的、确实的了解。

（二）程序规范，民主公开

自2013年1月始，我院通过运用绩效改革讨论会、绩效考核与分配工作行政办公会、科室现场调研、绩效分配方案听证会等多种有效形式，使院领导、科主任、职能部门负责人、业务骨干、员工代表等不同程度地参与了绩效考核与分配方案的制订，确保内部绩效考核与分配制度改革扎实起步，有序推进。

本着多劳多得，优劳优得，病种结构转型的原则，拟定初期的方案，交由院领导班子讨论并通过后，再由绩效处根据通过的方案进行科室的奖金测算，如此"听取意见"、"班子讨论"、"前期测算"等程序反复四轮之后，于2013年5月，以岗位工作量等九大要素为核心内容的绩效考核与分配方案经职代会审议通过，确保广大医务人员的民主权利和切身利益。

同月，绩效考核与分配方案试运行。在试运行期间，院领导、绩效处每月走访各临床医技科室进行绩效调研，涵盖的员工从科主任到基层的医护人员，一方面对科室讲解我院绩效分配改革的目的、重要性等，解释绩效分配方案细则、公布绩效分配流程，因为透明而使得科室能够监督绩效分配方案的公正，因为公正而使得绩效分配方案得到员工认可；因为认可对医院的绩效起到促进作用；另一方面汇总各科室对绩效分配改革方案执行过程中的意见和建议，每月将书面材料集中上报我院绩效委员会讨论，对科学、合理、可行的意见和建议予以通过，据此对方案进行微调。

（三）分级考核

我院成立绩效委员会，考核与分配实行院科两级考核。

绩效委员会是由院领导主持，临床大外科、大内科主任、主要医技科室主任，护理部主任、主要职能科室负责人以及主要后勤科室负责人共同参与，由院部每月定时组织召开，针对临床医技科室绩效考核与分配提出的问题，提出改进意见，并由绩效委员会讨论通过，形成会议纪要，对绩效分配方案进行微调，将新的改进部分由各与会人员通告给全院医务工作者。

医院对科室和科主任考核，科室对医务人员考核。

我院进一步规范了科室内部绩效二级分配的参考意见，对科室二级分配进行有效指导和监督。要求各科室成立内部绩效分配小组，考核小组成员由科主任、支部书记、住院总、员工代表等组成，医护分开，医生组由科主任负责，护士组由护士长负责。要求科室在广泛征求员工意见后，讨论并制定本科室内部绩效分配办法，体现多劳多得、优绩优酬，向关键岗位、业务骨干和业绩突出的员工倾斜，力求清晰、透明、公开、公正，可操作性强。科室二级分配方案通过后报院办和审计监察处备案，方可实施。

在具体分配中，员工之间奖金档次应有所差距，但要在合理范围。根据不同岗位特点，要充分体现生产要素、技术要素、管理要素、责任要素等按贡献度参与分配。并将工作量与工作难度结合，采用医务人员分级分类薪酬体系、管理岗位综合考核等灵活多样的分配方式，严禁将科室收入、药品收入、检验检查收入、耗材收入等经济指标作为医务人员个人的考核指标。

科室内部二级分配兼顾效率与公平的同时，应更加注重公平，避免集权分配和盲目平均型分配，减少科室内部矛盾，稳定职工队伍，以达到考核奖勤罚懒、奖优罚劣、分配梯度适度、员工凝聚和谐的目标，得到了广大员工的认可。

（四）分类考核

我院将医务人员分为临床、医技、护理、职能与后勤等不同类别，分别进行考核。考核与分配方案向临床一线倾斜，向关键与重要岗位倾斜。职能部门人员兼职临床的，兼职不兼薪。护理考核与分配考虑条线管理和质量管理的需要，由护理部进行统一考核与分配，改变了原来以科室效益为基础的护理人员分配格局。

（五）及时反馈，促进进步

绩效处每月向科室提供绩效反馈表。包括各科室绩效分析表、奖金反馈表，帮助科室对其各种工作量、医疗服务质量进行可视化的对比；同时向科室提供绩效任务完成情况反馈表，帮助科主任了解科室的业务、效率、质量相对于全院的地位，明确科室工作量的变动、效率的变动、病种结构的转变等多种因素对绩效的影响，从而使得科室能够向更高的绩效迈进。

（六）联合监督，保证公平

在收到科室奖金分配表之后，绩效处运用直方图、奖金分配基尼系数等多种手段，对科室两级绩效分配公平性进行分析，明确科室两级分配兼顾效率与公平的同时，更加注重公平。

绩效处、审计监察处及其他相关处室还协同合作，共同监督科室二级分配的公平性，包括科室二级分配方案的公平性、科室是否遵照执行等进行监督，这对维护科室平稳、和谐的工作环境起着重要作用。

三、实施内容

我院绩效考核与分配方案经过院内讨论、反复测算、职代会审议通过、试运行、实质性运行等关键环节，确保新旧方案平稳过渡。新方案打破了以收支结余为基数的分配模式，预防医疗服务趋利行为；与经济收入指标脱钩，建立以绩效为基础、以考核为依据的指标体系；按照岗位的责任、种类与特点，实行不同职级、不同岗位的分级分类考核。

（一）理论依据

围绕坚持公益性、保持高效率、调动积极性的改革目标，以利益相关者理论和3E（Efficacy，Efficiency，Effectiveness）理论为依据，制订我院绩效考核与分配方案。综合考虑患者、医院、医务人员等利益相关者的利益诉求，充分体现公益性，保证医疗质量，严控医疗费用，以患者为中心，提高患者满意度，同时调动医务人员积极性，满足其自身发展需要，提高医疗服务量和医疗技术水平，提升医学科技创新能力，促进医院可持续发展。

（二）考核方法

运用目标管理法、360度考核法、KPI与RBRVS方法，将医院年度战略目标分解，制定考核标准，围绕患者满意、岗位工作量、服务质量、病种难易度、临床科研产出和教学质量、成本控制、医药费用控制、医德医风等九大要素选取关键指标，建立考核体系，合理体现医务人员劳动价值。

（三）分级考核

医院对中层干部考核分临床医技科主任和职能部门负责人两部分，分月度考核与年度考核。在月度考核中，对临床医技科主任的考核考虑科室的相对重要性和科室管理难度、科室绩效表现和相对贡献度、科主任薪酬的相对水平，从科室类别、业务量排名、绩效薪酬基数三个维度进行考核；对职能部门负责人的考核考虑科室的相对重要性、专业技术水平及个人工作经验，从科室类别、职称、任职年限三个维度进行。在年度考核中，对临床医技科主任的考核由定量与定性考核相结合，权重分别占75%、25%，其中定量考核主要考虑年度目标责任完成情况，包括医疗服务量、服务质量、服务效率、医疗技术水平创新、费用控制、科研产出与教学质量等，定性考核主要考虑患者满意、医德医风、组织及沟通协调能力等；对职能部门负责人的考核由定量与定性考核相结合，权重分别占65%、35%，其中定量考核主要考虑年度任务完成情况，定性考核主要考虑服务临床的能力与效果。

科室对医务人员的考核由科室考核小组组织开展，分月度考核与年度考核。

（四）分类考核

将医务人员分为临床、医技、护理、职能与后勤等不同类别，围绕患者满意、岗位工作量、服务质量、病种难易度、临床科研产出和教学质量、成本控制、医药费用控制、医德医风等分别进行考核。

向临床一线倾斜，具体表现在3方面：

第一，在绩效考核与分配方案的制度与实施过程中，加大对临床一线科室的倾斜力度。

第二，职能部门绩效分配水平维持三年不变。

第三，对临床一线科室进行托底补贴。依照科室的相对重要性、科室的业务和规模的不同，将临床科室分为六类，从临床科室的类型、风险的大小、人均绩效薪酬与人均业务量的相对水平三个维度进行考量，确定各类、各科室的人均绩效薪酬的托底水平。同时，为了防止科室"不干活，拿托底"的行为，我们采用了一些控制措施：一是科室的人均业务量与去年同比不低于一定的比例，同时奖金低于托底水平时进行托底；二是在一个完整年度内，各科室托底水平按使用次数逐次减少，降低科室对托底奖金的依赖性。

1. 临床

对岗位工作量、医药费用控制、成本控制设置量化考核指标，作为分配基数构成部分；对患者满意、服务质量、医德医风设置量化考核指标，作为综合考核的构成部分，考核结果与分配挂钩。对病种难易度、临床科研产出和教学质量在综合考核外设置考核指标，考核、分配相对独立。绩效分配内容主要包括门急诊工作量奖、出院床日奖、手术工作量奖、优质病种奖、技术智慧型操作工作量奖、成本控制扣款、综合绩效考核等几部分。

首先，依照按劳分配的原则，以工作量乘以绩效单价作为绩效分配的基数，后续再加以调整。医生的绩效分配不与收入直接挂钩，而是与其劳动量挂钩，医生就不会过分地关注经济收入和药品收入，不会出现开单提成的现象。这样也将劳动报酬与劳动成果最直接、最紧密地联系在一起，能够直接、准确地反映出医生实际付出的劳动量，同时，其计算与分配事先都有详细、明确的规定，在医院内部绩效分配上有很高的透明度，使得医生对自己所付出的劳动和能够获得的劳动报酬心中有数，因此，具有很强的激励作用。

绩效单价包括两部分，一是基本绩效单价，二是加成绩效单价。

基本绩效单价在每年年初根据医院下达的指标、绩效分配预算额度、上一年度全院各项工作量奖金的比重进行测算，这样测算出的每单位工作量奖励额一方面有去年的奖金水平作依据，又考虑了今年可能达到的增长水平，较为合理；另一方面，基本绩效单价全院统一，体现公平性。

加成绩效单价依照科室的分类不同，单位工作量的强难度不同，经绩效委员会例会讨论并通过后，在每单位工作量基本绩效单价的基础上予以加成，以突出不同科室工作量的特点，体现劳动价值，激励点更准确，有利于提高医务人员的积极性。

因为医生工作量的复杂性，他们更多地要考虑医疗服务的质量，向患者提供高质量、高水平的医疗服务，同时还要体现公立医院的公益性要求，因此这样核算是远远不够的，后续我们辅以多种调节手段。

我们认为绩效考核的目的不是简单地认定谁好谁不好，也不是仅仅发奖金那么简单，更要通过绩效管理让全院各科室及全体员工都朝着医院既定的战略目标，按合理的节奏不断向前。所以采用年内累计的方法进行绩效考核，给科室不断修正不足的机会，同时避免因某月指标过高或过低造成奖金过高或过低，对科室的月度奖金起平滑作用。

合理的管理目标一定是不偏不倚的，既不追求盲目疯长，也不允许停滞不前，这就要求合理的"度"。因此，不论门诊还是住院，我们对均次费不达标或者超标都加以控制。目的有二：一方面要求科室严控医疗费用，另一方面要求科室在体现医院公益性社会职责的基础上，提高效益，保证国有资产的保值增值。

公益性的体现之一就是提供的服务量及价格都要适宜，减少病人看病的费用，我们还对科室均次药费、均次耗材费超标进行严格控制。

为了缩短平均住院天，提高床位效率，对平均住院天超标进行考核。但是在计算出院床日奖时的平均住院天取"标准平均住院日和实际平均住院日中低者"，这就注定了科室不能一味地做低平均住院天，防止治疗不足或者偏离三级医院定位。

我们将手术按水平从低到高分为I、II、III、IV级，设定依次升高的单位例数奖励分，分别按例数计奖。各级手术并不是依照手术费收费标准而来，而是根据医院业务转型的需要，加大了III、IV级手术的奖励力度，从而使得I、II、III、IV级手术之间的奖励力度差距扩大，能够有效鼓励医生开展III、IV级这种难度高、强度大的手术，促进医院发展"高、精、尖"手术，符合三级医院的内涵。

对于科室开展的风险性、技术含量比较高的医疗项目，经相关部门确认后，在这类医疗项目上给与医生更多的绩效奖励，这样一方面有利于医生提高自身价值，另一方面鼓励技术创新、知识创新，打造医院特色医疗服务，有利于医院的整体医疗水平向前发展。

在业务量、均次费等指标科学、合理地控制后，在不加重病人负担的前提下，通过节流提高医院效益，同时树立全员成本意识，减少甚至消除不合理成本耗费的行为。对于科室年内累计成本费用率比上年同期高出一定范围的科室，予以控制。

对工作量还有一项很重要的考核，就是科室的工作效率。包括业务总量的效率和人均工作量效率两方面，我们通过两个角度来考核。一是纵向比，考核的是科室与自身的比较，即科室业务总量与上年同期科室业务总量相比；二是横向比，考核的是科室与其他科室的比较，既科室人均业务量与全院同类科室人均业务量相比。

科室工作效率的绩效单价采用阶梯绩效单价，既要鼓励科室效率的提高，也要防止医生牺牲医疗服务质量，一味追求效率的提升。因此，阶梯绩效单价采用倒U型：在医院允许的增长范围内，随着科室效率的提升提高绩效奖励额度；超过医院允许的增长范围的一定比例，则还要对科室的工作效率绩效奖金进行控制。

根据医院转型发展要求，突出强调科室业务发展向优质病种结构调整，以"病种转型例数为基础，其他指标为修正系数，获得最后奖励分数，再根据得分情况换算成奖金进行奖励"为设计思路，按照"病种结构的变化和调整情况"、"药品及耗材占比降控达标情况"、"住院收治业务量与病人结构变化情况"、

"业务收入平稳合理增长情况"的原则，结合病人收治结构、药占比、耗占比达标以及"床均利用贡献度"等因素，对重点关注病种进行综合评价并奖励。重点关注病种的确立依据有：部分申康中心监测的病种；结合DRGS中病种或手术的权重值，权重值较高的；体现各专业特色的；在技术诊断治疗上有一定难度，体现一定水平的。

临床科研产出和教学质量考核从科研水平、学科建设、人才培养、科研奖项、学术任职、学科带头人、研究生教育、本科生教育、教学比赛奖励、获得教学课题或示范病区等项目资助、学术评教平均分、继续教育项目完成情况、住院医师规范培训等多维度设置权重进行考核，考核结果与分配挂钩。

作为综合考核的构成，对医疗服务质量与患者满意、医德医风考核设置不同权重。对医疗服务质量的考核主要由医务处和门急诊办公室负责，对患者满意和医德医风的考核由宣传处负责。其中医务处考核包括质控督查、病历质量、临床路径、单病种、三基等；门急诊办公室考核包括首诊负责制、质量——医疗文书、安全——服务投诉等；宣传处对病区考核采用50%电话回访＋50%志愿者测评，样本量约为出院患者总数1/3。

2. 医技

对医技工作量、成本控制设置量化考核指标，作为分配基数构成部分；对患者满意、服务质量、医德医风设置量化考核指标，作为综合考核的构成部分，考核结果与分配挂钩。对科研产出和教学质量在综合考核外设置考核指标，考核、分配相对独立。绩效分配内容主要包括工作量奖、成本控制扣款、综合绩效考核三方面。

医技科室工作量种类繁多、难以比较，经多次调研、绩效委员会例会讨论、专家咨询、科主任自评等多种形式，按不同科室、不同检查检验项目分类设置医技工作量折算系数，确认了12个医技科室共60种工作量类型，据以计算医技科室工作量。

医技科室各类工作量的权重主要从两个方面考虑，一是科室内各类工作量的权重差距的公平性和激励性的权衡，二是各医技科室之间各类工作量的权重差距的公平性和激励性的权衡。

作为综合考核的构成，服务质量与患者满意、医德医风考核设置不同权重。对服务质量的考核主要由医务处和门急诊办公室负责，对患者满意和医德医风的考核由宣传处负责。其中医务和门办考核包括出报告时间及报告准确性、检查预约等待时间、配合临床新项目新技术开展、临床满意度等；宣传处对医技科室考核采用100%志愿者测评，样本量为120份有效问卷。

科研产出和教学质量考核同临床。

3．护理

我院绩效分配改革中一项重要的内容就是医护分开，医护分开是对原来医护工作关系和工作流程的调整，护理病区与医生组分开，各自成本独立的绩效考核单元。护理部对护理病区实行垂直领导、指挥、组织与协调。

在绩效分配上，表现为对全院护士工作量量化为64项护理工作量点数，确定护理绩效分配总额。以"同工同酬、多劳多得、优绩优酬"为中心思想；遵循"向高劳动强度、高技术含量、高风险岗位倾斜，使具有相应能力的护士更愿意胜任此类岗位"、"效率优先，兼顾公平，多目标考核，重在激励"、"以人为本，人岗匹配"、"激励平衡，把握好额度和限度"、"质量为本，制度为纲，强化服务意识"的五项分配原则，以护理服务质量、数量、技术风险和患者满意度为主要依据，注重临床表现和工作业绩，并向工作量大、技术难度高的临床护理岗位倾斜，形成有激励、有约束的内部竞争机制，体现同工同酬、多劳多得、优绩优酬。

护理考核分病区考核和个人考核两个层面。

病区考核关键指标为护理岗位标配数、护理质量分值、护理工作量点数，考核权重分别为50%、20%、30%。其中护理岗位标配数按照护理单元技术风险度分型，确定科室护理岗位数，再根据护理岗位能级标配数设定护理能级点数；护理质量分值考核包括护士长管理、抢救物品管理、文件书写、院感控制、重症护理、满意度；护理工作量点数体现护理项目耗时、技术含量和护理风险度，目前护理项目量化为64个护理加权工作量点数，包括特别护理加权、一级护理天数加权、二级护理天数加权、三级护理天数加权等。

个人考核关注能级、岗位、质量、业务方面。护士能级考核占40%，护士技能考核占60%。其中护士能级考核按职称、学历、工作年限赋值；护士技能考核包括360度考核、专业学习考核、专业操作考核、专业兼职、科教业绩等。

基于护士岗位和层级的多因素考核结果与薪酬分配挂钩，绩效薪酬与该护理单元岗位标配数、护理质量分值、护士能级系数、职称系数、岗龄系数、护理工作量相关。

4．职能及后勤

对职能及后勤部门员工从两方面进行考核：一是临床医技一线科室对职能及后期部门的考评，职能后勤部门作为辅助部门，最重要的工作就是服务临床，因此他们工作做得好不好，临床医技科室最有话语权；二是由直接分管领导（职级中层副职或以上）对员工个人进行考核，职能及后勤各部门工作内容各不相同，岗位千差万别，由直接分管领导对员工个人工作是否努力、成效等进行考核，更为直接和有效。

第三节　我院绩效考核和分配的特点及相关建议

一、我院绩效考核和分配的特点

（一）公益性

新的绩效方案所带来的连锁效应，不仅提高了医院的业务水平，医务工作者的工作积极性，更有效地从根本上控制了门急诊以及住院均次费。初步实现了群众负担能降低、医院收入不减少、医保基金可承受和社会稳定有保证的改革目标，体现了"维护公益性、调动积极性、保障可持续"的体制机制。

公立医院改革的"两大难题"：维护公益性和促进医务人员积极性。而如何处理好"维护公益性"和"调动积极性"之间的关系也是此次新的绩效方案是否成功的关键点。

在我院新的绩效方案中，明确规定收入和绩效脱钩，并公布了具体的公益性测量指标，例如"医疗服务数量"、"医疗服务质量"、"医疗服务效率"、"门急诊和住院均次费用"、"患者满意度"、"医院经营情况"、"公益卫生服务任务完成情况及社会效果"、"医院文化，例如义诊，健康咨询等"、"医疗技术水平"等。从2014年至今，我院的门急诊诊次和住院人数和去年同期相比有了稳定的增幅；且药品收入在业务收入中的占比逐年减少；在申康监控的24个监测病种中，我院有10个病种排名前列，表明我院向高精尖转型已经逐渐走上正轨；在我院积极转型的同时，2014年的门急诊和住院均次费和去年同期相比仍被控制在合理的增幅范围内；在精神文明建设方面，我院今年一共开展包括义诊、健康咨询等活动58次，并在每周四组织卫生大讲堂活动；与此同时，我院今年援边援外人数共计10名；充分调动了医护人员的工作积极性；同时提高了我院医疗水平并改善了服务质量，得到患者的普遍好评，也使得我院在实现"维护公益性"这一最终目标的道路上越走越顺利。

（二）导向性

通过一年的推行，新的绩效方案采取了增量调整的策略，分配制度趋向合理，切实达到了预期的导向性，实现了向临床一线科室，向工作效率高的部门，向技术含量高、工作难度大的岗位倾斜的目标。数据收集全透明，评分系统公平公正，基本实现了效率优先、兼顾、公平，消除了以往的不合理现象。

绩效考核与分配方案自2014年6—9月正式运行以来，与2013年6—9月试运行比较，全院总奖金提高了17.89%，临床医技科室、护理人员总奖金提高了20.05%。临床医技及护理人员人均平均月奖位于平均线以上的约占临床医技及护理人员总人数的40%，平均线以上的总奖金约占临床医技及护理总奖金的57.4%。在33个临床科室中，有30个临床科室分配水平提高；在13个医技（含药剂）科室中，有11个医技科室分配水平提高，绩效分配体现向临床一线科室倾斜，分配更加公平和合理。

（三）鼓励转型

近几年来，我院的门急诊病人数和业务收入都有长足的进步。但是如何在全市众多三甲医院中脱颖而出，还有很长的路要走。在新的绩效方案中，我院充分考虑到医院目前急需转型的瓶颈，给予临床各科室针对高精尖转型的大力支持。多项单项奖的设立，鼓励了临床医务人员发扬科研钻研精神，求真探索，开展针对疑难病症的治疗、手术方案，为我院未来突破原有形象，成功转型奠定了扎实的基础。例如在加大了对疑难病症治疗手术的鼓励后，多个科室响应院部号召，努力钻研学术，发展新业务，努力提高业务水准和技术含量，同时尽量减轻病患痛苦。在2014年1—9月申康的《市级医院绩效简报》中，市级医院急性心肌梗死行支架术主要指标汇总表里，我院心内科的病例数位列全市第三，占全市构成比的10.8%；同样表现出众的还有骨科的膝关节置换术和椎间盘手术，分别占据全市构成比的11.4%和9.0%。

（四）医护分开

新的绩效考核办法实施以后，形成了护士业绩和经济利益合理的配比，各护理单元之间有了进一步的可比性。这有利于在各护理单元之间形成公平的比较。从而调动广大护士的积极性，促进了护理人员的竞争意识和自我管理意识。医护分离的办法还促进了护理质量的提高，增加了患者的满意度，使患者及家属感受到基础护理的专业化、规范化、人性化，加深了对护理工作的理解、对护士的信任和配合，提升了护士的价值感和自豪感。通过绩效考核的方法对护理质量进行检查与控制，护士的质量意识、安全意识、问题意识有了明显提高。护理人员主动服务意识和工作责任感进一步加强，减少了护理缺陷的发生。护士树立了以患者为中心的理念，主动热情地开展人性化服务，紧紧围绕患者开展多种形式的人性化护理，满足不同层次患者的需求。

（五）鼓励工作积极性

绩效方案的成功与否能清晰地从员工的工作热情，士气上体现出来。新的绩效方案自实施以来，医务人员劳动积极性和工作效率显著提高，表现为业务量明显增加，病床周转速度加快，大手术、高难度手术数量增加。门诊高职称医师比例提高，医疗质量提高，服务质量明显改善，候诊时间缩短。在申康下发各医院关于"绩效分配方案满意度"调查中，也表示新的绩效方案实施后，院部的奖金一级分配及科室的奖金二级分配制度更加的完善合理，86%的员工较满意新的绩效分配制度，分配科室及个人的奖金收入有了一定程度的增长，全院73%对此较满意。全院70%不同职务、岗位的领导、同事们都清楚知道我院正式开始绩效改革的时间。

合理公平透明的绩效考核以及分配制度，很大程度的鼓励广大医务工作者的士气，提高了大家对工作的积极性，同时也提高了工作效率。

二、相关建议

通过深化内部绩效考核与分配制度改革，以申康中心"改善服务，提高质量，控制费用，便民利民"十六字为导向，坚定不移地走转型发展的道路。

（一）处理好四大关系，推动医院可持续发展。首先，正确处理业务发展与双控双降的关系，以技术的提升和品牌的塑造作为医院发展方向。根据重中之重、重点和一般学科的划分区别对待，引导各学科逐步增加疑难危重病人的数量。第二，正确把握重点与一般学科共同发展的关系。第三，正确理解临床诊疗与科研教学的关系，针对不同科室提出不同要求。第四，正确协同医疗技术与医学人文教育的关系。

（二）医院管理实现五大转变，助力医院向内涵化发展模式转型。所谓五大转变即从简单的业务增长向病种结构优化方向转变；从单纯的医疗行为向注重学科综合实力提升转变；从一般的梯队结构优化向注重临床专长、突出科技方向转变；从普遍意义上的员工素质教育向岗位奉献要求转变；从较为松散的垂直管理向符合规律的院、科、组三级管理转变。

（三）优化学科布局，探索多学科协作。为实现提高临床疗效和方便患者为目的，从疾病临床诊疗的整体性出发，综合各相关科室人员，建立多学科参与的疾病诊疗团队。推进MDT项目，对内提升跨学科协作的能力，对外造福疑难危重疾病患者，取得良好的社会效应。

（四）深化人才培养，攀登人才集聚高地。以医院发展战略为导向，根据转型发展和学科布局需要，用各种渠道引进人才、用多种方式培养人才、用稳定事业造就人才、用优惠政策留住人才，用优良机制激励人才。

（五）完善绩效管理体系，提高医院运行效率。进一步完善病种难易度等相对复杂的考核指标，对疑难危重病患采用疾病诊断相关分组（DRG）；进一步完善Ⅲ、Ⅳ级手术分级考核，参照CCHI技术难度、风险程度、标准耗时作进一步细化。使医院绩效考核合理布局，与医院总体目标相匹配，导向体现三级医院水准的优质病种、高级别手术和危重病救治，促进医院协调发展。

（曾莉瑾　费　峰）

第十三章

医院医学教育管理

第一节 毕业后医学教育

一、上海市"四证合一"的规范化培训模式

上海市住院医师规范化培训与临床医学硕士专业学位教育相衔接的改革，实行了住院医师招录和专业学位硕士研究生招录相结合、住院医师规范化培训和专业学位硕士研究生培养相结合、临床医师准入标准与专业学位授予标准相结合。临床医学硕士专业学位研究生（住院医师）具有硕士研究生和住院医师的双重身份，接受高校、培训医院的管理。

培训课程由各家高校制定，课程部分由政治理论课、外语、基础理论及专业课三部分组成。应按照《上海市住院医师规范化培训细则》要求，进行临床技能训练，完成临床培训轮转，通过各项考核，取得"四个证书"：即《医师资格证》和《上海市住院医师规范化培训合格证书》，同时，通过学位单位组织的论文答辩，由学位授予单位颁发《硕士研究生学历证书》和《临床医学硕士专业学位证书》。

二、住院医师规范化培训模式及管理

2010年上海市正式启动"住院医师规范化培训"，全市统一准入、统一模式、统一考核，从事临床工作的本科、硕士、博士分别至少培训3、2、1年后，才可以参加全市统一的住院医师培训结业考试，考试合格后才有资格接受各级医疗机构的聘用。培训期间，享受工资、福利和社会保障，由政府和培训医院分担这些费用。

从上海模式来看，通过规范化培训，提高包括基层医生在内的整体医疗服

务质量和水平，并通过政策导向，加大对全科医师等短缺人次的培养。2014年1月，国家卫计委等七部门联合出台《关于建立住院医师规范化培训制度的指导意见》，要求到2015年，各省（区、市）须全面启动住院医师规范化培训工作，到2020年，基本建立住院医师规范化培训制度，所有新进医疗岗位的本科及以上学历临床医师，全部接受住院医师规范化培训。我国住院医师规范化培训制度建设的启动，使医学教育形成了从在校教育到终身教育的完整链条。

（一）制度建设

依据上海市相关文件精神，拟定医院的系列规章制度，并在实施中不断完善。如《住院医师规范化培训组织结构》、《住院医师规范化培训工作制度》、《研究生毕业住院医师临床技能评估制度》、《培训期间劳动人事管理暂行办法》、《住院医师规范化培训实施办法》、《住院医师规范化培训考核办法》、《住院医师规范化培训临床轮转学科出科考核标准》、《住院医师考勤制度》、《住院医师规范化培训基地主任职责》、《住院医师规范化培训基地秘书职责》、《住院医师带教医师职责》、《住院医师带教医师评议表》、《住院医师规范化培训优秀学员评选及奖励办法》等。

（二）学员招录

依据上级文件要求，按照床位数、带教老师数量、业务量等制订招录计划，上报上海市卫计委，经核定后启动招录程序。在招录过程中，完成对学员的理论笔试及临床技能测评，考核结果决定录取与否、研究生学历轮转年限的确定。招录由院领导、人力资源处、教学办公室、各培训基地共同完成。

（三）制定培训方案

依据上海市住院医师规范化培训细则的要求，结合医院学科设置、轮转年限，由教学办公室和培训基地共同制定培训轮转方案。住院医师进入培训基地时，对培训轮转方案予以签字确认。个别住院医师依据既往工作学习经历等，可适当对轮转方案进行微调。培训方案一经确认，向各培训基地、临床科室、住院医师公布，共同遵照执行，不得随意调整。

（四）实施培训

住院医师规范化培训的目标是培养具有良好的职业道德、扎实的医学理论、专业知识和临床技能，能独立承担本学科常见疾病诊治工作的临床医师。按照《上海市住院医师规范化培训标准细则》的要求，在培训医院带教老师的指导下，接受临床实践技能训练是培训的重点。

教学办公室组织每两周一次的公共小讲课，内容以基本理论、基本知识、基本技能为主，出勤情况纳入住院医师日常考核。不定期组织住院医师参加院内外各项学术活动及临床业务培训。培训基地及轮转科室将住院医师纳入科室业务学习，针对住院医师开展教学活动，参与临床各项业务。

（五）考核要求

公共科目考试：由上海市统一组织和实施。

出科考核：依据上级和医院相关文件，完成每一科室轮转培训后，由各科室按照考核要求组织（其中理论部分考核由教学办统一组织），教学办公室组织督查。

年度考核：由教学办公室统一组织，重点考核住院医师该年度的临床业务能力、工作成绩、职业道德和完成培训内容的时间和数量。

结业综合考核：由上海市统一组织和实施。按照上级部署承担结业考核的考务工作。

（六）日常管理

由培训基地和轮转科室负责具体管理，内容包括职业道德、出勤、工作表现、管理病床数、值班等工作能力和工作量、参与科室业务学习情况等，并做好相应记录。

三、专科医师规范化培训模式及管理

上海市专科医师培训的目标是为各级医疗机构培养具有良好的职业道德、病人照护能力、人际沟通技巧和专业精神，扎实的专业知识和临床技能，以及临床导向的学习与改善能力，能独立承担本专科常见疾病和某些疑难病症诊治以及危重病人抢救工作，具备一定的教学和科研能力，能对下级医师进行业务指导的临床医师。培训对象为已经完成住院医师规范化培训，取得住院医师规范化培训合格证书，并且已在上海市各级医疗机构就业的医师。

专科医师规范化培训对象在带教医师指导下，重点加强专科相关临床实践技能训练，各培训内容按照《上海市专科医师规范化培训标准细则》的规定执行。

在医院毕业后教育指导委员会领导下，由教学管理部门具体落实管理职能，制定医院的相关管理制度，对专科医师培训计划完成情况、带教老师带教情况进行督查，对出现的问题及时解决，并向毕业后教育指导委员会汇报。

各培训基地具体实施专科医师的培训和日常管理，制定落实培训计划，负责出科考核，协助完成年度考核和结业综合考核，保障培训质量。

四、全科医师规范化培训模式及管理

新一轮医改要求"保基本、强基层",推动公立医院综合改革,并提出90%的病人都能在县域医疗机构解决。然而,目前患者普遍对基层医院信任感不足,同时由于基层医院与三级医院水平上的差距,也造成了患者聚集于大医院的问题。通过规范化培训,提高包括基层医生在内的整体医疗服务质量和水平,通过政策导向,加大对全科医生等短缺人才的培养,亦有利于缓解当前的医改难题。

全科医学是一个面向社区与家庭,整合临床医学、预防医学、康复医学及人文社会学科相关内容于一体的综合性临床二级专业学科,其范围涵盖了各种年龄、性别、各个器官系统的各类健康问题、疾病。

全科医学作为住院医师规范化培训中的一个专业,同样遵循《上海市住院医师规范化培训细则》的原则,全科医师的临床轮转培训分为全科医学相关理论(2个月)、临床科室轮转(26个月)和社区实习(7个月)。因整个培训涉及部门、科室较多,因此,教学管理部门与全科医学基地要更多关注。全科基地对每位全科住院医师采取导师制,由导师全面负责住院医师的学习、培训、考核与思想生活。基地定期组织导师与住院医师的教学活动,检查住院医师的培训学习收获,解决遇到的问题。住院医师的考核情况与导师个人的考核挂钩,全科基地学员的整体考核情况与培训基地考核挂钩,从而督促和确保培训质量。教学管理部门依据全科医学的学科特点,组织全科住院医师、带教老师参加相关院内外培训活动。定期走访基层社区卫生服务中心,督导检查社区卫生服务中心的带教情况,及时反馈整改。

五、培训基地的培育和评定

建立院、基地(科室)二级检查和考核制度,通过听取汇报或检查文档等方法定期对基地进行检查,并将考核结果纳入科室绩效考核。住院医师的考评结果、师资考评结果也作为基地的考核内容纳入科室绩效考核。

对于尚未评为住院医师规范化培训基地的临床科室,教学管理部门应对照上海市的相关要求,梳理各项应具备的标准,指出改进方向,及时申报。

六、培训基地师资管理

医院应该制定住院医师规范化培训带教老师的相关制度,明确带教老师的任职资格和职责。明确带教老师在基地主任、科主任领导下,依据《培训细则》的要求,落实培养计划。指导住院医师参与各项医疗活动,培训锻炼住院医师的各项临床能力,协助完成住院医师的各项考核,确保带教质量。

对带教老师实施全方位的考核，由教学管理部门组织住院医师对带教老师进行评价，培训基地及科室也要定期对带教老师进行评议，评议结果作为下一年度能否继续聘任及评优评先等提供参考意见。考核不合格的带教老师将予以批评教育、直至取消带教资格。每年均应组织优秀带教老师的评选，并予以表彰。

教学管理部门、培训基地应制订师资培训计划，创造机会组织师资培训，努力提高带教的意识和带教质量。

七、规范化培训住院医师的考核与奖惩

住院医师的考核分为日常考核、出科考核、年度考核、结业综合考核。

日常考核：由所在基地主任、轮转科室主任会同带教老师、护士长等共同完成，包括：医德医风、职业素质、学习与工作态度、劳动纪律等，考核结果报教学管理部门。

出科考核：按照上海市相关文件执行。住院医师完成该科轮转时，由该科对住院医师进行相关考核，做出评定。作为年度考核及结业考核的依据。

年度考核：由教学管理部门统一组织。主要考核住院医师在该年度的临床业务能力、工作成绩、职业道德以及完成培训内容的时间和数量等。

结业综合考核：依据结业综合考核的报考资格，培训基地与教学办公室进行资格审核，并组织院内考核，考核通过者，上报参加上海市统一组织的结业综合考核。

住院医师的考核实施院、科二级考核制度，由培训基地和教学管理部门共同完成，教学管理部门不定期对培训基地和科室进行抽查，督查出科考核等。考核结果与住院医师的绩效挂钩。住院医师的月度奖金由教学管理部门统一管理发放，其中一部分由科室考核后分配。

在综合各项考核的基础上，每年组织优秀住院医师评选。经过住院医师互评、带教老师推荐、培训基地初评等，评选出医院的优秀住院医师，再择优推荐上海市优秀住院医师。

对于违反医院的规章制度、违反职业道德、有医疗差错事故者、出科考核、年度考核、结业综合考核未通过者，按照制度规定，予以处罚。当出现培训暨劳动合同中终止条件时，上报医院毕业后教育指导委员会，停止其培训资格，终止培训合同。

第二节 继续医学教育

一、医学继续教育的学分管理

由医院科教管理部门负责本院卫生技术人员的医学继续教育管理。继续医学教育实行学分制。继续教育学分是岗位聘用、职务续聘和职称晋升的必备条件之一。

学分分为I类学分和II类学分两类：

I类学分：国家级、省市级继续医学教育项目、中华医学会等一级学科学会举办，并向全国继续医学教育委员会备案，具有批准项目号的项目。参加以上项目学习可获取。

II类学分：自学、发表论文、科研立项、单位组织的学术活动等其他形式的继续医学教育活动可授予II类学分。

医院教学管理部门每年应组织各临床科室、医务处、科研处等部门申报继续教育计划，并拟定院内各项继续教育计划，组织实施。

每年年底进行学分年度验证。科室进行学分初步统计，由教学管理部门查验审核，总结登记后送上级主管部门。验证结果作为个人、科室年度考核的重要内容。

每年中期要进行学分的合格验证。查验当年拟晋升高级职称者的学分完成情况，由管理部门将申报者当年度学分及历年学分验证结果作汇总，报送上级主管部门验证，验证合格者可取得上海市继续医学教育合格证书。此证书是晋升高级职称必备条件之一。

二、医学继续教育项目管理

继续医学教育项目应以现代医学科学技术发展的新理论、新知识、新技术和新方法为主要内容，注重项目的针对性、实用性和先进性。同时应认真分析项目的培训需求。医学继续教育项目由医院科教部门负责管理。

每年由项目负责人申报（含项目名称、形式、举办地点、时间、授课内容、授课教师、学员人数等），医院科教部门审核评审后上报。经国家继续教育委员会、上海市继续教育委员会批准获得项目编号，可授予I类学分。

项目负责人应做好办班的各项筹备工作，包括：预算、学员招录、课程安排、教师聘请、教材及试卷编写等。应按照批准的内容，组织实施继教项目。项目结束后10天内应及时将项目的总结、文字和声像教材、考试试题、日程安排、学员名册等上报科教部门，科教管理部门将上述材料、执行情况表和备案表上报国家或上海市继续教育委员会。

继教项目结束后15天内，按照相关经费管理规定，完成经费结算。

继教项目的申报、执行情况纳入科室的年度考核。

三、进修医师管理

医疗机构从事医学专业人员的来院进修由科教部门负责管理，制定相关管理规定。每年应按照学科发展、规模、业务发展，审核临床学科接受进修人员的计划。

对单位同意后派出的进修人员，科教部门应对照规定、计划，审核申请人资质、资历、进修目的等，符合条件者征求科室意见，同意后发放进修报到通知，并告知相关手续及费用。

进修人员报到时，科教部门应有专人负责，进行岗前培训，告知各项规定制度。在进修人员临床进修期间，科教部门会同医务部门、所在科室共同管理。

各科室进修工作由科主任负责，指定责任心强的医疗技术人员负责日常管理、指导进修。应结合进修人员的自身水平、进修目的，拟定进修培训计划，并具体落实。对进修人员的学习和工作情况，科室应及时向科教、医务部门汇报。

对进修期间表现突出者，可给予奖励，并函告派出单位；对违反医院规章制度，应及时予以干预，必要时通报并函告派出单位，情节严重时立即停止进修，直至追究法律责任。

进修人员完成进修任务离院前，应填写《进修鉴定表》，由带教科室进行考评，科教部门审批，审批通过后盖章交进修人员带回派出单位，并发放进修生结业证书。

（余　震）

第十四章
国际合作与交流

第一节　国际合作的模式

2008年，中央人才工作协调小组制定了关于实施海外高层次人才引进计划的意见，计划用5至10年时间，引进并有重点地支持一批海外高层次人才回国创业。2010年6月颁布的《国家中长期人才发展规划纲要》明确指出："大力吸引海外高层次人才，鼓励海外留学人员回国。"医院要发展，就必须有效利用国际、国内两种人才资源，做到自主培养开发人才和引进海外人才并重，通过"送出去，请进来"的方式，统筹发挥国内培养的人才与海外引进人才的作用[1]。

医院通过"送出去"的方式有多种，如不断强化职工的外语培训、积极组织申报海外研修项目、邀请国外专家来院学术交流、与国外知名医疗机构建立友好合作关系等。"送出去"不仅可以为医院引进国际领先技术、方法、理念、模式等创造必要条件，也为这些人员日后成为医院人才乃至全国该专业领域拔尖人才奠定了坚实的基础[1]。

在"送出去"的同时也要加强"引进来"。随着世界范围内医疗机构交流活动的日趋频繁，医院必须顺应这一趋势，加强国际合作。国际合作的形式多种多样，如邀请外国专家来访、邀请友好协作医院优势学科的专家来院进行学术讲座、引进海外高层次医学人才等多种形式。公立医院人力资源的开发和使用关系到医院的兴衰。越来越多的公立医院派出代表团积极寻觅海外高层次医学人才。目前，人才引进方式也更加灵活多样，有全职回国的形式，更有海鸥式、特聘教授、合作导师等各种引进模式，让海外高层次医学人才流动更自由[2]。

引进海外高层次医学人才，有助于提高公立医院的医技水平，缩小与发达国家先进医疗水平之间的差距，提高我国公立医院在国际医疗服务市场中的竞争力。海外高层次医学人才所带来的国外先进医疗技术和医疗管理理念，将有助于进一步深化中国医疗卫生体制改革[2]。

海外高层次医学人才的回归，将加强公立医院与国际医疗机构之间的沟通。同时，也必将其人性化的服务理念、西方文化中的民主独立意识等融入到公立医院的文化建设中，从而促进公立医院与时俱进，提高公立医院的软实力，为公立医院形成特色先进的文化理念提供条件[2]。

第二节　PI(Principle Invrestigator)的聘任与考核

一、PI的聘任

医院根据自身特点，分层次组织实施海外高层次人才引进计划，明确所需海外高层次人才类型，重点引进一批能够突破关键技术、带动学科发展的科学家。

聘用的基本程序为：

（一）医院发布招聘启事，面向院内外公开招聘。

（二）申请人提交岗位申请表、个人学术简历、代表性业绩成果、学历证明文件，以及同行学者推荐函等申请材料。

（三）科研处对申请人的材料进行资格审查并组织专家评审组对拟聘用人选进行学术评议，提出聘用意见。

（四）对于拟聘为专职PI的，报医院党政联席会议审批；拟聘为科研助理或技术员的，报人事分管领导审批。

（五）人力资源处与受聘人员签订岗位聘用合同和岗位责任书。

二、PI的考核

PI的考核分年度考核和聘期考核，由科研处负责组织，考核结果交人力资源处备案，作为薪酬发放和续签聘任的参考依据。

（一）年度考核

科研处对聘用人员进行年度考核，并将考核结果报人力资源处备案。要求：在科学前沿的探索中取得系统性原创成果，并具有一定的国际影响；在国际公认的优秀期刊上发表高水平论文，解决国家经济、社会和国家安全方面的重大科技问题。因高水平的研究需要一定的时间积累，为了鼓励在高水平杂志发表论文和产出高水平的研究成果，年度考核不作为重点。 PI 违反科研道德规范，一经发现将按教育部、学校、医院等相关规定给予严肃处理，并取消其PI资格，撤销实验室；课题组成员违反科研道德，一经发现将按教育部、学校、医院等相关规定给予严肃处理或开除。

（二）聘期考核

聘用人员根据岗位要求的工作任务和工作目标向科研处汇报履行岗位职责情况和工作进展情况。科研处组织专家对聘用人员在聘期内完成的科研工作情况进行考核，并将考核结果报到人力资源处。人力资源处根据考核结果与双方意向确定是否续签聘用合同。PI的续聘应报医院党政联席会议审核。

第三节　PI的管理

在海外高层次人才的管理方面，要充分尊重和信任，并加强沟通、增进理解。适当借鉴国外的管理制度，为海外高层次医学人才创造一个相对宽松和良好的人际环境[3]。要通过整章建制、强化管理，完善和创新引进海外高层次人才的几个关键管理机制。

一、完善引进人才选拔、评价机制。探索建立引进海外高层次人才的专家咨询制度和评审专家人才库，发挥不同专业领域专家在引进海外高层次人才遴选评审中的咨询和评价作用。采取专家函评、专家评审会、请应聘海外人才来院做专业报告等多种形式对引进人才的专业背景、学术思想作风、科研创新能力、国际交流能力、现有学术水平、团队协作能力、学科领导能力等进行全面考查[4]。

二、完善引进人才特殊薪酬、待遇机制。破除引进人才的待遇限制，实行"内外有别"政策，参照国外薪酬水平，合理确定引进人才的年薪及待遇。在薪酬、待遇、保险、住房、子女入学、配偶安置，职称晋升、带教学生、启动科研经费、承担重大科技项目、担任领导职务等方面的特殊优厚待遇及优先运作机制。在收入分配方面，采取海外高层次引进人才协议工资制和项目工资制等多种分配形式；在专业技术职务方面，对海外高层次引进人才采取破格聘任的激励措施等鼓励学术上的创先争优[4]。

三、完善引进人才聘用、考核机制。探索岗位聘任的动态管理模式，对PI实行项目聘用模式。针对不同专业，为每位海外高层次引进人才，量身定制聘用合同。协商确定目标任务并纳入聘用合同管理。探索建立符合学科特点的、个性化的以创新和质量为导向的人才效益评估考核机制。量化取得省部级或国家级项目、申报重要的成果奖励、发表高影响因子和高引用率论文、促进科研成果到临床实践的转化应用等考核指标，坚持定性考核与定量考核相结合，将阶段性考核与年度考核相结合，及时了解人才的工作进展，适时发现问题，尽快为其排忧解难，公平公正地评价人才的创新能力和业务实绩。考核结果与年薪挂钩，考核合格，方可考虑续聘；如不合格，则予以解聘。通过考核，更好地调动引进人才的工作积极性，激发潜能，发挥效能，为学科建设主动做出贡献[4]。

四、完善引进人才融合、培养机制。有意识地促进引进人才与本土人才的沟通与融合，鼓励开展合作研究，尤其是交叉学科合作申报国家和地方的重大科研项目，通过强强合作，组建高水平研究团队；鼓励引进人才参加国内外各种学术会议，有计划地帮助他们与国内知名的相关学科带头人建立联系，并推荐他们进入各级各类学术团体，尽快融入国内学术发展环境，提高他们的知名度。通过促进融合，使他们尽快在国内相关专业领域发挥引领作用。通过培养机制，保持海外高层次引进人才资源的可持续发展[4]。

第四节　国际交流的管理

医院的国际合作与交流主要着手于各科室的项目建设，关注交流单位在国际上处于领先地位的成功经验，并与各科室建立实时反馈机制[3]。国际合作与交流处需建立健全各种规章制度，在医院的领导下负责全院各临床科室、职能部门的派出、培训、接待的管理任务，更好地为医、教、研服务[5]。

一、做好国际交流服务工作。随着医院国际交流活动的迅速拓展，医院国际交流与合作部门已无法参与到每个外事接待活动中。但"不参与"不等于"不管理"，所有参与国际交流活动的人员以及活动安排均需报医院审批，医院国际交流与合作部门审核来华目的及人员背景，审批通过后国际交流与合作部门对科室的外事接待安排、礼仪以及其他注意事项上提出意见和建议，帮助科室协调会场安排、用车等接待工作，共同完成国际交流与合作活动。

二、合理控制外出交流，加强人才梯队培养。随着出国机会的增加，可以使更多的医务工作者开阔视野，拓宽思路，学习国外的诊疗、科研新技术、新理念，从而提高医疗科研质量。但无序、针对性差的外出交流学习对科室和医院的发展有害无益。可将投稿交流作为参会的审批要素，促进参会者早做安排，带着想法带着问题去参加会议；鼓励申报政府奖学金，为优秀的人才争取更多培训的机会等。

　　三、拓展出国学习经费渠道。年轻医务工作者出国参会和长期出国留学、研修等经费不足。对于有意向出国研修或留学的员工，由于费用大，人数多，鼓励其先申报上级部门奖学金；对于由医院选派的学习交流等项目由医院承担往返旅费。通过严格的管理审核，保证经费的合理使用和人员分配，满足各层面医务工作者的出国学习需求。

　　四、建立院内国际合作与交流人才联络网。随着国际交流的增多，大型的院内国际交流接待绝不是医院国际交流与合作部门几个人可以承担的。医院留学回国人员是我们不可缺少的工作伙伴。他们具有较好的语言能力、外事礼仪以及丰富的医学知识背景，与国外医学专家沟通更加流畅。根据接待对象、要求以及交流内容的不同，选择适宜的院内留学回国人员参加外事活动，可以让有限的外事部门工作人员更多地从事整体安排和各活动协调、组织工作，保证整个活动的顺利推进。

（王美娟　申　远）

【参考文献】

　　[1]　王前，缪丽亚，毛向阳.公立医院引进国外智力促进医院发展的实践.现代医院管理，2013，11（2）：55-57.

　　[2]　陈莉，段安琪，王志梁，鲁翔.公立医院引进海外高层次医学人才探析.医学与社会，2013，26（4）：49-51.

　　[3]　白寰.浅谈医院外事工作管理.内蒙古中医药，2014.

　　[4]　王峥，张雪燕，周佳佳.国家重点实验室引进海外高层次人才问题的探讨.中国医院，2013，17（2）：40-43.

　　[5]　许青，杨阳，齐晓敏.医院外事新发展与管理的探索.江苏卫生事业管理，2013，3（24）：34-35.

第十五章
药事管理

第一节 药品的供应

一、药品管理信息系统

（一）药品管理信息系统

医院药品管理信息系统是医院管理信息系统的一个子系统，主要包括药库管理子系统、门诊药房管理子系统和住院药房管理子系统。为使医院现代化管理做到一体化，药品管理系统也需一体化。

（二）药库管理

药库管理系统在整个医院的药学管理系统中占有十分重要的地位，药库下属各级药房的药品信息均来源于药库，药库为最终面对患者的用药处理提供了必不可少的关键性支持。同时，药库集多种业务信息，对之进行分类、综合、比较等统计处理，可产生一系列极有价值的报表，尤其是在大量用药数据的基础上对用药规律进行归纳总结，可得出药品短缺、积压分析依据，不仅实现有效的库存控制，也为医学药学研究工作提供有意义的数据，为医院管理提供必要的决策支持。

（三）门急诊药房管理

门诊药房管理系统的设计本着以病人为中心，以提高药房内部管理水平的原则而设计。主要包括门诊药房和药房发药两大系统。门诊药房系统包括：入库、盘点、报损、调拨报表打印和查询功能；药房发药系统可极大地方便病人取药，有效地减少病人排队次数和等待时间。

门诊药房业务处理主要提供门诊发药、门诊退药操作。

门诊发药：直接为患者发药，发药操作是门诊药房发药人员接收患者处方、核对处方中的药品与门急诊收费处传来的患者处方药品信息过程。确认发药后自动更新库存量。

门诊退药：对病人已收费的药品进行冲减，冲减后系统自动更新库存量，并建立退药药品账单及其明细。

（四）住院药房管理

住院药房药品管理包括药品申领、药库领用、其他入库、药库退药、出库处理和盘点管理。接收病区传来的药品医嘱、并进行摆药管理（生成摆药单，支持按日期、科室、发药类型等多种摆药方式），药品费用信息自动传送到住院结算系统，自动扣除住院押金等。提供住院发药、手术发药和医嘱冲减操作。

住院发药：接收病区传来的药品医嘱、并进行摆药管理（生成摆药单，支持按日期、科室、发药类型和状态等多种摆药方式），针对不同的药品用法、发药方式、叮嘱时间，对不同病区进行发药、出院带药处理，在发药确认后更新库存，并确定患者费用，药品费用信息自动传送到住院结算系统，自动扣除住院押金等。

二、药品质量监控体系

为了保证本院在使用药品的从购入到给患者的整个医院过程中的药品质量，保障患者用药安全，根据《中华人民共和国药品管理法》以及《实施条例》、《处方管理办法》、《疫苗流通和预防接种管理条例》、《麻醉药品和精神药品管理条例》、《放射性药品管理办法》、《医疗用毒性药品管理办法》、《药品不良反应报告和监测管理办法》等相关法律法规的规定，制定药品质量监控体系。

全体医师、护理人员、药学人员及管理者，对本院使用的药品，包括外购在本院使用的药品，均需严格执行。

（一）医院药品质量管理小组负责全院药品的质量管理工作，建立健全并执行药品质量管理制度，医疗事业处和药学部负责本院的药品质量、安全监控管理的具体工作。

（二）采用HIS系统建立覆盖记录药品从购进、验收、储存、调配至使用等过程相关质量信息的电子管理系统。

（三）建立药学人员健康档案。

（四）不良反应事件：建立药品不良反应管理机制，按照相关文件严格执行。

（五）采购部门严格按国家、医院的管理制度进行药品采购、入库验收及合理实施药品养护等有关制度。

（六）调剂部门应严格执行门急诊西药房工作制度，门诊药房药品请领、验收、保管及发放制度，住院药房药品请领、验收、保管及发放制度和病区药品管理办法等制度。

（七）对近效期药品或滞销药品管理应执行药品效期管理制度。

（八）为加强病区药品管理，护理部、药学部定期对各病区的进行基数管理的药品进行质量、安全检查，对存在的问题提出整改措施，并作好记录，以保证药品质量，执行病区药品管理办法，每季度汇总上报检查结果。

（九）高危药品严格执行高危药品安全管理制度，进行质量、安全管理。

（十）外购药品的使用按照外购药品使用管理制度执行。

（十一）调拨制剂、分装药品应严格执行分装药品管理制度，每月有专人进行质量检查并上报医疗事业处。

（十二）对药物临床试验用药，按药物临床试验机构文件《药物管理制度》，《药物临床试验专用储藏设备管理制度》严格执行，每季度由药物临床试验机构办公室提交检查报告。

（十三）放射性药品由放射科按照放射性药品管理制度，进行质量监控管理，每季度上报医疗事业处。

（十四）建立药品质量跟踪管理制度，以保证能快速、准确地进行质量跟踪。

（十五）对药品质量有疑义的，及时核实并解决，做好相应的登记。一旦确认是假药、劣药的，立即停止使用，及时向所在地食品药品监督管理部门报告。

（十六）在院内使用的药品已过有效期的，根据《药品管理法》按劣药处理，被污染的药品按假药处理，上述药品必须及时申请报损，填写药材报损申请单，待批准后及时销毁，做好销毁记录。

（十七）监督管理机制：积极配合上海市食品药品监督管理局依法对药品质量进行监督检查，如实提供与被检查事项有关的物品和记录、凭证以及医学文书等资料，不得阻碍或拒绝接受监督检查。药学部负责本院采购的药品质量管理，建立健全并执行药品质量管理制度，对其药品质量负责。外购药品的使用管理由医疗事业处进行监管，不定期地了解临床使用信息，有可疑情况及时采取相应措施。每月依次对药品质量、安全监控的有关环节进行检查，每季度汇总并上报医疗事业处。

对本科使用的记录和凭证建立药品质量管理制度执行的记录和凭证管理制度，规范记录和凭证的管理。各班组执行各项规章制度和岗位职责所必需的有关记录必须及时、正确地记录、保存。

三、药库采购、验收、贮存、召回、账物及库存周转率

(一)药品采购及库存周转率

1．全院各临床科室相关的治疗、诊断、科研等各类药品(同位素室使用的放射性药品除外)由药学部统一采购,其他科室不得自购、自制、自销药品。

2．采购药品必须遵守《药品管理法》及其《实施条例》的有关规定,严格遵守国家有关药品采购的政策法规,坚持反腐倡廉,做到有法必依,违法必究。禁止采购假药,劣药。

3．确因需要增加药品供应商,必须进行供应商有关合法资质的验收和有关资料的审核,合格后填写"首次供货渠道审批表",经批准后方可建立业务关系。

4．为保证临床供应,制订医院基本用药采购计划,经药学部主任分管院长审批签字后组织采购。新药的采购必须有药事管理委员会批件方能采购。采购人员不得擅自增加或更改。

5．应建立药品供应单位的资质档案,应与供货单位签定注明药品质量条款的购销合同。选择供方的标准:①有效期内的药品经营许可证;②有效期内的营业执照;③药品经营许可证和营业执照、经营范围的重叠部分;④GSP达标;⑤供货和处理问题的速度和能力;⑥政府和医院政策的导向;⑦经营业务范围的覆盖面。

6．药品的采购方式有:参加上海市集中招标采购、公开采购和零星采购方式。

7．新药的临床试验、验证必须有医院药物临床试验机构审核、通过,其药品必须经由药学部发出,任何医生不得自留、自发。

8．采购特殊药品、危险品必须严格执行有关规定。

9．购进药品应符合:

(1)合法企业所生产或经营的药品。

(2)具有法定的质量标准。

(3)有法定的批准文号和生产批号。进口药品必须有盖有和供货单位红色印章的进口药品注册证和口岸药检所的进口药品检验报告书复印件。报告书上有品种、厂牌、规格、批号、有效期等内容必须与进口药品的标签完全一致,有怀疑的可向有关部门查证。

(4)包装和标识符合有关规定和储藏要求。

(5)在上海阳光医药采购平台中具有有效的统编码。

10．药品周转率：药品购进数量一般以10—15天用量为宜，最多进货量一般为一个月的用量，市场供应紧张品种除外。一般情况下，购进药品有效期应符合：①有效期在三年或三年以上，保证有一年有效期；②有效期不到三年，保证有九个月有效期；③一年有效期，保证有六个月有效期。

11．购进的药品应有合法票据，并按规定建立购进记录，做到票、帐、货相符。

12．严格执行上级有关规定，规范采购行为不允许以任何形式索要和收受贿赂。

13．购货记录保存3年。

(二)药品验收

1．药品到货由药库管理员或药库其他人员将药品引入待验区待验。

2．管理员确认送货单（或清单）、发票以及有关证件是否齐全有效。

3．验收

(1)药库管理员按有效发票和送货单点验品名、规格、生产厂家、批号、有效期、金额、扣率；按批号清点数量应与票证一致，药品内、中包装应完整无损。

(2)进口药品：验收人员应验收盖有原色印章的《进口药品注册证》和口岸药检所的《进口药品检验报告》或者注明"已抽样"的《进口药品通关单》的复印件；港、澳、台按进口药品管理，索取《医药产品注册证》和有关检验证明。核对实物标签与报告书复印件上的品种、生产厂家、规格、批号、有效期等内容必须完全一致，并将复印件存档，保存三年。

(3)生物制品、血液制品：有盖有供货单位红色印章的《生物制品批签发合格证》、药品检验报告书复印件，核对实物与报告书复印件上的品种、生产厂家、规格、批号、有效期等内容必须完全一致，并将复印件存档，保存三年。

(4)特殊药品：应按本院麻醉药品和精神药品管理实施细则文件要求进行验收：麻醉、精神药品入库验收必须货到即验，至少双人开箱验收，清点验收到最小包装，验收记录双人签字。入库验收应采用专簿记录，内容包括：日期、凭证号、品名、剂型、规格、单位、数量、批号、有效期、生产单位、供货单位、质量情况、验收结论、验收和保管人员签字。特殊药品验收记录与一般药品验收记录分开。

(5)冷链药品验收：需要保持冷链运输条件的药品，应同时检查运输条件是否符合要求并做好温度记录，对不符合运输条件的应当拒收。

4．药库管理员及时将合格药品按储存要求定位存放于合格区域内。

5．药库信息员收到有效发票后，根据发票和点验内容，及时准确输入计算机并经过校验后，将发票妥善放置发票筐（夹）内。送货单由药库信息员统一整理保存，备查。发票由财务处药品会计审核保存。

6．验收时发现数量不符，箱内有破碎、渗漏、质量有异状时应暂缓进库；对货单不符、标志不清等情况及时处理解决或报告采购管理药师和科主任，在问题解决后方可入库。如是麻醉、精神药品在验收中发现缺少、破损，应双人清点、登记，报科主任批准并加盖公章后向供货单位查询、处理。

7．在验收时发现外包装有不符合《药品包装、标签和说明书管理规定（暂行）》和《药品包装、标签规范细则（暂行）》要求的应拒收并及时反馈给采购管理药师，采购管理药师与供货单位联系处理，问题解决后方可入库。

8．药品应保证一定有效期：

(1)有效期在三年或三年以上的，保证有一年有效期。

(2)有效期不到三年的，保证有九个月有效期。

(3)有效期一年的，保证有六个月有效期。

(4)药品质量验收记录应保存三年。

(三)药品贮存

1．药库对药品的储存应根据"先产先出、近期先出"的原则按批号顺序单独或倒序放置，保证药品在储存期不发生质量变化，确保患者用药的质量。

2．药品的储存根据药品性能做到药品与非药品分开；内服药与外用药分开；具有特殊气味易发生串味药品与具有吸附能力的药品分开；性能互相影响及抵触的药品分开；名称相近容易混淆的药品分开。

3．麻醉药品、一类精神药品应予专人管理，专柜加锁存放（双人双锁），专帐记录（记录内容包括：日期、凭证号、领用部门、品名、剂型、规格、单位、数量、批号、有效期、生产单位、发药人、复核人和领用人签字）；二类精神药品、医疗用毒性药品应专柜存放、上锁保管、专人管理、专帐记录。严格执行特殊药品管理办法。

4．按照药品的储存温、湿度要求储存于相应的库中，防止因温度、湿度不当而致药品变质。冷库2—10℃；阴凉库＜20℃；常温库0—30℃；相对湿度应保持在45—75%。

5．药品与房间地面、墙、散热器之间有相应的间距或隔离措施。药品与墙、屋顶的间距不小于30厘米，与地面的间距不小于10厘米。

6．认真贯彻药品储存的色标管理：

(1)合格区——绿色。

(2)待验区——黄色。

(3)不合格区——红色。

(四)药品召回

1．药品召回是指本院药学部按照规定停用已上市销售的存在安全隐患的药品。安全隐患是指由于研发、生产等原因可能使药品具有的危及人体健康和生命安全的不合理危险。

2．应当协助政府相关部门和药品生产企业药品召回工作，按照召回的要求及时执行、反馈药品召回信息，控制和收回存在安全隐患的药品。

3．发现使用的药品存在安全隐患的，应当立即停止使用该药品，通知药品生产企业或者供货商，并向药品监督管理部门报告。隐患排除后方可再行使用。

4．应当建立和保存完整的购销记录，保证药品的可溯源性。

5．对下列药品情况本院实行召回并立即停用：

(1)国家和省、市食品药品监督管理部门强制召回的药品。

(2)生产企业和经营企业自愿召回的药品：在有效期内发现产品质量不稳定，可能有质量隐患的药品；由于印刷校对等原因，且生产过程未发现，造成产品包装、标签及说明书不符合国家标准的药品；怀疑无明显疗效、副作用超过说明书界定范围的药品。

(3)药监局抽检中拟有不合格的品种暂时停用。

6．药品召回流程：科主任接接到相关通知→第一时间通知采购员和药库组长→查本院有无需召回的产品→如无，按规定直接零报告给相关部门；如有立即通知各调剂部门，调剂部门第一时间将该药先下柜，清点数量，2小时内退回药库→根据不同情况按规定处理药品→将结果反馈给科主任。

四、药房申领、验收、摆放、账物及库存周转率

(一)药房药品申领

1．请领工作由本班组账务管理药师根据门诊药房现有库存量、周期消耗量、药品下限、货位空间情况等综合确定每次申领药品品种及药量。要根据实际情况，作出合理预估，及时调整申领计划，保证临床用药。麻醉、精神药品申领时不能超过规定限量。

2．账务管理药师在"领药申请"界面输入需请领相应规格和厂家的药品名及数量，按时提交并打印药品请领单以备核对。

（二）药品验收

1．药品到货，由账务管理药师按"药库出库单"清点品名、数量、规格、生产厂家、批号、有效期，如验收时发现与申领药品不符，应及时联系药库，退回药品。

2．账物管理药师还应仔细检查药品质量，如发现不合格药品应立即存放至不合格药品存放区，并及时联系药库，退回药品。

3．麻醉毒性及第一类精神药品入库验收必须货到即验，至少双人开箱验收，清点验收到最小包装，并登记于麻醉精神药品专用账册。

4．验收合格后，账务管理药师在出库单上签字，特殊药品双人签字，出库单一式三份，第一、二联交回药库，第三联药房留底，以示药品收到，验收后在电脑中确认入库。

5．账务管理药师及时将验收合格药品按储存要求定位存放于相关区域内。

（三）药品摆放

1．药品根据功能分类划分摆放于相应柜台，货架。

2．药品摆放按药品类别，名称分排，分列整齐码放，不同品种之间有一定间距，不得倒置，混放。

3．药品的摆放根据药品性能做到内服药与外用药分开；具有特殊气味易发生串味药品与具有吸附能力的药品分开；性能互相影响及抵触的药品分开；名称相近容易混淆的药品分开。规格不同的药品分开；剂型不同的药品分开。

4．药品的摆放应按照"先进先出、近期先出"的原则按批号顺序单独或倒序放置。

5．麻醉药品、第一类精神药品应严格按照《药品管理法》，严格执行特殊药品管理办法。麻醉药品、第一类精神药品应专柜加锁。

6．按照药品的储存温、湿度要求储存于相应的区域，防止因温度、湿度不当而致药品变质。严格按照药品养护所必需的温湿度做好温湿度观察，如有温湿度未达标的地方，及时采取相应措施，保证达标，并每天做好两次温湿度记录及采取的相应措施。

7．药品与房间地面、墙之间有相应的间距或隔离措施。药品与墙、屋顶的间距不小于30厘米，与地面的间距不小于10厘米。

（四）药品账务

1．在科主任及班组长的领导下，负责部门药品请领的帐务处理。

2．药品入库须查验药品后经计算机确认，在药品出库单上签字，并做好药品的定位存放。

3．及时、准确的进行药品信息及价格的维护，做好调价工作。

4．配合药房每月一次药品盘点工作，盘点后进行盈亏分析计算，误差大的药品，分析原因，做盘点总结。

5．盘点后，电脑打印《药品效期表》，对有效期近六个月内的药品统一核对，公示以便重点关注；对于近期药品（三个月内），与其他药房联系办理药品的调拨；并做好跟踪记录。

6．根据药品供应的动态，对滞销药品的品种、近效期药品、药品调价的信息每月上报班组长。

7．按照要求对特殊药品处方进行专册登记。

8．对于工作中取得的相关药品信息，未经批准，不得向无关人员泄露。一旦发现并经查实，解除相关人员的劳动合同。

（五）药品库存周转率

1．ABC分类管理法：以金额累计比率计算药品周转率。根据ABC分类管理法则，对于使用量大、金额大、使用频次高的A类药品应严格控制为1周的库存量。B类药品在使用量、金额和使用频次方面都较A类药品低，则一般控制为≤15天的库存量。按此法则，周转天数≤15天的A、B两类药品金额累计比率为85％，其品种仅占25％左右。C类药品种类繁多、价格低廉、占用资金很少，可适当放宽到1—6个月量。

2．CVA分类分析法：CVA分类法即关键因素分析法（critical value analysis），将物品按照关键性分成4类，一般为最高优先级、较高优先级、中等优先级和较低优先级，该分类法比起ABC分类法有着更强的目的性。ABC分类法的不足之处常表现为C类物品因为金额所占比例较小而得不到应有的重视，但C类物品中的某些物品也可能有着关键性的作用，应给予最高优先级，所以ABC分类法注重的是物品的金额，CVA分类法则强调的是物品的功能。以CVA分类分析法对C类药品进行等级分类，对于最高优先级的要保持库存量，不可断货。

五、处方或医嘱的审核、调配、核对、发放及拒配率、差错率、窗口服务满意率

（一）处方/医嘱的审核、调配、核对

1．处方审核人员由药师或药师职称以上人员担任，审方药师严格按照"四查十对"程序审核处方，即：查处方，对科别，对姓名，对年龄；查药品，对药名，对剂型，对规格，对数量；查配伍禁忌，对药品性状，对用法用量；查用药合理性，对临床诊断。

2．对于不适宜处方，通过填写《处方拒绝调配原因沟通卡》告知处方医师，请其确认或者重新开具处方。

3．审方药师发现严重不合理用药或者用药错误，应当拒绝调剂，及时告知处方医师，并做好记录，按照有关规定报告。主要包括以下情况：规定必须做皮试的药品，而处方医师过敏试验未注明、注明不清或判定结果不清楚的；处方用药与临床诊断不相符的；剂量、用法不正确的；选用剂型与给药途径不合理的；存在重复给药现象；高危药品超量、超适应症使用的；具有潜在临床意义的药物相互作用和配伍禁忌；其他用药不适宜情况。

4．处方审核合格后，审方药师在处方上签字，并将处方交于调配人员进行调配，调配人员基于"四查十对"原则根据配药清单细心、准确快速地进行调配，放于待复核工作台。调配过程中如有疑问应立即向审方药师咨询。

5．调配好的处方交于审方药师，审方药师按处方对照药品逐一进行复核，如有错发或者数量不符，立即告知调配人员予以更正。复核无误的签字后交于发药药师。

（二）处方或医嘱的发放

1．严格按发药工作流程，正确开机、关机和操作，做好机器的养护工作。

2．认真仔细按发药工作流程，接发票与卡、审方、核对药品无误后发药。复核药品是否与处方相符，发现问题及时通知配药人员重新调配。发现不合理处方，及时与医生沟通确认，或由组长直接联系医生，以便修改处方。

3．认真核对病人姓名，在病人应答确认后，方能发药，并说明用法、用量进行用药指导，尽力为病人解决困难。

4．严格按规范处理发药中的特殊情况，如外差、内差和回退等，做好相应登记并分析原因，每月汇总后上交组长，便于内部进行交流、总结。

(三)拒配率

1. 拒配的程序

药师审方时,应对处方或医嘱的正确性、合理性与完整性进行审核,对用药错误或存在疑问的处方/医嘱应当拒绝调配,并联系处方医师进行干预,经医师改正并签字确认后,方可调配。对发生严重药品滥用和用药失误的处方,应当按有关规定报告。

2. 处方或医嘱拒配的原因分类

(1)给药途径不当。

(2)药品用量错误。

(3)药品数量不当。

(4)药物配伍不当。

(5)溶媒选择不当。

(6)溶媒用量不当。

(7)给药频次不当。

(8)皮试标志不清。

(9)未使用专用处方。

(四)差错率

门诊药房具有处方量大、药品种类繁多的特点,因此避免处方调配差错,是每一位药剂人员最值得研讨的问题,一般处方或医嘱的差错率应控制在0.01%以下。

1. 处方差错的性质

(1)处方差错的内容包括:①药品名称差错;②药品剂量差错;③药品与适应症不符;④剂型或给药途径差错;⑤给药时间差错;⑥疗程差错;⑦药物配伍有禁忌;⑧药品标识差错如贴错标签、错写药袋及其他。

(2)处方差错的类别包括:①客观环境或条件可能引起的差错(差错未发生);②发生差错但未发给患者(内部核对控制);③发给患者但未造成伤害;④需要监测差错对患者的后果,并根据后果判断是否需要采取预防或减少伤害;⑤差错造成患者暂时性伤害;⑥差错对患者的伤害可导致患者住院或延长患者住院时间;⑦差错导致患者永久性伤害;⑧差错导致患者生命垂危;⑨差错导致患者死亡。

2. 处方差错出现的原因

引起处方差错的因素有:①调配工作时精神不集中或业务不熟练;②处

方辩认不清；③药品名称相似；④药品外观相似；⑤分装；⑥稀释；⑦标签；⑧其他。

3．防范措施

(1)正确摆放药品是一个重要的防范措施。

(2)配方：首先阅读处方上所有药品的名称、规格和数量，有疑问时不要凭空猜测，可咨询上级药师或电话联系处方医师。配齐一张处方的药品后再取下一张处方，以免发生混淆。贴服药标签时再次与处方逐一核对。如果核对人发现调配错误，应将药品退回配方人，并提醒配方人注意。

(3)发药：首先确认患者的身份，以确保药品发给相应的患者。对照处方逐一向患者交代每种药的使用方法，可帮助发现并纠正配方及发药差错。对理解服药标签有困难的患者或老年人，需耐心仔细地说明用法并辅以服药标签。

4．对差错的应对措施和处理原则

(1)建立本单位的差错处理预案。

(2)当患者或护士反映药品差错时，须立即核对相关的处方和药品；如果是发错了药品或错发了患者，药师应立即按照本单位的差错处理预案迅速处理并上报部门负责人。

(3)根据差错后果的严重程度，分别采取救助措施，如请相关医师帮助救治、到病房或患者家中更换、致歉、随访、取得谅解。

(4)若遇到患者自己用药不当、请求帮助，应积极提供救助指导，并提供用药教育。

(5)认真总结经验，对引起差错的环节进行改进，制订出防止再次发生的措施。

(五)窗口服务满意率

门诊药房取药是患者就医过程的最后一环，是医院面对病人的重要窗口之一，其服务质量的好坏直接影响医院的形象和声誉，因此提供高质量的药学服务势在必行。通过以下几点改善窗口服务满意度：

1．加强人员的管理。加强药师责任心、职业道德的教育；加强药师业务学习培训，提高业务水平；加强调剂人员与病人的沟通技巧学习，端正服务态度。

2．优化取药流程，改善取药环境，缩短取药时间，提高药学服务质量，减少调配差错。

3．开设药师咨询窗口，开展药物咨询工作。药品咨询窗口应配备高素质有经验药师，熟练掌握药品信息，不良反应，用法用量等，还要遵守职业道德，与患为善，与患者沟通时应掌握一定技巧，善于观察其心理和精神情况，用微笑和友善换取患者信任，提高服务满意度。

六、病区备用药品和急救药品

1．各病区根据本科室病种特点确定本科室备用药品和急救药品的品种和数量，并且由各病区护士长指定专人管理。

2．各病区根据确定的备用药品和急救药品的品种和数量，由各病区护士长在医院的OA系统平台上提出申请，申请通过后一次性向住院药房领取和补充完毕。药房将这笔费用列为各科室的成本核算项目中。

3．常用的急救药品根据药品性质分别存放于治疗室和抢救车内，并建立相应的台账。

4．各病区应将备用药品用于非正常工作时间临床所产生的医嘱临时用药。对消耗的药品，及时前往住院药房领取补足。

5．各病区不得将备用药品用于非本科室临床病人的治疗用途，药品破损、流失等造成备用药品消耗的再补充将列入科室的成本核算内。

6．为加强病区备用药品和急救药品管理，责成护理部、药学部每月对各科室的药品进行检查，对存在的问题提出整改措施，并作好记录，以保证药品质量。

七、麻醉和精神药品、高危药品管理

(一)麻醉和精神药品管理

1．麻醉药品和精神药品，是指列入麻醉药品目录、精神药品目录的药品和其他物质。目录由国务院药品监督管理部门会同国务院公安部门、国务院卫生主管部门制定、调整并公布。精神药品分为第一类精神药品和第二类精神药品。

2．麻醉药品、精神药品只限于医疗、教学、科研需要，医院制剂制备含有麻醉药品、精神药品的制剂，需当地食品药品监督管理局批准方可自行配制，未经批准的任何单位和个人不得自行配制。

3．医师根据卫生部颁发的临床应用指导原则，结合病情需要，规范使用麻醉药品和精神药品。

4．药学部按照法规、规定等有关精神对麻醉药品和精神药品进行采购、保管和管理。

(1)麻醉药品、精神药品的采购、储存：①药品采购部门办理并保存《麻醉药品、精神药品购用印鉴卡》（以下简称《印鉴卡》），如涉及《印鉴卡》上登记的内容变更，及时办理更新手续。凭此购进麻醉药品、精神药品，《印鉴卡》有效期

为三年。②麻醉药品、第一类精神药品必须货到即验，至少双人开箱验收，清点验收到最小包装，验收记录双人签字。③入库验收应填写《入库验收专簿》，内容包括：日期、凭证号、品名、剂型、规格、单位、数量、批号、有效期、生产单位、供货单位、质量情况、验收结论、验收和保管人员签字。验收记录与一般药品验收记录分开。④麻醉药品、第一类精神药品保管实行专人负责、专库（柜）加锁以及双人双锁，对进出专库（柜）的麻醉药品、第一类精神药品建立专用帐册，进出专册登记，内容包括：日期、凭证号、领用部门、品名、剂型、规格、单位、数量、批号、有效期、生产单位、发药人、复核人和领用签字，做到账、物、批号相符。专用帐册保存期限应当自药品有效期满之日起不少于5年。

（2）麻醉药品、精神药品的使用：①每年医疗事业处组织具有麻醉、第一类精神药品培训资质的讲师，对未取得麻醉药品、第一类精神药品处方和调剂资格的执业医师和药学技术人员进行培训、考核，合格名单上报上海市静安区医学会，由后者发放合格证书，方可在我院开具和调剂麻醉药品及精神药品处方。②麻醉药品、精神药品专用处方：

1）处方样张：麻醉药品和第一类精神药品处方的印刷用纸为淡红色，处方右上角分别标注"麻"、"精一"，第二类精神药品处方的印刷用纸为白色，处方右上角标注"精二"。

2）麻醉药品、第一类精神药品处方领取必须按照麻醉药品、第一类精神药品专用处方管理制度执行。

3）开具麻醉药品、精神药品时，必须使用专用处方。

4）门诊的麻醉药品、第一类精神药品专用处方填写时不得缺项，尤其是临床诊断和身份证明，代办人还需填写代办人的身份证明；第二类精神药品专用处方身份证明暂可不填。

（3）麻醉药品、第一类精神药品专用病历：①病历范围：医生必须为癌痛、中、重度非癌性疼痛的患者另写麻醉药品、第一类精神药品专用病历。②病历样张：在医院原有的普通病历上加盖"麻醉药品、第一类精神药品专用病历"章。③病历和知情同意书：由门诊预检台保存。④病历的收取：临床药学科专窗发放麻醉药品、第一类精神药品时收取病历，并审核资料的完整性（病历和专用处方的完整性；知情同意书的签署）。⑤病历的交接：由门诊药房每天与门诊预检台签字交接。

(4)门（急）诊癌症疼痛患者和中、重度慢性疼痛患者需长期使用麻醉药品和第一类精神药品的，首诊医师应当亲自诊查患者，建立相应的病历，要求其签署《知情同意书》。病历中应当留存下列材料复印件：二级以上医院开具的诊断证明；患者户籍簿、身份证或者其他相关有效身份证明文件；为患者代办人员身份证明文件。

(5)长期使用麻醉药品和第一类精神药品的门（急）诊癌症患者和中、重度慢性疼痛患者，每3个月复诊或者随诊一次。

5.麻醉药品、精神药品的调剂：

(1)麻醉药品、第一类精神药品必须加盖有资格医师处方章，药剂人员方可调配。调配麻醉药品、第一类精神药品时要严格审核处方，如教学、科研需要使用麻醉药品和第一类精神药品，需写申请单，报分管院长审批，申请单中需写明课题名称（由科研教育处证明）、药品请领人、药品管理人，经批准后凭领料单由住院药房发放，并告知填写《专用账册》。如有发现违反规定、滥用麻醉药品及精神药品者，药剂人员有权拒配，并应及时向上级报告。

(2)麻醉药品、第一类精神药品用量，根据相关规定：①为门（急）诊患者开具的麻醉药品、第一类精神注射剂，每张处方为一次常用量；控缓释制剂，每张处方不得超过7日常用量；其他剂型，每张处方不得超过3日常用量。哌醋甲酯用于治疗儿童多动症时，每张处方不得超过15日常用量。②为门（急）诊癌症疼痛患者和中、重度慢性疼痛患者开具的麻醉药品、第一类精神药品注射剂，每张处方不得超过3日常用量；控缓释制剂，每张处方不得超过15日常用量；其他剂型，每张处方不得超过7日常用量。③为住院患者开具的麻醉药品、第一类精神药品处方应当逐日开具，每张处方为1日常用量。④对于需要特别加强管制的麻醉药品，盐酸哌替啶处方为一次常用量，仅限于医疗机构内使用。⑤除需长期使用麻醉药品、第一类精神药品的门（急）诊癌症疼痛患者和中、重度慢性疼痛患者外，麻醉药品注射剂仅限于医疗机构内使用。

(3)第二类精神药品用量：一般每张处方不得超过7日常用量；对于慢性病或某些特殊情况的患者，处方用量可以适当延长，医师应当注明理由。

(4)麻醉药品和精神药品按品种、规格对其消耗量进行专册登记，登记内容包括发药日期、患者姓名、用药数量。麻醉药品、第一类精神药品专册保存期限为3年，第二类精神药品专册保存期限为2年。

(5)麻醉药品、第一类精神药品处方保存期限为3年，第二类精神药品处方保存期限为2年。处方保存期满后，按照相应制度可销毁，并做好记录。

6. 麻醉药品、精神药品的管理：

(1)对麻醉药品和第一类精神药品实行三级管理网络：药库→调剂部门→病区。

(2)药学部门及医疗科室对麻醉药品、第一类精神药品必须认真执行"五专"制度：专人负责，专柜加锁，专用处方，专用帐册，专册登记；对第二类精神药品专人负责、专柜保存、专用帐册、按月盘点，做到帐物相符。发现问题及时报告上级。严格保管，合理应用，杜绝滥用。五专的具体要求按《条例》办。

(3)药学部门定期组织检查本院的麻醉药品和第一类精神药品管理、使用情况，发现问题及时解决处理，不能解决的上报院特殊药品管理委员会。

(4)各部门根据临床使用情况规定麻醉药品和第一类精神药品最高库存限量。

(5)药库负责对各调剂部门的麻醉药品和第一类精神药品进行监管，每月对请领情况进行监控，如有特殊情况及时上报科室。

(6)住院药房负责对住院部麻醉药品和精神药品的使用进行管理，对有基数的各临床科室每月进行一次检查，并做相关记录。

(7)门诊药房负责对门急诊麻醉药品和精神药品的使用进行管理，发现问题及时上报科室。

7. 麻醉药品的报废制度。对变质、破损退回的麻醉药品、第一类精神药品，由所在部门上报，当事人签字，经有关院领导审核，再报上级主管部门批准后，在其到现场监督下销毁，并做好记录。

8. 每日回收的麻醉和精神药品空安瓿和废弃贴剂放入专用的医疗废弃物容器中，做好回收和销毁工作。

(二)高危药品管理

1. 高危药品是指在不当使用的情况下，可能会对身体造成严重影响的药品。

2. 参照美国ISMP（Institute for Safe Medication Practices）公布的19类高危药品及13项应提高警惕的药品，根据本院药物使用情况制订了本院高危险药品目录和提高警惕的药品目录。

3. 高危药品应设置专门的存放药架，并有全院统一的高危药品警示标识，不与其他药品混合存放，存放部位应标识醒目，设置警示牌提醒相关人员注意，由各部门组长落实。

4. 病区备有的高危药品应专柜加锁存放，并有相应使用登记记录。

5. 高危药品使用前要进行充分安全性论证，有确切适应症时才能使用。

6. 高危药品调配发放要严格实行复核，确保发放准确无误。

7. 加强高危药品的效期管理，保证先进先出、安全有效。

8. 每天对高危药品进行盘点、核对，落实严格的账务管理。

9. 定期和临床医护人员沟通，加强高危险药品的不良反应监测，并定期总结汇总，及时反馈给临床医护人员。

10. 新引进高危药品要经过充分论证，引进后要及时将药品信息告知临床，促进临床合理应用。

八、静脉用药调配中心（PIVAS）

(一)临床告知

1. 新开科室需通过OA申请，经科室主任批准后方可开通。

2. 科室主任批准后，由静脉用药调配中心组长通知信息科开通新开科室的相关电脑程序。

(二)接收医嘱

1. 长期静滴医嘱。

2. 医师根据患者诊断或治疗需要，开具用药医嘱。

3. 护士复核后，将长期静滴医嘱传送至静脉用药调配中心。

(三)医嘱审核

1. 形式审查：依据处方管理办法，医嘱内容正确、完整、清晰，无遗漏信息。

2. 确认药品品种、规格、给药途径、用法、用量的合理性与适宜性，防止重复给药。

3. 确认单一或多种静脉药物配伍的适宜性，分析药物的相容性与稳定性。

4. 确认选用溶媒的适宜性。

5. 存在问题的用药医嘱，应及时与处方医师沟通，请其调整。沟通后仍不调整，则应当拒绝调配并做好记录。审方药师不得擅自修改处方。

6. 因病情需要的超剂量等特殊用药，医师应填写药品特殊用法用量临床确认单并签名确认。

(四)瓶贴打印

1. 医嘱审核后，自动生成带有条码编号的瓶贴，内容包括：病区、批次、床号、姓名、住院号、药品名称、规格、数量、医嘱时间、打印时间、审核人、调配人、复核人等。

2．瓶贴内容注明需要特别提示的事项

(1)高危类药物用实框加"危"字。

(2)化疗类药物实框加"化"字。

(3)不是整支或整瓶用量的在用量下方加注下划线。

(4)不合理医嘱加"★"标识。

(五)贴签

1．检查瓶贴内容是否准确完整，如有错误或不全，应告知审方药师。

2．将瓶贴贴在输液袋正面，尽量露出输液名称及挂钩孔。

3．贴签完成的输液按科室、批次摆放于药篮中。（药篮颜色：1批——红色、2批——蓝色、3批——绿色、4批——桔色、细胞毒性药物——白色）

4．贴签人员在负责科室"瓶贴汇总单"上签章（用于"信息追溯"）。

(六)摆药核对

1．摆药

(1)根据瓶贴信息逐一摆药。

(2)摆药过程中应留意：

1)瓶贴品名、数量等是否有误，如有错误，应及时告知审方药师。

2)药品外观，确认无破损。

2．核对

(1)核对病区、药名、数量、药篮是否与瓶贴信息相符。

(2)检查药品、输液外观及效期。

(3)根据病区、批次、药品种类（即抗生素、化疗药、营养剂）、贮存条件，分类摆放待冲输液。

(4)核对过程中发现处方错误、配伍禁忌、不合理用药等问题，应立即告知审方药师。

(5)摆药及核对人员应按所负责科室在《静脉用药调配中心成品输液追溯单》上签章。

3．点账：按病区、批次对待冲配输液进行数量清点。

4．进仓：将隔日待冲配输液按药品种类分别送入洁净区。

(七)加药补充

1．每日完成调配后，应当及时对短缺的药品及大输液进行补充。

2．药品或大输液上架要核对药品有效期、批号，并于静脉用药调配中心

（大输液）加药登记册做好记录。

3. 补充药品时，应按"近期先用"的原则，并做到"双人复核"。

（八）混合调配

1. 准备工作

（1）退药

1）相关班次人员处理16：00—次日6：00的退单。

2）退药按如下程序操作：①打印退药单；②在相应科室药车上寻找退药；③核对瓶贴号，删除相应瓶贴；④归还退药。

（2）调配操作前准备

1）设备状态确认：工作前30分钟，启动层流工作台及生物安全柜净化系统，确认其处于正常工作状态，操作间室温控制于18℃—26℃、湿度在40%—65%、室内外压差符合规定，操作人员签字并确认。

2）阅读交接班记录，对需要处置的问题及时处理。

3）更衣进入洁净区，先用蘸有75%乙醇的无纺布"从上到下、从里到外"，擦拭层流台及生物安全柜的各个部位。

2. 调配操作规程

（1）核对：确认药品名称、规格、数量、效期、外观，无误后进入加药混合调配工作。

（2）选用适宜（50ml、20ml、10ml、1ml）一次性注射器：①检查包装是否漏气，确认完好方可使用；②拆除包装，旋转针头连接注射器，确保针尖斜面与注射器刻度处于同一方向。

（3）靠层流台侧壁打开安瓿，避免正对高效过滤器打开，以防药液喷溅到高效过滤器上。

（4）抽取药液时，注射器针尖斜面应朝下，紧靠安瓿瓶颈口抽取药液，然后注入输液袋（瓶）中，轻轻摇匀。

（5）溶解粉针剂，用注射器抽取适量（根据药物品种）溶媒，注入于西林瓶内，必要时可轻轻摇动（或置震荡器上）助溶，全部溶解混匀后，用同一注射器抽出药液，注入输液袋（瓶）内，轻轻摇匀。

（6）加药混合结束后，再次核对瓶帖与药品名称、规格、用量，确认无误后，在输液瓶贴上签章，将成品输液与空西林瓶及安瓿一并放入药篮内，以供成品复核。

(7)经传递窗，将成品输液送至成品核对区，进入成品核对程序。

(8)清场。每完成一组批次加药调配后应清场：用蘸有75%乙醇的无纺布擦拭台面，除去残留药液，不得留有与下批加药调配有关的药物、余液、注射器和其他物品。当日全部加药混合调配工作结束后，进行清洁消毒处理，并做好登记。

3. 静脉用药调配注意事项

(1)不得采用交叉调配（系指在同一操作台面上进行两组（袋、瓶）或两组以上静脉用药混合调配的操作流程）。

(2)加药调配所用的药物，如非整瓶（支）用量，则必须将实际所用剂量在输液标签上明显标识（如敲章或打钩），以便校对。

(3)若有两种以上粉针剂或注射液需加入同一输液时，应按药品说明书要求和药品性质顺序加入。

(4)加药调配过程中，输液出现异常或对药品配伍、操作程序有疑点时应立即停止，报告当班负责药师查明原因；发生配药错误应及时纠正，重新加药调配并记录。

4. 调配操作危害性药品注意事项

(1)危害药物调配应重视操作者的职业防护，操作时应拉下生物安全柜防护玻璃，前窗玻璃不可高于安全警戒线，否则操作台面不能保证负压。

(2)危害药物加药调配完成后，必须：①将留有危害药物的西林瓶、安瓿等单独置于专用一次性密封袋内；②成品输液用一次性密封袋包装，两者一并送出，以供核查。

(3)调配危害药物用过的一次性注射器、手套、口罩及检查后的西林瓶、安瓿等废弃物，按规定由医院统一处理。

(4)危害药品溢出应按照相关规定处理。

(九)成品复核

1. 检查输液外观质量有无裂痕、变色、混浊、沉淀、异物等。若有以上现象，登记处理，重新配置。

2. 进行"挤压试验"，观察输液有无渗漏现象，尤其是加药处。若有以上现象，登记处理，重新配置。

3. 按输液瓶贴内容逐项核对输液、空西林瓶及安瓿的药名、规格、用量等是否相符。

4. 核查非整支（瓶）用量与瓶贴内容是否相符，非整支药品应在瓶贴上有

"√或盖章"标识，如缺失应立即询问相关冲配人员。若有以上现象，登记处理，重新配置

5．检查各岗位操作人员签章是否齐全，确认无误后核对者应签名或盖章。

6．核查完成后空安瓿等废弃物按相关规定进行处理。

(十)成品输液包装、运送

1．成品输液包装

(1)成品输液复核完成后，数量统计，确认无误后按病区打包、装箱、加锁，交由工勤人员配送。

(2)复核工作结束后对工作区域清场，并记录。

2．成品输液运送

(1)运送工具：加锁、封闭式专用车。

(2)药师将成品输液装车并加锁，钥匙由本中心和病区各保存一把。

(3)工勤人员按科室送药，由病区指定护士开锁后逐一清点输液，无误后，签字确认；如有数量不符或漏袋，及时（半小时内）与静脉用药调配中心联系。

(4)工勤人员完成工作后须在交接单上签字，签字确认单送回静脉用药调配中心归档保存。

(十一)退药

1．病区应在规定时间内退药：1、2批次截止时间为次日6:00，3、4批次截止时间为当日11:30。

2．接到退药申请后，①打印退药单；②在相应科室药车上寻找退药；③核对瓶贴号，删除相应瓶贴；④归还退药。

九、重大突发事件中的应急药品保障

在发生重大突发事件时，作为医院药品供应保障部门，药学部应根据事件的严重程度，按照医院要求迅速启动药品应急保障系统，同时要求各个药房、静脉用药调配中心（输液）和药库等部门人员在保证安全的前提下迅速到位，并且随着事态的发展，采取以下措施，保障应急药品的供应。

(一)统计药品储备信息

我院药品种类多，品种比较齐全，能够保证基本应急救治的需要，但若遇到人数较多的群体性重大突发事件的发生，急救药房的药品贮备就不能满足全院及时有效的药品供应，在此情况下我科迅速对全院各药房、静脉调配中心和药库的现有的急救急需药品存量进行统计，特别是对输液、血浆代用品、抗休克药、破

伤风、凝血酶原复合物人纤维蛋白原等品种在医院的库存数量和储存地点进行确认，做到心中有数，以利于临床急需药品的及时调剂。

（二）保证药品供应的及时性

为了保证医院大范围的药品供应，我科一般根据事件的严重程度和涉及的临床科室，逐步开通病区大药房，并在每个药房配备2至3名药师，与送药工一起及时将急需药品送到各临床科室，同时药库和输液库的人员按临床接诊的病源数量，对相应临床科室配备一定数量的各类常用输液，并送至各科，同时及时扩充急诊补液室的输液基数。

（三）保证工作人员安全

如果重大突发事件发生在夜间并且对工作人员的人身安全可能造成危害时，为保证在岗人员的人身安全，我科要求对药库、静脉用药调配中心等散在各点至少配备2名以上工作人员，用院内座机随时相互联系，以此相互照应。

（四）保证通信畅通

有些突发事件发生时，政府为迅速平息事态可能对移动通信进行管制，但医院的固定电话可以接听，为能够及时获得上级领导指示及临床用药信息，一般要求科内各点电话只准联系公事，并且长话短说，保证通讯畅通。

（五）保证用药合法性

我院实行电子处方，若事件中的伤者没有就诊卡，临床无法申请使用药物时，我科一般要求临床科室医务人员手写处方并电话通知药房，当药学部工作人员将药品送至申请科室后，取回手写处方作为用药凭据。事后，药学部与医务部、护理部联合派专人到临床科室按处方落实药品使用情况，核销账物，做到账物相符。

（六）临床药师直接介入，促进合理用药

临床药师在参与救治的初期，以及时提供药学信息为主，待事态趋于平稳后，则在相应临床科室参与危重症伤者的用药咨询，与主管医师一道积极进行伤者用药后的疗效分析评估及用药合理性分析。

（七）药品供应要有预见性，提前筹备后续药品品种

为了保障药品救治需要，我科根据伤者不同救治阶段可能需要的紧缺急需药品品种进行了提前筹集。主要采取两种方法：对于像人血白蛋白、人纤维蛋白原、人凝血酶原复合物等紧缺药品，我科除了通过正规医药公司的货源渠道进行积极采购外，还及时报告卫计委协调解决，缓解了紧缺药品的压力；对于我院库

存较少的临床急需药品，则积极与当地医药公司联系，若医药公司由于交通管制等原因无法配送时，一般安排药剂科工作人员及保安乘救护车取药。

药学部设立重大突发事件要是管理领导小组，建立突发事件医疗急救药品目录，以"统一领导、分级负责、反应及时、措施果断、依靠科学、加强合作"为原则，加强突发事件的应急处理培训和教育，全员树立预防为主，常备不懈的思想。

十、住院患者自备药品管理

住院患者自带药品是指患者在我院住院治疗期间使用本人或家属带入医院内而非我院药学部供应的药品。原则上不允许住院患者使用自带药品，如因患者病情特殊，我院无法提供此药或同类药物满足患者治疗时，可考虑使用患者自带药品，但需经科主任同意、医务科批准，并签署知情同意书。

（一）存在以下问题的自带药品一律不得使用：

1. 不能说明自带药品合法来源和提供购买发票、药品清单的。

2. 不能提供药品的合格证书的。

3. 无药品说明书的。

4. 所带药品标签不清的。

5. 需特殊保管的药品如冷藏、避光等，不能提供符合规范存放条件的。

6. 过期或一个月内到有效期的。

7. 国产药品无国药准字号的。

8. 进口药品未标明进口药品注册证号的。

9. 适应症与诊断不相符的。

10. 存在其他不适宜使用问题的。

（二）特殊情况下使用患者自备药品时，必须按以下程序处理：

1. 患者应说明自备药品的合法来源，并提供该药的购买发票等相关证明材料。

2. 患者应向主管医师提出申请，内容包括病情需要使用的药品及使用原因、用法用量等，还应提供先前使用该药后发生过的不良后果等应用经验。

3. 主管医师负责审查患者的自带药品，对符合规定的，报科室主任、医务科审批。

4. 主管医师须向患者或其家属讲明药品适应症、用法用量、用药可能出现的不良反应和注意事项等，明确医患双方的相关责任和义务，并签署自带药品使用知情同意书。该知情同意书应明确注明自备药品的通用名称、规格、数量、有效期、生产批号、批准文号（进口药品注册证号、医药产品注册证号）、生产企业、药品来源、用法用量、用药目的、医患双方的相关责任和义务。该知情同意书应纳入患者病历存档。

5. 自备药品由患者自行保管的，须按药品说明书规定的储存条件储存，否则不予使用。若患者申请由病房护士保管，需与病区协商，病房护士同意保管，接受人，家属姓名应做好记录，内容包括自备药品名称、规格、数量、批号、生产企业等。

6. 主管医师开具患者自带药品医嘱时，需注明"自备"，并写明用法和用量。

7. 自备药品配制和使用前，由护士按常规要求进行查对；使用自备药品时，由责任护士负责给药，并做好记录。

8. 患者因使用自带药品发生意外时，应秉持人道主义原则，积极履行抢救义务，但相关费用由患方承担。

9. 患者提供的自带药品仅供患者本人使用，他人不得使用。

第二节 药学服务

一、药品不良反应监测、上报及应对处理

根据有关规定，医疗机构应当建立药品不良反应报告和监测管理制度，应当设立或者指定机构并配备专（兼）职人员，承担本单位的药品不良反应报告和监测工作，并按照要求开展药品不良反应或者群体不良事件报告、调查、评价和处理工作。为加强本院临床药品使用的监管，确保人民用药安全，制定了药品不良反应监测、上报及应对处理制度，对药品不良反应的发现、报告、评价和控制的工作流程进行了详细的规定，详述如下。

（一）本院实行药品不良反应及事件报告制度，各药品使用部门应对临床所使用的药品实行不良反应/事件监测。

（二）本院成立药品不良反应及事件监测领导小组、工作小组及监督员三级网络。

1. 药品不良反应及事件监测领导小组由业务副院长任组长，医务处长、药学部主任任副组长组成，负责全院药品不良反应及事件监测工作的部署及监督管理。

2. 药品不良反应及事件监测工作小组由门及急诊药房组长、住院药房组长及临床药师组成。负责药品不良反应及事件监测日常工作，包括核实由医生及护士上报的药品不良反应及事件报告的相关信息并进行药品与不良反应的因果关联

性评价；将本院药品不良反应及事件通过网络向国家药品不良反应监测信息网络上报；定期将本院呈报的药品不良反应及事件归纳汇总，并在药讯上公布，以警示医务人员、药学人员；组织相关医务人员对疑难、复杂、严重的药品不良反应病例及突发重大药害事件进行调查、讨论及处理；对本院全体医务人员提供药品不良反应监测工作的宣传、咨询及指导；转发上级下发的药品不良反应信息。

3．药品不良反应及事件监测监督员，药品不良反应及事件监测遵循"可疑即报"原则。临床医生、护士及临床药师是药品不良反应的第一发现人，因此，鼓励每位医护人员积极发现及上报药品不良反应，可填写纸质药品不良反应报表，也可利用医院网络上报。

药品不良反应及事件监测监督员则负责督促上报药品不良反应、事件，并协调解决上报过程中的相关问题。主要由以下人员组成：各临床科室设立两名兼职监督员（医师、护士各1人），药学部各有关部门指定一名兼职监督员（包括临床医学组、门诊药房、急诊药房、住院药房）。

4．药品不良反应及事件基本概念：系指药品在正常用法、用量情况下所出现的与治疗作用无关的有害反应。严重药品不良反应，是指因使用药品引起以下损害情形之一的反应：①导致死亡；②危及生命；③致癌、致畸、致出生缺陷；④导致显著的或者永久的人体伤残或者器官功能的损伤；⑤导致住院或住院时间延长；⑥导致其他重要医学事件，如不进行治疗可能出现上述所列情况的。

新的药品不良反应，是指药品说明书中未载明的不良反应。说明书中已有描述，但不良反应发生的性质、程度、后果或者频率与说明书描述不一致或者更严重的，按照新的药品不良反应处理。

药品不良事件：是指药物治疗期间所发生的任何不利的医学事件，但该事件并非一定与用药有因果关系。

药品群体不良事件：是指同一药品在使用过程中，在相对集中的时间、区域内，对一定数量人群的身体健康或者生命安全造成损害或者威胁，需要予以紧急处置的事件。（同一药品：指同一生产企业生产的同一药品名称、同一剂型、同一规格的药品。）

药品不良反应及时间报告上报时限：发现或者获知新的、严重的药品不良反应应当在15日内报告，其中死亡病例须立即报告；其他药品不良反应应当在30日内报告。有随访信息的，应当及时报告。

5．药学部药品不良反应上报人员详细查看病例，对医务人员上报的简表进行进一步信息补充，包括药品的生产批号、用法用量、不良反应发生时间、症状、临床检验、处理过程、最终结果等内容。药学部药品不良反应上报人员将补充完整的药品不良反应及事件报告导入国家药品不良反应监测系统，并根据用药时间与药品不良反应发生时间以及停药后反应等信息，进行药品与不良反应及事件之间的关联性评价，包括肯定、很可能、可能、可能无关、待评价、无法评价等。

6．对于药品不良反应导致死亡的病例报告，医护人员发现后需立即上报告药品不良反应及事件监测工作小组。工作小组进行病例信息详细调查，必要时召开专家咨询会进行论证，确认其关联性。如果关联性评价认定为"肯定、很可能、可能"这三种情况的任意一种，需立即上报国家药品不良反应监测网络。上海市药品不良反应监测中心将于我院进行死亡病例调查，撰写《死亡病例追踪调查报告》报送国家药品不良反应监测中心。

二、处方、医嘱点评及超常预警

（一）医院处方点评相关法规和制度

为规范我院处方点评工作，促进临床合理用药，提高处方书写质量，促进合理用药水平，确保临床用药安全有效，制定本制度。

1．组织管理

(1)处方点评是根据相关法规、技术规范，对处方书写的规范性及药物临床使用的适宜性（用药适应症、药物选择、给药途径、用法用量、药物相互作用、配伍禁忌等）进行评价，发现存在或潜在的问题，制定并实施干预和改进措施，促进临床药物合理应用的过程。

(2)医院处方点评工作在医院药事管理与药物治疗学委员会和医疗质量管理委员会领导下，由医院医疗事业处和药学部共同组织实施。医院药物与治疗学委员会建立由医院药学、临床医学、临床微生物学、医疗管理等多学科专家组成的处方点评专家组，为处方点评工作提供专业技术咨询。药学部成立处方点评工作小组，负责处方点评的具体工作。处方点评工作小组成员应当具备以下条件：①具有较丰富的临床用药经验和合理用药知识；②具备相应的专业技术任职资格：工作小组成员应当具有中级以上药学专业技术职务任职资格。

2．评价方法

(1)每月门急诊处方的抽样率不应少于总处方量的1‰，且每月点评处方绝对数不应少于100张；病房（区）医嘱单的抽样率（按出院病历数计）不应少于1%，且每月点评出院病历绝对数不应少于30份。

(2)处方点评工作小组应当按照确定的处方抽样方法随机抽取处方,并按照处方点评工作表对门急诊处方进行点评;病房(区)用药医嘱的点评应当以患者住院病历为依据,实施综合点评。

(3)工作小组还需定期进行专项处方点评,根据本院药事管理和药物临床应用管理的现状和存在的问题,确定点评的范围和内容,对特定的药物或特定疾病的药物(如国家基本药物、血液制品、中药注射剂、肠外营养制剂、抗菌药物、辅助治疗药物、激素等临床使用及超说明书用药、肿瘤患者和围手术期用药等)使用情况进行的处方点评。

(4)处方点评工作应坚持科学、公正、务实的原则,有完整、准确的书面记录,并通报临床科室和当事人。处方点评小组在工作过程中发现不合理处方,应当及时通知医疗事业处和临床药学科。

(5)每月药学部会同医疗事业处对处方点评小组提交的点评结果进行审核,并在《药事简讯》或质量点评会上公布处方点评结果,通报不合理处方;根据处方点评结果,对医院在药事管理、处方管理和临床用药方面存在的问题,进行汇总和综合分析评价,提出质量改进建议,发现可能造成患者损害的问题,应当及时采取措施,防止损害发生。

3.处方点评结果分为合理处方和不合理处方。不合理处方包括不规范处方、用药不适宜处方及超常处方。

(1)不规范处方:处方的前记、正文、后记内容缺项,书写不规范或者字迹难以辨认的;医师签名、签章不规范或者与签名、签章的留样不一致的;药师未对处方进行适宜性审核的(处方后记的审核、调配、核对、发药栏目无审核调配药师及核对发药药师签名,或者单人值班调剂未执行双签名规定);新生儿、婴幼儿处方未写明日、月龄的;西药、中成药与中药饮片未分别开具处方的;未使用药品规范名称开具处方的;药品的剂量、规格、数量、单位等书写不规范或不清楚的;用法、用量使用"遵医嘱"、"自用"等含糊不清字句的;处方修改未签名并注明修改日期,或药品超剂量使用未注明原因和再次签名的;开具处方未写临床诊断或临床诊断书写不全的;单张门急诊处方超过五种药品的;无特殊情况下,门诊处方超过7日用量,急诊处方超过3日用量,慢性病、老年病或特殊情况下需要适当延长处方用量未注明理由的;开具麻醉药品、精神药品、医疗用毒性药品、放射性药品等特殊管理药品处方未执行国家有关规定的;医师未按照抗菌药物临床应用管理规定开具抗菌药物处方的;中药饮片处方药物未按照"君、臣、佐、使"的顺序排列，或未按要求标注药物调剂、煎煮等特殊要求的。

(2)用药不适宜处方：适应症不适宜的；遴选的药品不适宜的；药品剂型或给药途径不适宜的；无正当理由不首选国家基本药物的；用法、用量不适宜的；联合用药不适宜的；重复给药的；有配伍禁忌或者不良相互作用的；其他用药不适宜情况的。

(3)超常处方：无适应症用药；无正当理由开具高价药的；无正当理由超说明书用药的；无正当理由为同一患者同时开具2种以上药理作用相同药物的。

4. 处罚措施

(1)对开具不合理处方的医师，一经查出，则于当月《药事简讯》公示并说明不合理原因，将名单提交至医疗事业处，按其相关规定进行处罚。

(2)药师未能审核并干预造成严重不良事件的配伍禁忌处方，一经核实，于当月《药事简讯》或质量点评会上公示并说明可能产生的后果。

(3)医师或药师因不合理处方对患者造成损害的并影响医院声誉或获得上级相关部门处罚的，则按照相关法律、法规处理，并落实到个人。

(二)超常用药预警

为提高本院临床合理用药水平，严格控制药占比，确定各临床专业的药品比例，对不合理用药行为及时予以干预，建立临床用药动态监测及超常预警制度。

1. 通过计算机HIS系统，药学部定期将全院药品使用金额前20位的药品进行统计，随时掌握用药动态，并由院合理用药监测小组专家进行合理的分析及评价，并上报分管领导。

2. 实施临床用药动态监测及超常预警制度，对均次药费超的科室当月使用量前10位的药品进行重点监测，对可疑药品，上报药事管理与药物治疗学委员会，药事管理与药物治疗学委员会结合疾病流行状态，科室用量走势，按病种用量走势进行综合分析，对于使用明显不合理的品种给予停用。

三、抗菌药物管理

本院抗菌药物的使用一直是管理的重中之重，为了促进本院抗菌药物的合理使用，防止细菌耐药的产生，制定了抗菌药物的管理制度。

本院对抗菌药物临床应用实行分级管理。根据安全性、疗效、细菌耐药性、价格等因素，将抗菌药物分为三级：非限制使用级、限制使用级与特殊使用级。"非限制使用"的抗菌药物可由住院医师以上专业技术职务任职资格的医师开具处方（医嘱），"限制使用"的抗菌药物，须由主治医师以上专业技术职务任职资格的医师开具处方（医嘱）。"特殊使用抗菌药物"须经由医疗机构药事管理委员会认定、具有抗感染临床经验的感染或相关专业专家会诊同意，由具有高级专业技术职务任职资格的医师开具处方后方可使用。医师在临床使用"特殊使用抗菌药物"时要严格掌握适应证，药师要严格审核处方。临床选用抗菌药物应遵循《抗菌药物临床应用指导原则》，根据感染部位、严重程度、致病菌种类以及细菌耐药情况、患者病理生理特点选择抗菌药。感染患者应首先选用非限制使用抗菌药物进行治疗；严重感染、免疫功能低下者合并感染或病原菌只对限制使用抗菌药物敏感时，可选用限制使用抗菌药物治疗；特殊使用抗菌药物的选用应从严控制。紧急情况下临床医师可以在上级医师的授权下越级使用高于权限的抗菌药物；但仅限于1天用量，并做好相关病历记录。

药事管理委员会下设"抗菌药物临床应用管理小组"，制定本院抗菌药物临床应用管理制度及本院抗菌药物的分级管理实施细则，对本院的抗菌药物的管理进行定期检查和不定期抽查，对抗菌药物的使用情况进行分析和监督，建立实施抗菌药物用量动态监测及超常预警制度。督促临床医师按病情需要及早送验细菌培养及药敏，以根据病原菌药敏结果合理用药。组织本单位相关医务人员进行抗菌药物合理应用的培训，每年至少2次，并有培训记录备查。组织对临床科室和医师抗菌药物合理应用的检查和考评。规范抗菌药物应用审批制度。组织开展抗菌药物不良反应监测工作，及时向有关临床科室通报监测结果以采取相应措施。

抗菌药物临床应用管理小组负责对医院菌药物临床应用与细菌耐药情况进行监测，定期分析、评估监测数据并发布相关信息，提出干预和改进措施。抗菌药物临床应用管理小组对纳入的采购品种要进行临床评价，由临床医师、药师填写抗菌药物临床应用评估表，反馈意见。内容包括该药物的不良反应监测结果，临床疗效评价结果，临床用量等情况。不良反应发生率高、安全性低、效价低的品种，根据临床医师或临床药师填写药品不良反应监测报告和抗菌药物临床应用评估表，经抗菌药物临床应用管理小组调查评估，决定是否继续使用，评估结果提交药事管理和药物治疗学委员会审议，淘汰意见获得≥1~2委员的同意即可执行。根据定期发布的细菌耐药信息，建立细菌耐药预警机制，对目标细菌耐药率较高的抗菌药物，根据抗菌药物动态监测及超常预警制度，应用管理软件，对有关科室停用相关抗菌药物。临床药学科每月对全院抗菌药物使用情况进行动态监测分析，对用量异常的品规采取相应的限用措施。对确实存在安全隐患、疗效不确定、耐药严重、性价比差或者违规促销使用等情况的抗菌药物品种，临床科室、临床药学科、抗菌药物临床应用管理小组或药事管理与药物治疗学委员会可以提出清退或者更换意见。清退或者更换在获得抗菌药物临床应用管理小组1—2名以上成员同意后执行，并报药事管理与药物治疗学委员会备案。清退或者更换的抗菌药物品种原则上12个月内不得进入本机构药物采购供应目录。利用信息化手段，HIS系统及抗菌药物合理使用软件，不断地促进和提高抗菌药物合理应用水平。

对抗菌药物临床不合理应用进行点评和分析并进行公示。为了鼓励各级医护人员合理规范地使用和管理抗菌药物，制定抗菌药物使用奖惩制度。

总之，对抗菌药物的使用和管理要做到合理有效，及时真实地记录本院抗菌药物使用情况，分析问题，解决问题，促进全院抗菌药物临床合理使用。

四、药学查房与药学监护

合理用药在发达国家的医院质量及医师工作评鉴中已有举足轻重的地位。我国正在推行医院分级管理标准中，贯彻执行药品管理法，开展治疗药物监测，制订抗菌药物使用管理办法，注重药物相互作用，指导临床合理用药，药事委员会相关制度也体现了药学查房和药学监护的内容。我国以大医院为依托而组建的一批临床药理基地和临床药学试点单位，以及由此而成立的临床药学或药学部，对提高医疗质量、推动合理用药和药学监护起到示范作用。

（一）药学监护（pharmaceutical care，PC）

目前，对PC的统一定义是："药师的使命是提供PC。PC是提供直接的、负责的与药物有关的监护，目的是改善患者生活质量"[1]。这一定义把医院药学的全部活动建立在以患者监护为中心的基础上，以最大限度地改善患者身心健康为目标，要求药师要承担起监督、执行、保护患者用药安全有效的社会责任。简言之，PC是目前有效制约不合理用药的手段和方法，是医院药学发展的方向。

1. 药学监护的含义："监护（care）"是药学监护最显著的特点，其在韦伯字典中的定义是"对安全和健康负责或关注安全和健康"[2]。"监护"要求实现药师对患者的监护责任，药师把患者的健康放在首位，为患者提供直接服务。药师不仅要考虑患者的药物治疗需要，还要考虑患者心理、社交及经济因素与药物治疗的关系，更要关心自己服务的最终结果。药师要为患者药物治疗的安全与利益承担责任。

2. 药学监护的内容及药学监护的具体内容主要包括：首先是治愈疾病，消除和减轻症状并阻止或延缓疾病进程；其次要积极参与疾病的预防、诊断、治疗和保健，既为患者个人服务，又为整个社会国民健康教育服务；指导、帮助患者和医护人员安全、有效、合理地使用药物；最后要定期对药物的使用和管理进行科学评估[3]。总之，医院药师不再仅仅是调配药品，而是要与医生、护士一起直接面向患者，参与治疗，指导用药。

3．医院药师在药学监护中的地位与职责

（1）医院药师在药学监护中的地位：药学监护概念的出现打破了医院药学内部的传统分工，对药师提出了更新更高的要求，在患者就医过程中，PC要求药师为病人提供保健，并与病人建立起一对一的业务关系，在药师对病人提供药学监护的过程中，病人是药师的委托人，药师是病人药学健康服务的提供者[4-5]。

（2）医院药师在药学监护中的职责：①为病人提供安全、有效、经济的用药是药师在PC中的首要职责。具体表现为药师在药学监护中要认真了解患者的详细信息，如：发病时间，所患疾病的种类、性质，有无药物过敏史等，并根据这些信息选择安全有效的药物、恰当的剂型以及正确的给药途径和用药方法。简言之，就是要及时发现并解决与用药有关的问题。②为病人建立用药档案，对于医院药师而言，为病人建立用药档案是PC对药师提出的新的任务，其目的是对患者的生活质量做出评价。在药学监护中，药师的职责是采用健康问卷和健康效用测量等方法，对患者生活质量做出客观和主观的评价。③在临床中协助医师治疗，提供药学指导。在临床中，PC不仅要求药师对医师和护士进行药学指导，提供有关药物的信息咨询服务，而且还要综合各方面的信息，如：患者情况、疾病类型和医师提出的治疗观点等给出用药方案。此外，在整个临床治疗过程中，药师要监测患者用药的全过程，对药物治疗做出综合评价，及时发现并报告药物过敏反应和不良反应，最大限度地降低药物对患者的危害。④药学监护在我国临床药学工作起步较晚，药学监护也只是在某些方面和有些病种中展开。在实践中，药学监护在临床中发挥着重要作用，主要表现在以下几方面：首先，PC促进了药物的合理使用，提高了药物的治疗效果；其次，PC在一定程度上可以预防某些药源性疾病的发生，而且减少了药物不良反应的发生；第三，治愈患者的疾病，消除或减轻患者的病症，达到提高患者生活质量、延长寿命的最终目标；第四，降低医疗费用，这主要因为PC大幅度减少或杜绝了不合理用药现象，节约了资源。

（二）药学查房内容（Pharmaceutical Ward Round）

根据临床药学工作经验，药学查房内容分为首次问诊与药学评估、日常药学查房与监护、出院带药教育、3个部分。

1．首次问诊与药学评估

临床药师开展首次问诊目的在于评估患者既往用药的疗效与安全，为本次住院药物治疗方案的制订提供参考；针对既往用药行为进行评估，有针对性地进行住院期间个体化的用药教育，以保障正确治疗方案下的患者规范用药。临床药师通过采集患者主诉、现病史（及用药史）、既往史（及用药史）、药物过敏史等信息，查阅首次病程记录、辅助检查等资料，对患者进行药学信息整理与评估。

2．日常药学查房与监护

药师对于重症患者需书写药学监护计划并予以实施。药学监护计划，是基于患者本次入院药物治疗安全与疗效评价的需要，结合患者临床诊断与既定药物治疗方案，对需要监测的各项指标（包括体征、症状、实验室检查、影像学检查、用药依从性与规范性等项目）、监测周期、预期目标值进行个体化设定，并且可根据患者病情变化而相应调整的一种药学文书。包括初始监护计划［监护指标、监护周期、阶段目标（值）］、监护结果（根据监护周期如实记录实际观察结果）、药学分析、监护计划调整［增减监护指标、调整监护周期、调整阶段目标（值）］。药学查房则是药学监护计划的实施途径。药学查房值得注意之处：（1）查房前应对患者药物治疗信息进行综合采集与初步评估；（2）加强对患者用药依从性与规范性的沟通与评估。如：患者所用药物的用法、用量及频次是否正确；静脉滴注药物顺序的合理性；口服药物的服药时间、频次；患者是否熟练掌握吸入制剂的用法；在服药物、食物中有无不良相互作用；药品不良反应等。查房时，通过与患者交流，了解疾病治疗前后的变化、治疗过程中是否出现不适症状等，询问患者对自身所用药物的了解情况，并针对患者情况对其进行用药教育、健康教育，同时回答患者的用药问题。

3．出院带药教育

为患者提供详尽的出院带药教育也是临床药师的日常工作内容之一。经与医师沟通，临床药师承担出院患者用药教育，并填写《出院带药教育表》。在患者出院前，根据所开具的出院带药和患者病情，将每一种药品的使用目的、用法用量、服用时间和用药注意事项等列于表中，为患者逐一讲解，部分重要信息请患者复述，以保证信息的有效传达。药师还向患者发放我院门诊咨询室名片及药师联系方式，以便于患者咨询和药师随访。通过向患者提供细致、周到的药学服务，不仅可提高患者用药依从性，使患者得到安全、有效的治疗，还可使临床药学服务得到有效延伸，也为慢性疾病的院外管理提供了良好保障途径。

五、合理用药咨询及公众健康教育

为营造全社会关注合理用药的社会氛围，提高社会公众合理用药的意识，特制订本方案。

(一)工作目标

以"合理用药"为宣传主题，树立科学的用药理念为指导，合理用药科普知识为主要内容，采用各种宣传途径，广泛宣传合理用药知识，大力宣传药品监管法律法规，普及合理用药知识，增强人民群众自我保护意识，在全社会营造关注药品安全的良好环境。

(二)宣传活动组织

成立活动领导小组，药学部主任任组长，负责宣传活动的统筹安排工作；临床药学部门负责人任副组长，负责宣传活动的组织工作；全体临床药师任组员，负责宣传活动的具体实施工作。

(三)宣传重点内容

1．介绍药品之间可能产生的相互作用、药品不良反应等常识，使公众养成严格遵医嘱和按药品说明书用药的习惯。

2．介绍我国药品不良反应报告制度的现状和有关规定，增强公众对不良反应报告的参与意识。

3．普及抗菌药物合理使用知识，使公众了解滥用抗菌药物的严重危害。

4．介绍出现假、劣药品的成因，使公众了解药品市场现状与加强监管的关系，共同打击制售假劣药品行为。

(四)宣传活动形式

1．广泛利用广播电视、宣传栏等载体系统宣传合理用药知识。

2．通过发放宣传单、在社区召开咨询会等方式，将宣传活动深入到居民家庭，把合理用药的知识送到居民手中。

3．悬挂宣传横幅，广泛宣传用药知识，增强群众合理用药的意识。

4．开展清理家庭小药箱活动，进一步提高广大群众的合理用药的能力。

六、药学教学、实习带教和药师培训

(一)药学教学和实习带教

为履行药学部的教学职责，为国家培养合格的药学专业技术人才，完成本科室的教学任务，特制订本方案。

1．工作目标：带教实习生熟悉医院药学部工作制度和工作流程，巩固药学

基本知识，培养学生具备一定分析问题和解决问题的能力。

2．培训活动组织：由办公室负责人按照实习生的培训大纲拟定培训计划，由各调剂部门班组长指定专门药师负责带教实习生的具体工作。

3．培训内容：医院和科室的各项规章制度；医院药学基本知识及各部门的工作流程。

4．培训对象：实习生和进修生。

5．培训形式

(1)业务指导，结合实际工作详细讲解。

(2)科室内专题内讲座。

(3)院内讲座

6．培训要求

(1)完成实习生学校指定实习大纲的要求。

(2)实习生熟悉本科室工作流程，对医院药学工作有一定体会。

(3)培养实习生严谨的工作认真的工作作风。

(4)实习生每三周写一篇实习小结，主要内容有本阶段学到了什么，有何改进建议或什么想法，交科室负责带教老师。

(二)药师培训

为让全科各级药师提高药学基础理论及科研水平，提高药学服务技能，特制订本方案。

1．工作目标：通过对药学专业实习药师的培训，提高调剂药师的药学基础理论知识、完善知识结构，避免因药品知识匮乏导致的调剂差错，提高合理用药水平。

2．培训活动组织：由药学部主任担任培训组长，负责培训活动的统筹；由办公室负责培训活动的组织实施和考核。

3．培训内容：医院和科室的各项规章制度；药理学；药事管理基本知识及各大类药物专题讲座等。

4．培训对象：调剂药师

5．培训形式

(1)外出进修。

(2)全国、市、区各种学术会议、学术讲座，继续教育项目。

(3)院内各种讲座。

6. 培训要求

(1)鼓励和支持各级人员参加各类药学学历教育。

(2)主管药师（含相当职称）资格及主管药师资格以上人员，要求完成医院规定的继续教育学分。

(3)鼓励和支持执业药师完成规定的继续教育任务。

(4)科室组织的继续教育（培训）学习每年应在12次以上，科室人员参加次数不得少于总次数的三分之二（排药岗位，冲配岗位人员不得少于2次）。

（黄　芳　王园园　李冬洁　关爱武　沈伟芳　费轶博　沈甫明）

【参考文献】

[1] 张萌. 药学监护的内涵与前瞻［J］. 临床合理用药，2010，1（3）：116.

[2] 林菲，张倩，张桂英. 实施药学监护的探索［J］. 药事管理，2010，4（17）：115.

[3] 房建国. 药学监护在临床合理用药中的应用［J］. 临床合理用药，2009，2（9）：77.

[4] 李敏. 药学监护——医院药学新的历史使命［J］. 实用医技杂志，2004，11（10）：2147.

[5] 范新民. 药师在药学监护中的作用与地位［J］. 按摩与康复医学，2012，3（12）：467.

第十六章

临床实验室管理

第一节　组织管理

上海市第十人民医院医院检验科（同济大学附属第十人民医院检验科）隶属于同济大学附属第十人民医院。检验科主任由医院正式任命后与各工作室组长组成检验科管理层，全权负责检验科的日常管理和业务工作。

科室向全院的临床科室提供门诊、急诊及住院病人的实验室检测服务。包括提供临床血液学、体液学检验、临床生物化学检验、临床微生物学检验、临床免疫学检验、临床分子诊断学检验等专业相关的检验报告，并提供相应的解释与咨询服务。同时也为门诊病人提供采血服务，以满足患者及所有负责患者医护的临床人员的需求。

在主管院长及检验科主任的领导下，检验科主要负责医、教、研等全面工作。检验科同时接受医院医疗事业处、人力资源处、科研教育处、财务处、设备和材料管理处、后勤保障处、监察处、成本核算和绩效管理处等职能部门的管理。除此之外，还接受卫生部临床检验中心、上海市临床检验中心、上海市卫生监督部门等部门相应的管理和技术指导。本科室设定了检验科管理层，并下设6个专业实验室。检验科管理层是检验科的决策和管理机构，由检验科主任、各专业组长组成。其主要职能是对检验科的质量体系进行全面管理和控制，并提供相应的资源，确保检验科按照建立的质量体系有效运行。

第二节 人力资源和培训管理

一、人员

本科根据检验工作的需要配备了各类专业人员和管理人员，并对他们进行继续教育和培训，不断提高其质量意识、技术水平和业务能力，保证检验工作的质量。

二、职责

1．科主任负责人力资源的配置，人员培训计划的批准。

2．各部门按实际情况提出培训需求。

3．教学主管负责人员上岗前的实际操作培训和考核。

4．教学组负责编制全科人员培训计划，并组织实施。

5．教育组负责建立和保存《个人技术档案》

三、人员任用资质评定

根据上海市第十人民医院人事处《人员聘用制度》的要求确定实验室和实验室相关工作人员的教育和技术背景。根据检验科《人员管理程序》来评价员工的学位、学历和工作经历。

（一）科主任根据工作职责和工作量配备足够的具备相应资质的人员。

（二）科主任由医院任命。技术负责人、质量负责人、内审员和质量监督员由科主任任命。各专业组负责人由科主任任命；本科其他人员由科主任按医院和本科有关规定进行录用。

（三）检验科负责人应是医院的在职医务人员，无需亲自履行全部职能，但对下列事务负责：

1．建立为检验科服务对象提供医学咨询和解释服务的团队。

2．与相应的法定管理部门、相关的管理人员、卫生保健团体、服务用户积极联系，有效开展工作。

3．制定并确保实施质量方针、目标，负责监控实验室现有的服务表现和设计质量改进的标准。

4．参加医院的各种质量改进工作，促进质量体系的良好运行。

5．制订全面的实验室管理制度，规范检验科的所有工作，保证检验结果的准确可靠。

6．有效配置和开发人力资源，确保实验室有足够数量和质量的职工来满足工作的需求。

7．有计划并以满足要求为目标进行设备、设施、资金、技术和方法等资源的配置。

8．遵循法规，在医院领导授予的职能范围内负责检验科财务管理的预算和控制。

9．积极参与为临床人员和/或实验室职工提供培训的继续教育计划。

10．研究学科动态，负责制订科室的远景规划以适应医院的发展要求。

11．选择委托实验室并制定措施对其服务质量进行监控。

12．严格按照《实验室生物安全通用要求》国家标准建立实验室环境，确保实验室的安全。

13．处理来自实验室服务对象的投诉、要求或意见。

14．制定管理措施，保证检验科全体职工始终保持良好的医德医风及团队精神。

四、岗位任职资格条件

（一）科主任必须具备研究生以上文化水平或副高级以上专业技术职务，从事检验工作5年以上，具有对检验结果的准确性和可靠性进行评价的能力，熟知相关的法律、法规、规范和标准，有高度的事业心、责任感，有较强的组织和管理能力。

（二）技术负责人及各专业组组长应具备大学以上文化水平或中级以上职称、从事检验工作5年以上；具有高度的事业心、责任感和科学态度；熟悉检验工作管理程序，以及与检验相关的法律法规、规范和标准，精通检验业务；有处理和裁决重大技术、质量问题的能力；有领导、组织、协调各部门、人员密切配合，保证检验工作正常进行的能力。

（三）质量负责人应具有大学以上文化水平或中级以上职称，从事检验工作5年以上，具有强烈的事业心、责任感和高度的质量意识，熟悉检验业务和质量管理，熟悉CNAS的认可准则和计量认证评审准则及相关技术文件要求，具有组织本科质量管理体系有效运行和持续改进的管理能力。

（四）检验人员须具备中专以上文化水平，掌握检验专业基础和理论知识，熟悉相关的标准规范，具有一定的实际操作技能，能正确处理和判断检验结果，并经考核持有相应资格证书。

（五）质量管理体系内审员须具备大专以上文化水平，熟悉实验室认可和计量认证标准及相关的法律、法规，掌握本科质量管理体系的运行过程，经专业培训和考核，取得质量管理体系内审员资格证书。

（六）质量监督员应具有大专以上学历，从事检验工作三年以上，对质量管理体系及检验各过程的工作比较熟悉，能全面了解监督范围的工作内容、方法及技术，具备正确检查检验结果的准确性和可靠性的能力。

（七）报告解释人员：必须具备大学以上文化水平或中级以上专业技术职务，从事检验工作5年以上，具有对检验结果的准确性和可靠性进行评价的能力，熟知相关的法律、法规、规范和标准，有高度的事业心、责任感，有较强的组织和协调能力，熟知相应的理论以及实践背景。

（八）报告授权签字人：必须具备大学以上文化水平或中级以上专业技术职务，从事检验工作5年以上，熟悉检验管理的流程，具有对检验结果的准确性和可靠性进行判断的能力。

五、《个人技术档案》

（一）学历、职称、职务、入科时间、年度培训记录、年度学分证明、年度学习交流和汇报的相关材料或复印件。

（二）年度考核成绩、年度科研成果、年度发表论文、年度奖惩记录。

（三）以前工作履历、科室岗位轮转记录、岗位职责、年度意外事件或事故报告、健康情况。

六、培训与继续教育

员工能力考核与评估根据员工的学历、职称、工作经历和工作表现分阶段、分层次进行。继续教育通过下列方法完成：

（一）院外培训：全日制院校、夜大、函授、进修、短期学习班、学术研讨会等。

（二）院内培训：讲座、录像、网上培训等。

（三）科内培训：讲座、演习等。

（四）组内培训：文本学习、具体操作、专家讲座、工程师培训等。

七、人员的考核

（一）各组组长于前一年底根据各组员岗位职责的要求制订下一年度的《年度组员业务能力考核与评估计划表》呈交科主任核签。

（二）新职工定岗后的第一年由各组组长根据新职工岗位职责的要求制订半年一次的《新职工业务能力考核与评估计划表》呈交科主任核签。

（三）各组组长负责《年度组员业务能力考核与评估计划表》及《新职工业

务能力考核与评估计划表》的具体实施、记录与保存。

（四）各组组长于年底将各组员的业务能力考核与评估实施情况汇总成各组员的《年度组员业务能力考核与评估总结表》呈交科主任核签。

（五）继续教育主管负责监督各组室组员业务能力考核与评估计划的实施与记录。

（六）文本主管负责监督各组室组员业务能力考核与评估计划实施记录的保存。

八、进修、实习、外聘人员管理

继续教育主管根据院教学办及检验医学科的要求选拔进修、实习、外聘人员，并制订相关规范准则，由科主任审批。实验室负责人负责制定合理的《进修、实习人员培训计划》并落实、监督。

九、值班、考勤、奖罚制度

明确岗位职责，保证检验工作的有序进行，我科设立相关的值班、考勤制度，为提高医疗质量和科室管理水平，按照奖优罚劣、奖勤罚懒的原则，做到有章可循、奖罚严明。

第三节　项目管理

一、项目检验前质量管理

检验前的样品质量直接影响到检测结果的质量。因此，必须对检验前程序进行规范和控制，以便为临床检测提供合格、有效的样品。要保证采样环节具有客观性和代表性，本科制订了《样本采集手册》，对检验前工作进行控制，确保后续检测结果的有效性。

（一）定义

检验前程序是指临床医师开出检验申请单到分析测定前的全部过程，检验的申请、样品的采集、样品的标识、样品的运输、样品接收、拒收和样品保存管理等。

（二）职责

1．科主任负责标本管理的审批。

2．质量管理组负责标本管理的指导和监督。

3．检验人员负责各自检测标本的管理和本部门的标本采集手册的编制。

4．医院护送中心人员负责样品的运输。

5．标本收集室负责检验样品的接收。

（三）检验申请单

1．检验项目申请单的内容可以包括如下内容：患者的唯一标识、姓名、性别、出生日期、就诊号；原始样本的类型；检测项目；患者所确诊的疾病或主要拟诊疾病；检测申请的日期、时间；原始样本采集的日期和时间；检验结果送达地点；原始样本接受日期和时间；检验申请者的姓名。

2．检测申请单在投入使用前，应征求临床医护部门及其他使用者的意见，并依据其意见进行适当的修改；检测申请单的任何变动，应通知临床医护部门及其他使用者；检测申请单的确定及修改，须经医疗主管及科主任批准。

3．实验室有特殊需要时，应告知检测申请单使用者，以便其在申请单上注明。

4．口头医嘱的处理：

（1）在病人病情危急等特殊情况下可接受医生的口头申请并处理、检测标本，但必须当天将新增检验项目的唯一标识送至实验室，并将唯一标识贴在原始样本上。接收口头医嘱的工作人员必须重复口头申请，经申请者确认后，方可执行。

（2）对检验申请者口头申请样品检验，必须在样品有效期内申请，超过有效保存期可能会影响检验结果的准确性。

（3）在检验结果发布前，申请者必须递交正式检验申请。

（四）样品采集

1．检验科提供样本采集手册，内容可包括：

（1）以下资料的备份或参考资料：实验室提供的检验项目目录；知情同意书（适用时）；原始样品采集之前，向患者提供有关自我准备的信息和指导；对实验室服务的用户提供相关医学指征的信息，以帮助其合理选择现有的程序。

（2）下述程序：患者准备；原始样品的确认；原始样品的采集（如静脉穿刺液，血、尿等），注明原始样品采集所用的容器以及必要的添加剂。

（3）下述说明：申请表或电子申请表的填写；原始样品采集的类型和量；特殊采集时间（如需要）；从样品采集到实验室收样品期间的任何特殊处理（如运输要求、冷藏、保温、立即送检等）；原始样品的标记；临床资料（如用药史）；提供原始样品患者阳性症状的详细说明；原始样品采集人员的身份识别；对样品采集过程中使用的材料进行安全处置；已检样品的储存；申请附加检验项目的时间限制；附加的检验项目；因分析失败而重新进行检验或对同一原始样品进一步检验。

2．样本采集手册的发布：质量管理组对标本采集手册的内容进行审查，经科主任批准后，由医院信息科负责将标本采集手册添加入医院 HIS系统，以便标本采集部门和各临床科室随时参阅；主任每年对标本采集手册进行审查，如发现不合格内容可要求相关负责人修改，经科主任审核批准后，由医院信息科负责将修订后的标本采集手册添加入医院HIS系统。

（五）样本的采集和标识

1．采样人员必须经过培训合格后，方可进行采样。对于患者自行收取样本，须接受专业人员的指导。采样人员根据申请的检验项目要求，确认采样计划和进行适当的准备工作，选择适当的采样容器、部位以及采样量进行采样。

2．采样人员在采样前或采样完毕时，必须及时对采集的样品进行标识。样品标识必须与申请检验单符合。门诊病人至少包括单据号、检验项目、姓名、性别、就诊号、科别、标本种类。住院病人至少包括单据号、检验项目、姓名、性别、病房、床位号、标本种类。如实验室工作人员发现标本标签上的病人信息可能有错误，如抽血时间错误等，应立即联系临床共同制订解决办法，建议临床首选重新留取标本，但如由于某些原因无法重新留取标本（如CSF标本很难留取），应在备注栏内注明，供临床医生判读结果。

3．检验科拒绝接受或处理缺乏正确标识的原始样品。当采样人员在采样过程中偏离了采样程序的要求时，采样人员应及时以恰当的方式通知检测人员。否则，因其所产生的后果由采样人员负责。

（六）样品的保存

1．在作业指导书中，规定检测前样品保存的条件和时间。样品必须在采样结束后，在规定的时间和温度范围内，并使用制定的保存剂，安全运送到检验科。

2．对不能及时检验的样品应妥善保存或进行适当的处理后妥善保存（如：标本封膜后统一保存至冰箱或冷库,时限参见各专业实验室标准操作规程。）。已经检验的样品应在保证其性状稳定的条件下，将样品以适当的方式保留规定的时间，以便能在出具结果报告后可以复查，或作额外的检验。

（七）样本的运输

1．标本应放在带有盖扣的、内有固定架的标本运输箱中运输，盒外贴上生物危害的标识，标本和检验申请单分开放置为妥。

2．环境温度如超过35℃或长途运送标本，运输箱中必需放置冰袋。

3．若标本运输箱被标本污染，应立即用消毒液消毒，用2000mg/L有效氯消毒液（文华消毒片4片+1L水）倾入标本运输箱内，浸泡30-60分钟，再用流水冲洗。

4．护送中心人工送检也要执行上述标准。应对护送人员定期培训。

（八）样本的接收

1．运送带或护送人员送达的标本，由我科接收室工作人员负责标本接收，不接受无信息、不符合标本采集要求的标本。

2．样本接收室工作人员对符合要求的标本用扫描仪扫描标本收集容器外的单据号确定接收时间，并确认，表示样本已接收，同时记录包括收到样品的日期、时间、样品的类型和状态描述，送标本人以及接收人。

3．对合格样品应及时处理，包括样品的编号、离心和分发等。取自原始样品的部分样本如血清、血浆等，应可以追溯到最初的原始样品。

（九）样本的拒收

1．除检验申请者有特殊要求外，不符合样本接收条件的，应对标本进行拒收。

2．建立不合格样品的拒收程序，记录不合格的原因、处理措施及责任人姓名。如果接收了不合格原始样品，应在检验报告中说明问题的性质，如果必要，在解释结果时也应说明。记录内容可包括：患者唯一标识、标本类型、检验项目、拒收原因、处理方式、识别者签名及时间。

3．标本接收者应立即通知标本采集部门或个人，共同商榷标本的处置。如遇门、急诊病人结果报告"结块"或"量少"，需将报告直接发放至客服中心，方便其及早通知病人，并通知组长，以便采取相应处理措施。

（十）急诊检验样品的接收、标记、处理和报告同样适用上述流程。但需注明"急诊"，走绿色通道。

（十一）实验室应定期评审检验所需的样品量，保证样品量适合所进行的检验，并及时修订与采样量有关的文件。

（十二）检验人员根据申请的检验项目和样品量，可决定所采用的检验方法，在检验之前应向申请者说明，并得到申请者同意。

二、项目检验质量管理

检验程序包括从样品制备、检验方法的选择和确认、作业指导书的编写、生物参考区间的评审到审核签发报告前的全部过程。检验科的全部检验活动必须建立文件化的检验程序，并能满足检验科服务对象的需求，且切实可行。

（一）职责

1．技术负责人负责检测方法的批准，保证所有与检测工作有关的检验作业指导书、标准、手册和参考资料现行有效。

2．专业组负责检测方法的选用，并根据检测工作的需要编制检验作业指导书和检验细则。

（二）制度

1．本科对检测工作的各直接过程，包括检测过程、检验原始样品选择、提取和处置过程、环境控制过程、设备操作维护方法等，视其需要由各职能部门制订相应的程序文件或作业指导书，该程序应符合实验室服务用户的要求。提倡使用在已出版的公认的、权威的教科书中、经同行评议的书刊或杂志中，或国际、国家或地区的法规中所明确的程序。如果使用的是内部的规程，则应确认其符合相应的用途并形成文件。

2．实验室只用经确认的程序来验证所使用的检验程序适合预期用途。实验室技术负责人组织对检验程序使用前进行评审，并在每年的管理评审前对所用检验程序进行评审，评审的结果应归档记录。

3．对检测人员所需的程序文件、检验指导书、标准、手册和参考资料的有效性进行检查和控制，保证其现行有效，并分发给相关工作人员；操作规程、检测细则等作业指导书应用实验室工作人员易于理解的语言编写并方便使用。

4．如果制造商提供的使用说明书符合1、2二项要求，其描述可作为实验室操作的程序，所使用的语言应被实验室工作人员理解，则检验程序应部分或全部以此说明书为基础来制定。

5．在试剂或程序发生重大变化时，均应进行性能和适用性检查。

6．技术负责人负责组织科室对生物参考区间的评审，如发现某一特定参考区间对参考人群不再适用，则需调查研究，如必要应采取纠正措施。在实验室更改检验程序或检验前程序时，如需要，也应对生物参考区间进行重新评审。

（三）样品制备

各职能部门制定相应的程序文件或作业指导书，以便为检验提供合格的样品，确保检验结果有效、可靠。

（四）检验方法的选择

1．检验科应采用满足检验科服务对象需要并适宜进行的检测方法。当检验科服务对象所指定的检测方法不合适或已过期时，应通知检验科服务对象并说明理由。

2．当检验科服务对象无指定采用的方法时，检验科应首先使用在已出版的公认或权威教科书中、经同行评议的书刊或杂志中，或国际、国家或地区的法规中所明确的程序。如果应用的是内部的规程，则应确认其符合相应的用途并形成文件。

3．检验科所采用的检验方法应保持最新有效版本，并现行受控。

（五）检验方法（程序）的验证和确认

1、检验科应建立检验方法的验证程序，以核实使用的检验程序是否可在本检验科运行、是否适合于预期目的。验证过程只能用经确认的程序，验证方法应为同行所公认。验证范围应满足特定的或某领域的应用需要。

2．对检验过程中所用方法性能的确认可采取下列技术之一，或是其组合：

（1）使用参考标准或标准物质进行校准。

（2）与其他方法所得的结果进行比较。

（3）实验室之间的比对。

（4）对影响结果的因素作系统评审。

（5）根据对方法的理论原理和实践经验的科学理解，对所得结果的不确定度进行的评定。

3．检验程序不等同于检验方法，是系统控制过程。应对所选用的方法和程序（过程）进行系统评审，在用于医学检验之前应证实其结果符合要求。技术主管或指定的人员在对程序进行评审，以后每年一次。评审结果应记录归档。

（六）检验科开展的检验项目以及与检验质量相关的仪器设备均应建立相应的作业指导书，作业指导书视具体情况一般应包括一下内容：

1．文件控制标识。

2．检验项目和方法。

3．检验原理。

4．标本类型、标本量、抗凝剂种类、处理方法、标本的稳定性。

5．试剂和仪器：包括供应商、贮存条件及稳定期、准备、性能参数（线性、精密度、测量不确定度、检出限、测定区间、灵敏度和特异性）。

6．校准：包括校准物来源、贮存条件及稳定期、准备、校准计划、校准程序。

7．程序步骤

8．质量控制：包括质控物来源、贮存条件及稳定期、准备、室内质量控制和外部质量评价程序。

9．生物参考区间。

10．检验结果的可报告范围。

11．危急值。

12．注意事项（含干扰和交叉反应、变异的潜在来源、生物安全防护等）。

13．临床意义。

（七）检验科可以采用试剂生产商提供的生物参考区间，但应定期对生物参考区间进行评审，如不合适，则应重新制定。

（八）检验科应将现行的检验程序，包括对原始样品的要求和相关的操作性能参数与要求列成清单（如检验项目、原始样品及相关要求、测量范围、检出限、不确定度、特殊要求等），供检验科服务对象取用。

（九）如果检验科拟更改检验程序并可能引起结果及其解释的明显差异，则应在更改之前以书面方式向检验科服务对象作解释。

三、检验结果的质量保证

检验科的检测结果与临床的诊断、治疗、疗效判断和预后密不可分，保证检验工作的质量是每个检验工作人员的职责和义务。本科建立了完善的质量体系保证措施，确保检验结果的质量。

（一）定义

1．质量保证

质量保证是质量管理的一部分，是通过计划和有系统的活动而达到提供信任的目的。在检验医学中，对检验全过程的质量保证包括应从临床医生申请检验，到病人准备、标本采集、标本运送、标本处理、标本分析、结果处理、签发报告等。

2．质量控制

质量控制是指为达到质量要求所采取的作业技术和活动。质量控制是检验医学质量保证的重要组成部分，可以分为内部质量控制和外部质量控制。

3．测量不确定度

与测量结果相关联的一个参数，用于表征合理的赋予被测量之值的分散性。在检验医学中，测量不确定度仍待讨论。

4．量值溯源

是指测量结果或测量标准的值，能够通过一条具有规定不确定度的连续比较链，与测量基准联系起来，从而使测量结果的准确性和一致性得到技术保证。

5．方法学比较

检验科准备用一个新的检测系统或测定方法，或新的试剂盒、新的仪器进行病人标本测定前，应与原有的检测系统或公认的参考方法一起检测一批病人标本，以评价新的检测系统或方法引入后的偏倚，从而决定其能否应于临床。

6．实验室间比对

按照预先规定的条件，由两个或多个实验室对相同或类似的被测物品进行检测的组织、实施和评价。

（二）职责

1．科主任或其授权的人员对科内检验质量进行指导和监督。

2．科主任及其指定人员负责对科内质控报告进行审核。

3．质量管理组及各组工作人员负责质量保证的具体工作。

4．各专业实验室组长负责员工的培训和考核

（三）质量保证措施

1．指导并监督临床医生正确开具检验申请单，对不合格申请单进行控制和记录。

2．指导临床医护人员和患者正确采集、留取、运输标本，并向其提供相关咨询，对不合格标本进行控制和记录。

3．建立室内质量控制程序，以保证检验结果达到预期的质量标准。

凡是能够获得有证质控品项目，均应开展室内质控，每次试验随样品一起操作，保持相应的记录，并对记录数据进行系统的趋势分析，以提前发现潜在的不符合项。

无法获得有证质控品的项目，采取自制的质控品、留样复查或其他方法进行室内质控，并将质控的操作规程形成文件。

4．建立测量不确定度评定程序，尽可能确定检验结果的不确定度。分析不确定度的来源时应包括：采样、样品制备、样品部分的选择、校准品、参考物质、加入量、所用的设备、环境条件、样品的状态及操作人员的变更等。

5．建立检验结果量值溯源管理程序，使测量结果能够通过一条具有规定不确定度的连续比较链，与测量基准联系起来，从而使测量结果的准确性得到技术保证。如果上述方法无法实现或不相关，还可采用以下方法（但不限于）以提供结果的可信度：

（1）对测量系统定期进行校准；

（2）参加适当的实验室间比对计划；

（3）使用有证书说明其材料特性的适当参考物质；

（4）使用已明确建立的、经规定的、性能已确定的、被各方承认的协议标准或方法；

（5）应用供应商或生产厂商提供的试剂、程序或检测系统溯源性声明文件。

6．积极有计划的参加卫生部临床检验中心或上海市临床检验中心组织的室间质量评价活动，并对质评结果进行监控，达不到控制标准时及时实施纠正措施；对于非评价项目，通过室间比对试验，或与其他实验室交换样品，确保检验结果的可信度。

7．实验室内部应用不同的程序或设备，或在不同地点进行，或以上各项均不同时，建立相应的比对计划和程序，确保检验结果的可比性。

8．对所有质控结果和比对活动进行记录，质控结果失控，或比对结果临床不接受时，迅速采取措施予以纠正并记录。所有记录均应归档保存。

（四）实验室测试过程的质量保证

1．分析方法应于检测标本前要对分析方法学进行性能评估。

2．所有开展的测试项目必须有标准操作规程。

3．所有员工必须经过充分的岗前培训、定期业务培训及能力评估，经考核合格后方可上岗。

4．实验室所有检测项目必须按要求做室内质量控制，确定室内质控结果在控方可进行患者标本的检测和报告，若室内质控结果失控，及时调查原因，问题解决后重新开始样本检测。

5．每月由负责人对室内质控记录进行审核。

6．对使用不同方法或仪器，或在不同地点进行的相同的检测项目，每年至少做两次比对实验。

7．每年参加CAP、卫生部临床检验中心、上海市临床检验中心组织的多次室间质量评估活动。对不合格的室间质评结果及时查找原因并采取有效的整改措施。

8．对未参加室间质量评估活动的检测项目，定期验证该检测项目的准确性。

9．实验室主任或其指定人员定期对参加的室间质量评估结果进行审核、监督。

10．实验室相关规定应遵守国家或地方的法律法规。包括但不限于以下几方面：放射性物质的处置；感染性物质的运输及废弃物的处理；人员资质；标本与记录的保存；标本的接收；染性病原体或其他需申报的测试项目的传报。

（五）内部评审

1. 工作人员将发现持续质量改进的相关问题上报各组长，组长未能解决的问题提交质量管理组进行讨论。

2. 咨询组负责收集并汇总来自外部的持续质量改进相关问题，对未能解决的问题提交质量管理组进行讨论。

3. 内审组组长负责整理内审时发现的不符合项并提交质量管理组进行讨论。

（六）质量改进

1. 质量管理组对来自实验室内、外的相关持续质量改进问题进行分析，讨论解决方案，并由各专业组负责人提交整改报告。

2. 对质量管理组未能解决的问题由监督组进行追踪调查，并对调查结果形成报告提交下次的质量管理组讨论，以达到持续改进的目的。

3. 保留持续改进相关问题的记录和整改报告。

四、检验后质量管理

检验后程序是质量保证体系的重要组成部分，主要包括检验结果的评审、报告发布、样品的保存以及检验后废弃物的处理等过程。实验室必须对检验结果的评审和发布进行质量控制，以保证检验结果的有效性和可靠性。同时，对检验后标本和废弃物进行妥善的保存和处理，以保证环境的安全性。

（一）职责

1. 检验结果的评价和解释由各专业组组长负责，报告的签发由具有国家卫生资格认定的检验人员签发。

2. 检验样品的处理由后勤人员按废弃物处理持续进行处理。

（二）制度

1. 检验程序完成后，被授权人必须对检验结果与患者的年龄、性别、临床诊断等有关临床信息进行系统性评价，对一个样本不同特性结果的相关性进行分析以及利用累积趋势图进行分析，一致后发布报告。

2. 实验室应在能够保持样品性状稳定的前提下，在作业指导书中对检验后原始样品的储存地点、条件和时间进行规定，以保证样品的安全性，也便于在出具报告后可以复查，或用于附加检验。如果保存取自原始样品的部分样本如血清或血浆，应可以追溯到最初的原始样品。

3．不再用于检验的样品，应制定程序妥善处置，以确保环境生物安全。

五、检验报告质量管理

检验报告是检验工作的最终"产品"，是实验室服务对象最需要的服务。检验科出具的检验报告必须符合检验方法中规定的要求，必须对报告进行有效控制，保证报告的数据准确，结果的表述清晰明确，并客观公正地出具每一份检验报告。

（一）检验科管理层应负责规范检验结果报告的格式。

（二）检验报告的传达方式由医务处和检验科共同讨论决定，并在规定的检验周期内送达相关人员。

（三）检验结果应清晰易懂，文字表达正确，并且应报告给经授权的可以接收并使用医学信息的人员。报告中包括的内容详见程序文件。

（四）检验报告单上对检验操作及检验结果的描述应尽可能的使用专业术语。

（五）如果所收到的原始样品不适用于检验，或可能影响检验结果时，应在报告中予以说明。

（六）所有报告均以电子形式或结果登记形式存档保存，至少保存3年。

（七）危急检验结果

检验科应与临床医护部门商讨后，确定重要指标的"危急值"范围。这一点适用于所有的检验，包括定名性和定序性检验。定名性检验指以确定名称为目的的一类检验，如肌钙蛋白定性检验阴性、阳性等。定序性检验指以确定次序为目的的一类检验，如大小、高低、多少等。

当关键指标的检验结果处于确定的"警告"或"危急"区间内时，需要及时通知有关医生（或负责患者医护的其他临床工作人员）。

需要记录检验结果出现危急值时实验室所采取的措施。记录中应包括日期、时间、通知的人员以及检验结果等。

（八）如果检验结果以临时报告的形式传递，随后还应向检验申请者送交一份最终报告。

（九）质量管理组在咨询检验申请者后，与医务处协商共同确定每个项目的检验周期。检验周期应该满足临床需求。当不能按检验周期规定的时间报告检验结果时，应制定相应的程序通知申请者。检验科管理人员应对检验周期及临床医生对该周期的反馈意见进行监控、记录并审查。必要时应对所发现的问题采取相应的纠正措施。

并非所有的检验延迟都需要通知临床医生，只是在检验延迟可能影响患者诊治的情况下才需要。这一程序应通过临床医生与实验室工作人员之间的合作来建立。一般情况下，主要是绿色通道和紧急标本。

（十）实验室检验报告由检验者录入编辑，审核者审核后发布。

当有需要用电话、电传、图文传真和其他电子设备传送报告时，按程序确认对方身份后发布报告。口头报告检验结果后应随后提供适当的正式报告。

（十一）实验室应制定更改报告的程序

更改报告须由原签发报告者进行。报告更改时，均应在记录上显示改动日期和时间并签名，更改后原内容应清晰可辨。其他检验人员更改报告须经原签发报告者核查和批准。

应保存原始电子记录并利用适当的编辑程序将改动添加入记录，以清晰地表明对报告所作的改动，原内容也应清晰可辨。

（十二）对已用于临床决策的检验结果及对其修改均应保留在后续的总结报告中，并清楚地表明其已被修改。

（十三）复检的结果必须有相应的"复"字标示，且在LIS系统中可查原始和复检的记录。

（十四）报告的核发：所有经考核合格的检验人员都有权核对和发出本岗位的检验报告。一般检验报告必须经各组组长或授权人审核、盖章才能发出。特殊报告（如急诊报告，节假日报告），可由当班人直接发出。

（十五）报告的补发：若因某种原因，病员或医生要求补发报告，组室可允许补发。所补发的报告除必须与原始报告数据相同之外，还必须注明"补发"字样。补发报告与原始报告有相等的法律效应。对补打印的自取报告，在报告单上显示".."以示区别。

（十六）传染病报告：如检测出所有与国家法律规定的甲类、乙类、丙类传染病相关的病原菌、寄生虫等必须按传染病报告制度上报相关单位，由该项目相关组室的检测人员负责上报，各相关组室的组长负责上报的督促和检查。

第四节 环境、设施和设备的管理

一、环境条件的管理

本室根据仪器设备使用要求、检验方法要求和标本要求，建立环境控制目标。如存在特殊设施和环境要求可根据各班组实际要求另行制定。

（一）一般要求：

冷藏温度	2~8℃
冷冻温度	<-15℃
深低温冰箱	<-60℃
水浴温度	35~38℃
环境温度	15~30℃
环境湿度	30~85%
纯水机电阻率	>1MΩ.cm
微生物CO_2培养箱温度	35±1℃
CO_2浓度	5~10%
水质定期监测电阻率	>1MΩ.cm
微生物	<1000/ml

（二）检验过程中使用的消耗性材料和试剂的贮存对环境条件有要求时，应有措施保证予以满足。若发现贮存环境失控，可能对试剂质量造成影响的，需对试剂做前后5个标本比对、质控。若比对、质控不通过需向检验科主任申请报废。

（三）标本的收发、制备、检验和贮存环境应符合标准规定或样品特定的要求。

（四）实验室供电系统应与仪器设备使用电量相匹配，并具有良好接地线，以保证用电安全。

（五）其他健康环保方面的法律法规要求，参见《安全手册》、《实验室废物物品管理程序》。

实验室设备是检验工作的根本需要，检验科应具备相应的设备，同时制定正确使用和维护程序，保证仪器设备处于良好的工作状态。实验室设备包括仪器设备以及仪器设备使用的参考物质、消耗品、试剂和分析系统等。

二、设施设备的管理

（一）新购进的仪器设备根据仪器设备相应标准对仪器设备进行鉴定，鉴定后，方可使用。

（二）仪器设备要放置在安全、有序、干净的地方。所有的仪器电源都应正确地连接在带有接地线的插座上，不准超负荷连接。

（三）仪器设备只能由经过训练的人操作。班组提供标准操作程序用于参考，且易于取得。标准操作程序包括操作、校准、维护的使用指导。

（四）每一项仪器设备有唯一的标识物来识别并且应有明显的标识表示仪器的状态：设备的标识分为唯一性标识和状态标识。每件设备均应有唯一性标识。只要可行，实验室控制的需校准或验证的设备，要贴状态标识以标明仪器设备已经通过校准或验证状态，性能处于正常，并标明有效期或再次校准、再次验证的日期。

（五）仪器设备每次维修后应有维修报告并存档保存，一般性维修后经校准或质控合格后即可使用，非一般性修复的仪器设备都必须经过校准、检定或比对试验，证明仪器性能满足要求后方能投入使用。

（六）每台仪器应建立日常维护和保养措施，严格按要求对仪器设备进行维护、保养，并对仪器设备的状态、使用情况进行登记。

（七）所有的仪器设备必需建立具体的档案和记录，内容包括：仪器一般档案、仪器质控记录、仪器定标记录、仪器设备使用记录、仪器和试剂厂商的提供操作说明书等；记录包括：设备标识、生产厂商名称、型号、系列号或其他唯一标识、设备生产厂商的联系人和电话、到货日期和投入运行日期、当前的位置（适用时）、接收时的状态（例如新品、使用过、修复过）、生产厂商的说明书或存放处、证实设备可以使用的设备性能记录、已执行及计划进行的维护、设备的损坏、故障、改动或修理、预计更换日期（可能时）、记录校准的修正因子，及时更新备份因子、日常使用保养记录等；应保存这些记录，并保证在设备的使用期内或在法律法规要求的任何时间内随时可得。

（八）所有的仪器设备必须定期进行校准，校准不能通过的仪器设备应停止使用，并在仪器贴上停止使用标识。

（九）如果设备脱离实验室直接控制，该设备在重新使用之前，应对其检查，并确保其正常工作状态。

（十）有两路供电系统，一路供电系统发生故障，约10分钟后自动切换到另外一路供电系统，而不影响正在运行的仪器设备。若两路供电系统切换发生故障，导致停电，致使仪器自动关机，仪器的操作人员应关闭仪器总开关，待来电后再重新启动仪器。

第五节　质量要求

一、质量方针：质量为先、服务为本、诚信敬业、管理规范

质量为先：是我科"质量建科"、"一切为了病人"、"一切为了临床"宗旨的具体体现。通过多层次，全方位的质量管理，充分发挥人力、物力、时间的最大效能，为病人提供及时、准确的检验报告。

服务为本：是本科医疗服务的宗旨。坚持一切以临床科室及病人为中心，将提高临床科室及病人满意度、确保他们的要求得到确定并且尽力予以满足，作为本科一切工作的出发点和最终目标。

诚信敬业：是医疗服务工作中的具体要求。是要求全科人员爱专业、爱本职，树立良好的职业道德，把诚信敬业贯穿于医疗服务的全过程。

管理规范：是建科之本。从传统的经验管理转变为现代化的科学管理，并关注持续改进的策略最终使本科的管理逐渐走向科学化、规范化和合理化，推动全科人员去追求最完美的服务质量。

二、质量目标

以ISO15189标准为准则，不断完善质量体系；确保检测结果的公正性、科学性，及时、准确地为服务对象提供检测结果。

（一）中期目标

1. 参加国际、国内室间质评，其总成绩"优秀"率大于90%。

2. 对于服务对象的平均满意率为90%以上。

（二）长期目标

巩固我们ISO15189认可实验室的地位，确保检验结果的科学性，公正性和权威性，及时出具合格的检验报告，培养优秀的检验人才，提供优质服务。确保检验科所有工作人员能持续维持良好的工作品质，及时更新专业知识，适应新的挑战。

第六节　信息管理

一、目的

规范和保护检验科所有信息的管理，确保计算机硬件、软件、计算机内部数据和文件的安全。

二、适用范围

检验科所有计算机。

三、职责

（一）医院信息科及设备科负责计算机软硬件的安装、维护、管理及网络安全。

（二）实验室信息系统（LIS）开发者负责其软件各项功能的开发和完善，以符合实验室的需要。在程序菜单中内设帮助菜单，指导检验科工作人员使用。

（三）检验科主任负责分配员工使用LIS的权限。

（四）LIS系统负责人协助信息科和设备科负责检验科所有计算机的日常保养和维护，收集计算机软硬件在使用过程中遇到的问题，及时提出建议反映给信息科、设备科及LIS开发者进行处理。

（五）所有操作人员负责检测数据的采集、处理、记录，将使用过程中存在的问题反映给组长。

四、工作程序

（一）环境条件

1. 实验室有充足的空间分配，符合厂商对计算机的安置规定（如通风、静电、温度、湿度），并符合消防要求，各类仪器放置合理有序，适合工作的需要，避免各种干扰，内勤人员做好环境的清洁工作、操作人员做好工作环境内的每日监测相对湿度和温度，并记录，以保证环境和操作条件保持数据和信息的完整性。

2. 医院的管路构建适合通行区内的电线和计算机缆线架设可靠和安全，设备科负责硬件设施的维护，信息科负责软件设施的维护。

3. 我科有两路供电系统，一路供电系统发生故障，约10分钟后自动切换到另外一路供电系统，而不影响正在运行的仪器设备。若两路供电系统切换发生故障，导致停电，致使仪器自动关机，仪器的操作人员应关闭仪器总开关，待来电后再重新启动仪器。对部分重要仪器和计算机配备有UPS不间断电源，可保证在断电15分钟内持续供电。

（二）程序文件

1. 本实验室授权LIS系统负责人对计算机系统和数据管理控制程序和实验室信息管理系统操作程定期评审。

2. LIS系统负责人根据LIS的运作状况，员工的反馈，临床的反馈以及信息专业人员的建议，对LIS系统的运作情况作年度评估报告，交与主任审批，科主任再听取各方意见，结合临床的反馈对LIS评估报告进行仔细审查，并提出整改意见，修改完善后的程序文件，由负责人或授权人员批准后执行，使之现行有效。

3. LIS系统负责人负责制定、修改、升级本科室的《实验室信息管理系统操作程序》，并发布各班组，以简明易懂的描述方便于所有授权的计算机用户的实际操作和使用；LIS系统开发者在程序菜单中内设帮助菜单，有详尽的使用说明，包括计算机程序的用途、运行方式、与HIS系统和仪器操作系统的连接，并通过系统管理员权限可做相关故障排除、系统或程序修改。所有授权的计算机用户在各自权限内，在每台计算机内方便获得详尽说明。

4. 应急控制程序

（1）故障报修：LIS系统终端设备发生异常或故障时，应停止操作，并及时请信息科专业人员（53482分机）对软件系统进行处理、请设备科业人员（53482分机）对硬件系统进行处理（休息日值班和夜班人员可让总机（51077）呼叫相关的维修值班者），待修理结束检查系统运行状况并将结果记录在维修人员出具维修报告上，签字后提交LIS系统负责人保管。若故障不能及时排除，可用备用报告单发报告，待计算机修复后再将数据录入LIS系统。

（2）数据保护

1）本科室LIS系统独享医院专用服务器，备有主次二组，互为备份系统，并作实时镜像备份，理论上一台服务器出现故障即时切割另一台，使系统得以即时的继续。医院的HIS系统只有经授权使用者才能调用本科室信息数据，并全程后台记录。

2）所有操作人员都必须检查核对病员信息和仪器数据，以确保数据完整无缺，病房报告单在发出前由另一名操作者再次进行核对。

3）LIS系统负责人负责信息数据的完整性和准确性核对工作：落实仪器原始数据传至计算机、计算机传至临床各科的年度核对，做好记录。监督、检查各仪器计算公式、计算参数的设置是否及时、是否准确，并复合计算数据的准确性，做好记录。

（3）应急措施

1）经信息科确认LIS系统的故障在短时期内无法修复，需要启动紧急措施。

2）主任宣布启动紧急措施。

3）操作者用手工填写应急报告单。同时向病人解释原因并承诺以后补发正式报告。待系统恢复后再输入LIS 系统中，并打印当日所有报告。

4）住院部对急查标本可用电话报告结果，正式报告在系统恢复正常后再发出。

5）本紧急措施纳入安全演练项，由安全组负责安排循环演练，以确保措施的稳定。

5. 在发生漏电或火灾的情况下，应及时切断相应电源，保护重要仪器设备的安全，必要时使用灭火器灭火，通知科领导或医院办公室协助处理。

（三）系统安全性

1. 为保护计算机的安全性，科主任指定人员分配相应LIS使用权限，包括接触患者资料的权限、输入患者结果、更改结果或计算机程序的权限，以防止无关或非授权用户对其进行更改或破坏。

（1）分级设置权限，A.管理员权限：对计算机系统中的相关文件进行管理和更改；B.班组长权限：对本班组的检验项目进行操作和更改；C.操作者权限：有查询和常规使用的权限；D.阅读权限（咨询站、护士站打印医护人员）：有根据病人资料查询结果和打印报告的权限。任何人不得超越权限使用计算机和LIS系统。

（2）LIS系统样本接收模块对A.B.C.D 级人员开放，用于对样品标本的接收，通过激光扫描设备对样品扫描接收，记录样本的有关信息（包括病员信息、样本基本信息、检测目的信息、接收时间）；LIS系统操作系统：用于查询和输入病员信息、检测结果，审核报告，打印报告。其中：查询报告、打印报告对A.B.C.D级人员开放，而输入病员信息和检测结果、审核检测报告、修改检测结果，对A.B.C级人员所对应的操作仪器开放；LIS系统的检验相关参数设置模块：用于对各仪器、检测项目、报告形式和人员权限分配等有关参数的设置和保存，本模块只对A 级人员开放。

（3）所有操作人员进入LIS 系统必须使用本人的用户代码和密码。并妥善管理各自的密码；LIS系统自动记录操作状况（包括输入，核对，修改）；LIS系统无法查阅和修改与检验无关的病员信息；非授权人员对 LIS 系统无法修改和编写软件程序；实习人员、进修人员在LIS 系统上的操作，需由带教人员指导、核查，避免越权使用；外来人员使用计算机须经相关负责人同意。硬件、软件的调整由LIS系统负责人协调完成，保证调整前后相关参数正确更新及备份，并保留所有的记录。

（4）医疗用计算机只能用于医疗工作，禁止在计算机上玩游戏以及与医疗无关的程序。工作人员使用计算机应严格按规章进行操作，出现问题及时报告，通知计算机负责人，请专业人员维修。未经LIS系统负责人同意，不得擅自拆卸和移动计算机、不得擅自修改和设置计算机密码、不得安装或卸载任何软件、禁止使用软盘、U盘等移动设备以防止计算机病毒的传播。

（5）我院信息科设立网络管理员，承担LIS系统信息数据的日常维护、实时备份，保护检验数据和信息的收集、处理、记录、报告、贮存或恢复，确保所有计算机和信息系统中数据的完整性；同时负责医院内建的网络信息系统安全，实时更新杀毒软件；所有电脑内建网络安全策略，确保LIS与HIS系统连接、LIS系统与其他计算机管理系统的连接、LIS与各种仪器间数据连接的数据安全；设立等级权限，实时记录保存操作记录，防止意外、防止非授权用户通过LIS内网系统非法拦截、接受、获取、修改或破坏信息。

2．所有授权进入实验室LIS系统的人员应对所有计算机和信息系统中患者信息做好必要的保密工作，防止信息外泄。

（四）数据输入和检验报告

1．LIS系统负责人负责对计算机信息的输入、输出数据（包括仪器与LIS相互传输数据、手工录入数据、实验室至各终端用户的数据传输、医生、护士工作站等查询系统中的数据、新仪器接入LIS测试的比对数据）与原始数据进行比较审核，以保证数据传输的完整性，并检查、提交、修缮在数据传输、存储以及处理过程中出现的错误，做好记录。

2．LIS系统负责人负责核查在不同系统中的多个副本（例如LIS系统和医院HIS系统中的生物参考区间）间的一致性，以确保在使用过程中所有副本都相同，做好记录。

3．LIS系统负责人负责录入、维护、检查需由计算机处理的实验数据（如计算公式、换算因子、自动添加的备注和结果），确保此类数据得到及时更新，做好记录。

4．在由计算机发出报告之前，为确保数据准确性，须经授权的审核人员对输入计算机的数据进行审核，尤其是核对手工输入的数据的正确性，在发送时特别留意那些跳动闪烁的结果（LIS系统在结果出现异常波动、不合理、不可能结果时会跳动闪烁预警）。

5. LIS系统的检验报告的格式在广泛征求临床科室后由检验科设计，并经检验科管理层与医务科讨论后决定。报告单上必须包括足够的信息量，报告应清晰易懂，填写无误。

6. 项目检测者负责将实验数据录入LIS系统，由各班组的授权审核人进行复核，报告单发送至申请客户。审核者的复核内容包括：病人相关信息、检验项目是否遗漏、检测指标的动态变化、复检复查结果的审核等。

7. LIS系统对检测项目的异常值、危急值和异常波动值分别显示不同标识进行初筛，帮助核对者发现结果异常的项目。当某一测试结果存在多次复检或有修改时，所有相关的复检或修改内容都保留在LIS系统中可见，而在报告中必须显示唯一的、正确的结果，可以"复"字标示该项目已复检。

8. 报告者在适用时，需在备注栏添加可能会影响检验结果准确性的样本质量的备注（如乳糜血、溶血样品等）。

9. LIS系统内含一套审核记录程序，可对接触或修改过患者数据的所有人员进行记录，同时设立操作者使用权限，除LIS系统负责人和科主任授权的人员外，一般不得改动计算机程序和控制文件（如计算公式，预置的结果、备注等）。若需更改已发送的报告，需得到检测者和审核者的同意，并说明理由，更改需要权限和输入更改者的密码。所有的变更和修改，LIS都将记录并可通过权限进行查询。

10. LIS系统在检测结果出现异常、与既往史有较大差异、危急值时，会显示不同的标识预警，操作者通过发送可以向临床报告危急值，医师和护士站锁屏并闪烁提示，只有通过输入工号签收才能解锁，LIS同时记录检验科所报告的危急值的信息（如日期、时间、危急值结果、通知者和通知日期时间）。操作者在发送危急值的同时还需电话口头报告危急值，并做记录，参见危急值报告程序。

（五）数据检索与存储

1. LIS系统内含查询检索程序，操作者和查询者根据不同权限通过LIS内的查询、HIS的查询、查询窗口的终端计算机查询方便的获取患者信息和实验室数据。

2. 检验科经与临床各科和医务科的共同讨论决定，所有检测数据保存2年，年内所有数据通过各端口直接"在线"查询，既往数据由信息科制作的特殊软件实时、定期备份于LIS专用服务器上，非授权人员不得使用，查询既往数据需至信息科根据权限在专设终端上进行。

3. LIS专服通过实时镜像备份、定期备份的方式存储病原信息和检验数据，其数据库存储涵盖所有信息，包括病人信息、检验结果、质控结果、复检结果、参考区间、备注信息等，通过"在线"查询可以方便查获存储的所有内容。

（六）硬件与软件

1. 检验科使用的LIS终端计算机硬件设备维护由我院设备科负责、软件设备维护由我院信息科负责。LIS系统服务器的软硬件设施由信息科负责日常的维护、更新、防护杀毒，做好记录，以保障检验科LIS系统的操作顺利进行。

2. 数据的备份与恢复：由我院信息科负责完成。LIS系统备份包括：a）即时备份：我院LIS系统为实时的镜像备份，即实时从主服务器中备份至异地的备用服务器中，这两者的备份是完全相同的；b）历史数据实时备份：对时间较长的数据根据需要备份到异地数据库中，此备份由信息科视HIS系统的运行状况而决定；c）对历史数据的冷备份：即数据冷备份，备份时间由信息科视硬盘的状况决定何时备份，此备份是将硬盘上的历史数据备份到其他储存介质，继而将删除硬盘上的历史数据，每次备份都需要抽样核对（由LIS系统负责人协同信息科共同完成），只有当核对正确无误后，才能将已备份的历史数据删除。当需要数据恢复时，将备份盘上的数据恢复至主服务器，每次恢复都需要抽样核对（由LIS系统负责人协同信息科共同完成），只有当核对正确无误后，才能使用恢复的数据，做好记录。在备份和恢复过程中若检测到错误，需请LIS工程师做专业的数据处理，并报告科主任。

3. 软硬件的安装、修改、更新由LIS系统负责人与检验相关人员协商后分别提交设备科和信息科，由设备科负责硬件的安装维护维修更换，由信息科请工程师编写软件进行软件的维护升级。在安装或更新前由LIS负责人负责全面功能测试，包括数据传输，计算数据，打印报告和界面的连贯等等，经检测合格后才能由信息科负责安装在LIS系统的某个终端上，由信息科负责提供更新、升级的操作指南，LIS系统负责人对全科进行安装、升级后的使用操作培训指导，填写测试结果和安装、修改、更新记录。由LIS系统负责人填写并保管设备维修报告，以便操作人员追踪操到任何计算机所做过的工作。

4. 计算机发生故障时，操作者应立即报告总值班，由总值班转达设备科或信息科安排人员尽快检修，以尽量减少对患者和临床的影响。适应时，对急需要发出的门诊或急诊的报告，以手工方式发出临时报告，待系统恢复正常后，再发出正式报告，如可能的话要收回临时报告。

（七）系统维护

1. 硬件的保养使用规则

（1）显示器的保养与使用：当开机后长时间不用时，最好设置屏幕保护程序。由于静电的作用，显示器屏幕十分容易附着灰尘，需要经常清除。在清洁过程中不要使用硬物擦拭显示器屏幕，最好使用比较柔软的卫生纸。不要将磁源靠近显示器，以免影响其显示性能。

（2）键盘的保养：要养成正确的击键方法，对使用频率高因工作的按键要多加爱护，防止液体浸入，防止灰尘落入键盘缝隙。切勿强行使用。

（3）由设备科负责对计算机的硬件设施做季度的维护，做好记录。

2. 故障报修

LIS系统终端设备发生故障立即拨打信息科分机53482报修；节假日发生故障，拨打总机（51090）呼叫信息科值班；在故障报修记录表上记录呼叫时间和故障情况；如故障不能及时排除，可在备用终端上继续操作；待修理结束检查运行状况并记录之；维修记录最终交给LIS负责人保管。

3. 数据保护

LIS系统的所有数据（包括病员信息）均存放于信息科专业的LIS主服务器中。二组主服务器实时镜像备份，能有效确保数据的安全。主服务器备有预警系统，由信息科负责监控，一旦示警由信息科通过专业技术进行处理，信息科定期对预警系统的功能进行监控，确保正常运作。运行的LIS主服务器发生故障时，即时由备用服务器切换，各终端设备有暂时变慢的情况，但不影响信息输入和数据传入，万一存在部分报告信息丢失的情况，请审核人员在审核报告时，重新输入缺损病员信息和传入缺损的仪器数据，对这部分数据操作人员需仔细检查核对病员信息和仪器数据，确保完整无缺。

4. 应急措施

经信息科确认LIS/HIS系统的故障在短时期内无法修复，需要启动紧急措施。主任宣布启动紧急措施。当班人员用手工填写应急报告单。同时向病人解释原因并对需要正式报告的人员承诺以后补发正式报告。待系统恢复后再输入LIS系统中，并打印报告。住院部对急查标本用电话报告结果。其余报告待系统恢复正常后再发报告。本紧急措施列入年度演练项目，由安全管理组组织预演，以确保措施的稳定。

5．系统关闭重启的规定

（1）LIS服务器原则上不关闭，更新、维护、维修时，二台服务器切换进行，不影响日常工作。一旦需要停机整修，由医务科牵头，协同设备科、检验科、临床各科做好向病员的解释工作，同时选取半夜工作量最小时段，把影响减最小，一旦修复，即时恢复运行，同时对关机时段的病员信息和检测结果传入LIS，打印报告。

（2）若HIS系统需要停机维护，这不影响LIS的运行，一旦HIS重启，LIS将自动即时连接，并发送所有HIS停机时的数据。数据的完整性由HIS管理员完成。

6．日常工作中操作人员可对计算机的运行情况（如运行速度变慢、发生故障）和要求（如改进要求）向LIS系统负责人提出书面要求，后者汇总后交信息科，由软件维护人员协调处理。LIS系统终端设备的硬件维护维修，由计算机所属班组长填写维修表报设备科，软件维护维修升级由LIS系统负责人协调信息科统一进行，维修报告由LIS系统负责人保管。

（孙奋勇　汪　嘉）

第十七章

放射安全管理

第一节　放射性药物

一、概念

放射性药物系指含有放射性核素、用于医学诊断和治疗的一类特殊制剂。放射性药物可以是放射性核素的无机化合物，也可以由放射性核素和非放射性的被标记物两部分组成。

《中华人民共和国药品管理法》中明确放射性药物是一类特殊药物，具有如下的特点：（1）是利用其放射性核素发出的粒子或射线来达到诊断与治疗的目的。因此，在放射性药物中发出的粒子或射线是作为放射性药物的有效性，而不是"毒性"来评价的；（2）放射性药物中的放射性核素是不稳定的，会自发地变为另一种核素或核能态，这种按照一定规律变化的过程称放射性核素衰变。使用过程中不仅放射性的量随时间增加而不断减少，其内在质量也可能改变，因此必须强调时间的概念；（3）引入量少，几乎不存在体内蓄积而引起化学危害性；（4）由于放射性核素衰变发出的粒子或射线的物理、化学和生物学效应，直接作用放射性药物本身，出现化合物结构或生物活性丧失，导致放射性药物在体内生物学行为改变的自辐射分解现象。因此临用前在放射性药房即时制备是保证药品质量的有效措施。

二、对放射性药物的要求

放射性药物像其他药物一样，保证它的安全有效是基本要求。此外根据临床使用的目的，对放射性核素的选择、被标记物的理化和生物学行为、标记方法以及标记后的人体吸收、分布、代谢和清除有着不同要求。

三、放射性药物的质量控制

质量控制是指达到药品质量标准，生产厂家按《药品生产质量管理规范》要求而采取的一系列措施。质量检验是质量控制中的一部分，是按药品标准进行实验室检验。按照放射性药品的管理，由放射性药厂生产供应成品或半成品，药厂负责对药品生产过程及最终成品的质量控制，达到保证使用药品的安全、有效；医院的放射性核药房现场制备放射性药物，在使用前负责对自己制备的药物进行质量检验，并保证安全、有效。

放射性药物的质量检验一般分为物理、化学和生物学检验三个方面。物理检验包括：药物性状（色泽、澄清度、粒子等）的观察、放射性核素的鉴别、放射性核纯度、放射性活度等检验项目；化学检验包括：溶液或注射液的pH值测定、放射化学纯度、化学纯度等检验项目；生物学检验包括：无菌、热原、生物分布以及生物活性等检验项目。

四、辐射事故应急报告与处理

为有效处理放射性事故，强化放射性事故应急处理责任，最大限度地控制事故危害，根据卫生部、公安部、卫监发（95）第48号《放射事故管理规定》、《放射性同位素与射线装置放射防护条例》、《放射性同位素与射线装置安全防护规定》，制定本预案。

（一）应急救援机构：检测中心成立应急救援队，组织、开展应急救援工作，其主要职责是放射性事故应急处理。应急救援队由科室应急救援领导小组领导。

（二）应急救援队的职责

1. 发生下列情况之一，应立即启动本预案：放射性同位素丢失；放射性同位素泄漏，发生污染事故；人员受超剂量照射。

2. 事故发生后立即组织有关部门和人员进行放射性事故应急处理。

3. 负责向卫生行政部门、公安机关及时报告事故情况。

4. 负责放射性事故应急处理具体方案的研究确定和组织实施工作。

5. 发生丢失放射性物质事故时，密切配合卫生行政部门、公安部门迅速查找、侦察，尽快追回丢失的放射性物质。

6. 发生工作场所、地面、设备放射性污染事故时，应配合卫生行政部门、公安部门确定污染的范围、水平，尽快采取相应的去污措施。

7. 放射事故中人员受照时，要通过个人剂量计或其他工具、方法迅速估算受照人员的受照剂量。

8．负责迅速安置受照人员就医，组织控制区内人员的撤离工作，并及时控制事故影响，防止事故的扩大蔓延，防止演变成公共卫生事件。

（三）放射性事故应急处理的责任划分

1．科室安全生产第一责任人负责放射性事故应急处理的组织及指挥工作。

2．组长负责放射性事故应急处理中人员、物资和机具的调动调配工作，向应急救援领导小组及卫生行政部门、公安部门快速上报，最迟不得超过两小时。《放射事故报告卡》在二十四小时内报告。造成环境放射性污染的，同时报告当地环境保护部门。

3．科室工会代表应全力协助安全第一责任人。在抓好放射性事故应急处理工作的同时，协助做好受伤害人员的家属的安抚工作。

4．要认真做好事故现场的保护工作，协助上级主管部门调查事故、搜集证据，整理资料并做好记录。

5．参加事故应急救援人员要自觉遵守纪律，服从命令，听从指挥，为完成救援任务尽职尽责，通过积极工作最大限度地控制事故危害，为尽快恢复生产创造条件。

6．加强对发生事故现场的治安保卫工作，协助党政领导及上级主管部门做好事故现场的保卫工作，防止现场物资及财产被盗或丢失。

（四）放射性事故分类与分级

根据卫生部、公安部、卫监发（95）第48号《放射事故管理规定》

1．放射事故按其性质分为：责任事故、技术事故、其他事故。

2．放射事故按类别分：

一类：人员受超剂量照射事故。

二类：放射性物质污染事故。

三类：丢失放射性物质事故。

3．放射事故按其后果的严重程度分为：放射事件（又称零级事故）、一级事故、二级事故和三级事故。

4．凡属于多种类别的放射事故，按其中最高一级的事故定级。

（五）放射性事故应急救援应遵循的原则

放射性事故应急救援应遵循的原则：迅速报告原则；主动抢救原则；生命第一的原则；科学施救，控制危险源，防止事故扩大的原则；保护现场，收集证据的原则。

（六）放射性事故应急处理程序

1．事故发生后，当事人应立即通知同工作场所的工作人员离开，并及时上报。

2．应急救援队队长召集专业人员，根据具体情况迅速制定事故处理方案。

3．事故处理必须在单位负责人的领导下，在有经验的工作人员和卫生防护人员的参与下进行。未取得防护检测人员的允许不得进入事故区。除上述工作外，防护检测人员还应进行以下几项工作：

（1）迅速确定现场的辐射强度及影响范围，划出禁区，防止外照射的危害。

（2）根据现场辐射强度，决定工作人员在现场工作的时间。

（3）协助和指导在现场执行任务的工作人员佩戴防护用具及个人剂量仪。对严重剂量事故，应尽可能记下现场辐射强度和有关情况。并对现场重复测量，估计当事人所受剂量，根据受照剂量情况决定是否进行医学处理或治疗。

（4）各种事故处理以后，必须组织有关人员进行讨论，分析事故发生原因，从中吸取经验教训，采取措施防止类似事故重复发生。凡严重或重大的事故，应向上级主管部门报告。

（七）放射性事故的调查

1．本科室发生重大放射性事故后，应立即成立由安全第一责任人为组长的，有工会代表和科室负责人参加的事故调查组、善后处理组和恢复生产组。

2．调查组要遵循实事求是的原则对事故的发生时间、地点、起因、过程和人员伤害情况及财产损失情况进行细致的调查分析，并认真做好调查记录，记录要妥善保管。

3．配合科室应急救援领导小组编写、上报事故报告书方面的工作。同时协助卫生行政部门、公安部门进行事故调查、处理等各方面的相关事宜。

五、放射性同位素转让、储存管理

放射性同位素转让前，转入单位必须向所在地环境保护行政主管部门申请转让批准手续，转让活动结束后要及时办理备案手续。核技术使用单位凭转出、转入单位持有与所从事活动相符的《辐射安全许可证》、转入单位具有放射性同位素使用期满后的处理方案、转让双方已经签订书面转让协议及放射性同位素转让审批表，向颁发《辐射安全许可证》的环境保护行政主管部门申请放射源的转让批准，核技术使用单位据此进行放射性同位素的转让与备案。

根据中华人民共和国国务院第25号令，关于"放射性药品管理办法"及国家技术监督批准的中华人民共和国临床核医学放射卫生防护标准(GB-16360-1996)

上所作的规定，储存放射性物质，需要一个可靠、便利又有适当屏蔽设施的储源室，其屏蔽的复杂程度取决于放射性核素的剂量和水平。基本原则：在此储源室中存入实验室需用最大剂量放射性核素时，储源室外检测放射性水平应在允许剂量以下；备用的或每月用完的放射性核素（包括放射性药物）必须放置在储源室中；在实验中备用的放射性核素不可直接放入铅罐容器内保存，而应将此铅罐容器置入储源室中，符合放射性防护及预防失窃的要求；储源室内放射性核素的放置应合理有序，分门别类，并用标签识别，易于取放；每次取放的放射性核素应限于需要部分；储源室外要有醒目的"电离辐射"标识，储源室要加锁，专职人员保管，定期对储源室进行剂量监测，不可在储源室内直接打开储存放射源的容器取核素，以免污染容器及储源室；储存的放射性物质应及时登记，登记内容包括生产单位、到货日期及核素种类、理化性质、活度和容器表面擦抹试验结果。

六、放射性废物的卫生防护管理

放射性废物由专职人员负责废物的收集、分类、存放和处理。核医学场所的废物依据CB18871-2002：《电离辐射防护与辐射源安全基本标准）、GB2133-2006：《医用放射性废物管理卫生防护标准》规定执行。

（一）固体放射性废物包括被放射性核素污染的注射器、输液管、安瓿瓶、试管、棉球、棉签、敷料、手套、抹布、试纸、废纸、患者的衣物用品、实验动物尸体等。首先需要确认放射性废物的核素种类，按照长半衰期和短半衰期的不同分别收存；控制区和监督区操作过程中产生的放射性固体废物，存放至带有放射性标志的铅废物桶内，屏蔽后的剂量率应小于$10\mu SV/h$、低能放射性废物屏蔽后的剂量率应小于$0.5\mu SV/h$；按照放射性废物可燃与不可燃、有无病原体毒性分类分开存储；铅废物桶外须有电离辐射标志，铅废物桶内放置红色塑料袋收纳废物；放射性废物的放射性铅废物桶放至在远离工作人员作业的适当地方；装满后的废物袋转送贮存室，每次存放至放射性废物贮存室，应按照相关规定记录，必须记录废物入库时间、核素种类、负责人及废物解控作为医疗垃圾处理的时间、交接双人签字，以上记录长期保存；放射性废物的比活度≤$7.4\times10^3Bq/kg$，经审管部门检测合格后，可直接作为非放射性医疗垃圾处理。

（二）液体放射性废物包括使用后遗留的废液、清洗器械的洗涤液、患者的尿液、呕吐物等。核医学门诊检查患者、小于400MBq的^{131}碘治疗及符合出院条件住院患者的排泄物，不需要加以管理；住院治疗患者的排泄物必须排放至专用厕所，必须使用放射性废水专用处理系统，分隔衰变污水池轮流存放和排放废水；

专用放射性衰变池内排泄物贮存>10个半衰期后，经主管部门检测合格、备案并批准后，方可排入医疗废液池内按照医疗废液处理；衰变池内沉渣如难以排出，应进行酸化后排入下水道系统；依照GB2133规定，^{131}碘排放废液的直接排入流量大于10倍排放流量的普通下水道时：每月排放总活度不超过10ALImin，每一次排放活度不超过1ALImin，且每次排放后进行冲洗；放射性浓度不超过1×10^4Bq/L的废闪烁液，或仅含有浓度不超过1×10^5Bq/L的3H或14C的废闪烁液不按放射性废物处理；进行放射性核素标记、分装、注射后残留的放射性废液，应单独收集经衰变符合环保排放要求后排出；对同时含有病原体的患者排泄物应单独收集，经存放衰变、杀菌和消毒处理后，经主管部门批准排入下水道系统。

（三）气载放射性废物包括放射性碘蒸气、放射性锝气或气溶胶等。处理挥发性放射性药物产生的气态放射性废物时，工作人员必须在有过滤抽风装置内操作，通风柜内或抽风系统的过滤出风速>1m/s，不可直接排入大气；定期监测更换药用炭过滤装置或其他专用过滤装置，排出空气浓度不可超过有关限值，防止环境污染。

（吕中伟）

第二节　放射安全管理

【放射诊疗场所环境评估和职业病危害放射防护评价】

《中华人民共和国职业病防治法》

《放射诊疗管理规定》

一、放射诊疗的设置与批准

（一）按照开展的放射诊疗工作的类别，分别向相应的卫生行政部门提出建设项目卫生审查、竣工验收和设置放射诊疗项目申请：1. 开展放射治疗、核医学工作的，向省级卫生行政部门申请办理；2. 开展介入放射学工作的，向市级卫生行政部门申请办理；3. 开展X射线影像诊断工作的，向县级卫生行政部门申请办理。同时开展不同类别放射诊疗工作的，向具有高级别审批权的卫生行政部门申请办理。

（二）新建、扩建、改建放射诊疗建设项目，医疗机构应当在建设项目施工前向相应的卫生行政部门提交职业病危害放射防护预评价报告，申请进行建设项目卫生审查。立体定向放射治疗、质子治疗、重离子治疗、带回旋加速器的正电子发射断层扫描诊断等放射诊疗建设项目，还应当提交卫生部指定的放射卫生技术机构出具的预评价报告技术审查意见。经审核符合国家相关卫生标准和要求的，方可施工。

（三）医疗机构在放射诊疗建设项目竣工验收前，应当进行职业病危害控制效果评价；并向相应的卫生行政部门提交下列资料，申请进行卫生验收：1. 建设项目竣工卫生验收申请；2. 建设项目卫生审查资料；3. 职业病危害控制效果放射防护评价报告；4. 放射诊疗建设项目验收报告。

（四）医疗机构在开展放射诊疗工作前，应当提交下列资料，向相应的卫生行政部门提出放射诊疗许可申请：1. 放射诊疗许可申请表；2.《医疗机构执业许可证》或《设置医疗机构批准书》（复印件）；3. 放射诊疗专业技术人员的任职资格证书（复印件）；4. 放射诊疗设备清单；5. 放射诊疗建设项目竣工验收合格证明文件。

（五）医疗机构取得《放射诊疗许可证》后，到核发《医疗机构执业许可证》的卫生行政执业登记部门办理相应诊疗科目登记手续。执业登记部门应根据许可情况，将医学影像科核准到二级诊疗科目。未取得《放射诊疗许可证》或未进行诊疗科目登记的，不得开展放射诊疗工作。

（六）《放射诊疗许可证》与《医疗机构执业许可证》同时校验，申请校验时应当提交本周期有关放射诊疗设备性能与辐射工作场所的检测报告、放射诊疗工作人员健康监护资料和工作开展情况报告。

二、防护装置用品、警告标志

（一）医疗机构应当按照下列要求配备并使用安全防护装置、辐射检测仪器和个人防护用品：1. 放射治疗场所应当按照相应标准设置多重安全联锁系统、剂量监测系统、影像监控、对讲装置和固定式剂量监测报警装置；配备放疗剂量仪、剂量扫描装置和个人剂量报警仪；2. 开展核医学工作的，设有专门的放射性同位素分装、注射、储存场所，放射性废物屏蔽设备和存放场所；配备活度计、放射性表面污染监测仪；3. 介入放射学与其他X射线影像诊断工作场所应当配备工作人员防护用品和受检者个人防护用品。

（二）医疗机构应当对下列设备和场所设置醒目的警示标志：1. 装有放射性同位素和放射性废物的设备、容器，设有电离辐射标志；2. 放射性同位素和放射性废物储存场所，设有电离辐射警告标志及必要的文字说明；3．放射诊疗工作场所的入口处，设有电离辐射警告标志；4．放射诊疗工作场所应当按照有关标准的要求分为控制区、监督区，在控制区进出口及其他适当位置，设有电离辐射警告标志和工作指示灯。

三、安全防护与质量保证

（一）医疗机构应当配备专（兼）职的管理人员，负责放射诊疗工作的质量保证和安全防护。其主要职责是：1．组织制定并落实放射诊疗和放射防护管理制度；2．定期组织对放射诊疗工作场所、设备和人员进行放射防护检测、监测和检查；3．组织本机构放射诊疗工作人员接受专业技术、放射防护知识及有关规定的培训和健康检查；4．制定放射事件应急预案并组织演练；5．记录本机构发生的放射事件并及时报告卫生行政部门。

（二）医疗机构的放射诊疗设备和检测仪表，应当符合下列要求：1．新安装、维修或更换重要部件后的设备，应当经省级以上卫生行政部门资质认证的检测机构对其进行检测，合格后方可启用；2．定期进行稳定性检测、校正和维护保养，由省级以上卫生行政部门资质认证的检测机构每年至少进行一次状态检测；3．按照国家有关规定检验或者校准用于放射防护和质量控制的检测仪表；4．放射诊疗设备及其相关设备的技术指标和安全、防护性能，应当符合有关标准与要求。不合格或国家有关部门规定淘汰的放射诊疗设备不得购置、使用、转让和出租。

（三）医疗机构应当定期对放射诊疗工作场所、放射性同位素储存场所和防护设施进行放射防护检测，保证辐射水平符合有关规定或者标准。放射性同位素不得与易燃、易爆、腐蚀性物品同库储存；储存场所应当采取有效的防泄漏等措施，并安装必要的报警装置。放射性同位素储存场所应当有专人负责，有完善的存入、领取、归还登记和检查的制度，做到交接严格，检查及时，账目清楚，账物相符，记录资料完整。

（四）相关要求：1．放射诊疗工作人员应当按照有关规定配戴个人剂量计。2．医疗机构应当按照有关规定和标准，对放射诊疗工作人员进行上岗前、在岗期间和离岗时的健康检查，定期进行专业及防护知识培训，并分别建立个人剂量、职业健康管理和教育培训档案。

（五）原则：1．放射诊疗工作人员对患者和受检者进行医疗照射时，应当遵守医疗照射正当化和放射防护最优化的原则，有明确的医疗目的，严格控制受照剂量；对邻近照射野的敏感器官和组织进行屏蔽防护，并事先告知患者和受检者辐射对健康的影响。2. 医疗机构在实施放射诊断检查前应当对不同检查方法进行利弊分析，在保证诊断效果的前提下，优先采用对人体健康影响较小的诊断技术。

四、监督管理

医疗机构应当加强对本机构放射诊疗工作的管理，定期检查放射诊疗管理法律、法规、规章等制度的落实情况，保证放射诊疗的医疗质量和医疗安全。

（一）受检者防护

受检者放射危害告知与防护制度为贯彻放射诊疗实践的正当化和放射防护最优化原则，落实《放射性同位素与射线装置安全与防护条例》、《放射诊疗管理规定》、《医疗照射放射防护的基本要求》等法规、标准的要求，保证放射诊疗质量和患者（受检者）的健康权益.

1. 警示告知

（1）在放射诊疗工作场所的入口处和各控制区进出口及其他适当位置，设置电离辐射警告标志，在各机房门口设置有效的工作指示灯。

（2）在放射诊疗工作场所等候区域显眼位置设置注明辐射对健康影响的"电离辐射危害告知标牌"。

（3）对孕妇实施X射线检查必须受检者本人同意并由本人或直系亲属签字才可进行。

2. 屏蔽防护

（1）放射工作场所应当配备与检查相适应的工作人员防护用品和受检者个人防护用品，防护用品应符合一定的铅当量要求，并符合国家相应的标准。

（2）放射工作人员实施医疗照射时，只要可行，就应对受检者邻近照射野的敏感器官和组织进行屏蔽防护；工作人员在辐射场操作必须穿戴个人防护用品。

3. 放射检查正当化和最优化的判断

（1）医疗照射必须有明确的医疗目的，严格控制受照剂量。严格执行检查资料的登记、保存、提取和借阅制度，不得因资料管理、受检者转诊等原因使受检者接受不必要的重复照射。

（2）不得将核素显像检查和X射线胸部检查列入对婴幼儿及少年儿童体检的常规检查项目；对育龄妇女腹部或骨盆进行核素显像检查或X射线检查前，应问明是否怀孕或有否近期怀孕计划；非特殊需要，对受孕后八至十五周的育龄妇女，不得进行下腹部放射影像检查；

（3）应当尽量以胸部X射线摄影代替胸部荧光透视检查；使用便携式X射线机进行群体透视检查，应当报县级卫生行政部门批准。

（4）实施放射性药物给药和X射线照射操作时，应当逐例进行并禁止非受检者进入操作现场；因患者病情需要其他人员陪检时，应当对陪检者采取防护措施。

（5）每次检查实施时工作人员必须检查机房门是否关闭，摄影时要特别注意控制照射条件以及辐射剂量，严格按所需的投照部位调节隔光器控制照射野的大小，使有用线束限制在临床实际需要的范围内。

4．监督检查

（1）放射安全领导小组应每季一次对科室的防护操作进行检查，科室负责人每月应进行检查。检查结果与科室及个人年终考核评先挂钩。

（2）对放射工作人员违规操作行为应及时发出整改通知书，督促科室落实整改。

（二）放射工作人员健康防护

《放射工作人员职业健康管理办法》中华人民共和国卫生部令第55号

《中华人民共和国职业病防治法》（以下简称《职业病防治法》）

《放射性同位素与射线装置安全和防护条例》

1．从业条件

放射工作人员应当具备下列基本条件：

（1）经职业健康检查，符合放射工作人员的职业健康要求；

（2）放射防护和有关法律知识培训考核合格；

（3）遵守放射防护法规和规章制度，接受职业健康监护和个人剂量监测管理；

（4）持有《放射工作人员证》。

2．培训

（1）放射工作人员上岗前应当接受放射防护和有关法律知识培训，考核合格方可参加相应的工作。

（2）放射工作单位应当定期组织本单位的放射工作人员接受放射防护和有关法律知识培训。放射工作人员两次培训的时间间隔不超过2年。

（3）放射工作单位应当建立并按照规定的期限妥善保存培训档案。培训档案应当包括每次培训的课程名称、培训时间、考试或考核成绩等资料。

（4）放射工作单位应当将每次培训的情况及时记录在《放射工作人员证》中。

3．个人剂量监测管理

（1）外照射个人剂量监测周期一般为30天，最长不应超过90天。

（2）正确佩戴个人剂量计；建立并终生保存个人剂量监测档案。

（3）允许放射工作人员查阅、复印本人的个人剂量监测档案。

（4）个人剂量监测档案应当包括：

1）常规监测的方法和结果等相关资料；

2）应急或者事故中受到照射的剂量和调查报告等相关资料。

（5）放射工作单位应当将个人剂量监测结果及时记录在《放射工作人员证》中。

4．职业健康管理

（1）放射工作人员上岗前，应当进行上岗前的职业健康检查，符合放射工作人员健康标准的，方可参加相应的放射工作。放射工作单位不得安排未经职业健康检查或者不符合放射工作人员职业健康标准的人员从事放射工作。

（2）放射工作单位应当组织上岗后的放射工作人员定期进行职业健康检查，两次检查的时间间隔不应超过2年，必要时可增加临时性检查。

（3）放射工作人员脱离放射工作岗位时，放射工作单位应当对其进行离岗前的职业健康检查。

（4）职业健康检查机构发现有可能因放射性因素导致健康损害的，应当通知放射工作单位，并及时告知放射工作人员本人。

（5）放射工作单位应当为放射工作人员建立并终生保存职业健康监护档案。职业健康监护档案应包括以下内容：

1）职业史、既往病史和职业照射接触史；

2）历次职业健康检查结果及评价处理意见；

3）职业性放射性疾病诊疗、医学随访观察等健康资料。

（6）职业性放射性疾病的诊断鉴定工作按照《职业病诊断与鉴定管理办法》和国家有关标准执行。

（7）放射工作人员的保健津贴按照国家有关规定执行。

（8）在国家统一规定的休假外，放射工作人员每年可以享受保健休假2～4周。享受寒、暑假的放射工作人员不再享受保健休假。从事放射工作满20年的在岗放射工作人员，可以由所在单位利用休假时间安排健康疗养。

（汤光宇　姚建华）

第三节 放射设备、机房和环境的管理

一、X射线影像诊断设备的质量控制

（一）X射线影像诊断设备性能应满足GB17589、GBZ130、GBZ186、GBZ187、ws76等标准的要求。

（二）X射线影像诊断设备的技术指标和安全、防护性能应在订购、安装调试、验收检测、定期检测、常规维护和校正性维修中予以保证。

（三）机房应监测其湿度、温度并控制在允许范围内。

（四）建立X射线影像诊断设备的档案，并记录其保养、维修、年检等内容。

（五）新安装、维修或更换重要部件后的设备，委托卫生计生行政部门资质认证的放射卫生技术服务机构进行检测，合格后方启用。

（六）每年委托经卫生计生行政部门资质认证的放射卫生技术服务机构进行一次状态检测，每季度自行进行一次稳定性检测、校正和维护保养，检测参数不符合要求的应及时请厂家进行维修，合格后方启用。

（七）不购置使用国家和有关部门规定淘汰的放射诊疗设备。

二、机房和环境管理详见：第二节 放射诊疗场所环境评估和职业病危害放射防护评价

（汤光宇 姚建华）

第十八章

医院病案统计的管理

第一节 病案统计管理的组织架构

病案统计室工作人员管理架构图

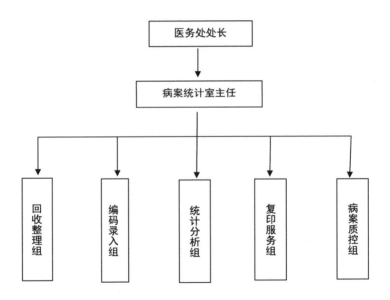

第二节 病案统计的功能定位及管理模式

一、病案统计室的功能定位及作用

（一）病案统计室负责全院住院病案和门急诊死亡病案的收集、整理和保管工作及院内外各种统计数据的提供与上报。主要包括病案的回收、整理、装订、编码、录入、归档、查阅、借阅、复印、报表的集中处理等。

（二）病案管理人员应及时回收出院病案，并注意检查病案的完整性，依序整理装订病案，按号排列后上架存档。

（三）做好疾病诊断和手术名称的分类编码及病案首页信息的审核与矫正，保证信息的准确、完整。

（四）按要求做好病案信息的统计上报工作，为医院各部门提供数据参考。确保各项数据真实、准确。

（五）严格执行病历复印及借阅制度，为临床科室、职能部门、患方、医疗保险机构及公安、检察院、司法机关提供病案信息查询与复印服务。

（六）认真执行病案室安全防护制度，专人负责相应设备管理，做好病案室防盗、防火、防水、防潮管理，保护病案资料的安全。

二、病案统计室的管理模式

（一）做为医务处下属的二级科室，在医务处处长的领导下工作。

（二）病案统计室工作相对分为病案管理与统计管理两大块。

（三）为了保证报表及各方数据的准确性，统计管理人员相对固定；病案管理人员实行分科室审核管理＋病案首页诊断与手术操作栏审核又采取相互抽查＋主任的抽查三道关卡，来保证诊断与手术数据的准确无误。

（四）病案首页的审核必须严肃、认真、严格、一丝不苟；首页诊断与手术的审核管理，要求必须详细通读主诉、现病史、手术记录、检查化验报告等重要内容。

第三节 病案首页数据质量控制管理

一、病案首页的重要性

病案首页是病人在整个住院过程中针对个人信息、诊断、治疗以及费用等信息的真实记录，是医院信息系统中最原始的基础数据，也是综合评价医疗质量、技术水平和管理水平的依据。做好病案首页数据质量监控，对医院的质量管理、病种管理、统计分析以及临床路径和DRGS工作起到至关重要的作用，能充分反映医院的技术水平与服务能力。

二、病案首页数据的审核

（一）首页的填写与完成涉及部门：

信息、财务、医务、病案统计室、临床科室

（二）首页数据的审核与质量控制管理：

首页做为最基础、最一线的数据，必须保证每一项内容的准确性与正确性！必须规范填好每一项。目前我院首页的审核与质控采取层级管理模式：

1．审核模式：临床医生填写—病案统计室编码人员审核—编码员间的互查—病案统计室主任的抽查—重点病种、重点手术的逐项核查。

2．反馈与培训模式：编码员发现问题或对科室存在问题书面汇总→科室当事医生反馈（电话/当面）→住院总例会反馈/科室OA反馈/科室交班反馈→院三基培训、讲评。

3．考核模式：纳入科室月度考核、评优评先挂钩

4．个人工作量的统计：作为医生临床能力全方位考核的部分重要指标，数据的准确性必须要有保证，病案统计室人员起到审核、监督与把关作用。

三、病案首页数据填写规范及质量控制管理

为了提高住院病案首页数据质量，促进医院精细化、信息化管理，为医院转型发展、绩效改革及未来付费方式改革等提供客观、准确、高质量的数据，提高医疗质量，保障医疗安全。依据《中华人民共和国统计法》《病历书写基本规范》，国家卫计委于2016年6月份出台了《住院病案首页数据填写规范》《住院病案首页数据质量管理控制指标（2016版）》两个文件，做为现阶段住院病案首页填写及质量控制的最新、最高规范，也是目前我院关于病案首页填写要求及首页质量控制及考核的唯一准则。

第四节　国际疾病分类（ICD-10）与
手术操作分类（ICD-9-CM3）

一、国际疾病分类与手术操作基本编码规则说明

《疾病分类、手术操作分类与代码》经过多年的积淀，已逐步走向成熟。疾病分类是世界卫生组织要求各成员国共同采用的对疾病、损伤和中毒进行编码的标准分类方法，是目前国际上通用的疾病分类方法。疾病分类与手术操作分类编码是卫生信息工作者的重要工具，也是医院管理者必须掌握的核心技能。

《疾病分类与代码》理论上来说仍是一个分类表，为了准确地编码，必须掌握医学术语和充分理解疾病分类和手术操作分类的特点、术语和惯例等知识，正确理解医师书写的诊断及手术和操作，同时将疾病、损伤和操作的口语性描述转化为准确的编码，完成并产生始终统一的有意义统计报告。

疾病分类是根据疾病的病因，解剖部位，临床表现和病理等特性，将疾病进行排列分组，使其成为一个有序的组合。标准化的分类方法是医院间，地区间乃至国际间交流、比较的桥梁，也是卫生管理部门进行数据质量评估的基础。此外、分类编码也有助于医院开展临床路径工作的细化、优势病种的考核以及病种质量控制。国家卫计委对医院部分病种实行临床路径考核就是根据编码检索病种。

标准的疾病分类和手术操作分类也是DRGs分组的主要依据。因为在DRGs分组中，主要诊断是分组的最基础数据。主要诊断选择的正确与否，直接影响到DRGs分组结果，继而对医院绩效评估造成很大影响。同时手术操作分类也会影响到DRGs分组。

(一)国际疾病分类 基础知识介绍

1．疾病编码有类目、亚目和细目之分

在医、教、研和管理工作的检索中有的病种或手术需要根据类目检索，有的病种或手术需要根据亚目或者细目检索，我们检索人员就必须搞清楚：疾病分类与手术操作分类的规则：

（1）类目：指三位数编码，包括一个字母和两位数字。

例如：K51　溃疡性结肠炎

（2）亚目：指四位数编码，包括一个字母、三位数字和一个小数点

例如：K51.0　溃疡性全结肠炎

（3）细目：指六位数编码，包括一个字母，五位数字和一个小数点，例如：

K51.001　　　溃疡性全结肠炎，轻度

K51.002　　　溃疡性全结肠炎，中度

K51.003　　　溃疡性全结肠炎，重度

K51.004　　　溃疡性小肠结肠炎

K51.005　　　溃疡性回肠结肠炎

细目的特异性更强，基本上符合一病一码的要求。为了适应病种分析、临床路径以及DRGS工作以及医院数据工作质量评估，卫计委信息中心要求疾病分类工作必须做到细码分类。

2．章节的优先原则

ICD-10的章节中：第三章至第十四章（除精神和行为章）是按解剖系统分类外，余者是特殊组合章。特殊组合章有不同的分类顺序，

（1）强烈优先分类章节：第十五章妊娠、分娩和产褥期，不管同时伴随有任何其他疾病，只要向产科求医，就要分类到此章中。编码范围O00—O99的育龄期妇女。例如：

产妇患有肾积水要编码：O26.803，   妊娠合并肾积水

产褥期发生乳腺炎要编码：O91.201，   产褥期乳腺炎

第十六章起源于围生期的某些情况的患者如果同时存在其他章的疾病时，要将此章的编码作为主要编码，其他章节的编码只能作为附加编码。编码范围P00-P99的新生儿疾病。

例如：P59.901，新生儿高胆红素血症与Q23.200先天性二尖瓣狭窄主要诊断编码应选择新生儿高胆红素血症

（2）一般优先分类章节：第一章某些传染病和寄生虫病；第二章肿瘤；第五章精神和行为障碍；第十七章先天畸形、变形和染色体异常；第十九章损伤、中毒和外因的其他后果。例如：患者患有急性胆囊炎入院，结果检查怀疑HIV感染，主要诊断就应选择HIV感染。

（3）最后分类章节：第十八章症状、体征和临床与实验室异常所见，不可归类于他处者；第二十一章影响健康状态和与保健机构接触的因素。这两章内所列出的疾病情况当有明确的病因或有其他疾病情况时，他们的编码只作为附加编码。

3．形态学编码

是说明肿瘤的组织来源和动态的编码，用M加五位数字表示。无论是良性肿瘤还是恶性肿瘤，除了肿瘤编码外还必须有形态学编码。没有形态学编码的新生物，将不被认为是肿瘤，不分类到肿瘤章。主要诊断是C00-D48的编码范围必须同时编一个肿瘤形态学编码。

例如：肺上叶恶性肿瘤，编码为C34.101；M80000/3

4．损伤与中毒外因分类

是指造成损伤的原因或中毒的原因及物质。是损伤或中毒患者必须有外因编码。主要诊断是S00-T98的损伤中毒范围必须同时编一个V01-Y98的损伤外因编码。

例如：胫腓骨下端骨折是由于骑自行车摔伤， 编码为S82.301；V19.300

金银花中毒编码为T37.901；X49.901

5．疾病分类中合并编码

当两个疾病诊断或者一个疾病诊断伴有相关的临床表现被分配到一个编码时，这个编码称之为合并编码。只要有合并编码时要选择合并编码。

例如：十二指肠球部溃疡伴幽门不全梗阻，编码为K31.800D，不能分别编码十二指肠球部溃疡、幽门不全梗阻。

胆管结石伴胆管炎，编码为K80.300，不能分别编码胆管结石、胆管炎。

高血压性肾病伴有肾衰竭，编码为I13.100，不能分别编码高血压性肾病，肾衰竭。

6．双重分类（星剑号分类系统）

指星号和剑号编码，剑号表明疾病的原因，星号表明疾病的临床表现。

例如：结核性乳突炎，用A18.0+表示疾病由结核杆菌引起，用H75.0*表明疾病的临床表现为乳突炎。

星剑号分类规则：星号编码是选择性使用的附加编码，剑号编码是明确的病因编码，因此要严格选择剑号编码为统计编码。

7．主要诊断选择原则

住院病人情况很复杂，有因疾病就医，也有因创伤或中毒就医，也有因康复性治疗或疑症而住院观察等等。总体而言，不管到医院求治者是否存在病理上或精神上的损害，凡医院向其提供了服务，它将被视为病人。而每一个病人出院都应该得到至少一个的诊断，即使是无病也有一个诊断。对于有多个疾病诊断的病人，就需要正确选择一个主要诊断。

（1）总则：主要诊断一般应该是：指本次医疗过程中对身体健康危害最大，花费医疗精力最多，住院时间最长的疾病诊断。

（2）对于复杂情况的主要诊断的选择：如果病因诊断能够包括一般的临床表现，则选择病因诊断；如果出现的临床症状不是病因的通常表现，而是某种严重的后果或疾病发展的某个阶段，那么要选择这个重要的临床表现为主要诊断。这里所涉及的临床表现不是指疾病的终末期情况，既呼吸循环衰竭之类情况不能作为主要诊断。

例1：冠状动脉粥样硬化性心脏病，急性膈面心肌梗死，主要诊断应选择急性膈面心肌梗死。

例2：糖尿病，糖尿病性酮症酸中毒，主要诊断应选择糖尿病性酮症酸中毒。

例3：老年性慢性支气管炎，支气管哮喘，肺心病，主要诊断应选择肺心病。

（3）既有治疗又存在未治疗情况的疾病：一般选择已治疗的疾病为主要诊断，需要指出的是，治疗并未限定为治愈或有效，当一个医疗事件中重要疾病多方治疗无效，而伴随疾病或并发症治愈或有效，仍应选择重要疾病作为主要诊断。

例1：急性胃肠炎（已治疗），高血压性心脏病（未治疗），主要诊断选择急性胃肠炎。

例2：肺恶性肿瘤(未愈)，咳嗽(治愈)，主要诊断是肺恶性肿瘤。

（4）待查患者：患者由于某些症状或体征或异常检查结果而住院，治疗结束时仍未能确诊，那么症状、体征或检查异常可做为主要诊断。

例如：发热，血红蛋白尿 ；当症状、体征和实验室异常所见的病因明确时，只能作为附加编码，例如：尿潴留，前列腺增生，主要诊断应选择前列腺增生。蛋白尿-慢性膜性肾小球肾炎，应选择慢性膜性肾小球；当有对比诊断后的临床症状时，优先选择临床症状作为主要诊断，对比的诊断作为附加编码。例如：结肠憩室炎？溃疡性结肠炎？缺铁性贫血，应选择缺铁性贫血为主要诊断。

8．因怀疑诊断住院

在出院时仍没有确诊，怀疑诊断要按肯定诊断编码，而且可以作为主要诊断编码。而经检查后排除的可能情况要分类到Z03.(对可疑疾病和情况的医疗观察与评价)。例1：当患者出院时只有一个怀疑诊断，可疑诊断可以作为主要诊断，病毒性肝炎（待排）疾病编码可选择病毒性肝炎B19.900。某一个症状或体症后跟随一个或多个怀疑诊断，只编码症状，怀疑诊断可视情况编码或不予编码，例如：厌食：肝炎？只需编码厌食。例2：可疑肺癌（已排除），可选择编码可疑恶性肿瘤的观察Z03.100

9．慢性疾病的急性发作原则上是按急性编码

例1：慢性阑尾炎急性发作按急性阑尾炎编码。

例2：老慢支急性感染，支气管哮喘，肺心病，选择：老慢支急性感染为主要诊断。

10．晚期效应（后遗症）

是指疾病本身不复存在，但残存着某些影响身体情况的症状或体征，在ICD-10中，各个后遗症的类目都有定义说明，基本上可以归纳为两点：例1：后遗症的类目是用来指出不复存在的情况，是当前正在治疗或调查的问题的起因，编码就不再强调那个不复存在的情况，而优先编码后遗症的表现。例如：脑梗塞后语言困难要以语言困难为主要编码，脑梗塞可以作为附加编码。例2：当后遗

症表现没有指出，又不能获得进一步的说明时，后遗症可以作为主要编码。例如：脊髓灰质炎后遗症，因为是唯一编码，也就是主要编码。

11．损伤情况主要编码的选择

（1）多处损伤：如果明确轻重的或者能够判定一个对健康（或生命）的危害性最为严重的诊断，则这个诊断为主要编码；多处损伤不能进一步明确轻重时，应以综合编码为主要编码。有合并编码尽量使用合并编码。但一般情况下不用T07未特指的多处损伤编码，除非特指情况不明。

（2）当同一部位有严重损伤时，其浅表性擦伤和挫伤可以不编码。

12．妊娠、分娩和产褥期主要编码的选择

（1）妊娠、分娩和产褥期主要编码的选择是对并发症情况的选择，也就是影响妊娠、分娩和产褥期处理的最主要并发症。

（2）当产科病人进行某种操作，如剖腹产、产钳分娩，此时如果指明操作原因，多以此原因（或疾病）作为主要编码，而操作可按手术分类规则进行编码。

13．恶性肿瘤主要编码选择

原发肿瘤或伴有转移，如系首次就医，选择原发肿瘤为主要诊断，否则按治疗情况选择。当恶性肿瘤进行外科手术切除，（保括原发性、继发性、并做术前、术后放、化疗时）以恶性肿瘤作为主要诊断。

14．主要诊断与主要手术相一致的原则

一般情况下，有手术治疗的患者的主要诊断要与主要手术治疗的疾病相一致，例如：胆囊切除术—胆囊结石伴慢性胆囊炎，房间隔缺损修补术—先天性房间隔缺损。

15．并发症的选择

（1）急诊手术后出现的并发症，应视具体情况根据原则选择主要诊断。例如：急性化脓性阑尾炎伴穿孔，阑尾切除术后发生急性前壁心肌梗死，进行PCI治疗，出院时主要诊断应选择急性前壁心肌梗死，其他诊断为急性化脓性阑尾炎伴穿孔。

（2）择期手术后出现的并发症，应做为其他诊断填写。例如：胆囊结石伴慢性胆囊炎，行腹腔镜下胆囊切除术后发生心肌梗死，进行PCI治疗，出院时主要诊断应选择胆囊结石伴胆囊炎，其他诊断为急性心肌梗死。

（3）择期手术前出现的并发症，应视具体情况选择主要诊断。例如：胆囊炎伴胆囊结石，准备进行胆囊切除术，术前发生急性前壁心肌梗死，进行PCI治疗，出院时主要诊断选择急性前壁心肌梗死，其他诊断为胆囊炎伴胆囊结石。

16．患者从留观室、门诊入院主要诊断的选择

（1）从急诊留观室入院：当患者因某一医疗问题被留观，并随即因此入院，主要诊断是导致患者留观的医疗问题。

例如：上消化道出血，食管静脉破裂，选择食管静脉破裂出血

（2）从门诊手术后观察室入院：当患者门诊手术后，在观察室监测到某种情况（或并发症）继而入院，应根据主要诊断定义填写主要诊断。例如：拔牙术——可疑心肌梗死观察，Z03.401，如观察情况真正发生了，则以明确发生疾病诊断为主要诊断。

（3）当患者在门诊手术室接受手术，并且继而入院，遵从下列原则选择主要诊断：

如果有并发症选择并发症为主要疾病。例如：锁骨上淋巴结活检——术后出血，选择手术后出血为主要诊断。

如果无并发症或其他问题选择门诊手术的原因为主要诊断。例如：颈部淋巴结活检——颈部淋巴结继发恶性肿瘤，选择颈部淋巴结继发恶性肿瘤为主要诊断。

如果住院原因与门诊手术无关的，这个另外原因为主要诊断。

例如：痔切除——胆囊结石伴急性胆囊炎，选择胆囊结石伴急性胆囊炎为主要诊断。

17．有关疼痛、康复科主要诊断的选择

遵循主要诊断选择原则；即确定患者本次住院就医主要原因的疾病。例如：疼痛科可选择与疼痛相关的诊断，而不是用椎间盘脱出导致疼痛的原发性疾病为主要诊断。

康复科可以首选康复所治疗的后遗症为主要诊断

总之，疾病诊断的填写顺序或主要诊断的选择一般是：主要治疗疾病在前，未治疗疾病及陈旧性情况在后，本科疾病在前，他科疾病在后，病因诊断在前，并发症在后。

18．其他诊断定义

其他诊断：住院时并存的，后来发生的，或是影响所接受的治疗和住院时间的情况。其他诊断包括并发症和伴随症。填写其他诊断时，应先填写并发症再填写伴随症。

并发症是指与主要疾病存在因果关系，主要疾病直接引起的病症。

伴随症是指与主要疾病和并发症非直接相关的另外一种疾病，但对本次医疗过程有一定影响。

当住院是为了治疗手术和其他治疗的并发症时，该并发症做为主要诊断。

19．关于尾码"00"

"00"是一个创新，实际上是国际疾病分类亚目表的一个延伸。疾病分类与代码的存在使所有的疾病细化成为可能。"00"编码基本上采用了原国际疾病分类亚目的名称。如果医院需要对疾病进行细化和质量控制，可以在"00"尾码后编制内码。

（二）疾病分类中经常出现的

1．一般疾病在前，严重疾病在后

例如：急性胃肠炎，胃恶性肿瘤，冠心病，急性心肌梗死

2．未特指情况在前，特指情况在后

上消化道出血，食管静脉曲张伴出血

3．有关肿物或肿块或占位性病变

根据分类原则要以明确诊断为主要诊断，肾上腺肿物（肾上腺嗜铬细胞瘤）应分类编码肾上腺嗜铬细胞瘤

4．住院期间医师已经明确诊断

就应该以疾病诊断为主要诊断，不能以症状、体症或检查异常为主要诊断。例如：腹腔内出血已明确是输卵管妊娠破裂应以输卵管妊娠破裂为主要诊断；异位妊娠明确是输卵管妊娠应以输卵管妊娠为主要诊断。

5．流产应编码到具体的细码

例如：早期人工流产，中期人工流产，过期流产，先兆流产等

6．产科的情况

应以产妇分娩时的主要情况为主要诊断，如是剖宫产的产妇应以她的剖宫产手术指征为主要诊断。例如：正常分娩、头位顺产、梗阻性分娩、脐带绕颈、妊娠合并巨大儿、胎膜早破以及妊娠合并症等，不应以妊娠状态，确认妊娠、单胎活产等以Z编码打头的编码为主要诊断。

7．肺部阴影

临床已明确肺恶性肿瘤应以肺恶性肿瘤为主要诊断

8．肠恶性肿瘤要具体分类到升结肠、横结肠、降结肠、乙状结肠、直肠、盲肠等。胃恶性肿瘤分类要具体分类到胃窦、贲门、幽门等。

9．尽量不用Z打头的与保健机构接触的编码为主要诊断

例如：胃癌术后状态，实际上是病人来做化疗，应以恶性肿瘤术后化疗为主要诊断。

乳房恶性肿瘤个人史，实际上病人是来复查的，应以手术后随诊检查为主要编码。

死亡病人的出院诊断不能以Z编码为主要诊断。

（三）手术操作分类介绍

手术操作分类与疾病分类同样是医院管理、医疗科研和医院统计的一个重要方面。早期的手术定义局限为：在手术室进行的、采用麻醉方式和利用手术刀的外科操作，手术分类的内容也仅限于这样的手术名称范围。随着医学科学和现代工业的发展，新的医疗器械层出不穷，从而演绎出医疗操作分类这个术语。现在的手术操作分类这样的名称是将早期的手术和后来的医疗操作合并统称为手术操作分类。

1．手术操作分类定义：对病人直接实施的诊断性和治疗性操作，包括传统意义的外科手术，内科非手术性诊断和治疗性操作及少量对标本诊断性操作的分类。

2．手术操作分类的目的：是根据手术操作分类的原则，将医师对同一手术的不同称谓进行标化，翻译成标准的编码，可用于统计、数据交流与数据评估。

3．手术分类编码的要求：必须填写正确、完整、齐全、不得遗漏。如果有合并编码的手术名称必须选择合并编码。

例如：白内障超声乳化吸出＋人工晶体植入术

全胃切除食管十二指肠吻合术

4．手术操作名称与编码的关系

手术操作名称的各个组成成分都有可能影响到编码，因此完整、准确的名称对于编码的准确性起到关键的作用。

手术名称的主要构成成分如下：(范围)部位＋术式＋入路＋疾病性质。例如：

阑尾切除术(范围)部位＋术式

垂体腺瘤切除术,经额(范围)部位＋术式＋入路＋疾病性质

肛门瘘切除术(范围)部位＋术式＋疾病性质

5．主、次手术选择原则：手术操作分类与疾病分类一样，同样有主要手术或操作与次要手术或操作之分,既有主要编码与次要编码。编码人员对主要情况的选择,要根据医师对主要操作的记录及病案中的手术记录,确定手术操作分类的主要编码与次要编码。

6．手术分类中强调：通常不必指出疾病的性质，强调的是手术的部位和手术方式（例如：胃溃疡切除、胃肿瘤切除编码都是胃病损切除术43.4202）

7．主要手术选择原则

（1）主要手术或手术操作：是指在本次医疗过程中，医疗资源消耗最多的手术或操作，它的医疗风险、难度一般也高于本次医疗事件中的其他手术或操作，通常与主要疾病诊断相关。

（2）选择主要手术或主要操作时，只重规则，不考虑它与出院的科别的关系。

（3）在手术与操作之间，主要编码一般是选择与主要疾病相关的手术作为主要编码；在治疗与检查之间，一般要采用治疗作为主要编码。

（4）对于仅有操作的选择原则：患者在住院期间进行多个操作，填写的顺序是：治疗性操作优先，首先填写与主要诊断相对应的治疗性操作（特别是有创的治疗性操作）；依日期顺序逐一填写其他的治疗性操作。

8．手术分类中常出现的问题

（1）手术操作分类时一定要严格参照主要手术的选择原则，选择手术风险大的、费用高也即手术级别高的为主要手术。

（2）手术操作分类中有合并编码的手术名称，必须选择合并编码，不能分别编码。

（3）主要手术分类选择时，手术与操作之间选择手术作为主要编码，在治疗与检查之间选择治疗为主要编码，而不是根据日期先后顺序填写。

（4）在手术分类同时要参照医师的手术记录，不要漏填其他手术及手术编码。

第五节　病案信息的价值及综合利用

病案是疾病发生发展的重要信息资源，每份病案都是临床实践的经验总结，它是医院的宝贵财富，是医疗、教学和科研工作不可缺少的原始资料，也是评价和衡量医院技术管理水平和医疗质量的重要依据。随着医疗科学技术的不断发展，病案管理的作用也越来越被医院管理层所重视。

病案信息的综合利用是伴随着病案的价值发掘而产生的，二者是相辅相成、不可分割的。因此，目前病案的信息开发也是医院信息部门重要的职责之一。病案首页的横向及纵向利用，致使首页的重要性越发日益凸现，伴随使用者的功能需求不断升华，首页的信息开发达到了目前的高峰。

首页信息的价值作用主要体现在以下几大方面：

1．患者方面：住院全部过程的高度浓缩与精华。

2．医院管理方面：做为医院向外展示的一个重要窗口，首页体现的是一家医院的医政管理水平、医疗水平、医疗质量等重要信息。

3．平台作用：数据上传、采集的唯一平台，包括院内及院外：

上级部门数据统计、院内外绩效考核；结构转型评价、单病种、临床路径、重点学科评估、临床发展能力、等级评审、质量监控、流行病学统计等等。

4．媒介作用：添加病历内无法采集的项目 如：非计划手术、抢救、自体输血、急诊溶栓、植入物提醒……（首页上做加法）。

5．Drgs方面：首页数据是实行Drgs的唯一的重要的基础数据，诊断手术的正确与否直接决定着Drgs的结果，直接决定着医院的经济命脉。

6．循证方面的作用：是医教研、公检法、保险、报销、工伤鉴定……必须提供的基础资料。

7．首页数据与质量控制的督查保证：卫计委信息统计中心的每年一次大检查；市病历质控中心的每年两次的首页质控检查，分别从首页的完整性、规范性、信息逻辑性、内涵性等多方面进行督查与监管。

（牛培勤　侯冷晨　王其琳　张震军　杨佳芳）

第十九章

医院资源对外拓展与十院医疗集团

第一节 医疗资源拓展的意义

一、基本概念

医院品牌建设是永恒的主题，无论是在医疗市场化还是打造公益性医疗机构上，医院对外形象展示及服务、品牌的建设及延伸上，都需要进行医疗资源拓展，这在当前医疗形势下尤显重要，对十院来说，医疗资源对外拓展和内涵建设同等重要。

医疗资源发展处是十院发展到一定时期，根据医院整体战略部署而成立的部门。在院长和分管院长直接领导下，以医院现有资源为依托，对外进行医院间以医疗为主体内容的各种合作，打造以十院为核心的医疗集团及联合体，对纳入集团的其他医院输出管理、医疗技术等，努力打造一种有利于政府、人民及医院的新型医疗集团模式；尽可能的发展医疗资源，开拓医疗市场。

同济大学附属第十人民医院医疗集团（以下简称十院医疗集团）成立于2011年7月30日，是以十院为核心，以各加盟医院为成员，在医疗、护理、教学、科研、医院管理等诸方面进行协作的互助组织，是各成员在平等互利、共同发展的基本原则基础上自愿组建而成的医疗集团。

二、处室基本职能

（一）政策研究，医疗市场调研及对外医疗合作可行性研究。在对外合作谈判中，医疗资源发展处及时将对方意图、调研资料报分管领导，进行意向谈判。对于涉及到资产、利益分配、人员等核心问题时，及时向院长汇报并接受指示。

（二）在与外院或其他单位进行医疗为主的相关合作，特别是涉及到医疗资源整合、利用的，医疗资源发展处在院长或分管院长带领下或受院部委托，代表医院对外进行调研、论证、谈判。

（三）对内与各职能部门协调，使对外合作的相关工作顺利运行，凡是涉及对外从事以医疗活动为主体的医院管理、临床、医技、护理等单位间合作时，本处室是牵头及主管部门。单纯科研合作等由科研处按规定统一管理，教学合作由教学办统一管理，涉外合作由国合处按规定统一管理，会诊及多点执业按相关规定由医务处统一管理。

（四）与全院临床、医技各部门联系，了解需求，提供服务及管理，医院所属的各临床、医技科室不能独立进行对外合作协议的签署，该处室是对外医疗合作的职能部门。

（五）与分院、协作医院、集团内医疗单位联系，了解需求，提供服务及管理，监管对外医疗合作实施情况。

第二节　大型公立医院医疗集团

一、当前医疗集团种类与特点
（一）国际模式

美国医疗集团通常以一家大的医院整合不同等级的医院构成，医院之间有很强的互补性和严格的转诊制度。集团管理最明显的特征是：董事会和管理层控制集团资产，制定统一的财务预算、市场营销策划和人才培训计划，在系统内部实现医疗设备和数据共享、数据集中处理。董事会成员由来自不同阶层、不同职业和不同社会背景的人组成，从而确保董事会能更加关注社区的需要。美国通过医院集团化、规模化和社会化规避了市场机制的副作用，充分发挥了规模经济和专业化分工的优势。

新加坡政府针对公立医院管理落后的情况，政府将国有医疗机构进行垂直整合重组，组建国家卫生保健集团和新加坡卫生服务集团。这两大集团由私人公司按照公司法进行运作，但资产归政府所有，卫生部派员参加公司董事会。在公司化的条件下，医院拥有更大的自主权，并设置比较完善的公司治理结构。集团内部实行双向转诊制度，充分发挥社区医院作用，保证宝贵的医疗资源用于重要的环节，克服了大医院看"小病"等资源浪费的问题。

（二）国内医疗集团模式（以上海为例）

1．公司化托管模式

以上海仁济医疗集团为代表，医院组建仁济医疗管理公司作为上海仁济医疗集团的运营主体和管理中心，通过签约，一些中小医院的经营管理权交由仁济医疗集团，按照公司化管理有偿经营，目前集团已托管上海市内外20多家医院，其中半数以上为民营医疗机构。这种模式的初衷是将医院所有者、经营者责权利关系界定清楚，逐步实现医院效益最大化的一种经营方式。但在实际操作过程中，由于目前国内医疗机构很难做到所有权与经营权的分离，仁济集团的模式并未得到复制推广。

2．托管兼并模式

这种模式在部分上海医疗集团里会出现，通常是由地方政府邀请大型公立医院兼并、托管区级医院，然后由医疗集团直接经营管理，被联合医院由核心医院派员参与管理，并在学科建设、人才培养、医疗技术等方面给予指导、支持，医院隶属关系、产权、级别、人事归属均保持不变，被托管医院则纳入核心医院统一管辖，建制撤消，产权转移，人员合并。如上海瑞金医院集团的黄浦模式；也有保持被托管医院建制、产权不变的单纯托管模式，如新华医院托管崇明中心医院的模式。

3．连锁经营模式

这种模式以著名医院的优势专科特色为纽带，以连锁经营的方式设点，实施统一的医疗服务、医院管理和经营活动，如上海市华山（神经外科）医疗集团，上海市第九人民医院（整形外科）医疗集团，该种模式不涉及医院内部运行机制和管理体制问题，经营效率主要取决于核心医院既有的管理模式和管理水平。

4．松散协作模式

由于体制打破的困难，近年来不涉及资产、隶属关系的松散式医疗集团或医联体模式发展迅速，这种模式以技术为纽带，集团内部成员医院松散协作，没有隶属关系，所有制性质、财务核算形式、现有资产所属关系、人员归属管理权限均不变，各自承担相应的民事责任，经营上独立自主，如上海市第六人民医院集团、上海市第一人民医院医疗集团等，发挥上海市级医院的优势，集团内部成员间实行资源共享、优势互补，以技术为纽带，通过预约就诊、医疗转诊、人才培养、宣传网站、科研合作、继教办班等多种平台建设加强合作，集团拓展重点目标是外省市医疗机构。

经过长期针对目前各种类型医疗集团的弊端研究，结合十院自身优势及特点，十院医疗集团从设计之初到运行过程中，不断反思，不断创新，在实践中寻找最优模式。目前是以松散协作型为主，但内部同时并存托管模式，未来集团内会出现托管、兼并、松散协作等多种形式的合作方式。

二、当前各类医疗集团存在的主要问题

（一）资产问题是医疗集团建设的最大瓶颈

参与组建医疗集团的医院绝大部分是各级政府或大学、企业等举办的公立医院。理论上或名义上这些医院产权明晰，属于政府或其他办医主体，但实际上很多医院产权不清、资产不清，有些还存在历史遗留问题，同意参与集团化管理的医疗机构往往均非优质资产，兼并、重组后，资产及债务的所有与归属常常存在推诿扯皮现象，最终使医疗集团建设难以持续的问题往往就是资产、责任和利益分配问题。

（二）松散式医疗集团难以消除管理壁垒

目前我国还是松散型医疗集团占主流，集团本身不具备独立法人地位。现有的干部任命模式、人才流动制度和分配制度使得集团内改革创新步履维艰。医疗集团工作责、权、利分离，缺乏必要的管理权和管理力度，集团未形成统一规划、统一决策、统一执行，大部分医疗集团流于形式。松散型医院联盟操作相对容易，短期对于医院增强品牌效应、降低运作成本有一定作用，但由于条块分割、行政隶属部门不同、医保制度限制等原因，难以真正推动医院内部运行机制的改革，难以提高卫生资源的综合利用效率。

（三）医疗集团外延的扩张重于内涵的提升

现有医疗集团往往成为大的公立医院利用自己的优势地位进行市场拓展、倾销的平台。医疗集团的组建，多源于大型医院和品牌医院因趋利行为和对自身资源的自信，大医院通过集团平台努力抢占市场份额，最终必然出现集团内部成员医院之间互相抢夺病源的现象，而较少注重持续竞争优势，如人才结构、人才培养、科研水平和真正健全的管理体系，缺乏协同利益驱动机制和动力，对于实施科学合理的区域卫生规划、分级诊疗等问题缺乏热情。

第三节　十院医疗集团的管理

一、指导思想

十院医疗集团是依据国家新一轮医疗卫生改革的精神与要求，有效开发和科学合理利用卫生资源，提高医疗服务效率和效益，突破地域、医院级别和体制的局限，提高成员医院可持续发展的能力，满足社会公众基本医疗需求，经各成员在平等互利、共同发展的基本原则基础上自愿组建而成的医疗集团。集团的宗旨是在新医改背景下，积极推动医疗卫生事业体制改革及公立医院改革，同时适应社会主义市场经济体制的要求，充分利用各种优势资源，发挥各自特长，形成规模发展优势，增强行业抗风险能力，提高竞争能力，更好地提供优质医疗服务。集团内部成员间坚持资源共享、优势互补、相互支持、共同发展的基本原则，以公益为导向，以管理为手段，以技术为纽带，加强合作，开拓进取，共同探索新形式下医药卫生事业改革发展的新问题，争取政策支持，维护行业权益，加强行业自律，规范行业竞争，促进各成员单位的进步和发展。

十院医疗集团是一个代表优质医疗服务的品牌，集团内所有医院，无论规模大小，无论所处何地，都将以"科学管理、提供优质高效医疗服务"为基本目标，通过预约就诊、医疗转诊、人才培养、宣传网站、科研合作、继教办班等多种平台建设，为广大人民群众提供优质诊疗技术和舒适诊疗环境。

二、组织架构

十院医疗集团设理事会，理事会是集团的最高管理机构，负责集团重大事项的决策和管理。理事会每年至少召开两次。理事会成员由十院医疗集团正式成员单位的法人代表组成，理事长由我院的法人代表担任。

理事会下设集团办公室作为理事会的常设办事机构，集团办公室挂靠在总院医疗资源发展处。

三、发展简介

十院医疗集团成立时，除我院作为总院以外，成员医院共有来自江苏、上海、安徽、云南、浙江的10家医疗机构，其中二甲及三级公立性医疗机构8家，二级甲等民营非营利性1家，民营门诊部1家。

随着十院医疗集团相关平台建设日趋成熟，集团品牌效应日趋显著，影响及辐射范围逐渐由长三角地区扩展至活动地区乃至全国。其务实、严谨、创新、追求多赢的风格在上海市卫计委和申康医院发展中心内部收到好评，根深受各成员医院及所在区域地方政府、当地百姓的欢迎。截止到2017年6月31日，十院医疗集团已经拥有来自上海、江苏、安徽、浙江、山东、河南、江西、云南、福建、新疆、广东、四川、内蒙古等地的38家成员单位，其中34家为二级甲等或三级公立性医疗机构，4家为二级甲等民营非营利性医疗机构。另有多家医疗机构提出加入十院集团的申请。

四、成员单位的接纳与退出

对有意向加入十院医疗集团的医疗机构，经过十院医疗资源发展处的调研考察，报十院党政联席会议讨论通过，双方达成建立协作关系或托管关系意向后，由理事长在集团理事会上提出动议，经理事会讨论通过后加入医疗集团。

成员医院遇有下列情形之一的将终止资格：

（一）因违反法律、法规、规章被依法吊销《医疗机构执业许可证》。

（二）资不抵债、无法正常运作的。

（三）集团成员故意或重大过失给集团利益和声誉造成重大损害，经集团理事会全体成员三分之二以上通过的。

（四）参加集团的医院提出退出集团的申请，经集团理事会通过后的。

（五）其他无法继续存在于集团内的情况。

五、内部运行与管理

十院医疗集团日常运行与管理主要由集团办公室（十院医疗资源发展处）负责，集团重大事宜有集团理事会负责。集团日常工作由集团办公室和各成员单位专门联络部门（院办、医务科、对外合作办、医疗资源发展部等）及各医院指定联络员对接。

十院医疗集团注重制度建设和平台建设，常项工作按照制度要求根据流程进行，临时性或创新工作由集团办公室同意安排。十院医疗集团对成员单位的管理主要通过各医院年度总结与计划、联络员微信群、集团年度会议、集团简报等载体进行，集团办公室对十院内部各学科及专家的管理主要通过学科考核与评估、行政办公会、院报、网站、学科联盟主席微信群、各成员医院外派专家微信群等多种载体进行，对外合作已形成上海市第十人民医院对外工作规定、集团内部学习进修管理办法、十院医疗集团专家对外医疗合作管理规定、专家到集团医院工作审批流程、集团内经费使用系列规定等系列管理制度。

六、成效与展望

通过医疗集团的建设，十院以医疗技术支持、管理指导、转诊绿色通道、学科建设、人才培养等方式对成员医院进行帮助，不以经济利益和争夺病源为指标，通过品牌建设、医院管理和医疗质量的输出，达到合作共赢的目的，深受各成员单位欢迎。在实践中，十院医疗集团通过和地方医院建立协作关系、帮扶地方医院快速发展的种种做法迅速扩展了十院在长三角地区的品牌影响和学科对外辐射的增强，实现了自身的转型发展与协作医院的全面进步互利双赢的局面。十院医疗集团有效的拓展了十院在上海地区以外尤其是长三角地区的品牌知名度，为医院未来发展留下了巨大空间。十院医疗集团已建成的主要平台有品牌合作与大型活动策划、医疗会诊便捷通道、学科合作、人才培养与管理培训、继教办班、远程教育、科研合作等，尤其是在医疗资源发展处的部署下，各临床、医技科室及管理部门先后成立了31余个学（专）科联盟，将集团内合作由院际深化到科室层面，也避免了对外合作有名无实的现象。

通过医疗集团的建设，十院的对外品牌影响力显著增加，医院学科、专家的辐射力均明显增强，外地病人数量增长速度高于市内病人增长速度、非医保增速高于医保增速，病源的变化还带来了病种的变化，为医院学科发展、转结构提供了重要支持。

随着网络技术在医院里的应用，未来十院医疗集团规模将会发展并控制在40—50家实体成员单位，100家以上网络成员单位的规模，并根据与十院合作紧密程度分为紧密型（托管或协管）、半紧密型（有多个学科分中心）、松散型（无定期专家往来）三种类型，并继续以学科联盟和学科分中心建设为主要平台，在紧密合作型单位中初步实现管理、品牌、医疗质量的同质同源化。在医院及学科托管、高级人才柔性流动等方面提出新思路、创建新模式。以派遣学科顾问等形式在集团内尝试人才软性流动，把医疗集团建设成长三角地区最具影响力的医疗集团，在管理形式、运作方式上建成全国有示范引领效应的医疗集团，努力成为国家公立医院改革及区域医疗合作的典范。

第四节　十院医疗集团部分工作平台

一、人才培养

为成员医院进行医院管理、专业技术人员的人才培养是十院医疗集团最重要的任务之一。集团内部一直致力于打造多种形式的人才培养平台。

医院管理方面，有集团管理培训班，有为各成员医院量身打造的专项管理培训项目。总院提供管理学习平台，为成员医院院领导、职能部门、科主任、护士长分别提供二周到半年不等的学习机会。目前，绝大多数成员医院的中层干部均到总院相关部门进行过管理学习。

专业技术方面，总院对集团医院成员提供灵活、优惠的进修、学习平台，通过学科顾问、导师带徒等形式进行人才定向培养。

二、会诊、转诊绿色通道

集团各成员医院与总院间实行门急诊推荐转诊制度，各成员医院应根据本办法制定各成员医院与总院的门急诊转诊具体规定。原则上，总院是成员医院转诊至外地的首选医院，各成员医院宜采取一定的宣传方式，建立和优化总院对接的门急诊转诊流程。

会诊绿色通道：成员医院遇到疑难、重危病例需要总院会诊时，可以通过双方医务处（科）联系后，由总院安排专家实施会诊。需要转诊的，按集团内转诊流程进行。

三、集团内学科合作的常见平台

（一）学（专）科联盟：是以总院的临床、医技科室或职能部门为核心，以各加盟医院为成员，在医疗、护理、教学、科研、医院管理等诸方面进行协作的学术型组织。医院鼓励各科室积极成立学（专）科联盟，并认真策划、管理好学（专）科联盟的各项活动。集团办公室对学（专）科联盟有考核、管理。

（二）学科分中心：总院鼓励具备对外拓展能力的学科在集团内部选择成熟的单位建立学科分中心，科室通过认真调研、策划，在品牌支持、医疗技术、人才培养等方面进行分中心建设工作。在保证科室医疗质量与安全的前提下，以品牌推广、人才培养为主要目的同时科室要认真管好分中心的相关工作。集团办公室和总院学科对集团内分中心有考核、管理。

（三）外派专家或学科顾问：经双方学科协商并报院部批准，科室在保证自身医疗质量及安全的前提下，可以选派专家担任集团成员医院顾问，从事指导学科建设、预约专家门诊、病例讨论、教学查房、手术指导等工作。集团办公室、成员医院、派出学科对外派专家或顾问有考核、管理。

（四）科室托管：十院派出专家及其他专业人员，参与对方单位工作，托管期间，双方按季度向两方医院汇报工作进展情况、业务情况，对被托管方的品牌、资产、业务量等进行定期评估。双方医院对托管学科有考核及管理。

（五）兼职科主任：十院派出专家，担任或兼任集团医院学科的执行科主任，兼职科主任定期向两方医院汇报工作进展情况、业务情况，双方方医院对其进行定期考核。

四、远程网络平台构建

十院医疗集团内部打造多种形式的远程继续教育、会诊、远程门诊、手机APP等网络平台。

（滕宏飞）

第二十章
医院文化建设

第一节 医务社工和志愿者

一、组织架构

十院社会工作部主要负责组织和管理志愿者、开展社工服务,是广大志愿者与社工的共同家园。2011年,十院团委、宣传处开始探索志愿服务工作。2013年成立二级科室社会工作部,隶属党委办公室,目前已建立相对完善的组织架构和规范的工作流程。

社会工作部组织架构如图20-1所示。

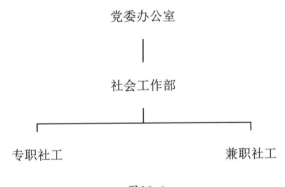

图20-1

社会工作部以志愿服务工作和医务社工工作为抓手,对内清晰部门的功能定位,与职能部门分工合作,落实责任,服务临床、医技一线科室,协作互动。对外积极拓展社会资源,合作互赢。部门主要工作方法包括个案工作、小组工作、社区工作、社会工作督导、社会工作行政和社会工作研究。工作职责如下：

（一）志愿者工作

1.志愿者招募和管理。　社会工作部负责志愿者的招募、培训、激励等工作，围绕院内实际和患者需求设立志愿服务岗位。

2.组织实施志愿者服务。　引导志愿者开展三个方面的志愿服务活动：

（1）服务患者：提供门诊引导、医技科室引导、病房陪伴等志愿服务，改善患者的就医体验。

（2）服务临床医护人员：志愿者化身为医护人员的帮手，开展健康宣教、量表发放等活动。同时为医护人员提供肢体放松、情感宣泄的服务，改善医务工作者的工作状态。

（3）服务社会：志愿者以普及健康知识、倡导健康生活理念为目标，加入到各类公益性社区活动中。

3.志愿者发展。　社会工作部管理志愿者基地的建设与交流发展，加强与上级单位志愿服务文化建设的沟通互动，积极参与各类学习和交流会议，总结志愿者工作经验，借鉴志愿服务发展优秀成果。

（二）社工工作

社工深入门诊、临床一线，围绕患者需求开展个案、小组、社区等服务方法的社工工作，帮助患者疏导不良情绪、促进社会功能恢复，推动患者与患者之间、患者与家属之间、患者与医护人员之间的良性互动，实现身心心灵全人康复目标。

（1）面向患者及其家属的服务：

患者及其家属是社工最主要的服务对象。社工通过确认一些与医疗状况有关的问题和处理方法来协助患者及家属适应患病现实，比如患者的情绪反应，患者有关的家庭史，生活状况，过去的相关经验，患者适应中的难题等。社工对患者及家属的服务项目包括：

1）协助患者及家属处理心理情绪困扰。

2）协助患者及家属适应医院环境。

3）激发患者积极配合治疗的动机，强化其治疗、康复和预防复发的信心。

4）协助患者及其家庭面对和解决因疾病而引起的困难，促进患者及其家庭的生活适应。

5）辅助医护人员传播健康保健知识，提高患者自我保健能力。

6）帮助有需要的患者对接相关资源。

7）向患者介绍可以利用的社会资源。

（2）面向医护人员的服务：

1）给予员工支持性服务：面对员工在工作中的心理和社会状况及个人成长需要，协助医院相关部门，链接资源开展压力舒缓、减轻焦虑、心理释放等相关活动，提升医护人员的自信与自尊。

2）辅助员工队伍建设：协助医院相关部门开展对员工的素质培训和团队建设培训，推动医护人员个人潜能的发展，增加医疗团队的合作精神，加强职能部门与临床科室的互动合作。

2．医务社工行政。社工围绕社会工作专业服务开展行政工作，包含资源链接、慈善捐赠、合作交流、政策倡导等工作内容。

3．专业社工发展。社会工作部与高校、社工机构、他院社会工作部开展定期专业交流，带教社会工作实习生开展专业实践，并邀请高校教师、行业先锋来院督导社工专业工作。探究院内资源招募兼职社工，开展专业社工工作的培训教育活动。总结专业工作实践，积极参与业内交流，开展专业研究工作，探索符合院内实际和本土医务社工发展的微观和宏观社工工作模式。

二、上海市第十人民医院志愿者管理办法

（一）总则

1．为加强医院志愿者队伍建设，促进志愿者管理工作的制度化和规范化，进一步推动医院志愿服务事业持续、健康发展，根据相关法律、法规和政策，结合上海市第十人民医院（以下简称十院）实际情况，制订本院志愿者管理制度。

2．本办法所指的志愿者，是指出于奉献、友爱、互助、进步的志愿服务精神和社会责任感，不以物质报酬为目的，以自己的时间、技能等资源，自愿为社会和他人提供服务和帮助的人。

3．鼓励、引导志愿者按照本制度规定的程序进行注册，成为注册志愿者，以便参与志愿服务，享受专业培训、时间记录、表彰激励等服务。

4．注册志愿者是指按照本制度规定，经由社会工作部审核通过并组织登记、参加志愿服务活动的志愿者。

（二）志愿者招募

1．社会工作部通过公开招募与定向招募相结合、日常性招募与阶段性招募相结合、面向个人招募与面向集体招募相结合等方式开展招募工作，建立健全高效便捷的志愿者招募机制、多元广泛的招募渠道。

2．社会工作部根据志愿服务项目和岗位需求情况，通过网络、信息栏、微信等多种形式向社会公开发布相关的志愿者招募信息，畅通志愿服务内外渠道。

3．社会工作部对外拓展资源，深入社区、学校、企事业单位等机构，有针对性地开展志愿者招募工作，吸引和动员热心公益的广大社会人士参与到医院志愿服务的进程中来。

4．申请成为十院志愿者需要具备以下基本条件：

（1）年满16周岁（未成年志愿者只接受团体服务）、65周岁以下（特殊条件可适当放宽年龄），有对自己行为负责的能力。

（2）遵纪守法，具有奉献精神、团队精神；具有良好的服务社会公益事业的意愿，不追求物质报酬或其他任何私利。

（3）具备所参加的志愿服务项目及活动相适应的基本素质，如知识、能力和身体素质，身心健康。

（三）志愿者申报

1．凡符合志愿者注册条件并志愿从事志愿服务的个人，可通过网络、微信或医院各合作单位负责人处提出申请，填写《志愿者登记表》。团体申请需填写《合作单位登记表》，提供单位证明、团体成员名单、身份证号码等材料。

2．社会工作部根据材料对申请人进行审核，初审通过者通知参与培训。培训后社会工作部队申请人情况进行考核，通过考核后方可正式注册、签署相关协议。

3．"上海志愿者网"（http://www.volunteer.sh.cn/）为上海市统一的注册网络平台，十院2013年1月成为上海市志愿者服务基地，优秀的志愿者可同步在上海市志愿者网上提出申请，经社会工作部认可后可成为上海市注册志愿者。

4．志愿者注册后即获得医院统一使用的志愿者编号。编号在志愿者服务证上标明并记录在志愿者本人的登记档案中。

5．十院志愿者服务手册由社会工作部统一制作发放，志愿者手册编号与志愿者档案信息相匹配，在注册系统中将志愿者身份证号作为后台信息予以管理和保密，志愿者一人一手册，终生使用。

（四）权利与义务

1．志愿者享有以下权利

（1）自愿选择参加志愿服务活动。

（2）获得志愿服务的真实、准确、完整的信息。

（3）向本院各部门请求帮助解决在志愿服务活动中遇到的问题。

（4）参加本院提供的志愿者培训、各类公益活动。

（5）获得从事志愿服务的必需条件和必要保障。

（6）就志愿服务工作对本院提出建议和意见。

（7）要求社会工作部出具参加志愿服务的证明。

（8）可申请取消注册志愿者身份。

（9）个人隐私获得保障。

（10）相关法律法规及有关规定赋予的其他权利。

2．志愿者应当履行以下义务

（1）遵守国家法律法规及医院相关规定。

（2）提供真实、准确、完整的注册相关信息，如有信息变更及时联系更改。

（3）积极参与志愿服务活动，确保每年有一定的志愿服务时间。

（4）未经医院授权，不得以十院志愿者身份从事任何以赢利为目的或违背社会公德的活动。

（5）履行志愿服务承诺，自觉维护本院和志愿者的形象以及服务对象的合法权益。

（6）保守在参与医院志愿服务活动中获悉的个人隐私、商业秘密等依法受保护的信息。

（7）不得向接受志愿服务的组织或者个人索取、变相索取报酬。

（8）履行相关法律法规及医院规定的其他义务。

（五）志愿者管理

1．档案管理

（1）《上海市第十人民医院志愿者服务手册》由医院统一印发，每位志愿者必须认真阅读各章节，真实填写附录上的服务记录表和培训记录表，不得编造内容，否则立即取消其志愿者资格。志愿者证是医院志愿者身份的标识。

（2）社会工作部完善相关志愿服务的文案及电子档案登记工作，及时录入和维护每位志愿者的服务档案，并做好统计工作，对志愿者服务时间、服务内容、服务表现进行记录，并及时完成信息化录入。

（3）社会工作部可向优秀的十院志愿者发放上海市志愿者协会统一制作的"上海志愿者证"，该证具有注册志愿者个人信息、记录服务内容、提供服务保障等功能。

2．培训管理

（1）社会工作部负责志愿者的管理和集中培训工作，并负责建立培训档案和服务需求档案。注重志愿服务理念、医院及科室介绍、志愿者风险规避及责权、有关知识和技能等方面的培训，提高志愿者的个人综合素质。

（2）志愿者培训分为机构情况介绍（基础培训），岗位技能培训（岗位培训）两种，志愿者须做好每一次培训的记录。个人申请并登记后六个月内未参加基础培训，视为自动退出。

1）机构情况介绍（基础培训）：包括志愿者理念、医院介绍、环境、就医流程、志愿者服务项目和内容等培训。

2）岗位技能培训（岗位培训）：由相关部门（志愿者服务部门）指定培训专员，针对岗位要求对志愿者进行岗前讲解和培训。培训专员同时扮演"咨询顾问"的角色，当志愿者在服务过程遇到困难和问题可提供帮助。另外还将邀请医护人员、心理咨询师、社会工作师等专业人士或资深志愿者以讲座或座谈的形式进行培训。

（3）培训中可采取多种形式的培训方式如课堂讲授、讨论、角色扮演、实地演示、经验交流、个别或小组辅导等。岗位培训考核合格后的志愿者方可上岗服务。

3．服务管理

社会工作部加强日常管理，督导志愿者日常服务行为，并为志愿者开展志愿服务提供必要的保障与支持。

（1）提倡志愿者在开展志愿服务活动时穿戴志愿者服装，佩戴志愿者挂牌和志愿者帽。

（2）社会工作部可定期或在重大活动时组织新注册志愿者进行宣誓。

（3）志愿者参加志愿服务，应坚持自愿和力所能及的原则，社会工作部可通过与志愿者签订服务协议书等形式，明确服务内容、时间和有关权利、责任、义务。

（4）志愿者参加志愿服务后，由社会工作部提供志愿者的服务时间、服务内容、服务质量等证明，志愿者组织予以认定并记录，作为对志愿者评价认证和激励表彰的主要依据。

（5）对拒不履行义务或在志愿服务过程中由于未遵照相关规定而对服务对象、志愿者组织或其他志愿者造成损害的，视情节轻重，可对其进行警告、取消注册志愿者身份。

（6）社会工作部应落实和保障志愿者的合法权益。如服务对象在接受服务过程中对志愿者造成损害，志愿者组织应当支持受损害的志愿者要求有关服务对象赔偿损失，并提供必要的帮助。

（7）部分志愿者可在社会工作部的指导下参与志愿者管理工作。社会工作部应当发挥志愿者的能动性，探索志愿者自我管理的有效途径。

（8）社会工作部鼓励志愿者根据自己的特长和意愿，组成项目小组，根据需求计划特色服务项目，在社会工作部的统筹安排和合理调配下，为服务对象提供志愿服务，实现志愿服务供给与需求的有效对接。

（六）志愿者服务流程

志愿者在规定时间内前往志愿者基地签到，由社会工作部工作人员统筹安排服务岗位，更换志愿者服饰，在前期基础培训的基础上参与岗前专项服务培训后上岗服务。待服务结束时返回基地签出，在志愿服务反馈记录本上留下服务反馈和改进建议，待社会工作部工作人员在志愿者手册上登记完当日服务时间后，归还志愿者服装、挂牌、指南等物品，结束当次志愿服务。如图20-2所示

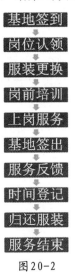

图20-2

（七）志愿者督导

志愿服务督导在志愿者管理中非常重要，督导的方法主要包括：个体督导：通过一对一的方式，了解志愿者的个体需要，有针对性地对志愿者进行督导；团

体督导：采用小组形式，共同讨论大家遇到的共性问题，同时督促整体服务开展的进度，制订工作计划并进行跟进；现场督导：即督导参与到志愿服务当中，观察志愿者在服务过程当中的表现，即时提出改善工作的建议，并在志愿者遇到困难时及时地对其提供支持或辅导；开展培训，从而定期地强化志愿者的价值观，并提升服务的技巧。

（八）志愿者激励

十院对志愿服务设立适当的激励机制，安排适宜的外部奖酬和工作环境来满足志愿者的外在性需要，提高志愿者的积极性。激励机制以精神激励、荣誉激励和身份激励为主。

1．考核方式：抽样调查、自评和社会工作部总评相结合。

2．评定标准：推行以"小时制"为主要计量单位的志愿者服务工作量认证制，记录志愿者提供志愿服务的时间、内容和服务质量成为表彰和激励的标准之一。

3．激励周期：每年1月1日至当年12月31日为一个志愿者考核周期。

4．表彰制度：社会工作部建立五星级志愿服务级别标准和晋级表彰制度，设立爱心储蓄卡，给予及时、定期和多样性的鼓励及奖励。星级志愿者（累计服务时间）：一星级：服务满50小时；二星级：服务满100小时；三星级：服务满200小时；四星级：服务满300小时；五星级：服务满500小时。

5．表彰方式：对达到各种级别的志愿者授予相应星级标志和荣誉证书。对有突出贡献的志愿者，志愿者基地设立"爱心荣誉墙"并协助志愿者申报区级、市级相关奖项荣誉。每年末社会工作部组织组织开展志愿者表彰大会，设立志愿服务类个人、集体以及各类专项奖来表彰志愿服务突出个人和先进集体。

（余　飞　何　平　陈万里　滕　健）

第二节　精神文明

一、医德档案在线评分系统

根据上海市卫生局向全市医疗机构下发的《关于在全市卫生系统建立医德档案制度的通知》精神，在院党委领导下，我院建立由宣传和精神文明建设处牵头，信息科系统维护，党办、工会、医务、人力资源、纪委监察、科研、医疗资源发展处共同录入管理的全员医德档案。目前医德档案在线考评系统的建立要求医务人员除接受常规的医德培训、向病人提供优质的服务外，还必须参加社会志愿服务和公益事业。建立"医德档案"是全面促进医务人员职业素质、推进医德医风教育和纠正行业不正之风工作的有效途径，并将使医德医风教育制度化、规范化。同时，根据《关于在全市卫生系统建立医德档案制度的通知》规定，"医德档案"是医务人员绩效考核、岗位聘用和奖惩的重要依据。

（一）医德档案内容

1级指标	指标描述	2级指标	指标描述	赋值明细
1	接受职业道德规范和医学伦理知识培训情况	1	职业道德规范培训	1次加1分
		2	医学伦理知识培训	1次加1分
2	开展文明规范服务、改善服务态度、使用文明用语、尊重病人权益的情况	3	违反劳动纪律	1次扣2分
		4	文明规范服务欠缺	1次扣2分
		5	服务态度差	1次扣2分
		6	语言不文明	1次扣2分
		7	不尊重病人权益	1次扣2分
3	各级奖励、荣誉及先进事迹和病人表扬	8	院内表扬信锦旗（限8分）	1次加1分
		9	媒体表扬	1次加3分
		10	上级表扬	1次加4分
		11	院内先进	1次加2分
		12	申康卫生局先进	1次加4分
		13	同济大学先进	1次加5分
		14	省部级先进	1次加6分
		15	国家级先进	1次加10分
4	病人投诉及核查情况	16	病人投诉	1次扣2分
		17	投诉反馈不到位	1次扣2分
5	违反职业道德收到卫生行政部门处罚的情况	18	违反医德受处罚	分数归0
6	收受或拒收"红包"和商业贿赂的情况	19	拒收红包	1次加1分
		20	收受红包和贿赂	分数归0
7	参与社会志愿服务和公益事业情况	21	参加公益活动	1次加1分
		22	献血	1次加8分
		23	援外、援疆、援藏等	1次加8分
8	其他能够反映医德状况的材料	24	其他	1次加1分

（二）医德档案责任部门

1级指标	2级指标	职能部门
接受职业道德规范和医学伦理知识培训情况	职业道德规范培训	人力资源处、工会、纪委、党办
	医学伦理知识培训	科研教育处
开展文明规范服务、改善服务态度、使用文明用语、尊重病人权益的情况	违反劳动纪律	人力资源处
	文明规范服务欠缺	宣传与精神文明建设处
	服务态度差	宣传与精神文明建设处
	语言不文明	宣传与精神文明建设处
	不尊重病人权益	宣传与精神文明建设处
各级奖励、荣誉及先进事迹和病人表扬	院内表扬信锦旗（限8分）	接待办
	媒体表扬	宣传与精神文明建设处
	上级表扬	宣传与精神文明建设处
	院内先进	工会
	申康卫生局先进	工会
	同济大学先进	工会
	省部级先进	工会
	国家级先进	工会
病人投诉及核查情况	病人投诉	接待办
	投诉反馈不到位	接待办
违反职业道德收到卫生行政部门处罚的情况	违反医德受处罚	纪委
收受或拒收"红包"和商业贿赂的情况	拒收红包	纪委
	收受红包和贿赂	纪委
参与社会志愿服务和公益事业情况	参加公益活动	宣传与精神文明建设处、工会、团委
	献血	工会
	援外、援疆、援藏等	医疗资源发展处
其他能够反映医德状况的材料	其他	宣传与精神文明建设处

（三）医德档案管理

1．院党委每季度对相关职能部门录入的内容进行检查或抽查。

2．各相关职能部门应主动将各自分管的内容，录入至医德档案中，以便在月度讲评会上公布和交流。

3．各科室应定期主动将科室信息上报至相关职能部门，并需相关责任人确认。

4．各科室在有疑问请向相关职能部门提出核实申请。

5．若各科室上报非本年度的信息给相关职能部门，将不记录在医德档案内。

（四）流程图

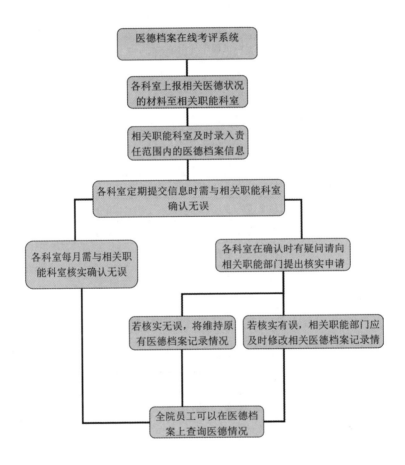

二、"五微一体"在医院文化建设中的应用

（一）总则

1. 为响应本市卫生系统信息化的工作精神，进一步加强医院"五微一体"的建设和管理，规范"五微一体"信息传播和服务工作，确保"五微一体"信息质量和安全，促进我院"五微一体"工作健康有序发展，根据相关法律法规和文件精神，结合工作实际，制定本办法。

2. "五微一体"在建设、运行和管理中，必须严格遵守《中华人民共和国计算机信息网络国际互联网管理暂行规定》《计算机信息网络国际互联网安全保护管理办法》《中华人民共和国计算机信息系统安全保护条例》等有关国家法律法规。

3. 本办法适用于我院全体员工。

4. "五微一体"管理坚持依法管理、审慎利用、确保安全的原则。

（二）"五微一体"信息内容使用规范

不得违法利用"五微一体"制作、复制、发布、传播含有下列内容的信息：

1. 违反宪法确定的基本原则的。

2. 危害国家安全，泄露国家秘密，颠覆国家政权，破坏国家统一的。

3. 损害国家荣誉和利益的。

4. 煽动民族仇恨、民族歧视，破坏民族团结的。

5. 破坏国家宗教政策，宣扬邪教和封建迷信的。

6. 散布谣言，扰乱社会秩序，破坏社会稳定的。

7. 散布淫秽、色情、赌博、暴力、恐怖或者教唆犯罪的。

8. 侮辱或者诽谤他人，侵害他人合法权益的。

9. 煽动非法集会、结社、游行、示威、聚众扰乱社会秩序的。

10. 以非法民间组织名义活动的。

11. 与国家现行政策、规定相悖的观点的。

12. 有损医院形象的言论的。

13. 披露本医院及科室内部已决定但尚未向外公开的重大事项的。

14. 未与统计部门认真核对，向媒体提供的有关数据与正式对外公布的数据有出入，引起社会误解，造成严重不良后果和影响的。

15. 含有法律、行政法规禁止的其他内容的。

（三）"五微一体"责任使用规范

1. "五微一体"是探索运用新媒体的重要形式和宣传卫生大政方针、引导舆论方向的重要路径。"五微一体"要及时准确、鲜明生动地宣传国家卫生大政方针，报道我院的工作和活动，传播健康教育知识，努力发挥对大众的思想引领作用和服务功能。

2. 宣传与精神文明建设处负责我院官方"五微一体"的发布工作，并安排专职工作人员进行管理。

3. 官方"五微一体"发布、转载信息必须严格遵循政治性、真实性、引导性原则，严禁发布与卫生工作无关、未经查证的信息。

4. 官方"五微一体"应定期更新、维护。对社会公众提出的咨询问题暂不予以回复，但对相关意见和建议要展开内部研究。

（四）员工微博使用规范

1. 全院员工不得以单位名义建立"五微一体"信息服务网络，不得以单位名单制作、复制、发布、传播微博信息。

2. 全院员工不得使用"五微一体"发布有关党和国家领导人的信息（含图片）；不得发布有关各级省、市级领导、地方党政领导的信息（含图片）。

3. 全院员工使用"五微一体"发布的所有文字信息，均应遵守医院保密制度和宣传纪律。在发布的信息中，不得涉及病人隐私以及其他不宜发布的内容。

（五）责任处置

1. 对使用"五微一体"可能触犯或已经触犯国家法律、行政法规的员工，一经查实，将视情节给予相应处罚。

2. 对使用"五微一体"可能损害或已经损害医院声誉和形象以及相关规定的员工，将按照医院有关制度处理。

3. 对使用"五微一体"泄露医院内部秘密的员工，将按照《医院保密制度》等有关制度处理。

（六）附则

1. 对违反本办法的行为，任何员工都可向宣传与精神文明建设处举报，接到举报的科室应当及时按照有关法律、法规、规章进行处理。

2. 本办法由宣传与精神文明建设处负责解释，自印发之日起施行。

三、满意度测评

（一）目的

为加强与患者的交流和沟通，及时了解广大市民和患者对医院医疗服务质量的要求和满意程度，促进我院不断改善服务工作，提高服务质量，有效提升我院良好的社会形象和社会声誉，为医院医疗工作的顺利开展奠定良好的精神文明基础。

（二）内容和方法

1．内容：调查患者对临床医技医护人员、窗口人员服务质量的满意度。

2．调查对象：出院病人（不包括死亡病人）、门诊就诊病人。

3．方法：请出院病人在出入院处填写问卷调查，以打钩的形式分别对医生、护士、窗口人员等环节的服务质量进行满意、较满意、一般、差四个等级的评价。宣传处每月一次组织人员对门诊、病房的就诊人员做现场调查，亦以打钩的形式对窗口人员的服务质量进行满意、较满意、一般、差四个等级的评价。

（三）管理

1．宣传处将调查数据进行统计汇总，实时公布测评结果。

2．宣传处对病人提出的具体意见进行逐条梳理，并分类归口于各相关职能处室，整改落实。

3．宣传处收集整改情况，并在下次的季度讲评会上公布。

四、学科文化墙

宣传处负责全院范围的相关VI制作，其中包括了学科文化墙，故按照医院规定有统一模板，制作和摆放必须经过宣传处审核。

（一）制作工作流程

1．临床科室提出申请，填写OA申请单，描述具体要求，科室负责人签字。

2．宣传处内部由专人负责。经办人审核、决定制作材质、规格并拟出报价；根据所需费用不同，确定制作等级，凡涉及医院层面或大金额的，必须提交宣传处处长、院分管领导审核签字，若超过1万元则需要走招标程序；凡总价不超过500元或科室宣传的，可由经办人或宣传处处长直接执行。

3．临床科室提供文字、图片资料，宣传处可对其筛选并提出反馈意见，确定好医院统一形式，将要求递交制作公司设计，设计公司为VI系统的设计公司，同时需按照VI系统的应用规范。

4．宣传处与制作公司议定制作完成时间，做好任务记录。

5．制作完成后宣传处验收，制作公司提供制作清单和最后报价，交制作申请人确认。

6．学科文化墙制作严格遵守宣传处预算管理，不在医院宣传计划范围内的制作费用，由申请科室自理。

（二）应用管理

1．学科文化墙制作需严格遵守VI系统应用规范；非宣传处制作资料，须由宣传处审核内容及设计样式，确定符合VI系统应用规范方可在院内使用。

2．宣传处负责公布、管理全院学科VI系统（其中包括文化墙）应用规范，相关学科文化墙说明和相关内容将在医院OA系统中提供下载，宣传处有解释及监督管理职能。

（金　恒　　生　星　　石　庆　　王辰昊）

第二十一章
医院信息化建设

第一节　医院信息化建设发展的历程与经验借鉴

上海市第十人民医院的前身是上海市铁路局中心医院，那时的信息科只是一个计算机小组，从1992年开始自主研发了医院门急诊挂号、收费、发药及出入院结算系统，1999年7月铁路医保属地，实施了我院信息系统与地方接轨。2001年医保网上结算系统实施，又实现了我院信息系统与市、区医保办实施联网实时结算及清算工作。与此同时，我们重新规划了医院信息化建设的总体目标。2002年3月开始与复高公司合作，在unix平台下重新开发医院信息管理系统，年底实现医保门急诊系统升级；建立病区护士站、出入院结账、药房、药库管理、膳食配餐管理等系统。2003年相继完成了门诊医师电子处方及LIS检验系统。2004年我院颇具前瞻性地投入了辅助决策支持系统的研发工作，实现了成本效益分析，人力成本构成，医技工作量及费用，医生工作量及出诊情况，科室诊疗效率及贡献，收入支出损益情况，按不同成本因素分摊等各项功能。

2004年我院正式属地，更名为上海市第十人民医院，医院属地化后，我院与闸北区药监局合作，由我院负责在全市率先研发后勤保障及医疗器械追溯管理系统，并全面实施植入器械的条码化管理，实现医疗器械的可追溯，确保了在医疗器械出现问题时能追溯到患者。同时系统屏蔽不合格的供应商，确保医疗器械的安全。系统得到市药监局乃至国家药监局一致好评。

2006—2007年我院建立了内镜、B超、病理影像信息系统，实现在线诊断，临床医师网上实时调阅报告及图片，大大提高临床医师的效率。同年检验系统实现条码管理，全程实现无纸化，并通过15189认证。

2008年新病房大楼投入使用；构建了集成化的企业级PACS，按照国际标准DICOM连接所有放射科、核医学及其他影像数字化设备，以全数字化、无胶片化方式采集、阅读、存储、管理和传输医学影像资料，并实现资源共享，即临床可随时调阅历次或当前的影像和报告。同时医院PACS与医联中心集成，实现区域影像及报告的信息共享，并在此区域信息平台上实现院与院之间的影像协同会诊。

2009年，以电子病历为核心的临床信息系统，已成为医院开展临床业务的重要支撑。系统引入人类自然语言的输入模式，以XML形式存储，便于数据利用。充分展现病史书写的易用性、病历质量的控制性和病史信息的共享性，同时引入了合理用药、检验危机值等医学辅助知识库，为医护人员正确处置医疗行为提供在线实时帮助。集成了CT、MRI、X线、超声和手术麻醉等影像图片、声像动态信号等，使医护人员在阅读病历时更加直观和全面，保证了医疗信息的完整性。系统通过关键点的控制规范了医师病历的书写，有效保证了病历的质量，通过类型、时效的控制，将医疗质量和医疗安全管理提前到业务流程中，避免违规操作的发生。同时，医疗管理职能部门可监控和筛查到各类违规问题，进行事后的总结和分析。同时建立了麻醉临床信息系统，实时动态采集生命监护设备的数据，实现手术安排、术前访视、术中监护、费用管理、术后登记、术后访视等，自动形成麻醉记录、护理单。与医院HIS、LIS、PACS、EMR集成的麻醉医生工作站，可随时查看患者的病历、医嘱、各种检查、检验结果和影像资料，为手术室医护人员能够及时、严密的监护并做出正确、及时的处置提供有效帮助。

2010年，在全院推进电子病历的基础上，进一步设计实施了电子医嘱（CPOE），同时推进护理工作站的建设，实现了护理入院评估、病人护理记录、病人转运、护士岗位考核评分等。

根据卫生部门《医院消毒供应管理规范》标准，消毒物品包具有可追溯管理性，我采用二维码标识器械物品，实现对物品整个生命周期的跟踪，为排查院内感染是否由消毒器械引起提供事实证据。

围绕新医改方案，关注一站式付费、预约诊疗、自助服务等便民服务热点，全方位引入自助式服务，实现自助挂号、自助化验和放射报告打印、自助预约、自助短信提醒、自助账户卡充值、自助满意度测评；建立个人账户卡，实现一站式结算服务；在门诊各专科诊区、各检查区域全面部署排队叫号，进一步优化门诊就医流程；建立了各诊区个性化的媒体播放系统，便于病人了解医院的医疗动态；从而构建了全新的门诊服务新模式。使医院的信息化建设水平始终走在业内前列。

2011年世界卫生日主题"抵御耐药性：今天不采取行动，明天就无药可用"，滥用抗菌药物已是全球性问题。我院率先提出利用信息化手段实现临床抗菌药物使用监管，其设计思想是在电子病历、电子医嘱全院实施的基础上，通过药品分级管理、用药管理、过程监控以及效果评价等四个方面对抗菌药物实施系统化的、全流程的监控和管理，变事后管理为事前干预。系统设计了十大知识库：抗菌药物与手术、抗菌药物与病原菌、抗菌药物与人群、抗菌药物与肝肾功能等，达到临床在使用抗菌药物时能合理、规范、有效；降低用药的不良反应发生率以及减少或减缓细菌耐药性发生的目标。其成效体现在住院患者抗菌药物使用率、使用强度、特殊抗菌药物使用比例均有所下降，病原学检查比例有所上升。住院病人使用抗菌药物百分率由2011年上半年的2.18%下降至2012年的5.2%；手术重点监控I类切口手术非高危人群已实现不预防性使用抗菌药物；使用抗菌药物的患者中，品种选择合格率稳步提升。该系统获得卫生部及同行的好评。

临床路径是应用询证医学，综合多学科、多专业主要临床干预措施所形成的"疾病医疗服务计划标准"，是医院管理深入到病种管理的体现，作为干预措施，将临床路径系统嵌入在整个电子医嘱的流程中来指导医疗服务。

2012年起，医院信息化建设在进一步完善业务系统的同时，逐步向智能化、区域化、可移动、多终端方向发展。全面推进了检验、检查、治疗、手术的电子申请及预约、排队，优化了医院业务流程、实现了无纸化。应用无线技术，推进了移动医疗的应用，移动点餐、移动查房、床边护理、用药核对等临床移动应用，手机APP、微信实现了就诊预约、挂号，专家查询、诊疗结果查询等便民应用。

"临床抗菌药物使用监控和管理"系统荣获2012年度上海市医院信息系统应用特色奖。

2013年到现在：面对公立医院改革形势下医院内涵建设的要求，医院的发展达到一个新的高度，需要对过去十几年医院信息化建设的成果进行分析与梳理，制定下一步的信息化总体规划，以支撑医院新的发展目标和管理思路。通过深入调研分析，我院多年来形成的IT架构和建设方法在技术上存在局限性，难以实现跨系统的数据利用，业务系统之间采用点对点的连接方法，使得系统之间形成紧耦合的架构特点，极大地限制了业务系统本身的发展，难以快速回应业务上的新要求，逐步成为医院信息化发展的瓶颈。因此，计划用二年时间，把我院信息化建设的重点从单个业务系统建立转向数据整合平台和企业服务总线的建设。在此基础上进一步提升业务应用系统，如：电子病历系统逐步升级为以CDR为内核的结构化、专科化电子病历，提高电子病历应用水平；建立集各类通讯手段（如语音、视频、短信、邮箱和文字等）于一体的协同医疗、协同办公环境，开展多学科诊疗、远程会诊等新型诊疗模式。在全院数据中心的基础上，提供全方位的医院运营、医疗质量、资源配置和使用效率等

实时监测和分析结果；支持任意维度的结果查询和趋势分析，为创建优质服务、落实精细化管理提供抓手。建立单病种临床科研数据库，促进临床科研教学向深度发展，推动临床重点学科建设。

在数据整合平台和企业服务总线建设的基础上，满足申康医院发展中心下属各医院患者诊疗信息实时共享的要求，在托管医院（皮肤病院）内部，结合托管医院患者诊疗信息的基础，同步接入平台基础服务，在两院之间建立患者主索引，以患者为中心整合两院的全部诊疗记录，构建一体化的患者360度临床诊疗信息视图，共享诊疗、检查、治疗预约资源，促进两院间的业务协同和资源优化配置利用。

在逐步优化IT架构的同时，重视IT人才队伍建设，完善和健全IT运维管理体系，构建统一的数据接口规范、数据发布规范、数据调阅规范、数据集规范等，形成我院特有的各类IT建设规范和基础数据集，从而成为医院信息化的可持续发展奠定坚实的基础。

我院"PACS集群存贮平台"荣获2013年度上海市医院信息系统"应用特色提名奖"。

在客户应用的体验方面：实现了可移动、多终端。

第二节 电子院务(OA)系统

一、电子院务系统的建设需求和背景

2002年至今，医院信息化管理进程进入快车道，以信息为基础的现代管理已成为提升医院管理的重要途径，同时也是医院信息化运营的基石。对信息的掌握和信息处理的先进程度，不仅是医院管理现代化的重要标志，也是医院深化管理、提高效率的有力手段，电子院务系统就是其中较为代表性的信息化管理系统。

电子院务系统，即办公自动化（OA），是面向企业的日常管理和运作的系统，是目前员工及管理者使用频率最高的管理系统，自1985年国内首次召开办公

自动化规划会议以来，OA在应用内容的深度与广度，各领域的交叉协作等方面都有了新的改变和发展，并成为了企业不可或缺的核心管理系统。

2011年1月，为了方便和规范院党办的管理流程，我院尝试进行了电子院务系统一期的建设，多部门开始就院党办管理流程信息化项目进行方案论证，4月底完成系统详细设计，5月中旬确定技术接口方案，8月中旬完成系统及接口研发，8月30日顺利试运行。项目实施后，医院的通知公告统一由院党办进行发布，使医院的院党务变得透明化，同时规范了发布口径，通知的实时性显著提高；项目实施后，医院的用车预约、会议室预约全部经由电子院务进行预约，车辆、会议室的可预约资源，由院党办统一在电子院务中进行发布和调拨，规范了医院用车、开会的管理流程；项目实施后，院领导的工作安排，中层的工作安排和月度总结统一在电子院务中进行提交，再由院办进行汇总和督办。一期建设重点还是着重在院党办的电子化上，二期建设则是在国家反腐的大背景下，为了贯彻党的十七大精神，加强预防腐败体系建设，进一步强化对行政权力运行过程的监督和制约，有效预防腐败问题发生，我院于2012年10月决定启动电子院务系统的二期建设，即权力监控系统。由于这次涉及到的是全院的行政流程，院部和多部门多次开会，就如何将管理流程电子化、规范化进行了头脑风暴，项目方案论证完成后，2013年3月底完成系统详细设计，4月下旬确定技术接口方案，6月中旬完成系统及接口研发，6月27日顺利试运行。

二、电子院务系统项目的建设过程

整个项目的实施大致分为以下四个阶段：确定电子院务展现模式，多方协商制定统一接口方案，系统研发及联合测试以及运行监测及持续改进。

（一）确定电子院务展现模式

有两种待选的展现模式：一种是列表式、一种是表单格式。两种模式各有优缺点，列表式，即将手工表单中包含的信息元素直接提取出来，让使用者填写，用该方式制作电子表单相对简单，后期修改维护快捷方便，基本一个页面能包含所有填写信息，但是缺点是，没有原先手工表单的格式，用户需要重新培训和适应新的界面，增加了培训成本和适应的时间成本，体验度会有所下降；表单式，即将原本手工表单的界面完全的照搬过来，让使用者填写，用该方式制作的表单，用户完全不需要额外培训，直接上手，但是前期制作表单和后期维护表单都变得相当复杂，界面往往需要多屏才能显示。为确定使用哪种展现模式，院部经过多次开会讨论，多方听取中层和基层员工意见和实际使用感受，结合原始手工业务流程的使用习惯，最终决定使用表单格式，同时增加了流程图概览和当前需要操作人员的提醒来方便用户使用。

（二）多方协商制定统一接口方案

考虑到电子院务数据的一致性，电子院务系统与统一平台、金蝶财务系统、HIS系统之间采用Web Service和ESB接口方式传输人员和业务信息。考虑到电子院务数据的安全性，电子院务系统在多个层面得到了安全加固，包括防火墙、网闸、堡垒机、加密传输、防毒墙、端口转换等一系列措施（图1为部分安全结构图）。考虑到电子院务版本的一致性，通过对业务流程和接口技术方案两个关键点进行统一设计，并集中发布管理。

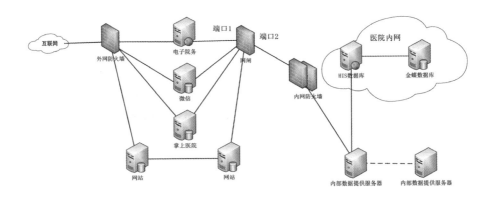

图21-1　为部分安全结构图

（三）系统研发及联合测试

4月21日技术接口方案V1.0版发布后，各方开始严格按照方案要求进行软件和接口程序的研发。研发过程中对于出现的技术问题随时讨论，必要时更新技术接口方案并发布给各软件商。5月20日开始接口测试，6月18日完成。6月20日所有软硬件系统都在真实环境部署完毕，同时开始为期1个星期的联调测试。测试方包括各职能部门的办事、各职能部门主任、院领导、院党办、电子院务开发人员、金蝶开发人员、HIS开发人员等。

（四）运行监测及持续改进

项目上线以来，项目组每天监测系统运行数据以观测运行状态，监测指标包括：电子流程平均流传时间；流程节点平均流转时间；3天未审批的流程节点统计；单节点流转时间最长的统计排名；系统错误日志统计。

根据观测结果，项目组对各系统进行了持续性改进，包括调整电子流程的使用界面、在统一工作平台中增加待办事宜的提醒功能和短信提醒功能、优化电子表单的拒绝流程并增加退回任意流程节点功能、为拒绝流程增加拒绝理由、将流程图完全展示而不是部分展示等。通过上述措施，解决了由于流程处理不及时、流程后续节点不清楚造成审批时间延长、审批错误的问题。通过统计并处理不及时的流程节点，将审批效率提高了20个百分点，有效提高员工的使用热情。

三、项目实施效果

2013年6月27日，电子院务系统正式使用。为保证原手工单流程和电子单流程不发生冲突，我们采取了较为缓和的过渡方式，即老流程和复杂流程仍旧使用手工方式提交，新路程和简单流程全部使用电子方式提交。系统磨合至9月20日趋于稳定，全部流程改为电子表单方式。

目前系统稳定运行，基本实现了既定目标，2015年1月1日—2015年10月31日，电子院务生成的表单数量为15529条，2015年9月1日—2015年10月31日生成的表单数量为2976条，3天未审批的流程节点排除流程本身需要长时间等待外基本不再出现，审批效率大幅提高，例如，原本通过手工单提交的合同审批从平均1个半月缩短到2个星期，原本通过手工单提交的付款流程，从原来的半年到一年缩短到3个月。电子院务在提高审批效率的同时，还规范了流程的审批口径，并使多系统的数据得到统一。电子院务系统的实施，还节省了医院的开支，节能环保。

四、主要难点及解决方法

难点一：多厂商多系统集成

作为以医院主导的项目，不是与多家系统开发方分别制定接口方案，而是需要多方联合统一制定方案，这种方式虽然增加了时间成本，还需要多方协调，但事实证明这是本项目顺利实施的保障前提。

难点二：展现模式的选择以及表单的制作

在展现模式、表单制作上，需根据医院政策、资源配置等多种客观因素综合考虑，同时，对历史数据和表单进行分析也是必不可少的技术手段。本项目通过大量的科室走访和需求沟通会议，最终选择了适合医院情况的展现模式，并制作出了符合各部门需求的电子表单。

难点三：项目实施效果评价

我们认为电子院务系统应从两方面评价其实施效果：一是提高医院行政办公

形象，方便员工行政办公，再也不会为一个流程而跑断腿；二是提高流程审批效率、提高医院的行政执行力。目前项目组正在积极探索可量化的评价指标制定及评价方法。

五、经验及体会

这次的项目实施，收获不少，体会颇丰：

体会一：学会选择最适合的业务模式，因地制宜。

医院由于受到医院规模、行政环境、历史背景等客观因素限制，实际情况的不同，应根据自身情况选择合适的业务模式，做到因地制宜，最适合的才是最好的。

体会二：充分利用同行的宝贵经验，他山之石可以攻玉。

项目实施过程中会有大量的决策需要制定，有许多决策在我们医院可能争执半天都未有解决方案的时候，多去问问同行，兴许同行的一句话就能开辟出一条新的思路和解决方案出来，相反，如果仅依靠自身力量，闭门造车，很有可能造成资源浪费或重复劳动，项目也不可能在短时间内顺利上线。

体会三：问题不可怕，沟通沟通再沟通！

多系统集成项目中间环节多，又牵涉到多个行政部门，任何环节出问题都可能演变成一次口水战，所以项目实施中，良好的沟通就是关键中的关键，一次错误的沟通就可能成为一场灾难。同时，一个健全的制度和规范，也是良好处理问题的法典，勤于、善于按照规章来办事，往往能带来意想不到的好处。

第三节　数据集成平台建设

在医院的日常工作中，无论是内部管理、服务患者，还是教学科研工作，信息化在其中都承担着至关重要的作用。当越来越多的医院管理者利用信息化在改善流程、提高管理效率以及更好地作出管理决策上尝到甜头时，新的战役已经打响，信息化开始面向临床，其服务对象不再仅限于医院的管理者和职能部门，而是直接面向临床医生。

对医院来说，提高诊疗水平，改进医疗质量是发展的根本之道，然而在循证医学越来越受到瞩目的今天，为实现这样的目标，仅仅依靠医生个人的临床经验显然不够，临床数据的作用逐渐凸显。如何让医生在海量数据中汲取营养，从而作出更佳的临床诊断与决策成为摆在医院信息部门面前的一个挑战。

另一方面，随着十院信息化建设的深入发展，LIS、RIS、PACS等临床业务系统产生了大量的临床数据，在很多医院里，这些数据被孤立地保存在各个业务系统中，形成了医院内部所谓的信息孤岛，数据不全、数据不一致等问题比比皆是，大大影响了临床医生的使用效率和效果。要解决这些问题，集成数据平台的建设已经迫在眉睫。

一、十院集成数据平台基本概况

临床数据中心平台是根据卫生部《电子病历基本架构与数据标准（试行）》、《电子病历系统功能规范（试行）》、《基于电子病历的医院信息平台建设技术解决方案（1.0版）》等医院集成平台相关标准与规范，构建的医院数据共享平台。基于数据汇集技术，实现全院临床业务数据的物理汇聚和整合，完成对数据的梳理、重构、建模和展现，建立以患者为中心、整合门诊/住院所有就诊信息的360度统一视图，支持从多个维度查询、浏览和分析数据，构建面向临床、管理、质控和科研等各类应用，提高医护人员和管理工作者的工作效率。

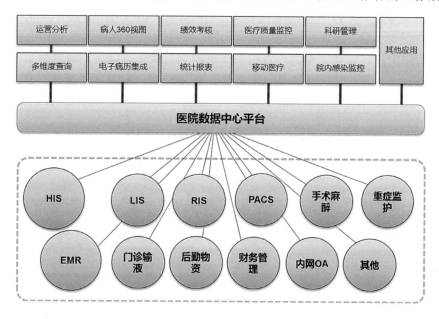

图21-2

十院集成数据平台立足于医院已有的信息系统，将封闭在多套孤立信息系统中的数据释放出来，实现了物理集中；然后通过对数据的离散化处理，转变成各种有价值的信息，以帮助医院实现持续的质量改进和服务创新。由于信息更完整，使用更方便，各类用户的工作效率得以提升，决策判断的依据更加充分，服务响应更加及时，对促进公立医院的管理制度转型和服务创新，开展各项惠民服务，具有非常重要的意义。同时，通过临床数据中心建设，可大幅提高医院整体信息化水平，实现医院信息化建设的跨越式发展。

十院集成数据平台在技术上具有一些特点和优势：

（一）基于 HL7 V3 RIM/RMIM 标准的数据模型，标准的临床受控术语，如ICD9、ICD10等。

（二）实现了医院 IT 架构的松耦合，具有高度的可扩展性。

（三）所有临床、管理、质控和科研数据以实时或近实时的方式进行处理。

（四）提供授权用户快速友好的数据查询、过滤和展现工具。

（五）通过临床数据中心建设，逐步形成医院的数据标准与规范。

集成数据平台是一个整合多个来源的临床数据，提供以患者为中心的统一视图的实时数据库。通过受控医学词汇表（CMV）保证所有人对临床数据语义理解的一致，以提高CDR的数据质量。在CDR中，诊疗数据是围绕患者为中心进行组织的，临床用户可以从多个角度查询、浏览和分析数据，其中的诊疗数据一般包括：患者基本信息、历次就诊信息（诊断、检验检查、处方、费用等）和医学影像等。

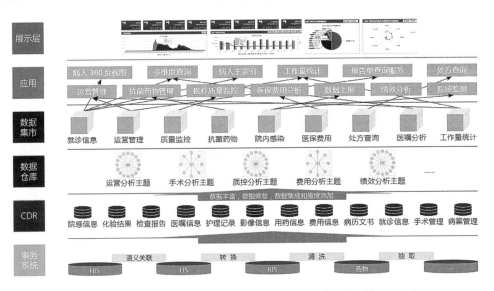

图21-3

整体上，十院集成数据平台具有以下特征：

- Centralized：集中式数据存储和管理
- Clinical：重点关注各类临床数据
- Real-time：各类数据具备实时性
- Life-long：各类数据具备长期性
- Patient-centric：围绕个体患者组织所有数据

十院集成数据平台还包括一整套机制用以保证数据的完整性和准确性，如日志任务处理数据行级数据校验、数据仓库维度渐变处理等。

十院集成数据平台的构建遵循医疗行业的数据和技术标准，包括HL7V2.x、HL7 V3、ICD9、ICD10、DICOM 等，支持CDA形式的临床数据文档，参考国家卫计委发布的相关标准与规范及相关行业最佳实践。通过临床数据中心的建设，在医院内形成一套完整的标准支撑体系，使得未来进一步的 IT 系统扩展有一个坚实的标准基础，这些标准支撑体系主要包括：

- 统一面向服务的应用开发规范
- 统一界面服务规范
- 统一用户认证及访问服务规范
- 统一工作流规范
- 统一信息服务规范
- 统一接口服务规范
- 统一系统平台规范

在集成数据平台上，可参照卫计委制定的医院数据集标准以及国际通用的行业技术标准，实现对数据的采集、处理、存储、建模和利用；在此基础上可按需构建专题临床数据库（CDW），服务于医院的决策、管理、诊疗和科研工作。

二、基于集成数据平台的应用

基于集成平台的医疗数据汇集技术，实现了全院临床业务数据的物理汇聚和整合，完成对数据的梳理、重构、建模和展现，建立以患者为中心、整合门诊或住院所有就诊信息的360度统一视图，支持从多个角度查询、浏览和分析数据，构建面向临床、管理、质控和科研等各类应用，提高医护人员和管理工作者的工作效率。

（一）病人360视图

基于病人主索引及集成数据平台，凡是需要查询或展示病人信息的系统都可以和病人360系统对接，从而使病人360系统成为医院病人信息统一的查询展示平台，典型使用场景如下图21-4：

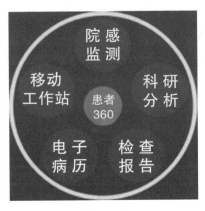

图21-4

系统可以按照两种方式全方位展示病人历次就诊的关键信息，时间轴方式和分类显示方式，展示内容可包括：病人基本信息以及门急诊、住院登记信息，病人过敏记录以及历次就诊记录，病人历次就诊的检查、化验报告，手术、医嘱、用药、费用记录和门急诊病历文书等。

（二）运营分析

基于集成数据平台构建面向医院运营管理的数据仓库，利用数据智能分析模型，结合最新的可视化数据工具技术，构建面向中高层管理人员的决策支持系统（DSS）和关键业绩指标（KPI），能够灵活展现，并支持院、科、人，乃至每个病人的层层数据钻取，从数据层面发现导致问题的本质或者某种趋势形成原因等，为医院落实精细化管理提供全方位的决策辅助支持。

运营分析的特点是：基于十院集成数据平台，提供统一的商业智能（BI）分析视图；采用先进的数据仓库技术，数据实时性、完整性和准确性保证；系统提供指标展示界面可配置功能，采用数据和图形结合显示，信息更直观；遵照卫计委及JCI 相关标准与规范。

主要范围包括：

• 医疗服务统计，包括资源利用、医疗护理质量、医技科室工作效率、全院社会效益和经济效益等。

• 综合查询与分析，运营 KPI 趋势分析，收入分析，医保，手术，药品分析以及实时监控等。

系统涉及12个主题，300多个指标，指标体系如下图21-5：

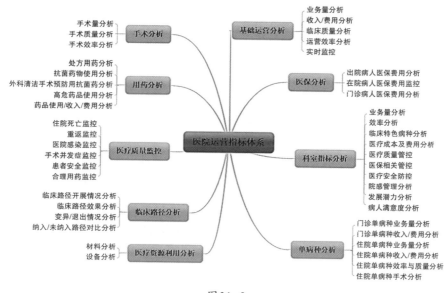

图21-5

（三）医疗质量监控

医疗质量控制系统依照卫生部《三级医院评审标准（2012 年版）》日程统计学里要求的主要统计监测关键指标进行设计。质控体系中的住院死亡类、医院感染类、手术并发症类、医院运行管理类等重要内容会通过系统自动获取或者通过系统数据配置的方式实现，通过可视化（图表）的形式监控医院医疗质量相关的指标，并且可以以不同的时间维度展现指标的变化，从而为临床质量管理提供有力的数据支持。

在全院数据集成平台上，利用平台上已经物理汇集的临床数据，按照统一的标准格式构建医疗质量数据仓库，质量指标基于质控数据仓库进行分析处理及指标的动态展现。

主要指标包括：医院运行基本监测指标，住院患者医疗质量与安全监测指标，单病种监测指标及医院感染控制质量监测指标。

（四）单病种科研

单病种科研查询系统在集成数据平台基础上，利用多维度查询系统，通过便捷的配置，可进行跨多个业务系统的数据的分类和查询。

基于医院现有的业务系统、科研数据，实现查询视图能够进行统一配置管理，根据业务应用要求分配相应的视图权限。方便用户基于视图进行自定义查询与筛选数据，并提供图形化的统计分析等功能。

支持的查询类型：关键字查询、多维度查询、视图筛选器、多条件组合查询及韦恩图。

（五）随访系统

随访系统是开展卫生部"三好一满意"活动要求的有效补充手段。通过将医疗服务从诊中延伸到诊后，从院内延伸到院外，推动医院实现"以患者为中心"模式的转变，提高患者满意度，减少患者流失率；并能及时了解患者最新需求，为医院提升服务水平提供更真实的参考依据；同时通过随访系统，使得医生能对医疗质量进行跟踪，提高医生的服务技能，为科研提供数据支持。

系统提供通过短信，微信的方式，定期向出院患者发送定制化的关键提醒（定期检查、定期用药、定期门诊等），告知患者在康复过程常常遇见的问题及解决方法。以及通过健康宣教，医患互动的方式，不断提高患者对医院的信赖，改善医患关系。

（六）党建干部综合信息平台

帮助医院实现了"电子党务路径"的全面开发，可以线上举行支部的组织生活，方便支部在紧张的临床医教研工作之余"碎片化"开展活动；为医院规范干部管理提供了操作平台，辅佐院领导及时掌握医院干部人才的信息，进行科学决策；面向全院员工开展调研，完成精确的反馈和分析；医护人员可通过员工论坛来进行在线交流和沟通；记录心情、抒发想法，使院领导能及时了解基层心声。

（七）学科能力评估

学科能力评估是学科发展的核心内容，也是学科进行调整的依据和基础。系统提供了一套全院统一的面向学科能力评估的体系和方法，用于指导学科能力建设。促使医院及各学科主任持续思索学科建设的真正内涵。系统基于数据中心汇集的数据，自动抽取相关指标进行计算和展示。学科能力评估的指标体系包括4大方面，35项指标。

（八）ESB

随着医院信息化建设的深化，以科室应用为目标的应用群已经不能满足医院业务的运转和进一步扩展。因此，构建以进一步流程整合和信息整合利用为特征的业务系统已是当前医院信息化发展的主流方向。

　　企业服务总线是传统中间件技术与XML、Web服务等技术结合的产物，是构建松耦合SOA服务的核心基础设施。通过ESB的建设，可以进一步强化医院信息基础架构，使整个医疗应用系统可以根据环境的变化，快速实施业务的变更，带来更深入的技术和商业价值。本项目中的企业服务总线将基于微软的成熟数据交换平台Biztalk Server构建，系统架构图如下图21-6所示。

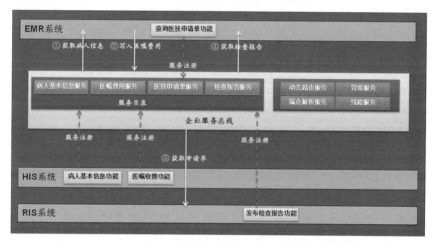

图21-6

　　通过企业服务总线，医院可以将各业务系统的服务注册在ESB中，其他系统和这些服务的集成将通过ESB统一管理，并且提供监控功能。具体来说，企业服务总线将主要包括如下功能。

　　· 服务标准

　　1. 定义医院统一的提供服务的应用系统接入规范。根据该规范，所有需要接入企业服务总线的服务需遵循该规范建设。

　　2. 定义医院统一的企业服务总线服务调用规范。根据该规范，所有集成企业服务总线的业务系统需遵循该规范调用接入企业服务总线的服务。

　　· 接入模式

　　1. 点对点模式：点对点模式实现两个业务系统之间通过企业服务总线互联的场景。企业服务总线将提供两种方式，分别是推数据和拉数据方式来满足点对点的场景需要。

2. 广播模式：广播模式实现业务系统希望将通知或变更广播给多个业务系统的场景。从一定程度来说，这种场景和点对点中的推数据方式类似，区别仅是广播给多个系统，而不是单一系统。

• 可视化的ESB配置管理工具：系统提供服务配置，服务执行状态查看，系统Log查询等功能，方便管理人员对系统配置和维护。

目前系统提供了近10个标准接口服务，今后信息科管理人员可以按照各系统对标准服务的要求很方便的进行服务配置及管理。

（九）基于CDR的急诊系统

如何准确全面而又迅速的掌握急诊患者的各种医疗信息、生命体征、方位等，是争分夺秒的挽救病人生命的重要途径。急诊系统的建设为医生提供快捷的途径全面掌握患者的各种医疗信息，并通过提供急诊预检分级，抢救室高危病种辅助诊疗支持，急诊评分，抢救室护士移动护理，抢救室短期住院化管理等功能，规范急诊诊疗流程，提升急诊医疗服务质量，保障患者安全。

系统基于CDR可以和方便迅速的分享病人的各类就诊信息已供医生对病情做出准确的判断，同时系统提供的预检功能可以在医生诊断前对病人病情做出准确、及时的预检,为危重患者赢得宝贵的抢救时间。通过预检也可帮助预检护士或医师对病人提前诊断，分清疾病的轻重缓急及隶属专科，及时安排救治程序及指导专科就诊，使急诊病人尽快得到诊治；强大的抢救室高危病种诊疗辅助诊疗支持，可促进急诊服务及时、安全、便捷、有效，密切科间协作，保障患者获得连贯性的医疗服务；急诊评分帮助医务人员客观、迅速地对患者进行病情危重评估和及时采取干预措施；抢救室护士移动护理填补了十院抢救室护士工作时，无软件系统支持的空白。通过引入移动护理系统，护士使用移动设备（ipad）系统，可更自由、快捷、安全、高质量的进行日常护理工作和处理病人反馈；抢救室短期住院化管理对短期住院病人提供了快捷、优化的管理方案。通过该系统提升了对该类病人的人财物管理能力，弥补了对这些病人的医护管理不足等问题；基于CDR的结构化电子病历实现了对医疗行为的有效监控，促进规范行医，有效促进医疗质量的提高，可以有效排除医疗纠纷隐患，保证医疗安全。

（十）主数据管理

医院的大多数信息系统都依赖于医院的人员，科室，服务单元，资源，基础字典等主数据。主数据管理在平台基础上构建医院基础数据库，统一管理全院的人员，科室，服务单元，资源，基础字典等基础数据，把分散在不同系统中的主数据集中管理，通过ESB对外发布统一的主数据服务，为各业务系统使用，实现基础数据的统一管理和维护，确保数据的唯一性和安全性，提高数据质量，规范数据的统计口径，同时也为全院主数据维护节约成本。

（十一）临床药师工作站

随着医院临床药师工作的拓展，医院计划建立统一的临床药学工作平台，为临床药师工作提供信息化服务管理模式，覆盖医院移动临床药师在临床实践中的日常各项工作。建立一套统一的临床药学服务支持平台（PC端与移动端同步），增加临床药师的信息共享与医生的沟通协作。临床药师凭借移动终端，借助WiFi及4G技术实现移动临床药学服务。实现临床药师查房的全周期管理；提供住院患者临床医嘱药物使用干预管理。提供医生、护士药物咨询管理，以患者为中心提供临床药学咨询服务。针对不同人群，由临床药师编辑相应的患者教育信息，通过系统传递给患者。药物会诊参与，通过系统记录有关会诊内容、过程以及药物治疗会诊建议。构建以临床药学和药学管理为基础，以药学信息为核心的信息化管理系统，实现医院药学从"药"到"人"的服务转型。

三、后续建设目标

在大数据概念越来越受关注的今天，这是一个让人忍不住要问的问题。不仅仅止步于医院内部的数据融合，而是在区域内甚至更高层面上实现数据共享或许才是人心所向。

医疗大数据归根结底离不开医院内部集成数据中心的支持，否则更高层面上的数据共享也无从谈起。对于临床医生而言，如果说以医院为主体构建的临床数据中心是"湖泊"，那大数据构建起的就是"海洋"。

十院在集成数据平台成功上线后，将不断累积临床医疗数据，为以后医疗大数据分析奠定了基础。

对于医院的信息化来说，要建设集成数据平台，仅仅有临床医生提出需求远远不够，还需要医院领导的重视。

信息化建设是一把手工程，医院领导的重视是平台建设成功的最关键因素。医院领导非常重视对信息化的投入，并且，将目光投注在了临床科研一体化的推行上，以期通过数据挖掘和分析总结规律，提高诊疗水平。

另外在建设集成数据平台的过程中，信息中心将所有系统做了梳理，过去由于业务流程的不严谨，很多数据传输是一次性的，后续的更新修改无法同步，也造成了数据不一致的问题，通过梳理系统，规范业务流程，解决了这一问题。

集成数据平台的构建，要有医院部门间的协作，又因为各个公司设计的成套产品未必能满足医院的需求，与一些企业之间的合作也必不可少。由于医院规模很大，环境复杂，建设集成数据平台在技术上是一个挑战，因此需要和一些规模较大的公司通过战略性的合作来共同建立集成数据平台。

集成数据平台的建设，需要多个部门之间的合作，甚至还涉及到与外部厂商之间的合作，因此，各个主体之间的沟通变得至关重要。

（夏洪斌　李　萍　郑伟康）

第二十二章
医学装备管理

根据2011年卫生部发布的《医疗卫生机构医学装备管理办法》，我院医学装备处承担如下职能：

- 建立完善全院医学装备管理工作制度并监督执行。
- 负责医学装备发展规划和年度计划的组织、制订、实施等工作。
- 负责医学装备购置、验收、质控、维护、修理、应用分析和处置等全程管理。
- 负责全院医疗、教学、科研、预防所需的各种医用（包括一次性及植入性）材料、化学试剂、低值耗品及维修配件的采购、供应的全程管理。
- 保障医学装备合法、安全、有效、稳定运行。
- 收集相关政策法规和医学装备信息，提供决策参考依据。
- 组织本机构医学装备管理相关人员专业培训。

近年来，在管理制度化、制度表单化、表单电子化的基本指导方针下，我们强化了信息化建设，在医疗设备管理上，体现了生命周期的日常实用管理；在医用材料管理上，重点突出了植入材料使用预警机制的建立，还在手术室建立了二级库，彻底解决了手术室耗材管理无序问题。

第一节　组织架构

目前，医学装备处共设处长、副处长各1名，管理组2人，采购组2人（1人由副处长兼职），物流组7人，维修组7人，共有19人。其中，维修组2人岗位设在手术室，负责手术室内医疗设备维修；物流组2人岗位设在手术室二级库，负责手术室内耗材供应保障。

组织结构图

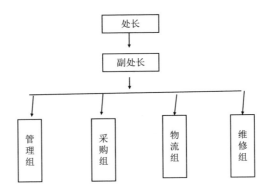

第二节　手术室二级库管理

以前，我院手术室的耗材使用管理与绝大多数医院一样，无专人负责，一般是护士长兼顾，管理无序，存在以下问题：

一、领用随意。一是各手术室护士自行到库随意选取材料，无出入库登记，无使用记录、无法进行库存查询或盘点，不知赢亏。二是护士长或其指定人员，根据使用情况凭经验向一级库申领。

二、出库与收费无关连。出库的能收费材料，不知道是不是已经成功计费，是不是已经准确计费，无法审核是否存在差错，是完全建立在对医护人员充分信任基础上的粗放管理。

三、存在漏收费、多收费、耗损、过期、浪费等风险，以及医疗纠纷安全隐患。

四、存在廉洁自律风险。

在院长的亲自领导下，成立了以护理部、手术室、财务处、信息处、医学装备处为成员的工作小组。将手术室旁约50平方米的茶室，改造成了手术室二级库（以下简称二级库）。经过反复讨论和试行，形成了结构严谨、流程顺畅、方便实用的手术室二级库管理体系。

二级库由医学装备处派驻两名仓库管理员负责日常管理，指定1名为二级库管理组组长，负责与手术室护士长、财务收费审核员、信息处指定的技术保障专员进行沟通协调日常工作。早8点至晚5点对手术室使用耗材全面敞开供应。

总体思路是为手术室护士配置医用耗材车，该耗材车由护士长指定专科手术组小组长负责管理，使之成为各类手术保障的"百宝囊"。各专科手术小组配备耗材车数量由小组长定，并可根据实际情况进行调整。每辆耗材车均设唯一编号，车内收费耗材品种、规格、初始数量、最低补充值均由手术室小组长确定。如需改变，需向护士长提出申请，审签后报信息处给予维护，并向二级库管理员报备。

其使用流程如下：

仓库管理员按初始数量给相应耗材车足额配置

组成员对应病人和耗材车编号，根据耗材使用情况收费。

耗材车需补充量≤最低补充值时，或者该车使用人员认为必要时，
均可到仓库管理员处补充。
↓
库管理员按耗材车需补充量进行补充。当该车使用人员有要求时，
应对该车耗材进行盘点。盘点后车内耗材数量恢复至初始值。
无论是否有盘赢盘亏均应记录。
↓
每月统计盘赢盘亏情况进行点评，根据院相关规定给予节约奖励。

第三节 化学试剂物流管理

我院为了降低成本、建设统一化学试剂物流供应平台，招标确定了两家供应商进行保障。

通过反复协调、讨论，现已完成PLEMIS和B2B平台的系统上线，目前正协调PLEMIS系统和HIS物资系统的对接工作。

HIS系统、PLEMIS系统和B2B平台相互配合，各自发挥自身优势协助我院完成试剂耗材集采工作。其中B2B平台主要完成线上订货、查询订单状态（见图22-1）、选择货物的批号和效期等工作，PLEMIS系统完成检验科耗材以及需要过票耗材的进、销、存管理，除此之外，还有性能验证、供应商评价、证照管理、成本管理（见图22-2）等模块，方便科室进行日常管理，提高效益。HIS系统对PLEMIS的耗材自动完成原有的进、用、存及过账管理以及检验耗材的二级库管理等。

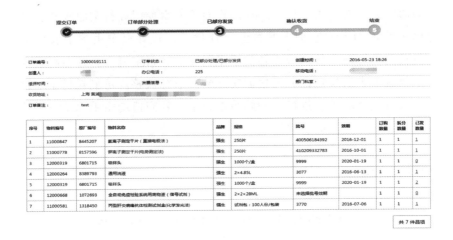

图22-1　B2B平台的订单状态查询

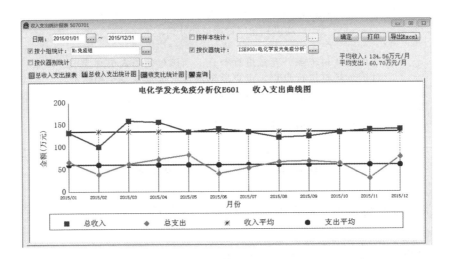

图22-2　成本管理模块

　　我院耗材管理原有流程是医学装备处根据科室采购申请,完成采购、入库、出库以及库存管理。医院所有耗材,无论是院内仓库还是科室二级仓库,在其验收入库后即完全归属医院。票随货行,无论是否有过期或者消耗,均按票据结算。

　　在引入PLEMIS系统和B2B平台之后,供应模式发生了根本改变,由按票结算,转变为按用结算。

实际操作中，供货商在其内部的SAP系统内建立十院的逻辑仓位6053，名称为"十院"，6054，名称为"十院院内"。 B2B正常关联的十院仓位为6053仓位，试剂采购后，先入到6053仓位。每月医院的订单到达后，根据销售端提供的试剂需求信息，由物流将试剂从6053仓移到6054仓，并同步将移库试剂配送到医院试剂小仓库。 最后根据医院老师每次的需求订单，由订单员在6054仓进行试剂外向交货。此时才计入科室使用的试剂，才开始结算开票动作，真正实现了按用结算。开票工作每月由检验科、医学装备处、财务、供应商共同签字确认后进行。

总的来说，我院新模式主要有以下特点：

一、单一供应商：实验室试剂与耗材的采购对象相对单一，即完全由中选的供应商承担，医院不再与其他供应商进行关联，便于管理。

二、医院仓库货主调整：供应商进驻第十医院院内仓后，其仓库内的所有试剂、耗材均属于供应商；只有在试剂、耗材出库领用上机后，才按使用数与医院进行结算。

三、试剂、耗材配送：所有院内仓库的采购，试剂、耗材的申领和配送均由供应商完成，医院彻底实现了零库存。

四、试剂、耗材账票数据：医院院内仓试剂、耗材出库确认后，直接上机使用，该数据才是供应商账票结算数据。

五、PLEMIS优化了试剂、耗材管理：试剂、耗材的进、销、存均在PLEMIS中完成，数据准确，方便快捷。

（耿益民）

第二十三章

医院建筑文化

　　建筑，当它作为一种文化现象时，不仅是文化的结晶，还是人类文化重要的历史沉淀。而医院建筑，作为延续生命、保护健康的重要场所，以其特有的物质载体形象综合反映出人类医疗活动的文化内涵和社会文化心理。医院建筑作为整个医疗环境的主要承载者应体现医院的直观形象，如现代化、高技术、安全便捷、轻松舒适、柔和流畅、简洁大气等，同时应具有时代性、人文性、继承性和传播性等特点。所以研究和探讨医院建筑的文化内涵，关注医院建筑的文化精神，对于提升医院的文化品位，彰显医院的文化魅力，具有积极的促进作用。因此现代医院建筑设计应紧紧把握时代脉搏，与时俱进，把新世纪日益成熟的建筑文化理念和建筑技术与关注健康的医院建筑相结合，这是医院建筑的未来发展方向。

一、国际化的医疗环境

　　随着现代医学模式的发展，医院建筑环境与功能已经发生显著的变化。现代医疗理论和实践使人们逐渐认识到医院公共空间环境对病人的生理、心理、行为和情感有着极为密切的关系。医院环境和医院环境文化给公众带来的影响是不可忽视的，良好的医院环境氛围能够对公众的治疗和康复起到积极的作用。与此同时，公众对就医环境的要求也在不断地改变。从七八十年代强调"以病人为中心"的观念，到21世纪"既以病人为中心，也为医护人员改善环境"的理念，直至随着计算机和网络的出现，数字化技术在医疗设备中的应用及医疗设备的小型化、便携化，又使医院有向家庭化回归的趋向，追求自然也成为新的时尚。总而言之，公众在要求医疗环境更舒适的同时，也要求功能更全面，这就使医院建筑的设计变得越来越复杂，同时对设计师的要求也越来越高。

544

（一）空间环境

医疗建筑是由各种不同部门组成的复杂空间，所受的限制性因素较多，尤其在目前国内相关规范的各项限制下，国内大多数医疗建筑的空间形态简单，缺乏变化，给人以冷漠、呆板，千篇一律的感觉。现代化的医院建筑应突破常规，打破传统医院建筑功能高于一切的局限性，在满足主要功能的同时秉承"以病人为中心，以人为本"的人性化设计理念，从色彩搭配到材料选择，从灯光设计到美学和行为心理学，进行更多不同的研究。强调空间功能的同时，赋予空间更多的生命力，增强空间艺术效果，使空间舒适、亲切、动人。改变传统医院冷峻、严肃的形象，创造出愉悦、轻松、祥和的医疗环境，增强病人诊断、治疗、康复的信心和能力。我院外科楼14层新建的生殖医学中心，充分考虑了医疗环境对公众的生理、心理、行为及精神状态的影响，营造了一个温馨舒适的就医环境。在该室内装饰装修项目中，根据美学和行为心理学的部份原理，充分考虑了在这种特殊环境和条件下患者与家属紧张、不安的情绪，尽可能在色彩、灯光、装饰等方面采取相应的措施，来减缓紧张的气氛，创造温馨和谐的氛围。

在色彩设计上，对入口大厅、候诊和走廊等公共区域，采用的是令人情绪稳定并且充满生命希望的绿色；对诊室，采用的是令人心情平和的暖色调。

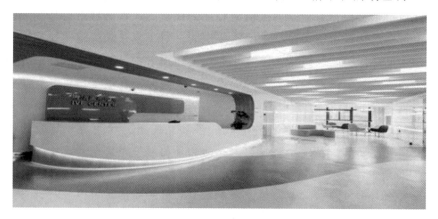

在材料选择上，采用了PVC墙布以及背漆玻璃替代了常用的白色涂料和石材，让室内感觉温馨的同时也扩大了空间沿伸感；在常规PVC地材上大胆采用了三种颜色的拼接，增加了空间的层次感；天花采用了隔栅设计，代替了常规的平面石膏板以及矿棉板设计，增强了区域感。

在灯光设计上，注重灯具、色温和装配方式的选择，以避免眩光等现象的出现。选择了LED暖光源，使室内空间更柔和，安装方法上也尽可能地隐藏了主要光源，避免直视。

在装饰设计中，则选择了更多的布艺沙发、木饰面桌面等，使患者感觉舒适、温馨、放松。

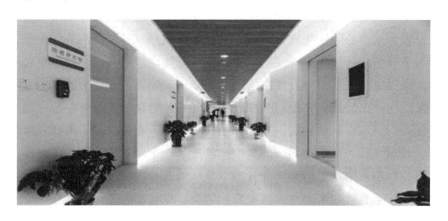

（二）院内街道

著名城市规划师简·雅各布斯曾说："如果一座城市的街道看起来充满趣味性，那么城市也会显得有趣；如果街道看上去很沉闷，那么城市也是沉闷的。"可见，街道是承载城市历史和文化的重要空间。对于复杂的医院建筑来说，院内街道更是人们感知医院、感受医院文化的重要通道，它是医院生活最重要的聚集点和发生器，它为交流、运动、休息提供场所。因此，在满足指引、交通等基本功能外，院内街道的设计可以从亲自然、走捷径、爱边缘以及占领域等方面考虑，以期打造成充满文化气息和趣味性的多功能场所。我院有一条极具特色的"空中街道"，如同一条生命脐带将内科楼和外科楼三层紧密的连接。这条长廊的建设，融艺术性与文化性为一体，既有传统的文化底蕴，又有浓郁的时代气息。漫步长廊，可以跨越时空，与历史对话、与世界交流；可以聆听古今良训，感悟人生哲理。

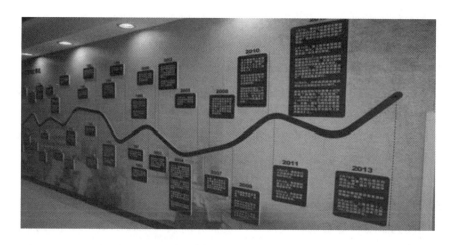

　　长廊悬空的中段，医院还将各个学科的发展历程、优势技术、突出成果等内容，以图文并茂的形式制作成精致的展板，全面展现近些年来医院在学科建设和人才培养方面取得的累累硕果，回顾各科室勇于创新、敢为人先的奋斗历程，呈现各学科团队奋发有为的精神状态。这别具一格的历史文化长廊营造了浓厚的文化氛围，提升了医院的文化品位。

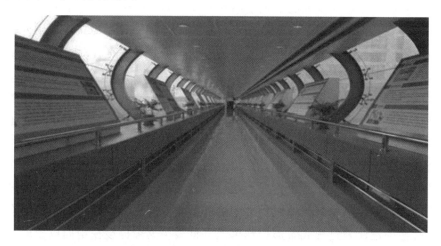

二、人性化的设计理念

　　"文化"与"人性化"的关系非常密切。医院建筑人性化的本质是通过创造各种条件来满足使用者心理的需求，从而体现对人的关爱，而做到这一点的前提是首先要了解各种使用者的需求。对于医院建筑设计来说，随着医学理论的进一步发展，人们认识到单纯地依靠医疗技术来保护和延长生命是片面的，现代综合医学模式要求医院的建筑设计必须将人性化设计贯穿于设计过程的始终。医院建筑设计中的一切都要以病人为中心，尊重病人的选择权和隐私权，方便病人，尽量减少看病的繁琐程序，同时还应考虑医护人员的身心健康，避免医患交叉感染，为病人和医护人员创造良好的就诊和工作环境，欧美国家的研究显示，如果病人打开窗子看到的是树而不是一排排的汽车，他们就能更快地痊愈。世界上的一些建筑师和设计师正在努力改变医院的形象，赋予医院更人性化的设计。就像美国设计家普罗斯说过的——人们总认为设计有三维：美学、技术和经济，然而更重要的是第四维：人性。挪威的里克绍斯皮塔莱特大学医院因其"人性化的设计"已经成为目前世界级的样板医院，全世界的设计师像朝圣一样去参观这家医院，从中学习经验。里克绍斯皮塔莱特大学医院中，彩绘玻璃、挂有植物的灯柱、喷泉、雕刻、布帘随处可见，让病人更方便地根据这些艺术品路标找到要去的科室，医院的颜色也是多彩的，在主走廊里还有一架钢琴，如果病人或者来客愿意，什么时候都可以弹上一曲等等，自其开放一年来，到医院就诊和治疗的病人数量成倍地增长。可见，医院建筑的人性化环境具有高清感、趣味性、个性和生命力的特质，它是通过人的心灵去感受和体验的。同时，对风土人情、传统习俗、生活方式、文学艺术、行为规范、思维方式、价值观念等具体文化内容的研究，也能帮助我们准确的把握各种人群的需要，从而采取有针对性的措施来体现对使用者的关爱。

我院也是把"患者第一"作为首要原则，竭力塑造并提供一个人性化的轻松就医环境。例如医院每个出入口坡道设置，方便了抢救病床、轮椅车辆的出入。分区清晰的门诊部、急诊部，集中设置在裙房的医技部门，使医疗流程清晰、便捷、合理。每个楼层均设置的收费窗口，最大限度的方便了患者和家属。在诊疗科室的设计上，采用二次候诊方式，通过电子叫号通知患者去相应诊室就诊。采用单人诊间，减少了患者就诊过程中的诸多不便，使患者的隐私权得到了有效保护。住院部的设计为复廊式条形护理单元，将病房大部分设在南向以争取良好的朝向及通风。中间医辅用房两边开门，护士台靠近单元中间，左右逢源，大大缩短了医护人员的工作流线。医护人员的办公休息区设在北面，保证医护人员的空间和私密性。由此可见，医院建筑人性化设计不再是单单考虑室外绿化等，而是更加关注室内空间的设计和处理，并随着社会发展和民众对理想化生活的要求不断提高而走向更高的境界。

三、中医文化与现代建筑的融合

中医是中国传统文化的瑰宝，是中华民族灿烂文明的重要代表。随着社会进步，人类生存环境、健康观念、疾病谱以及医学模式的变化，中医学整体观念、"治未病"理念、个体化诊疗模式和丰富多彩自然疗法的优势更加凸显。中医文化由于自身的鲜明特点，与现代医院截然不同的理论基础、思想体系和治疗手段，造就了中医建筑不同于现代建筑的鲜明特征与内涵。因而在现代建筑中如何融入和彰显深厚的中医文化内涵及底蕴，并形成鲜明的特色和风格，将是未来不断实践和探索的重要课题。

十院的中医科有着悠久的历史和辉煌的过去，造就了包括"国医大师"颜德馨教授等一批名中医，创立了颜氏内科这一海派中医流派，取得了令人瞩目的科研成果。自1956年设立门诊以来，经历近60年发展历程，先后建成铁道部重点学科、上海市综合性医院示范中医科相关专业临床医学中心，经近10年努力又建成了颜氏流派传承基地建设项目和国家中医药重点学科，为十院提升知名度和影响力做出了重要贡献。但随着医院的发展和中医科知名度的提升，过去简陋的中医诊疗环境已无法满足广大人民群众的需求，成为限制我院中医学科发展的瓶颈。在各级管理部门和社会各界的大力支持下我院于2014年将原5号楼重新改造成具有中医文化特色的"颜德馨中医楼"。中医楼在设计上注入了中国传统建筑元素，将与中医相关的传统符号抽象或简化后，镶刻于景墙、大门、窗棂、廊架等位置上，使现代化的建筑格局与传统的艺术装饰相得益彰，表现出古朴典雅，简洁大方的韵意。在色彩上，中医楼舍弃了艳丽的颜色，而是选用了清静素雅的风格，体现出中医文化的特色。中医楼的药方仓库设置在一层进门大厅附近，这一巧妙的设计使就医者刚进入中医楼内就能闻到扑面而来的中药香味，而不是综合医院的消毒水的味道，这也是在嗅觉上对中医文化特色的体验。为了能让更多的民众关注中医药的历史和文化，营造浓郁的中医药文化氛围，中医楼内设计了多处主题文化墙，并设立了中医陈列馆和国医大师工作室，其中有对颜氏内科科史沿革和业务发展的介绍，有对十院中医科的介绍，有颜氏内科文化展示厅等。从形上体现了中医元素和文化，从神上彰显了国医大师的从医之德。

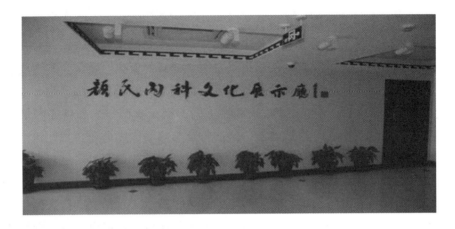

　　"颜德馨中医楼"的启用，标志着一个新的起点，它的建成不仅向就医者提供了优质、舒适的就医环境，更是希望引发民众对于传统文化特别是中医文化的关注和思考，希望有更多的人才投身中医事业，把颜老多年来悬壶济世的经验心得——"衡法"治则、把他所崇尚的"中医之道"传承下去，使中医事业后继有人、生生不息、发扬光大。

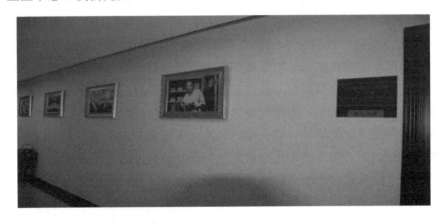

四、医院建筑的未来发展方向

　　现代医院作为延续生命、保护健康的重要场所，其对生态环境的影响也日益受到人们的重视。医院建筑与生态文化的结合，是现代医院建筑的发展趋势，也是符合人类生存、健康与环境再创造的综合利益的潮流。生态文化理念生态技术与关注健康的医院建筑医疗环境相结合，这是医院建筑与环境发展的共同要求，代表了医院建筑的未来发展方向。

（一）智慧医院——高效、便捷

随着科学技术的发展，生物洁净技术、计算机数字化网络、PACS系统、生命支持系统等，逐渐在院中推广。建筑智能化是实现医院现代化的必由之路，也是节约能源，资源优化组合，操作更加便利，提高医治效率的人性化设计的价值体现。智能化正逐步改变着医院传统的管理模式和医疗习惯，也影响了医院建筑功能布局和设计要求。国内很多专科医院采用了预约挂号制，结合电子叫号等系统，简化就诊手续，使门诊、挂号大厅的布置方式也随之改变。智能化医疗技术、智能化管理模式和智能化建筑技术的结合，使现代新型智能医院变为现实。

（二）绿色医院——低碳、低VOC

医院需要大量的能源和资源，相应地也会产生大量的污染、废物和排放，因此在这种资源密集型建筑中实施低碳策略，会对建设低碳社会产生重大影响。例如，在美国，医院是碳强度仅次于制造厂的建筑。一般说来，中国医院的能源强度往往比他们的西方同行低，但这主要是因为医院的护理标准低，而不是由于节能方案更好。在未来十年里，随着中国生活水平和收入的提高，预计医院在技术上会更先进，能源荒、资源荒会更严重。

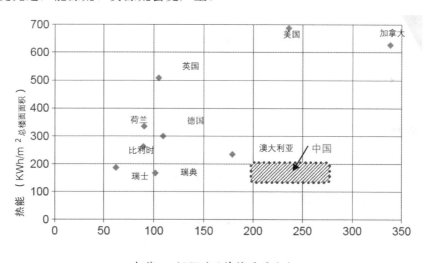

上图为9个国家典型医院建筑每平米总楼面面积的平均年电能和热能消耗。阴影区域代表中国医院的一系列典型的能源需求。这张图表是一个比较，由于现在中国医疗水平还属于发展中，可以看到现在中国的医院的电能和热能消耗还属于较低的，但是如果中国的医疗水平大幅向发达国家靠拢的话，相应的能源消耗量也会大幅增加，碳排放也相应巨幅增加。所以合理利用资源、打造低碳医院是很有必要性的，不要等到医院成为碳排放最高的建筑时再考虑低碳策略，要着眼未来。

气候变化和能源利用也会对医院产生直接影响：因为能耗增加而导致空气质量恶劣且污染加剧，这会对人们的健康造成切实的影响。在这样的背景下，可持续发展的医院可以变成促进社会健康、展示低碳未来的优势的催化剂。有效的自然通风，合理的自然采光，物理的保温隔热措施，切实可行节能措施，都是医院实现绿色节能和可持续发展的重要组成部分。同时，医院作为人口密集的公共场所，在建筑及装饰选材上，低VOC也成为了势在必行的目标。选择环保、再生的材料才能使医院真正成为人们治愈疾病的健康目的地。绿色医院是节能、环保、生态的绿色建筑和医院建筑智能化的综合要求。发展现代绿色医院建筑要有可持续发展的意识，在房屋建造中融合生态文化理念，才能使环境更加优美，生活更加舒适。

有文化的建筑才是真正有生命力的建筑，建筑是文化的载体，文化是建筑的灵魂。对于十院这所期颐老院，文化已然融入它的血脉，成为支撑它屹立百年的强大力量。正是这强大的文化力量，推动着十院昂扬在第二个百年的征途上。

（严 犇）

【参考文献】

[1]　综合医院建筑设计规范 GB 510399-2014

[2]　医院洁净手术部建筑技术规范 GB 50333-2013

[3]　中国医院建设指南

[4]　Levine, M. (2010). Assessment of China's Energy-Saving and Emission-Reduction Accomplishments and Opportunities During the 11th Five-Year Plan.

[5]　绿色医院建筑评价标准 CSUS GBC 2-2011

[6]　芮绍辉,余波.现代医院建筑设计中人性化理念的展现[J],中国新技术新产品,2010,(24):186

[7]　朱颖心.建筑环境学[M].北京:中国建筑工业出版社,2005.

第二十四章

医院后勤管理

第一节　组织架构

后勤保障处设处长、副处长、保卫科、多经办、动力运行办、物业办、办公室等，具体详见图24-1。

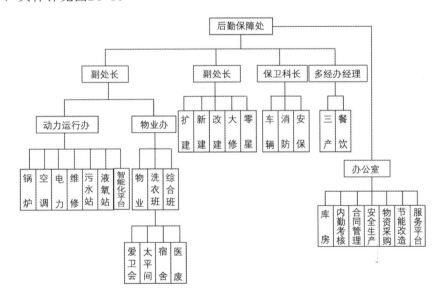

第二节　医院后勤服务管理

医院后勤服务是为医院提供全方位、多方面的供应和服务，有效地服务医务人员、就诊病人及为相关人员解除工作、生活等方面的后顾之忧，在医院内部营造团结、和谐、相互支持、相互关心的氛围，增强医院的凝聚力、向心力和感召力。医院后勤工作按其从事的内容不同，可细分为后勤管理和后勤服务。

医院后勤管理是指医院管理者面对时代发展的现状及趋势，运用现代管理理念、管理理论和管理方法，遵循市场经济发展规律和医院工作的客观规律，领导和指导医院后勤"团队（集体）"为医院医疗、教学、科研、预防等工作的正常运行与发展，有计划、有组织地协调各方面的关系，使之发挥最大效益，为患者和医疗一线工作提供所需服务保障的管理活动。后勤服务是为医院正常运行所提供的直接、具体的各项服务，其特点是具有连续性、技术性、社会性、经济型、服务型和安全性。随着医疗卫生体制改革的深入，医院后勤服务质量管理和风险控制更显重要，同时提供后勤服务的社会机构或企业有其自身的价值观和文化背景，如何融入医院管理中，需要管理者和服务者的共同努力。

2000年2月，国务院体改办等8部委在《关于城镇医疗卫生体制改革的指导意见》中明确提出："为了加强医院的经济管理，成本核算，有效利用人力、物理、财力等资源，提高效率、降低成本，必须实行医院后勤服务社会化"的要求。医院后勤服务社会化是将后勤服务从医院剥离出来，向市场开放，社会上的公司或剥离出去的职能部门与医院签订承包合同，自主管理、自主经营，并与医院形成供需关系。在服务体系社会化的过程中，更加要求管理体系专业化、规范化和精细化，提高整体服务水平和综合效益。

一、概述

（一）医院后勤的职能

医院后勤主要职能分为六个方面：①根据医院整体运行情况和发展规划，制定基本建设、房屋设施改造等年度计划、近期计划、中长期规划等，并负责落实；②为医院提供保障服务，包括物资保障和水、电、气等能源保障，确保设备设施安全、正常、高效运行，并做到绿色节能；③为医院提供环境服务，包括卫生保洁、餐饮服务、被服供应和洗涤、绿化养护、消防、安全保卫等；④为医院提供医疗辅助性服务，包括门诊挂号、病人运送、护工以及医疗便民服务等；⑤推进后勤服务社会化改革，代表医院对外包服务项目进行考核与管理，掌握相关法律、法规，督促社会机构合法、合理用工；⑥组织对院内突发应急事件的处置。

随着事业单位劳动人事制度改革的推进，医院后勤服务的职能绝大部分已经由社会服务机构承担，后勤服务外包已经成为医院后勤管理的主体，后勤人员的技术水准、服务意识、行为规范等直接影响到服务质量与满意度。因此，对外包公司的规范化、精细化管理成为后勤服务社会化背景下的主题。

（二）外包管理在医院后勤管理中的意义

服务外包一直被认为是降低管理成本、提高管理效率、增强核心竞争力的有力工具，我国于1999年率先在高校系统实行后勤服务社会化改革；2000年，国家8部委在《关于城镇医疗卫生体制改革的指导意见》中要求医院系统推行后勤服务社会化，全国各地医院结合行政事业单位人事改革制度，探索后勤服务社会化模式；2003年卫生部下发了《关于医疗卫生机构后勤服务社会化改革的指导意见》后，逐步以人事改革为导向的后勤服务社会化发展到以提高核心竞争力为导向的业务外包。2015年国务院办公厅《关于城市公立医院综合改革试点的指导意见》再次提出"推进公立医院后勤服务社会化"。

1. 有利于医院推进人事制度改革：公立医院是事业单位，各家医院的人员编制数无法达到与医、教、研、防等任务匹配的要求，后勤服务更是一支庞大的队伍，后勤服务的外包能把有限的编制腾出，有利于医院引进专业人才，不断深化人事分配制度改革。

2. 有利于医院更好地关注核心业务和病人需求，提高核心竞争力：实施医院后勤服务社会化使医院可以充分利用社会在信息、资源和服务等方面的各种优势，把许多可以也应该由社会承担的服务职能还给社会，医院则可通过市场，选择最有利于自身需求的服务，减少医院在人员和管理上的支出，达到减员增效的目的。医院管理者可以花更多的精力关注医疗、教学、科研综合发展，关注核心业务和病人需求，提高核心竞争力，进一步解放思想、转变观念、探索医药卫生事业改革发展的路子，促进卫生事业的可持续发展。

3. 有利于降低后勤服务运营成本：专业公司的介入，打破了医院小而全的后勤运行体系，选择有利于自身需求的服务以减少医院在人员和管理上的支出，降低运营成本。后勤服务外包后，医院可以充分利用社会在信息、资源和服务方面的优势，把许多由社会承担的服务职能还给社会，将该部分的经营权与财务分配权通过合同的形式交由企业承担，可以合理地将员工劳动人事关系和公司经营风险转移，医院仅承担监管作用。

4. 有利于盘活存量和提高医院财力物力的运作能力：医院后勤服务外包管理，就是要通过计算成本，追求效率，用市场经济规律来调节医院的后勤管理，控制好投入与产出之间的比例关系，促使医院加快财力、物力的流转，产生效益，从而使医院在后勤服务方面低效益的资产能够盘活，为医院创造更多的经济效益，提高职工的福利待遇。

（三）医院后勤服务外包项目和管理内容

根据后勤服务范围，医院后勤外包管理内容如下：

1. 保洁运送：病区保洁、外环境整体保洁、病人检查运送、标本送检、手术室保洁和手术病人运送服务等。

2. 安保：车辆管理、消防管理、治安管理、安全保卫、平安医院建设等。

3. 餐饮：职工餐饮、病人饮食。

4. 绿化：绿化养护、美化环境。

5. 物业维修：动力设备操作与维护、建筑单体内房屋设施修缮。

6. 护工：病人生活看护。

7. 设备运行：配电、锅炉、冷冻机、电梯、医用气体等安全运行。

8. 专业设备维护保养：电梯、空调、锅炉、冷却塔、水泵等维修、维护、保养。

9. 专业设备运行与管理：中央变电站、中央空调机房、污水处理中心等项目运行与管理。

10. 基本建设项目代建管理。

11. 其他服务：合同能源管理、智能化管理平台运行、太平间服务等。

二、后勤外包服务存在的问题

（一）后勤干部的认识水平及应对能力亟须提高

社会企业成了后勤服务的主体，临床需要后勤提供高素质、规范化的服务，后勤管理承担着对外包服务考核、管理、协调的责任，医院从以前小而全办后勤到现阶段全面服务社会化，后勤干部的认识水平及应对能力的提高是推进后勤改革成功的关键，临床对后勤服务的认可度也是对后勤管理工作能力的考核。

（二）医疗总需求大于总供给的矛盾非常突出

患者对医疗服务的需求不断提高，医疗总需求大于总供给的矛盾非常突出，广大患者在呼唤健康的同时，也对医院后勤工作提出了更高的要求。患者的医疗行为已经不单是医疗本身，他们对医院的就医场所、休养场所、生活环境、起居、饮食，甚至连临终关怀等诸多方面都有非常具体的要求。

（三）只求岗位有人，不求服务质量

目前社会服务企业总体发展较快，医院从中选择了一些服务公司，但在区域

范围内数量发展不多（熟悉医院业务、掌握医院流程不精，特别是对医院文化背景、服务要求缺乏深入研究），劳动力的紧缺，更使人员招聘渠道狭窄，往往出现只求岗位有人、不求服务质量的现象。

（四）外包公司培训的针对性应加强

由于医院服务人群的特殊性，如手术室运送、病人检查运送等，必须熟悉医院情况、运作模式、工作规律等。一旦确定服务公司及人员后，无特殊情况，一般第二年的合同会延续。因为新的公司、新的人员需要培训后才能上岗，在此过程中势必会引起医疗服务的质量降低，以及临床科室的意见。因此，医院后勤管理部门对中标企业的管理人员、技术人员的培训，以及对员工培训机制的针对性必须充分考虑。

问题和矛盾的存在，究其原因，管理粗放式是其中原因之一。有些医院管理者认为服务外包了，管理责任应该由公司承担，风险也由公司承担，但外包服务主体对象是医院，后勤服务作为医院整体运行不可或缺的部分，其服务质量和安全直接影响到医院的质量、安全与效率。很多医院在内部实行ISO认证、JCI认证、等级医院评审等，对后勤服务质量和要求都有明确的细则。因此，规范化、精细化管理越来越被医院管理者认可和重视。

三、外包服务精细化管理的要点

卫生部在2011版《三级综合医院评审标准实施细则》中提出了对外包服务质量与安全实施监督管理的要求，A级标准要求做到：有年度外包业务管理的质量安全评估报告、有年度外包业务管理的内部审计报告、有改进外包业务质量的机制与案例。因此在对社会企业管理过程中，需要健全分析、评估、遴选、监督管理体制，制订标准化管理体系，进行风险控制，执行精细化管理以进行过程控制，使外包公司按照医院的要求运行。精细化管理的要点如下。

（一）确定合理的人员编制、劳动力岗位

后勤岗位多、工种杂，精细化管理必须对每一个岗位的工作任务、工作量、工作标准、工作时间按医院运行要求设置，因此以量定岗、以岗定人，以满负荷工作量确定服务人员编制是基础工作。在明确人员编制后，应制订每个岗位的工作职责与要求，建立管理评审程序和服务控制程序，明确质量保证体系，建立奖惩机制。

（二）服务能力、技术水准达到专业化要求

在设备运行的精细化管理中，始终围绕安全、高效、节能运行为宗旨。如果服务是外包的，首先应根据其服务能力、技术水准、以往成功案例等进行招标筛选，明确医院运行标准与要求，设定节能降耗目标，建立督察监管机制，对中标企业进行全面管理。

（三）医院文化融合于企业文化，建立激励机制

在社会机构中开展年度评优活动，公司优秀员工评比与医院服务明星评比相结合，在后勤范围内建立后勤示范岗和星级服务，把后勤示范岗、星级服务的评比与精神文明满意率考核结合起来，制订相关评选条件及奖励措施，企业与医院共同组织表彰，在一定范围内公示，可培养员工荣誉感和归属感。

（四）规范企业行为，督促企业合法经营

外包企业员工的薪资待遇、劳动福利等直接关系到医院服务质量的好坏，精细化管理要考虑确保企业员工福利的保障，医院在服务项目外包招标时对员工的薪酬、福利等要求投标单位明确，平时运行过程中，医院可要求外包企业把每月为员工所缴纳的保险金凭据以及员工工资单复印件给后勤管理部门，以确保员工利益。

（五）提升后勤管理信息化水平，提高效率

医院后勤管理活动中，由于本身业务的复杂性和易变动性，在部门内部之间、部门之间、与供应商之间进行信息交换时，大部分通过人工完成，导致信息交换效率低下和信息缺失，而且无法做到业务流程追踪。

信息管理系统的建立，可密切结合临床的实际需要，运用现代信息技术，整合HIS系统相关信息，提高后勤保障的时效性，降低运行成本；在医院内根据医联网梳理医疗支持系统运行流程，整合相关性服务，提高效率，使管理精细化。目前，后勤运行信息系统有：①基于HIS系统的病人检查运送软件；②用能智能化管理平台——自动化控制、能耗监测、统计分析；③物资管理平台；④住院病人点餐系统；⑤食堂成本核算系统；⑥被服清点软件；⑦设施设备生命周期全过程管理系统；⑧后勤综合管理系统；⑨后勤服务一门式报修平台等。

后勤信息管理系统对医院而言，有增收节支、规范服务、运用领先技术为临床提供优质服务的作用，从而扩展在行业的影响力，为医疗、教学、科研全面发展奠定坚实的基础。结合已有的HIS、OA办公系统等现代化手段，使医院各个部门之间的信息交流在网络中完成，这样不但减少了不必要的资源浪费，不再依靠传统方式传递信息，而且减少了操作环节，为工作人员节省了时间，从而能更好地为病人服务；整个管理更加规范化、科学化，提高了工作效率，降低了管理成本，从而整体

提升了全院的服务质量，使医院综合实力和核心竞争力得到明显增强。

四、服务质量管理与质量控制体系

判断服务外包的成功与否，可以有不同的视角和维度，但对服务质量的高低评价是至关重要的。医院后勤服务质量是临床及病人满意的前置因素，满意度形成过程中涵盖了服务态度、服务内容、服务过程、服务形式、服务质量等能感知到的认可度。

（一）服务质量的定义

服务质量的定义是指服务能够满足规定和潜在需求的特征和特性的总和，是服务工作能够满足被服务者需求的程度。服务质量具有感知性、主观性、过程性、瞬间性、可控性等特征。服务方是遵循医院需要原则设置岗位与提供服务的，理论上说，医院要求越明确、越细化，服务方越容易操作，满意率相对较高。

管理者必须梳理后勤服务岗位，建立一套考核方法。

（二）质量控制体系

1. 构建外包决策体系：为保证服务外包的合适性，医院应构建外包决策体系。外包决策首先要对价值链进行分析与整合，确认医院服务内容中非核心业务的内容进行外包，或者社会公司具备更专业服务能力的业务进行外包。外包决策体系包括但不限于：外包内容的确定、外包模型的建立、相关环境的分析、外包商的评价与选择、外包风险的评估、成本与收益分析等。

2. 选择良好外包服务商：选择良好的外包服务商是服务外包成功与否的关键。依据服务质量相关理论，为保证满意加惊喜的服务感受，服务商应实施后勤服务创新战略，构建后勤服务质量体系。良好的服务商能提高服务外包的执行力，强有力地保证外包合同的有效履约，进而达到双赢的目标。

3. 推行有效的外包管理模式：外包管理模式有项目全部外包和管理委托外包，医院根据服务内容及服务要求和重要性不同，可选择不同的外包管理模式。项目全部外包由外包公司承担服务项目，医院对结果进行评价与考核，服务过程中发生的人、财、物等方面的内容与风险都由外包公司承担；管理委托外包是项目管理由外包公司承担，服务人员劳动关系属于外包公司，但对服务质量、服务模式、服务成本等由医院方面提供决策。

4. 强化外包合作关系管理：外包合作关系的建立只是双方合作的开始，在合作过程中需要建立完善的激励机制、约束机制和信息共享机制，以达到防范风险、提高合作绩效的目的，进而保证外包战略的成功实施。每个医院都有自己的独特性，接包方很难对发包方的所有要求都能理解透彻，也不易全面了解发包方的具体情况，这可能会影响服务外包的实施效果。特别是当接包方的企业文化与医院相冲突时，如果沟通合作不力，可能导致服务外包的失败。因此，有效的反馈和沟通对于服务外包活动的进行格外重要。

5．实施外包绩效评估系统：市场环境和经营环境的变化给医院和外包方都会带来一定的影响，为防止外包合同的执行异常，医院应建立有效的外包评估体系，及时对已实施的外包行为进行评估。在评估过程中，评估指标的选定是评估成功与否及评估结果有效性的关键，评估指标应以定性化指标为主，定量化指标作参考。绩效评估包括：外包服务商的工作评价、外包成本与收益分析、服务质量和满意度反馈等。

（三）建立相关质量控制体系表

为提高后勤管理部门的科学管理水平，提高外包单位服务水平，为医、教、研提供良好的后勤保障和支持服务，充分发挥后勤管理部门的检查、指导、协调和服务功能，医院可根据实际情况制订相关考核表，对外包单位进行考核。

1．保洁岗位考核标准表

序号	区域	质控要求	扣分	实扣分
1	大厅	1．地面无烟头、纸屑、果皮等杂物； 2．大理石地面墙面有光泽无印迹； 3．公共设施表面无明显灰尘、污迹； 4．公共物品表面光亮无污迹。	1分/处	
2	楼梯	无烟头、果皮、纸屑、蜘蛛网、积尘、污迹；	0.5分/处	
3	楼道	1．PVC地面干净、无污渍、有光泽、无杂物； 2．瓷砖地面干净、无污渍、有光泽。	0.5分/处	
4	病房	1．地面无烟头、污渍、积水、纸屑、果皮； 2．床头柜整洁、无污迹，无蟑螂成虫、蟑螂卵及蟑螂痕迹； 3．天花板、墙角、电器干净无灰尘、蜘蛛网； 4．卫生间干净、无异味、便器洁净无黄渍。	0.5分/处	
5	门、窗	整洁明亮，无污迹、无浮尘。	0.5分/处	
6	垃圾箱	表面清洁，无污迹、痰迹，垃圾容量不得超过外口面。	1分/处	
7	污洗室	1．地面干净、清洗池台面洁净里面无污迹； 2．物品摆放规范、整齐。	0.5分/处	
8	节能	1．负责公共区域照明灯及电扇的及时开关； 2．空调的温控符合标准（公共区域）。	0.25分/处	
9	爱卫工作	全院"四害"密度控制在爱国卫生委员会规定的范围内。	0.5分/处	

序号	区域	质控要求	扣分	实扣分
10	外围	1．公共场地和路面无明显泥沙、污垢，每100平方米内烟头、纸屑平均不超过2个，无3CM以上的石子，房屋阳台无烟头或杂物。 2．绿化带无明显大片树叶、纸屑、垃圾胶袋等杂物； 3．宣传栏、雕朔标识牌无污迹、无明显积尘、无乱张贴； 4．化粪池进排畅通，无污水外溢； 5．垃圾中转站清运率100%，周围无明显污垢，排水畅通，无污水。	0.5分/处	
11	工作人员	1．不脱岗、无投诉； 2．语言和行为标准、规范； 3．操作符合要求； 4．服从科室护士长管理。	1分/次 （护士长打分）	
12	其他	由于地面湿滑导致人员发生意外，根据损害后果进行赔偿和处罚	5分/次	
13	合计			

2．运送岗位考核标准表

序号	项目	质量标准	扣分	实扣分
1	服务	1．优质服务、文明用语、规范操作；	0.5分 / 人次	
		2．对待病人耐心、细心、热情周到；	1分 / 人次	
		3．听从工作安排，相互尊重、无投诉；	1分 / 人次	
2	运送病人	1．接送病人无差错；	1分 / 人次	
		2．按约定时间准时按送；	0.5分 / 人次	
		3．安全运送；	2分 / 人次	
3	运送标本和单据	1．及时收集、登记大小便标本，急检标本立即送检；各种治疗单划价、记帐、预约、结算等要准确； 2．单据送发无遗漏，无遗失、错发现象； 3．标本按标准规范、准确送达相关科室。	0.5分 / 个	
4	被服	1．洗衣房运送按岗位工作程序及消毒隔离规则实施日常被服下送下收工作； 2．污染与非污染的物品分开； 3．医护人员及病人换下的脏被服应分别放入污物车，不许落地并分类装袋送洗，有特殊感染的需经特殊严格的终末处理。	0.5分 / 次	
5	供应室工作	1．规范供应室运送工作程序，做好供应的辅助性工作，按时送取，不影响临床工作并确保医疗安全； 2．不脱岗、服从管理、服务之上； 3．协助护士请领物品。	1-2分 / 件	
6	合计			

3. 电梯岗位考核标准表

序号	质量标准	扣分标准	实扣分
1	持证上岗（专用电梯）	2分/人次	
2	熟悉操练、安全运行	2分/人次	
3	仪表端庄、礼貌用语、微笑服务	1分/人次	
4	熟悉布局、有问必答、解释耐心	1分/人次	
5	遵章守纪、严格交接	1分/人次	
6	不干私活、及时报修	2分/人次	
7	关爱乘客、杜绝争吵	2—5分/人次	
8	电梯环境、整洁有序	1分/人次	
9	责任到人、定期检查	2分/人次	
10	合计		

4. 保安岗位考核标准表

序号	项目	质控标准	扣分标准	实扣分
1	工作职责	对本岗位职责不清楚	1分/人次	
		擅自离岗或者离岗睡觉	2分/人次	
		不按要求巡逻，漏巡 或巡逻不到位	1分/人次	
2	制度落实	违犯医院有关规章制度	1分/人次	
		培训制度没有落实	1分/次	
		整改措施没有落实	2分/次	
3	处置能力	情况处置不当，或导致事态扩大化	3分/次	
		医疗纠纷处置不当	2分/次	
4	车辆管理	车辆乱停乱放，管理不善	1分/次	
		出现拥挤堵塞，交通不通畅	2分/次	
		车棚内出现脏乱差现象之一	1分/次	
		有私自收费现象，影响我院形象	3分/次	
5	服务形象	仪容、仪表差	1分/人次	
		不文明用语	1分/次	
		服务态度生硬，不积极、友善	1分/次	
		对医院布局不清楚，起不到义务向导作用	1分/次	
6	防盗工作	警惕性不高，导致盗窃案发生	5分/次	
		打击"医托"及发小广告人员不力的	2分/次	
7	其他	不能掌握消防常识	1分/次	
		有投诉，经核实负有主要责任	2分/次	
8	合计			

5．配膳岗位考核标准表

序号	项目	质控标准	扣分标准	实扣分
1	证件要求	配膳员工须持健康证持证上岗。	3分/人次	
2	自身形象和要求	准时上班挂牌上岗，不留长指甲、不佩带首饰不干私活，不擅离岗位、开饭时戴口罩、饭单、袖套。	1分/人次	
3	工作内容	1．坚持"三送"到床边（送水、送饭、点菜）对病人有问必答。	0.5/人次	
		2．餐后病人床头柜的清洁工作，并负责微波炉的使用管理。	0.5/人次	
		3．负责为病区患者每日二次送开水工作。	0.5/人次	
		4．做好订饭后的汇总工作。汇总单项目填写完整、准确，交给营养师的要与自己留底的一致；处理好"加菜"病人的交班工作。	0.5/人次	
		5．要向新入院病人介绍营养科提供饮食种类、项目，宣传"住院病人须知"。	0.5/人次	
		6．按要求报清除菜名及价格，若有特殊要求向营养食堂反映、联系，尽量满足病人的要求。	0.5/人次	
4	卫生管理	1．保持餐车、餐盘清洁，回收及时，每天消毒三次。	0.5/人次	
		2．配膳间地面干净、物品摆放整齐有序、开水桶外部无浮灰，无污迹，内部水垢少、水池、平台、桌台、橱柜台及时清洗消毒。	0.5/人次	
		3．餐具消毒，严格执行一洗、二刷、三冲、四消毒、五保洁制度。	0.5/人次	
		4．公用餐具实行每餐消毒。落实好除四害措施。	0.5/人次	
5	合计			

五、风险管理

医院后勤服务管理中，需要识别、控制管理服务中的风险，已经是业内普遍的共识。随着经济社会的发展和医院后勤服务社会化的不断推进，后勤服务的风险管理问题日趋突出，在分析医院后勤服务的风险管理现状的基础上，将医院后勤服务风险管理分解为风险识别及评价、风险控制及应急、风险监测及评审等过程。

通过对医院后勤服务风险的剖析以及对风险管理各过程的管理，配置必要资源，制订过程控制准则，对这些过程进行监视测量，持续改进这些过程的管理，使医院后勤服务管理的风险得以控制和降低，以改进和提升医院后勤服务管理的业绩。

（一）后勤服务管理存在的风险

医院后勤服务外包后，由于用工方式的改变，以及运行模式和管理方式的变化都给医院带来了一定的风险，如法律风险、成本控制风险、服务质量下降风险、医院环境不稳定风险、医疗纠纷风险、投诉赔偿风险等多方面的问题。

（二）医院后勤服务风险管理

医院后勤服务的风险管理主要包括风险识别及评价、风险控制及应急、风险检测及评审等。

1．风险识别及评价：风险识别是开展风险管理的源头，应该依据适用的法律、法规。例如，不同的医院可能在膳食服务方式、内容上存在不同，在食品安全控制方面的风险就不尽相同。又如，在发生突发公共卫生事件（如SARS控制）期间，针对平常无突发公共卫生事件期间的风险管理也会有明显的不同。

风险识别，一般是通过理顺医院的业务服务过程，找到动用资源多、难以控制、以往事故或潜在事故较易发生或医疗服务存在重大影响的有关过程，作为风险控制的考虑环节。

风险评价是一个动态管理过程，应该对所有识别出的后勤服务中的管理风险进行评价，排列风险程度次序，建立评价的准则。

2．风险控制及应急管理：对后勤服务管理的风险进行识别、评价，是为了对这些风险进行控制。风险控制的过程：①管理职责的确定。从事任何管理，首要的是管理职责的确定，职责的确定应尽量文件化。②风险识别、评价管理规范。风险管理的的过程通过对风险进行识别、评价，实施必要的控制措施，以降低风险，达到控制风险的目的。③开展培训工作。面对专业化较强的风险管理，不断开展培训是必要的，适时还可以外聘专业人士到医院开展对内培训。④监视、测量规范。通过监视和测量过程的实施，能够及时发现风险管理中的问题，并及时进行纠正（包括预防）。⑥风险管理评审与改进规范。风险管理应该进行阶段性评审，能够及时进行总结，有利于风险管理的持续改进，不断提升风险管理的层次。

第三节 医院后勤信息化管理

随着信息技术的发展，信息技术越来越广泛地被利用到人类社会生活中，对社会各行各业的发展起了积极的推动作用。医院的中心任务是提供医疗服务，而医院后勤服务则是围绕这一中心，对医院的能源供给、物资供应、物流运输、房屋设施、维修保养等工作进行计划、组织、协调和控制，以保障医院工作的顺利进行。后勤管理系统是医院整体运行的一个子系统，是医院进行医疗、教育、科研活动的基本条件，也是构成医院基础质量的重要组成部分。随着医院的发展和科技的进步，后勤工作已经摆脱了简单的体力劳动，其设备的先进程度和相应的技术含量有些堪比先进的医疗设备，这也对医院后勤的科学管理提出了更高的要求，需要其能够优质、高效、安全、经济、标准化的为医院各项工作提供保障。

一、概述

（一）后勤管理信息化的概念

医院后勤管理信息化，就是通过将后勤工作中独立的、不完整的信息经过归纳处理成统一的一条信息管理链，使其完成从后勤工作开始、运行过程、处理过程、反馈最终信息到将其改善的管理过程。医院后勤整体通过医院后勤信息化管理变成一个数据信息处理库，达到处理分析、归纳统计后勤各个职能部门的相关管理数据，医院经费使用情况、经济收益情况，后勤人员状况、绩效考核状况等功效。利用计算机技术、网络通信技术、自动化技术等信息技术。

改善后勤管理模式，为医院提供高质、高效、绿色节能、以人为本的后勤保障服务，进而提高后勤管理的创新能力和管理水平。

后勤信息化不是简单的计算机化，也不仅仅局限于后勤管理部门内部，而是以信息共享为核心，包括后勤管理、临床科室、医院管理，甚至卫生行政等部门相互之间的信息共享，最大限度地利用医院资产，提高工作效率，并形成标准化流程，方便各层次管理人员的分析决策，充分发挥信息技术在后勤管理中的应用价值，提升后勤管理的服务水准。

（二）后勤信息化的目的和意义

医疗卫生事业关乎国计民生，医院运营情况体现国家医疗卫生事业的水平，后勤信息化则是医院能否在信息时代更好地服务于患者、服务于社会，并节约资源的重要因素。后勤信息化是实现医院科学管理、提高社会经济效益、改善服务质量的重要途径，是医院内涵建设的重要组成。其目的和意义可归纳为以下五点：

1. 合理利用资源，提高经济效益：由于国内医疗需求不断增加，医院的数量不断增加，规模也不断扩大，医院的资产一般数亿，有的已经达到数十亿，有些特大型医院的建筑面积达到甚至超过50万平方米。这些都对管理提出了新的要求，仅依靠人力对如此庞大的资产和房屋是无法进行有效管理的，只有通过信息化手段，才能使这些资产得到充分的利用，降低医院运营成本。

2．优化工作流程，提高工作效率：后勤管理涉及面广，各种设施设备的使用和维修各有不同，要实现对水、电、气使用量的监控就需要有人定时进行抄表读数，还需要手工对比，如果通过信息化系统不仅可以减少工作量，而且可以实时监控，及时发现问题。又比如物品运输，包括标本运送等，都是每天在医院内发生的，如果通过信息化进行流程规范，就可以提高人员工作效率，降低成本。

3．深化细节管理，提高工作质量：细节决定成败，特别是后勤保障的工作更是需要关注细节。不论是设备设施的维护保养，还是物业保洁或是物流运送，都对工作细节提出很高的要求。通过信息化建设，不仅可以建立标准化流程，而且可以强化对细节的管理。此外，在标准化的基础下，可以逐渐推广细化的绩效考核手段，提升后勤服务质量。

4．提供决策依据，提升管理水平：适时的物品采购、合理的人员配置都是节约成本的重要因素。对后勤数据的收集和分析，是对上述决策提供数据的基础。比如，对医院各级库房的物品进出库进行精确的信息化管理，就可以了解耗材的实际消耗，合理及时地进行物品采购，提高医院的管理水平。

5．了解运营情况，实施节能手段：绿色环保是现代企业管理的趋势，也是先进管理理念的体现。利用信息化手段对各项能源的使用进行实时的监控，就可以及时发现症结所在，采取各种节能措施，进行针对性处理，达到节能减排的效果。

二、后勤信息化的内容

医院后勤是为医疗、教学、科研、预防提供服务保障的系统，是医院整体结构中不可或缺的重要组成部分。后勤服务工作涉及医院内部所有的工作、生活的各个方面，不仅涵盖范围广、门类繁杂、工种多样，而且基础性强，应急性和安全性要求高，大量的保障工作都是医院后勤服务机构的日常工作。虽然不同医院后勤部门所分管的内容不尽相同，但是基本任务主要包括：物业管理（园林绿化和环境保洁，设施设备的管理、运行和维修保养，餐饮服务，房屋管理）、交通通信工具的运行管理、物资供应（医用物资和办公物资供应，被服供应）、环境保护（绿化、污水污物和医疗废弃物的无害化处理）等。

虽然医院后勤工作内容繁多，管理难度大，但由于我国医院信息化发展尚不成熟，大都关注于同财务和医疗流程相关的内容，所以在后勤信息化建设上明显落后于发达国家，有些医院在后勤信息化方面更是尚未起步。其实，后勤管理中很多内容都可以结合信息化建设更上一层楼。

（一）固定资产管理

固定资产管理是医院运营的基础，在进行信息化建设时，首先应收集医院的基础数据，作为管理的出发点。比如，医院房屋信息、设施设备的基本信息等，建立台账，并登记相关使用人员或管理人员的信息。对于房屋信息应至少将医院建筑的平面图予以储存，并在此基础上统计医院所有的房屋资源以及使用情况。这样，可以为医院房屋资产进行长期有效的管理提供基础，可以促进医院房屋资产的充分利用。有条件的单位还应当将相关的建筑图纸，包括空调管线、弱电系统等进行三维处理，可以对今后房屋的修缮和改建提供原始的基础资料。同时，在固定资产登记的基础上进行固定资产调拨、折旧和相应的报废流程。由于固定资产的采购流程和成本核算的方式同其他物资相似，可建立在预算、物资和成本管理模块中。

（二）预算、物资和成本管理

物资供应是后勤部门的重要工作之一，有效地为医疗、教育、科研工作及就医患者提供及时、准确且价格合理的物资，是后勤部门的应尽职责。医院物资管理的内容主要包括预算、实物和流程的管理。

1．预算：与后勤有关的预算包括设备、物资采购预算和外包服务类预算等，这些都是国有非营利性医院编制的单位预算中的重要组成部分。预算模块中，需要包括预算计划的编制、使用部门的落实以及预算执行情况，同时还能实时追踪预算剩余量。

2．采购：医院采购的内容包括固定资产、医用耗材、办公物资和维修配件等。在采购过程中，应根据相关规定制订相应的采购流程，在预算范围内进行论证、市场调研、招投标或比价、合同谈判、签署、执行、付款等，通过信息化系统可以了解采购进展、规范操作，确保采购的及时性和规范化。

3．库房管理：如前所述，医院运营中需要后勤部门供应的物资种类非常多，如果仅仅依靠原始的方法进行管理，不仅要求较大的库房面积，还会导致供应不及时。如果采用物流系统，监控总库房和各科室二级库房的库存和使用情况，可以最大限度地减少库存，缩短库存周转时间，及时采购必须的物资，还可以自动监控用量的变化，有利于控制医用耗材的使用。如果能将该系统同医院日常的HIS收费系统进行整合，还可以避免耗材的浪费，提高医院经济效益。

4．成本结算：成本结算是任何运营单位管理中所必需的。对于该模块应建立在财务管理系统中，还是后勤管理系统中，各医院可根据实际情况决定。该模块应当至少包括采购、维修、服务、能源等成本的分摊。更进一步还可以囊括工程费用。固定资产折旧等内容，有些医院还提出支持二次分摊等更加细化的要求。合理的成本结算对于医院实施全成本核算是必须的。

（三）运营管理

后勤部门需要保证医院环境质量和设施设备的运营，运营管理工作在后勤日常工作中占很大的比重。

1．人力资源管理：现在后勤相当部分的工作都推行了社会化管理，如果医院的保洁、保安、物业（设施）、被服、运送、绿化等内容都外包的话，这部分人员的数量一般占所有在医院工作人员的20%以上。而且由于这些人员流动性大，对其的信息管理有时比正式员工的管理更加复杂。该系统可以参考人力资源管理系统，但需要更频繁地予以更新。

2．日常运营：后勤大型设施设备较多，还有较多的特种设备，包括压力容器、电梯、锅炉、消防系统等，这些设备都需要定期维护保养以确保其安全工作。在建立上述基础系统的基础上，可通过信息化手段对其维修保养进行更好的管理，如可以设立提示手段来提醒这些设备的保养期限，使之得到及时、有效的保养。可安装实时监控设备，以了解设施设备的运行情况。比如，安装远程氧站监控，可以随时了解氧站的供气情况，还可以减少值班人员，仅需定期巡视即可；可安装远程抄表系统，对水、电、气等能源消耗情况进行实时监测，同时可以生成报表，进行分析，有利于医院开展节能减排工作。

3．维修：设施设备在使用过程中难免会发生故障，及时高效的维修有利于提高设备的利用率。如通过信息系统完成维修、任务分配、结果监测等流程，可以减少相应的人力成本，同时可以监控维修的及时性和评估后续效果。

4．门禁系统：医院无可避免地存在毒性和成瘾性药物、放射性物质、感染性和腐蚀性物质等，这些都需要严加管理，以免被人不当取用。医院的儿科患者，特别是新生儿病房中要防止患儿的丢失。医院中还需防止外来人员随意出入医疗区域，以及医院财产的保护，这些都需要医院内部有较好的门禁系统来管理人员的去向。门禁系统不仅包括联网的电子门禁，还包括相应的分区和授权，并对授权的时限进行相应的管理。一个好的门禁体系有利于加强医院的安全，减轻管理的强度。

（四）质量控制

后勤的质量控制系统包括内、外两个部分。对内是人员服务、设备运行等的质量，其中包括餐饮、被服、保洁等各类服务的满意度；对外主要是对于设备和物资供应商的管理。同时，可以根据上述的质量结果进行绩效考核，落实激励措施，提高服务质量。

（五）其他

由于各医院的情况不同，还会有一些系统不能纳入上述几项中。但是，不论医院需求如何，统计分析功能是必不可少的。通过统计分析可以对医院资产运营效率、物资使用、维修费用及效率及相关信息进行统计分析，供医院发展决策使用。

由于医院里后勤工作不是孤立存在的，很多时候相关的数据和信息需要和医疗、财务或其他系统的信息进行共同的统计分析。因此，在后勤信息系统中应当有数据导入和导出功能，随时可以进行数据的处理，以便进行分析。另外，数据检索功能也是必要的，信息系统处于不断升级的过程，在使用过程中会不断提出新的需求，如果有了强大的检索功能，可以在系统尚未更新完毕的时候对所需要的数据进行提取，有利于及时分析信息。

虽然现在的医疗系统可以将检验报告、影像资料和医嘱等直接通过电脑传输，但在临床上还是经常有需要运送人员或物品的情况，如将患者运送至手术室或做一些大型的检查、运送血液标本或病理标本等。以往的传统是在每个临床单位配备运送人员，也有的医院是实施中心配送，通过运送中心安排运送人员的工作。虽然后者已经较大程度上提高了效率，减少了人员，但是难免仍存在人员安排不合理的情况。通过运送软件的建立，发挥电脑的统筹安排能力，对运送人员进行精确的调控，进一步提高效率。

三、后勤智能化平台建设

为提高医院建筑、后勤设备的运行和能耗管理水平，促进医院设备运行和建筑节能管理的信息化、科学化、精细化。上海申康医院发展中心于2010年起在龙华医院试点建设后勤智能化管理平台，我院后勤智能化管理平台，是由申康医院发展中心组织建设的第三批后勤平台建设项目。2013年10月开工建设。施工范围：1号楼、2号楼、冷冻机房、锅炉房、水泵房。施工内容：电计量系统、空调系统、冷源系统、生活水系、集水井系统、空压系统、锅炉系统、电梯系统、液氧系统。于2015年12月基本完成。

（一）后勤智能化平台概况

后勤智能化管理平台功能包括上海申康医院发展中心总平台和各医院分平台功能。总平台包括市级医院建筑资产与大修、设备资产与维护、能源消耗3个数据分析模块。医院分平台涉及医院建筑11个系统的运行和能耗检测模块（空调系统、锅炉系统、照明系统、电梯系统、生活水系统、集水井系统、医用气体系统、空压系统、负压吸引系统、计量系统、配电系统），涵盖三大管理功能，即医院建筑信息管理、设备信息管理和用能信息管理。

（二）总平台构架

1．功能内涵

（1）固定资产管理：固定资产管理含基础信息和运行维护信息，包括土地、房屋、锅炉、电梯、中央空调、变压器等内容：

1）数据来源：①从医院固定资产管理系统中的固定资产片导入；②大修、维保记录人工填写。

2）功能：①按医院名查询该医院土地面积，所有建筑的总面积、单体面积，建筑用途分类面积；②按建筑用途分类查询所有医院的该类面积总和、各医院面积及占比比较；③各医院单体建筑的大修记录；④按医院名查询该医院所有设备；⑤按设备名查询所有医院的该类设备及设备大修情况。

（2）能源消耗监测：包括水、电、燃气、油的定时监测计量（包括法定计量单位和换算成标准煤）。

1）数据来源：实时采集各医院的相关运行数据。

2）功能：①日消耗量、月消耗量、季度消耗量、年消耗量；②纵向同期比较；③横向医院间比较；④单位建筑面积及能耗纵向和横向比较。

（3）设备能效分析：根据采集的各医院数据，汇总统计，结合医疗服务量、财务运行等数据，使用各类能效分析技术和软件，提供能效分析。

2．建设意义

通过各市级医院建筑、设备、能耗数据的纵向和横向分析，能及时掌握各医院的土地、房屋、后勤设备等固定资产的基础信息及动态变化，及时掌握医院同类建筑和设备的基础信息及动态变化，实施掌握各医院的能源消耗量，了解各医院同类建筑和设备的能效情况，结合医疗服务量、财务运行报表全面分析和评估医院的土地房屋等固定资产的运行和使用效率，为医院基本建设、大修改造、设备更新的投资建设和运营管理提供依据，提升政府办医的精细化、科学化管理水平。

（三）分平台建设

1. 功能内涵

（1）建筑信息：①各类图纸查询如根据索引迅速查找到相关分类图纸；②各单体建筑建设基本信息，如建筑面积、功能区域划分、建筑材料使用情况等；③各单体建筑大修信息汇总；④项目的资料汇总，建立项目资料数据库，可根据各种关键字对资料进行分类查询。

（2）固定资产：各类固定资产设备的维护、维修、工况信息数据库。

（3）物资管理：主要对后勤部门物资、材料、工具、设备配品备件、辅材、易耗品的各项信息进行管理，如采购时间、采购数量、配发记录、归还记录。

（4）空调监控：①冷热源系统，各监测点确定；②末端空调机使用情况监测；③可变冷媒流量空调系统；④手术室净化空调系统。

（5）锅炉监控：①锅炉及配套设备运行参数监测；②锅炉及配套设备工作状态监测；③锅炉及配套设备运行故障检测。

（6）电梯监控：①各单体建筑内部电梯数量及型号；②电梯运行数据监测界面，包括电梯运行状态，上下行方向，停层情况等；③电梯相关数据链接，与固定资产数据库对应，方便相关参数查询。

（7）生活冷热水：①生活水系统各设备运行数据监测；②换热系统、热水循环泵等设备的运行数据监测；③设备故障、水箱液位报警等故障信息；④对应设备在楼层的具体位置，便于维修；⑤设备相关数据链接，与固定资产数据库对应，方便相关参数查询。

（8）智能照明：①各大楼公共区域照明设备运行状态反馈；②定时＋人工干预控制模式；③照明电用电量实时监测。

（9）能源计量：①变电站高压柜、低压柜分合闸状态，变压器运行故障监测；②各区域动力电、照明电、空调电电能计量；③各区域冷、热水用水量计量；④锅炉燃气计量；⑤中央空调末端能耗计量。

（10）集水井监控：①各集水井水位监测，防止溢水事故发生；②各排污泵运行状态监测；③根据水位自动启停排污泵或人工干预强制开启或关闭。

（11）能效分析：通过本系统采集的各类运行数据，建立能效信息数据库，结合医院实际运行情况，通过能效分析为医院提供合理的后勤运行管理方案。

2. 建设意义

医院后勤工作是一项涉及多个环节的复杂工作。后勤智能化系统对医院后勤各系统设施设备进行实时监测，当发生异常时能及时报警，便于及时处理，确保医院后勤运行安全。通过实际设备的能效分析，可进行医院后勤节能的整体规划，可以确立医院节能的方向，同时也提供了具体决策的依据。节能规划的具体内容可能涉及医院节能方向、节能政策、节能测量和核算、节能实施过程和评价、医院装备节能评估等，通过医院节能规划的编制和实施，可以保证医院贯彻节能方针的连续性。中心后勤运行和维修部门可以结合具体环节，配合中心各部门、科室将节能管理措施落实到位，围绕运行调节、设备配置、环境监测、能耗分析等认真改进节能措施，制订节能考核标准，把节能指标作为部门考核的重要内容落实到后勤管理工作中，建立科学的能效管理机制，加强对全院各部门的能耗考核，从而提高医院整体的运行效率。

四、后勤信息化的管理要点

后勤信息化建设是医院整体信息化建设的一部分，其建设和实施应符合医院的发展要求。

（一）统筹规划，稳步推进

由于后勤信息众多，而且许多后勤信息之间以及其同临床信息之间有密切联系，因此在实施初期应当有一个整体的规划。如果没有规划，只是跟着临床或者上级部门的指令，或者想到一个模块做一个模块，各个模块之间的联系难免不能估计，也不能实现数据共享。因此，作为医院后勤信息管理人员或者信息部门在考虑信息建设时一定要整体规划，如果能在医院整体信息化进程中考虑到后勤的需求，那实施起来会更有效率。信息化进程绝不只是买几台服务器、电脑，或者加上一些软件制作。如医疗信息系统建立之初，需要统一病案格式、统一疾病和手术编码等。后勤信息系统建设之初也需要进行相当的准备程度。对于固定资产管理来说，就要收集相关信息，如房屋图纸、设施设备的基本信息等；而对于物流系统而言，由于医院使用的物资种类繁多，也需要进行统一编码，建立数据字典。即使是门禁系统，也需要对区域、位置等进行一一编号。

（二）明确目标，加强监控

不同人员对信息系统的要求不同，期望也不同。因此后勤信息系统建设，应当征询包括院长、分管副院长以及所有后勤相关管理人员的要求，由他们对信息系统提出目标和需求。需求提得越明确，越有利于信息系统的开发，也有利于后期的使用。从某种意义上来讲，这些要求是建设信息系统中最关键的，其决定了信息系统今后的作用。医院后勤信息系统是通过软硬件建设来实现具体目标的，硬件多数根据信息系统建设的要求予以配置，包括电脑、服务器、网络建设等；软件通常是由软件公司承担，所以后勤管理者的工作就是要监督上述设备和软件是否达到了前面所提到的要求。在此基础上，还应着重建设相应的监控系统，能监控设备运营情况及监控能耗情况，并在上述实时监测的条件下，实现自动报警，及时处置。

（三）加强培训，持续优化

后勤信息系统建设完毕并不意味着信息化的完成，真正的信息化是要利用这些系统加强医院后勤运行管理，提升安全系数，减轻人员工作量，提高工作质量。信息化建设并不能替代人的作用，只是通过数字化、远程化来提升管理力度，提高工作效率。因此，程序完成后一定要进行人员的培训，使每一位后勤员工能够了解信息化的内容，至少能够操作同自身日常工作有关的程序，把信息化融入日常工作。

由于信息化往往没有一个现成的模式，特别是后勤信息化更是牵涉面广，很难做到一步到位，那就需要在今后的日常工作中不断发现信息系统中的缺陷并不断弥补。只有不断改进，才能确保后勤信息系统的有效运行，也有利于医院各项工作的开展。

第四节　医院公司能源管理

随着人民生活水平的大幅度提升，医院提供的已经不仅仅是单纯的治疗服务，患者对医院的就医环境和医护人员对工作环境舒适程度的要求也越来越受到人们的重视，因此医院的能耗也不断上升。医院的能源消耗具有消耗量大、能源品种多、能源管理水平低下、能源供应要求高等特点，能源管理是目前医院后勤工作的薄弱点和重点要求关注的方面。高效、科学的能源管理是体现医院后勤管理水平的一个重要方面。

合同能源管理是近年来推出的一项理念先进的能源管理模式，是医院现阶段节能设备改造、快速提高能源管理水平的一个非常好的捷径。

一、合同能源管理的概念

医疗卫生设施是公共建筑中一个重要而特殊的领域，它承担着保障广大民众健康的重任。医院建筑作为一种特殊类型的公共建筑，功能布局和活动人群复杂、大型仪器设备多、用能系统复杂、全年不间断经营，总体能耗高于一般公共建筑，存在较大的节能潜力。然而作为医院，其主要社会功能是保障广大民众健康，其人员配置以医生、护士及其他医疗后勤人员为主，缺乏通晓节能管理专业知识的专业技术人才，通常条件下不具备对医院用能系统进行持续改进和精细化管理的能力。因此，引入第三方节能服务公司，以合同能源管理的模式，帮助医院推进节能管理是一种非常合理和有效的方式。

合同能源管理（energy performance contracting，EPC）兴起于20世纪70年代，在美国、加拿大、欧洲、日本等发达国家发展十分迅猛。合同能源管理是指节能服务公司和医院以契约形式约定节能项目及节能目标，节能服务公司提供节能项目用能状况诊断、涉及、融资、改造、施工以及设备安装、调试、运行管理、节能量测量和验证等服务，并保证能量或节能率，医院保证以节能效益支付项目投资和合理利润的能源效率改进服务机制。合同能源管理的实质，就是以减少的能源费用来支付节能项目全部成本的一种节能业务方式。近年来，我国积极引入这一模式，出台了相应的财政奖励和税收优惠鼓励政策，并于2010年8月正式颁布了国家标准《合同能源管理技术通则》，旨在将合同能源管理作为一种新型的市场化节能新机制加以大力推广。

二、合同能源管理的类型

合同能源管理类型通常包括节能效益分享型、节能量保证型、能源费用托管型3种，且各具特点。

（一）节能效益分享型：是指在合同期限内，医院和节能服务公司根据约定的比例共同分享节能效益，合同能源管理项目的改造投入由节能服务公司承担。项目合同结束后，节能设备所有权和收益权无偿移交给医院。

（二）节能量保证型：是指医院提供项目奖金，节能服务公司提供方案并保证节能效果，在收取服务费用的同时承担未达到节能效果时的赔偿风险。

（三）能源费用托管型：是指在合同期内，医院按照约定的费用委托节能服务公司进行能源系统的运行管理或节能改造。项目合同结束后，节能设备所有权和收益权无偿移交给医院。

根据当前医院实施合同能源管理项目的实际情况，采用节能效益分享型以及能源费用托管型两种模式的居多，其中节能效益分享型占有市场份额近50%。

三、合同能源管理对于医院的意义

合同能源管理的实质，就是以减少的能源费用来支付节能项目全部成本的节能业务方式。对于医院来说，采用合同能源管理方式能够充分利用社会资本和专业力量，减少医院在节能方面的财力和人力投入，是一种合理和有效的节能途径。

合同能源管理的实施涉及医院节能潜力评估、能耗基准测定、节能改造技术方案、能源计量核算、节能效益分享、系统维护等诸多问题，具有很强的专业性。综合而言，医院实施合同能源管理项目具有以下优点。

（一）可以快速全面推动医院节能减排工作，帮助医院完成节能减排目标。如采用传统的节能减排投入方式，即由政府投入或依靠医院投入，其预算额度有限，决策流程复杂，专业度不足，必将会影响到节能项目的实施规模、数量以及覆盖面。而由专业的第三方节能服务公司以合同能源管理这种市场化的方式来运作，就能快速而有效地推动节能项目的实施。

（二）促使医院能耗费用显著下降，降低其运营成本。高昂的能源费用占据医院日常运营成本中的相当比例，在合同能源管理模式下，医院在合同存续期内可分享节能效益，在合同结束后可无偿获得节能设备及其全部收益，综合经济效益明显。

（三）医院无须投入，且不承担包括财务风险在内的各类风险。医院无需承担节能改造的初始投资，因此也不会因节能改造而增加任何财务负担。在项目实施过程中，所涉及的技术风险、工程风险、财务风险等均由节能服务公司承担，医院依照与节能服务公司签订的合同能源管理服务协议来实现项目风险的转移、获得节能改造与用能管理专业服务。

（四）丰富了医院后勤社会化的内涵。目前的医院后勤社会化主要涉及物业管理，外包的也主要以保洁、保安、餐饮为主，而涉及能源管理的并不多。用能管理服务的外包，有助于医院从整体上转换体制，全方位提升医院后勤保障水平。

四、医院合同能源管理的一般流程

节能服务公司提供的合同能源管理服务一般包括的实施步骤，如图24-2所示。

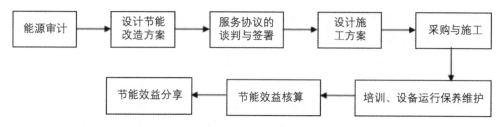

（一）能源审计

针对医院能源消费的具体情况，由节能服务公司对各种耗能设备和环节进行资料收集、数据整理、现场勘查，运用科学专业的方法确定源能耗基准线，提出初步的节能改造思路，估算改造后可达到的节能潜力区间，并取得医院认可。

（二）设计节能改造方案

在能源审计的基础上，由节能服务公司向医院提供节能改造设计方案。要求方案着眼于全局系统性、技术前瞻性、经济可行性，而不同于更换单个用能设备或搬用某些新节能产品和技术；方案中包括项目实施方案和改造后节能效益的较为精确的分析及预测，使医院能充分了解节能改造的效果。

（三）合同能源管理服务协议的商榷与签署

在能源审计和设计节能改造方案的基础上，节能服务公司与医院进行节能服务协议的谈判。在通常情况下，由于节能服务公司为项目承担了大部分的风险，因此在合同期内（对于需改造中央空调系统的建筑节能而言，一般约在10年左右）节能服务公司分享项目主要的节能效益，其余部分归属医院，具体分享比例由双方约定。待协议期满，节能服务公司不再分享经济效益，所有经济效益全部归属医院。

（四）确定施工方案

根据项目需要，节能服务公司将选用具有相应施工设计资质的设计单位进行施工方案的设计，完成相关暖通、电器、给排水、结构等专业施工图的设计，并确定具体的设备选型、主要材料表。设计单位的设计方案和图纸须经过节能服务公司与医院的共同审核批准。

（五）施工（含设备采购、安装及调试）

在节能改造实施阶段，节能服务公司负责对主要设备和施工单位的招投标工作，由医院参与监督。节能服务公司全额投入设备采购费用和施工费用，管理施工过程，以及管控设备采购、到位、安装及调试等工作，医院根据施工要求做好基础设施条件等配套工作。节能改造实施完毕后，双方共同组织对改造完成后的设备验收和工程验收。

（六）人员培训、设备运行、保养及维护

在完成设备安装和调试后，即进入运行阶段。节能服务公司还将负责培训医院的相关人员，以确保能够正确操作及保养、维护改造中所提供的先进节能设备和系统。且在协议期内，由于设备或系统本身原因而造成的损坏，将由节能服务公司负责维护，并承担有关的费用。

对于合同能源管理模式中的能源托管型，节能服务公司还将组派专业运营团队，直接承接医院的能源管理服务外包业务，让医院能享受到更专业的用能管理服务，更能集中精力于主业。

（七）改造后能耗监测及节能量、节能效益的核算

节能改造实施完成后，按照能源管理服务协议中约定的能源计量方法，节能服务公司与医院共同核算节能量及节能效益，以作为双方效益分享的依据。此外，双方还将执行协议中关于节能效果要求的约定。

（八）节能效益分享

由于项目全部投入（包括能源审计、设计、原材料和设备的采购、土建、设备的安装与调试、培训和系统维护运行等）均由节能服务公司提供，因此在项目的合同期内，节能服务公司对整个项目拥有所有权。按照协议确定的原则，医院向节能服务公司支付节能效益中应分享的部分；待协议期满，所约定费用全部支付完毕以后，节能服务公司向医院移交项目，医院即拥有项目所有设备及系统的所有权。

五、合同能源管理实施要点

（一）事前需要做好充分准备

医院作为具有公益性质的卫生事业单位，通过合同能源管理模式来实施节能改造，能够积极快速、行之有效地推进绿色医院建设，推进节能降耗工作的开展。因此，医院管理团队需要对合同能源管理建立高度的认识和认同，医院管理团队对于节能工作、对于实施合同能源管理项目的重视程度与否，将严重影响到医院能管管理的运行效率。

医院开展合同能源管理项目，首先需要成立以院领导为首、召集后勤条线的领导以及各用能处室负责人在内的工作小组，在组织构架设置、能源管理责任分工安排上，做到上下统一认识、部门间相互协调，组织后勤能源管理体系的老员工、老法师积极建言献策，提出节能建议和用能合理化建议，同时要从多方面为引入合同能源管理的外部节能服务公司的相应工作创造条件。

（二）系统梳理主要的用能设备和数据

设备需要建立台账、维修记录清单，用能数据方面要求尽量涵盖3年以上历史的各类能源数据，对主要用能设备要建立运行记录台账，并对于院内安装的非计费用的表具也要定期予以记录；如医院用能情况复杂、用能点较多，还需要根据实际情况安装分项量表具。

（三）组织初步分析用能数据，初步挖掘节能改造机会点

针对医院的历史能耗数据，系统分析各类能源的使用情况，对于其中的异常

情况组织摸排调研，同时可以组织包括院内后勤老员工、院外能源审计机构组织对医院内、外部节能潜力进行分析挖掘，判明潜在的节能改造机会点。

（四）选择合适的节能服务公司

当前，从事节能服务的公司很多，行业目前的特点是，多数公司成立时间不长、规模较小、业务量有限，从公司管理和内控角度来看财务制度不规范、不健全。

医院24小时不间断经营、用能品质要求高等特点，需要节能改造能够安全、可靠、平稳实施，这对节能服务公司的技术方案和综合实施能力提出了较高的要求；而从合同能源管理的特点来看，还需要节能服务公司在项目合同期内能提供持续的维护和保障。因此，使得医院需要选择具有实力、具有足够专业能力的节能服务公司开展合作。

针对节能服务公司的具体评判和考察标准包括：公司背景、诚信、专业能力、案例代表性、项目营利性、运行可靠及稳定性、售后服务等。

在确定好节能服务公司之后，就要求节能服务公司提供足够有保障的资源来开展前期的详细能源审计及节能改造方案的设计工作。

（五）确定节能改造方案

节能服务公司在对医院的用能系统实施详细能源审计之后，将提出针对性的节能改造方案，院方对节能改造方案的评价要求应包括：①每项改造方案的技术可行性；②每项改造方案技术经济分析，计算能耗节约率和投资回收期；③充分考虑节能新技术、新产品的应用可能性；④改造后系统或设备运行方式；⑤改造后的节能率、示范性及综合效益等。

总体来说，节能改造要根据医院的运行特点，考虑可实施性、经济性、安全性、规范性等相关指标。节能服务公司提交的方案要基于可靠详细的能源审计数据基础，通过组织专家技术评审会论证。

在明确具体项目的改造方案后，即应根据不同项目的施工条件，确定各节能改造项目的实施时间和顺序。一般来说，针对中央空调系统的改造需要在春季、秋季的用能过渡季节开展，以避免影响医院的正常用能。

（六）确定商务方案及后期运行管理方案

节能服务公司（ESCO）为医院实施合同能源管理项目，需要在合同期内从项目节能效益中回收投资成本（含直接成本及资金成本），并取得项目收益。

医院与节能服务公司确定商务方案的主要内容包括合同年限及节能效益分

享比例，还需要考虑合同期内运行管理方式、设备维保的工作流程及费用支出方式，即考虑后期的运行管理方案。

（七）周密安排施工，确保顺利安全实施

对于合同能源管理项目来说，项目的审计、实施和运营三者紧密相关，其中项目的实施起着承上启下的关键作用，既是前期方案的落实和体现，也是良好运营的保障。在节能实施过程中，以下问题须引起重视。

1. 改造实施前须将各类基础条件准备到位，须做好水、电力（如配置变压器并将满足设计方案所需电气容量的馈电电缆送至空调机房）、天然气（如根据设计方案要求将燃气管道改道至真空热水炉的燃烧器预留接口处，且确保燃气报警及切断系统处于正常工作状态）的准备，以及完成相关土建工作。

此类工作一般应由医院事先完成，实际操作过程中可以采用院方支付施工费用，节能服务公司制作施工方案、组织遴选出合适的施工队伍完成施工的方式。

2. 在将节能改造方案转化为实际的施工方案的过程中，加强施工图设计技术交底及图纸深化工作，确保设计的深度并做好配套专业设计，根据现场实际情况对新旧系统的界面和接驳做法加以明确。施工过程中各工序完成后，都必须经过院方与节能服务公司、施工单位等各方专业人员一致验收通过后，方可进入下道工序。

3. 对于节能改造拟淘汰下来的废旧设备，须按照国有资产处置流程提前予以处理。由于国有资产处置时拆卸废旧设备有专门机构和施工单位承担，可能会在项目现场与节能服务公司的施工队伍共同施工，容易造成现场管理的混乱和带来安全隐患。因此须特别引起院方关注，预先组织做好施工衔接、并行施工的方案。

4. 在施工过程中，院方应指派专人，并且聘请施工监理单位，与节能服务公司的项目负责人一起，对施工进度、施工质量、施工安全进行管理，并及时协调解决施工过程中发生的问题。

（八）后期运行管理及维保工作的相关注意事项

通常情况下，合同期内节能服务公司须承担设备的维保工作。但由于节能改造设备使用者为院方，而所有者在合同期内为节能服务公司，因此后期的运行管理当中存在使用者与所有者分离的情况，导致设备维保责任、设备日常运行可靠性等方面存在一定的风险。因此，可以探讨采用能源管理服务外包等方式，即医院将节能改造相关的设备管理工作移交给节能服务公司，双方根据工作内容及排班要求确定现场操作工人及管理人员数量，院方按照市场化原则支付相应运营管理成本，其中包括人工费支出以及设备正常维保所需的费用。

由于节能服务公司具有较强的专业性和技术性背景，采用运行管理和维保转由节能服务公司承担的方式，能够让节能服务公司为医院全面提供专业化、规范化、标准化的用能管理服务，在维保管理过程中节能服务公司还能持续挖掘节能潜力、优化能源使用流程、控制能源费用，从而可持续创造节能效益。

如果医院因各种原因无法托管用能系统的运营管理，则须根据节能改造的范围、改造前相应设备的维修维保投入，与节能服务公司约定后期的维保工作及费用支出安排。日常的维保工作仍可交由医院的运行管理团队来实施，而机器设备的大修及定期系统全面的维护保养工作则按照市场化原则寻找外部第三方服务机构来完成。

如果项目的经济性较好、节能量较大，则可考虑由双方协商制订明确维保维修费用支出原则，明确从节能效益中分离出一定的设备维护保养、维修费用的比例，在实际发生中按照操作原则从节能效益中支付相关设备维护保养、维修等支出费用；如果项目的经济性一般，院方可考虑将改造前相应设备所需的维修维保投入作为支出上限，结合改造后设备实际需要发生的维修维保支出，与节能服务公司确定一定金额作为专项维修维保的专项额度。

由具有实力的节能服务公司为医院提供专业能源运营管理服务，可确保医院能耗得以有效控制，同时也丰富了医院后勤社会化的内涵，有助于医院剥离非主营业务，集中精力于医疗主业，并显著提升医院后勤管理效率及保障水平。专业节能服务公司所拥有专业齐全、层次较高的能源管理专家，能够在为医院提供的托管服务过程中，及时指导操作团队动态监控及有效保证能源系统和设备的安全稳定运行，并科学有效地分析和优化医院能源利用状况与水平，让医院的用能管理跃上新的台阶。因此合同能源管理，特别是能源托管型合同能源管理模式值得在医院等大型公共建筑领域推广。

六、合同能源管理的发展趋势

合同能源管理作为国家节能项目有效推进的子项目，将会得到更全方位、更大力度的推进。在合同能源管理的合作中，医院应该将能源管理能力的提高和团队结构的改善作为合作的前提，在合作的广度中从目前运用最广泛的空调设备合作、照明设备改造会延伸到所有用能设备和维护方面。

（计光跃　胡立安）

第二十五章
学科发展实例

第一节 临床学科

【心脏中心】

一、学科定位

心脏中心是同济大学附属第十人民医院的重中之重学科，是同济大学、南京医科大学、安徽医科大学硕士、博士点。在医院领导的大力支持下，目前已发展成为一个门类齐全、内外科兼备、医疗技术力量雄厚，集医疗、教学、科研于一体的综合性临床科室。目前分为5个亚学科，分别为冠心病科、心律失常科、结构性心脏病科、心脏外科、心血管急危重症科。

心脏中心实际开放床位260张（心内科180张），设杂交手术室、全信息化数字导管室、超声心动图室、心电图室、心功能室和直立倾斜检查室等部门，拥有5台DSA仪、IABP、OCT、IVUS、FFR、三维心超等多种大型仪器。各类介入手术量每年达5000例以上。心脏中心年门诊量50万，出院人数10000人次以上。

心脏中心是国家卫计委冠心病介入及心律失常介入诊疗培训基地，主攻方向：心血管疾病介入治疗，包括冠心病介入治疗、心律失常射频消融术、先天性心脏病的介入治疗；以及心脏永久起搏器植入术和外周血管病介入治疗。其中急性心肌梗死院前、院内急救无缝连接系统尤为特色。在2013年心脏中心在上海市卫计委大力资助下成立上海市胸痛院前急救分中心，同年急性心肌梗死单病种治疗费用、door to ballon、抢救成功率等均获上海市三级医院最佳。在此基础上心脏中心与2014年启动胸痛急救信息化建设，上海市为此专门投入4500万元用于院前急救和院外随访跟踪等一系列建设。心脏外科为医院于2013年引进瑞金医院臧旺福教授领衔的团队，其开展的微创不停跳冠脉搭桥、微创心脏瓣膜置换等复杂心外科手术为其特色。

在学科带头人徐亚伟教授带领下，近5年来学科在冠脉介入治疗、急性心肌梗死抢救、心房颤动射频消融治疗取得重大成果，获得上海市医学科技、上海市科技进步二、三等奖。学科目前承担国家自然科学基金30余项，863课题、科技部支撑计划、上海市重大课题和其他省部级课题等12项，科研经费总计7000多万。主持VIS、PMS、TOTAL、VIVE等大型国际多中心临床实验，近3年来发表文章120余篇，其中SCI收录70余篇，仅2013年发表29篇SCI。

在2014年，成立同济大学心血管病中心（十院）、同济大学心血管研究所（十院），并且迎来葛均波院士作为心脏中心首席科学家，成立葛均波院士工作室。随着葛均波院士的加盟，目前研究所获得了更多杰出海外华人科学家的支持，目前已聘请美国罗彻斯特大学庞锦江教授、明尼苏达大学陈英杰教授、纽约Wadsworth研究中心刘铮教授等国际知名心血管专家为研究所特聘教授，进一步加强上海十院心脏中心科研实力。

在未来心脏中心建设方面，医院将所有心脏科室，包括内、外科、手术室、影像检查以及心研所统一在同一大楼内，方便信息的沟通和患者的就诊。增加心脏内科8个病区，总床位数至400张，外科2个病区，总床位数100张，心脏内、外科CCU共80张床位，并增设心脏康复中心、心脏影像中心、胸痛中心，总面积将达2万平方米。预计在近5年，十院心脏中心将成为上海北区的心血管疾病综合诊治中心，并将辐射长三角，发展成为国家重点专科。

二、学科架构

心脏中心根据目前心血管疾病特点和学科发展趋势，主要分六个亚学科：

（一）冠脉亚学科：我院心内科1999年开展冠脉造影，2001年开设心脏急救绿色通道，在18年的冠脉介入工作中已累计治疗1.5万余例冠心病患者。在徐亚伟主任带领下，开展多种复杂冠脉病变，近两年开展了冠脉影像新技术——"光学相干断层成像术（OCT）"，成为国内少数开展OCT研究的中心之一。另外将心肌血流储备分数（FFR）用于评价心肌缺血，在国内率先开展了FFR的临床应用以及将FFR和冠脉CT结合。金属裸支架的临床应用和研究获上海市科技进步三等奖，并且评为2012年上海十大医疗科技。心脏中心率先在国内应用可降解支架，可降解支架植入率已位于全国首位。

（二）心律失常亚学科：心律失常团队治疗阵发性室上速、室速、室早等常见心律失常，也是国内最早开展心房颤动及累计样本量最大的单位之一，率先"OVERLAY"技术应用于房颤射频消融治疗，开展的冷冻消融治疗房颤获得上海市科技进步奖。

（三）结构性心脏病亚学科：除常规开展先天性心脏病封堵外，在2014年率先在国内开展左心耳封堵、室壁瘤Parachute封堵等国际一流手术，目前徐主任所领导的十院心脏中心是亚太地区左心耳封堵最大中心，累计植入包括Lambre、Watchman等各种型号左心耳封堵器近300例。

（四）心血管危重症：心血管危重症亚学科有32张床位，主要以急性心肌梗死综合救治为特色，每年救治急性心肌梗死患者近800例，心梗死亡率仅1.7%，达到国际一流救治水平。除急性冠脉综合症救治外，心血管危重症还诊治大量其他复杂疑难心血管疾病如顽固性左心衰竭、暴发性重症心肌炎、恶性心律失常等疾病亦有一定特色。该亚学科已实现通过手机移动实时动态监测重症患者，保证医护人员迅速救治。

（五）心脏外科：上世纪50年代就开展了心脏二尖瓣狭窄分离术、动脉导管未闭结扎术等心血管手术。1985年开展了体外循环心内直视手术。心外科拥有1个普通病房、1个心外科ICU病区、2个百级净化的心脏外科手术室和一个现代化心脏杂交手术室。心外科现有团队中，包括教授、主任医师1名，博士生导师1名，副主任医师1名，主治医师4人，中青年骨干均具有博士和硕士学位。团队人员分别任职于国内外学术团体及核心期刊，并曾获国家、省部级各类科研基金十余项，发表论文100余篇，其中包括发表在ATS，Circulation，JCTS，Artificial　Organ等高水平SCI杂志的论文。目前心外科在学科带头人臧旺福主任的带领下除了进行常规的心血管手术外，还开展了如微创不停跳冠状动脉搭桥、微创心脏瓣膜置换、瓣膜成形、复杂成人先天性心脏病矫治及大血管病综合治疗等临床前沿技术。

（六）心血管研究所：研究所依托十院心脏中心，在前期主要从事动脉粥样硬化、血管新生、肺动脉高压等心血管疾病的分子机制研究。研究所由中国科学院院士、同济大学副校长葛均波教授牵头并为名誉所长，十院心脏中心主任徐亚伟为所长。近3年来心脏中心共发表文章120余篇，其中SCI收录70余篇，仅2013年发表29篇SCI，其中影响因子30分以上两篇。近3年来已获得16项国家自然基金，十二五科技部支撑计划一项，上海市科委重点、上海市卫计委重大项目等各类型基础研究项目，总科研经费逾千万。研究所已从国外引进庞锦江（来自美国罗彻斯特大学教授）、陈英杰（来自美国明尼苏达大学教授）、刘铮（来自美国纽约州卫生署Wadsworth医学中心）三位PI为全职或兼职教授、研究所副所长，分别为三个课题组组长，每个课题组聘请2-4名PI，进行科学研究。研究所还聘请中组部千人计划专家侯东明教授、湖北省模式动物中心主任，武汉大学模式动物协同创新中心主任李红良教授为特聘教授，罗彻斯特大学医学中心CEO Bradford C.Berk教授、俄亥俄东北大学医学系系主任William M. Chilian为研究所科研顾问。

三、学科人才

学科带头人：徐亚伟教授，主任医师，博士生导师。现任心内科主任、大内科主任、内科学教研室主任。担任中华医学会内科学分会常务委员、中国医师协会心血管分会常务委员、上海医师协会心血管内科医师分会副会长兼秘书、中华医学会心电生理与起搏分会全国委员、卫生部海峡两岸医疗技术交流委员会心血管委员会副主任委员、中国老年学会心脑血管病专业委员会副主任委员、中国老年保健协会心血管专业委员会副主任委员、国家自然基金和上海自然科学基金评审专家、上海市医学会心血管内科分会委员，中华医学会心血管病分会心脏康复学组常务副组长、世界华人心血管医师协会秘书长（WACC）等。徐亚伟教授擅长心血管常见疾病，尤其以冠心病和心律失常的介入心脏病学诊治为特色，率先在国内实现了经桡动脉径路治疗冠脉病变的整体解决策略，个人完成手术病例数近10000例，名列国内前茅。急性心肌梗死的急诊血运重建术，每年成功抢救600多名急性心脏病患者，位于全国前列。

发表SCI论文近100篇，包括国际著名杂志JAMA，Int J Cardio等杂志。鉴于徐亚伟教授在介入治疗的突出成就，中华医学会授予徐亚伟教授介入推广普及奖及杰出贡献奖。

徐主任带领心血管内科从2006年开始举办海峡两岸心血管病论坛，并连续多年举办上海——ACC心血管高峰论坛和中欧心血管病学论坛。目前举办的海峡两岸桡动脉介入论坛和东方会海峡论坛已成为上海、乃至华东地区心血管特色会议，多次受到海内外心血管同行的热情参加。

李伟明主任是心血管内科行政副主任，主管心血管内科全科的医疗业务及医疗安全。兼任中国老年中国老年保健协会心血管分会，卫生部海峡两岸医药交流协会心血管专委会常务委员，上海市医学会冠脉介入学组会员、上海市医学会会员、中华医学会心血管病分会预防学组委员。有多年丰富的冠脉介入经验。工作二十余年来，一直从事心血管内科的临床、科研和教学，主要研究方向是冠心病的诊疗，尤其是其介入治疗，熟练多种有创治疗和操作包括：冠脉内压力和血流导丝的测定、冠脉内超声（IVUS）等；熟练掌握分叉、左主干、多支冠脉病的介入治疗策略；熟练掌握主动脉内球囊反搏泵（IABP）在急诊和重危病例的临床应用；熟练掌握肺动脉造影术和血栓捣栓术。独立完成冠脉造影6500余例，冠脉介入治疗4000余例；冠脉内压力导丝和血流导丝的测定（德国研修期间）以及冠脉内超声（IVUS）近百例；临时与永久性心脏起搏器（包含CRT和ICD）500余例。连续承担同济大学医学院医疗一系5年制和7年制本科生、口腔系本科生和专科生、成人夜大专科生《内科学》和《诊断学》的理论课。2002年获同济大学医学一系青年教师讲课比赛二等奖，2004年获同济大学医学一系青年教师讲课比赛二等奖和课件制作三等奖；2005年获同济大学医学一系青年教师讲课比赛一等奖和课件制作一等奖，同年获同济大学医学院青年教师讲课比赛三等奖。2009年获医院优秀教师称号。

魏毅东为冠脉疾病亚专科副主任，美国心脏病学会(AHA)专业会员，美国心脏病学院（ACC）专科会员(FACC)兼美国心脏病学院亚太地区学会秘书，美国Gill心脏协会委员，中国络病学会委员，中华医学会心血管病分会心力衰竭学组委员、中国实用心电学杂志编委，中国循证心脏病学杂志常务编委。全面掌握冠脉介入治疗、包括复杂冠脉介入治疗、起搏器的植入技术。擅长心肌梗死、心跳骤停、心力衰竭、重症高血压等危重和疑难病症的诊治，尤其擅长急性心肌梗死、分叉病变、左主干病变等复杂心律失常的诊治。

陈维为心血管内科行政副主任、结构性心脏病亚学科带头人、主任医师、硕士生导师，兼中国医师协会重症医学医师分会心脏重症专家委员会委员、卫生部海峡两岸医药卫生交流协会心血管专业委员会委员、中国老年保健协会心血管专业委员会委员、中国生物工程学会高级会员、上海市生物医学工程学会第六届起搏与电生理专业委员会委员、宝山区高级专家协会委员、中华医学会心血管病分会结构性心脏病学组委员、卫生部十年百项计划血管病变早期检测分中心主任、《中国循证心血管医学杂志》编委

唐恺为心律失常亚学科带头人、副主任医师、副教授、硕士生导师。中国心律学会全国青年委员、中华医学会内科学分会青年委员、中华医学会心电生理与起搏分会青年委员。2007年，被上海市政府授予"青年科技启明星"称号。发表学术论文20余篇，其中SCI文章8篇，承担和参与多项科研项目，参与编译学术专著4部。

此外心内科还有上海市启明星、上海市卫计委新优青、中华医学会心血管病分会委员彭文辉，上海东方新人奖张毅，上海市扬帆计划入选者李海玲。

四、学科临床发展能力

心脏中心是卫计委冠心病介入及心律失常介入诊疗培训基地，主攻方向：心血管疾病介入治疗，包括冠心病介入治疗、心律失常射频消融术、先天性心脏病的介入治疗；以及心脏永久起搏器植入术和外周血管病介入治疗。其中急性心肌梗死院前、院内急救无缝连接系统尤为特色。在2013年心脏中心在上海市卫计委大力资助下成立上海市胸痛院前急救分中心，同年急性心肌梗死单病种治疗费用、door to ballon、抢救成功率等均获上海市最佳。在新技术方面，近5年来十院心脏中心开展10大新技术。如冠心病治疗领域OCT、IVUS、FFR引导下的精准冠脉介入治疗，新型可降解支架，可降解支架是国内植入量最大的单中心。在心律失常领域，在国内率先开展冷冻球囊治疗、三维引导下房颤射频消融，在结构性心脏病方面开展了左心耳封堵、室壁瘤降落伞治疗，特别是左心耳封堵治疗是目前国内最大单中心，累计植入各型左心耳封堵伞近300例。心脏外科为医院于2013年引进臧旺福教授领衔的团队，其开展的微创不停跳冠脉搭桥、微创心脏瓣膜置换等复杂心外科手术为其特色。

心脏中心在学科发展也收到长三角其他医院的关注，纷纷要求心脏中心专家到附近医院指导、开展业务。目前心脏中心已派驻科室人员至崇明二院、海门市人民医院、宁海县人民医院、象山县人民医院、江西井冈山大学附属医院等多家医院心血管内科指导、开展业务。取得的良好的社会效益，得到了长三角等当地政府、卫计委等一致好评。

五、学科科研

随着葛均波院士的加盟，研究所获得了更多杰出海外华人科学家的支持，目前已聘请美国罗彻斯特大学庞锦江教授、明尼苏达大学陈英杰教授、纽约Wadsworth研究中心刘铮教授等国际知名心血管专家为研究所特聘教授，进一步加强上海十院心脏中心科研实力。心脏中心科研主要由临床科研和基础转化研究两部分。临床科研主要以临床新技术为主，研究目前心内科所面对的临床型问题，比如关于抽吸导管在急性心肌梗死中的治疗课题结果，发表在新英格兰医学杂志，今年申请上海市三年行动计划，共获得4500万用于急性心肌梗死救治研究。基础转化医学研究主要以研究所为依托，以血管研究为中心，重点研究心血管疾病中的重要机制，并为心血管疾病的治疗提供新的方向。基础研究每年申请国家自然基金、上海市自然基金等近300万，发表5分以上SCI论文3-5篇/年。

六、学科学生管理

心内科自2007年招收研究生以来，已累计毕业博士15人，硕士生近100人。心脏中心是同济大学、南京医科大学、苏州大学、安徽医科大学硕士、博士点，目前在读研究生28人，研究生管理以导师负责制为主，兼顾科室工作要求。临床型研究生由科室统一安排研究生临床实习等工作，科研型研究生根据课题组分组，由导师和课题组PI负责，同时必须遵守研究所制定的规章制度。科室大型活动时研究生要听从科室统一安排。每年对研究生给予一定的奖惩。

自研究所招生以来，心脏中心培养的学生已连续4年获上海市优秀毕业生：李海玲、吕煜焱、郭荣、赵逸凡。并且研究生多次获得同济大学优秀毕业生、国家一、二级优秀奖学金等荣誉。

（徐亚伟　彭文辉）

【消化内科】

● 消化内科是卫生部国家临床重点专科、国家卫计委新药临床观察研究基地、院重中之重学科（拥有一个炎症性肠病临床重点专科），也是同济大学博士和硕士学位授予点、博士后流动站。

● 2014年我院消化内科在全国消化内科科技实力排名第28位。

● 消化内科刘占举教授现为中华医学会消化病学会IBD学组副组长、担任了中华消化杂志、世界华人消化杂志等杂志的编委。

● 炎症性肠病的诊疗和基础研究在国际上有一定影响，连续在国际著名医学期刊Gut杂志上发表研究论著3篇。

一、学科定位

消化内科的定位为：整体水平，包括临床诊疗能力和科技实力，达到上海市第一方阵，在国内有较好的影响力。其中的突破口为炎症性肠病（IBD）诊治和基础研究达到国内一流，在国际上有一定的影响力。

以该定位作为总体工作思路方向，狠抓临床诊疗能力，以炎症性肠病诊疗和内镜下治疗作为科室重点发展目标；以标志性科研成果为抓手，保持强劲的科技影响力。

全力打造IBD诊疗中心，当前消化内科已具备充足的条件：以刘占举教授引领的MDT团队形成，包括刘占举、尹路、施嫣红、孙晓敏、林辉、陈春球、汤茂春、刘嬙钦、赵玉洁、王俊珊等组成的医师团队，以及护理团队，在临床诊疗有较好的工作基础；并且近来在国内外有很好的学术影响力，包括临床和科研工作。同时，以国家临床重点专科为依托，院部给予高度的重视和支持。制定了IBD亚专科目标：1、经过5年建设，形成一支在国内同行中一流，国际上有影响力的诊疗团队；2、IBD门诊量和住院病人量在上海和全国同级单位中名列前茅。病人住院量达现在的2倍以上（>1000例），成为国内IBD中心之一，为全国其他单位培养人才，辐射全国；3、具有标志性诊断、治疗措施，包括（1）内镜下诊断（放大内镜、染色内镜、共聚焦内镜）；（2）血清学、粪便细菌学、分子和基因诊断；（3）探索新治疗（靶向免疫治疗、中药治疗、粪便细菌治疗）；（4）提出自己的学说观点，诊疗路径；4、力争在IBD亚专科培养出标志性人才：例如国家杰青、浦江人才计划、启明星计划等；5、承担国家级大项目，申报上海市科技进步一等奖，力争获得国家奖；6、积极与国外学术单位开展广泛深入的科研合作，有标志性、原创成果出现：>10分的原著论文5—8篇；有20分以上的论文1—2篇；最后以IBD为依托，全面带动肠道疾病诊治，形成十院消化系疾病品牌（IBD外科造瘘术/IPAA、特色营养、护理团队）。

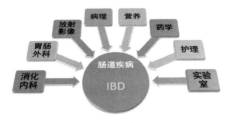

二、学科架构

学科目前有三个病区，分别为一区（胃肠道疾病）、二区（肝脏疾病）、三区（胆胰疾病）及消化内镜中心，建筑面积共9000m²。

目前诊疗特色有三个：一是炎症性肠病诊疗，采取多学科协作诊疗（MDT），特色治疗包括：肠内外营养治疗、常规药物治疗（ASA、激素、免疫抑制剂）、生物免疫治疗（抗肿瘤坏死因子单抗）、自体免疫抑制性T细胞或巨噬细胞回输、健康者粪便菌群回输治疗、外科手术、ICU管理、以及干细胞治疗，在IBD临床及科研方面取得大量成就；二是消化内镜诊治，诊断技术包括电子胃肠镜、超声内镜、放大内镜、NBI、色素内镜、胶囊内镜等，治疗技术包括EMR、ESD、ERCP、

POEM、EVL、PEG/J、消化内镜和外科腹腔镜联合治疗等，对于消化道早期肿瘤（包括癌前病变、早癌）开展了内镜下切除术等治疗；第三临床特色是急性胰腺炎诊治，主要包括治疗技术、重症监护、肠内营养、内镜下治疗、中药治疗，围绕着急性胰腺炎开展了临床研究及重症急性胰腺炎肠屏障功能障碍的防治。

三、学科人才

学科目前拥有24位医师和48位护理人员。医师队伍中研究生学历占87.5%，博士占62.5%；高级职称14人。拥有博士生导师4人、硕士生导师11人。科主任刘占举教授享受国务院政府特殊津贴，入选国家百千万人才工程、教育部新世纪优秀人才支持计划、上海市优秀学科带头人、上海市卫生局新百人计划等人才项目。

目前各亚学科团队逐步形成，分别为胃肠疾病（刘占举、丛英滋、施嫣红、王晓蕾）、肝脏疾病（郭传勇、周莹群、卢洁）、胆胰疾病（徐晓蓉、赵严、刘华）、消化内镜（徐晓蓉、林辉、刘华等），并围绕着上述疾病开展了深入的临床诊疗工作。

四、学科临床发展能力

在临床工作方面，除了消化道常见病的诊治外，特别加强特色专病的诊治，不断扩大知名度；重视消化道危重病、疑难疾病的救治；加强个人业务培养，提高医生的临床诊疗能力；不断引进具有特色专病特长、事业心强、良好发展潜力的亚学科带头人（炎症性肠病、肝病、胰腺病、内镜下治疗专业）。与其他学科密切协作，包括放射影像科、介入科、肿瘤科、普外科、营养科等，对疾病的诊治采用MDT模式，相互促进、相互发展。

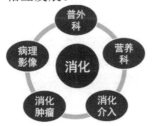

学科的门诊人次、出院人次及内镜诊治人次近几年一直呈上升趋势。目前有5个临床路径疾病：消化性溃疡、肝硬化合并腹水、急性胰腺炎、胃溃疡合并出血、十二指肠溃疡合并出血。

学科目前床位141张，拥有先进的各种电子内镜设备、胶囊内镜、消化道动力检测仪、数字胃肠机等。医疗技术方面目前开展以下项目：内镜粘膜下剥离术（ESD）（新技术）、内镜逆行胆胰管造影诊疗技术（第二类医疗技术）、放射性粒子植入治疗技术（第三类医疗技术）、内镜下鼻胰管引流术、胰管支架引流术、ERCP下支架植入术治疗胆道恶性梗阻、ERCP下胰管取石、胆管细胞刷检及胆管组织活检、胆胰管腔内超声检查术、内镜下消化道金属支架置放术、胶囊内镜、生物制剂治疗炎症性肠病、十二指肠胃反流显像技术（SPECT）。

五、学科科研

结合科室的亚学科发展方向和目标，各亚学科团队形成了特色鲜明的科研团队。目前临床科研方向：炎症性肠病、肝脏炎症——癌、胰腺炎——癌。

近五年来，消化内科共获得国家自然科学基金项目12项，其中重点项目1项、国际合作项目1项；获得省部级课题6项、校局级课题10余项；刘占举教授领衔的IBD团队获得教育部科技进步奖二等奖一项；发表SCI收录的论文106篇，其中发表于国际著名期刊GUT杂志4篇。

同时我科近几年积极开展国际和国内合作和交流情况。分别与加拿大McMaster大学、美国德州大学形成了定期交流机制。多次邀请了美国、英国、荷兰、比利时等多名国外知名专家来我院交流、指导。消化内科连续3年举办了"炎症性肠病基础与临床论坛"，

六、学科学生管理

学科由专职副主任、教学秘书负责各项教学任务，包括临床见习、实习和进修医师、研究生的带教工作。结合教学大纲，制定了实习带教、住院医师基地培训和进修医生的消化内科教学要求。根据教学、科研部门的安排，完成同济大学和南京医科大学的本科理论授课、实习见习带教任务，完成同济大学试点班的消化系统疾病教学任务。近五年带教临床基地培训医师100余人次，带教进修医师20余人，选派6名博士研究生分别至美国梅奥医疗中心、美国麻省总院、美国德州大学医学部、加拿大McMaster大学学习。

（刘占举）

【骨科】

一、学科定位

上海市第十人民医院暨同济大学附属第十人民医院骨科由戴尅戎院士及沈骏惠教授创建于上世纪50年代，是我国最早成立的骨科专业之一，1959年开始成立骨科教研组，1960年起骨科即开展了脊柱结核、创伤等手术治疗，1972年戴尅戎院士在陈中伟院士指导下开展了首例下肢断肢再植手术，1976年起在沈骏惠教授的主持下开展了儿麻后遗症系列手术治疗的临床研究，并获得了国家和上海市的多项嘉奖。

历经几代人的共同努力，在现任科室主任，我国著名脊柱外科专家贺石生教授的带领下，十院骨科已发展成为技术力量雄厚，总体水平居国内领先，国际先进，融医疗、教学、科研为一体的优势学科。

贺石生教授根据"骨科十三五发展规划"稳步推进，并就目前骨科现状和未来发展方向开展了多种形式的讨论，为骨科的学科建设制定了一个目标、两个中心和三个基本措施。以"上海市重点学科"为目标，争取成为上海市名列前茅的骨科科室。以学科建设、精神文明建设为中心，加快人才培养、亚学科特色建设、实验室建设及基础研究，突破科室发展的瓶颈，提高各亚学科带头人的学术地位，创建十院骨科的品牌。

二、学科架构

十院骨科由创伤骨科、关节外科、脊柱外科（重点专科）、骨肿瘤外科、运动医学科（重点专病）以及足踝外科6个亚学科组成，内设上海市急救创伤中心、同济大学骨与软组织肿瘤诊疗中心、同济十院脊柱微创中心。

重点专科——脊柱外科结合脊柱微创中心是目前华东地区设备最为齐全、技术最为先进的脊柱微创中心，拥有最先进的后路椎间盘镜（MED）、椎间孔镜、可扩张脊柱微创通道、Carl-Zeiss手术显微镜、可透视手术床、G臂透视机、术中3D、术中导航、骨科专用核磁共振、臭氧消融系统、等离子消融系统等各种脊柱微创设备，能够开展所有的脊柱微创手术。中心开展了华东地区第一例椎间孔镜手术（TES），中国大陆第一例退变性脊柱侧弯微创矫形术，华东地区第一例Longitude经皮内固定术，中国大陆第一例椎间孔镜下结核病灶清除术。中心专家在临床实践中还设计了多种具有自主知识产权的脊柱微创设备如：脊柱微创定位器、新型脊柱微创通道、微创经皮椎弓根螺钉等新器械，获得了专利10余项，在国内多家医院得到推广应用，推动了脊柱微创外科的进步。

重点专病——运动医学自2010年6月正式成立了关节镜中心。目前拥有独立的运动医学科病区及专业的关节镜手术室，拥有肩、肘、髋、膝、腕各部位关节镜设备。自运动医学科成立以来，逐渐开展膝关节镜下半月板修复、交叉韧带重建，肩关节镜下的巨大肩袖撕裂修补、盂唇撕裂修补等关节镜微创手术，还开展了半月板移植，难治性髌骨脱位、习惯性肩关节脱位等疑难手术，在上海市最先开展关节镜下臀肌挛缩松解术。

三、学科人才

科室在职医护人员共100余名，医生43名，其中72%具备博士学历，55%具有海外留学背景，其中博士后5名、博士16名、硕士12名。全科现有教授、主任医师10名，副教授、副主任医师21名，博导7名，硕导16名。年发表论文50余篇，影响总分值超80分。年获得国家级、省部级项目3项以上。

全科副高职称以上人员在国内外学术团体、核心期刊担任主任委员3人次，副主任委员3人次，担任中华医学会各专科分会委员15人次，上海医学会专科分会委员10余人次。

四、学科临床发展能力

科室现有编制床位196张，年手术量6000余例，其中创伤2500余例、关节镜1300余例、关节外科800余例、脊柱1100余例、肿瘤200余例、足踝250余例，其中院重点专科脊柱外科和院重点专病运动医学科增长尤为迅速，三四级复杂手术率超84%，年手术增长率超20%，名列院手术科室之首。门诊超过13万人次，急诊4万余人次。

五、学科科研

近年来，骨科共获国家、省部级各类基金十余项，包括国家"十二五"科技支撑、国家自然科学基金、上海市基础研究重点基金等。获中华医学科技进步一等奖、上海市科技进步二等奖、上海市医学科技一等奖等各种奖项十余项。近5年发表论文100余篇，其中在JBJS，Spine，Cancer，Journal of Neurosurgery等骨科高水平SCI杂志发表论文50余篇，影响因子5分以上论文比例明显上升。共获得国家级、省部级项目20余项，院校级项目10余项。主编、主译专著10部，多次承办各类国际、国内及国家级继续教育学习班，在国内外享有较高的声誉。科室注重学术交流与传播，与业界排名全美第一的MD Anderson肿瘤中心、香港玛丽医院等知名医疗机构建立长期稳定合作关系。2016年与美国罗斯大学(Rush University)医学院生物化学系主任陈棣教授合作，进行联合研究生科研能力培养，青年医师临床技能培训。

六、学科学生管理

十院骨科是医院重中之重学科，建有博士后流动站，是同济大学的博士及硕士学位授权点学科，是上海市首批住院医师规范化培训基地，也是上海市首批外科及骨科医师专科培训基地。

骨科承担了临床医疗一系本科及研究生、在职研究生骨科部分理论教学和临床实习带教，以及成人夜大、口腔等专业的教学和实习工作，教学任务虽然比较繁重，但是在院领导的关心和支持下，在科教处的帮助下，各项教学任务均圆满完成，无一起教学事故发生。

半年来我科共有六十余位来自全国各地的进修医师进行中短期的进修，有多名硕士研究生及博士研究生顺利完成毕业论文答辩。

（贺石生 张春林 程 飚 张 帆）

【眼科】

一、学科定位

上海市第十人民医院眼科具有70年历史。老一代在角膜移植和白内障领域打下了厚实的基础和声誉。"十二五"学科进入快速发展阶段，制定了三个整体临床发展思路：以重大眼病为核心（白内障、角膜病和眼底病）、用临床与研究PI交叉渗透模式发扬学科特色，构建前后节眼病一体化诊疗新体系。

学科目前是上海市临床视觉复明中心，同济大学眼科临床医学中心。作为临床、教学和科研为一体的大型眼科，学科发展总目标（定位）是实现管理现代化、医疗技术领先、达到亚洲先进眼科水平；创建舒适医疗环境和服务质量；合作型的视觉复明中心，扩大服务病员地域；临床诊治能力覆盖90%以上眼病；成为我国眼科最重要临床、科研及教学基地。

二、学科架构

视觉复明中心（眼科）目前拥有6个亚专科：眼底病专科、角膜病专科、白内障专科、眼外伤专科、屈光外科和视光学部。年门、急诊量13万，年出院人数6800人次，年手术量7300台，Ⅲ级以上手术占90%，一次性手术成功率98%。在最重要的三种致盲性眼病：角膜、白内障和眼底病领域已经彰显出品牌和实力，角膜移植、白内障和玻璃体视网膜手术量在上海市综合医院眼科排名中分属第

1、2和3位。

同济大学医学院眼科研究所有专职PI 1人，专职研究人员10人。是国家973项目首席单位。有三大基础研究领域：干细胞研究（视网膜变性疾病）、糖尿病视网膜病变和增生性玻璃体视网膜疾病。三个主流研究领域共获得30项以上的国家项目，15项省市级项目。年发表有影响力的学术论文10篇以上。

三、团队建设

（一）角膜病团队

角膜移植是该团队的传统品牌。是上海市红十字会眼库单位。5年累计穿透性角膜移植近1000例，这一数据占上海的总量40%左右。在结膜干细胞鉴定、角膜营养不良动物模型建立、干眼机制研究以及角膜新生血管研究方面取得了多项成果，累计发表了5篇较高水平的SCI文章。学科新带头人具有海外经历、博士毕业、主任医师。其下共有5人，分别担任眼库、手术等一线任务。

（二）白内障团队

5年白内障手术总量20000余例。这一数据在上海市综合医院眼科中名列前茅。复杂性白内障手术占15.1%。（玻璃体术后、无晶体眼、外伤眼、IV级核等）。其中日间手术占全部手术40%。

学科带头人拥有海外经历，博士毕业。下属4个医疗小组。开展难治性白内障、高端人群高视觉质量白内障手术。临床研究开展了大片人工晶体在眼底病联合手术中的效果和国产抗菌素对围手术期眼的观察。

（三）眼底病团队

眼底病手术种类中，90%属于IV级手术范畴。截止到2016年6月一共完成了5000余台手术。比较09年（386台），手术量提高173%。占比前三位的手术和比例是：视网膜脱离、黄斑界面疾病和糖尿病视网膜病变，比例为1.3：1.1：1.0展现出眼底病外科的内涵水平。

眼底病团队科学研究是科室的主力军。以"增生性玻璃体视网膜病变（增生性玻璃体视网膜病变PVR、增生性糖尿病性视网膜病变PDR、黄斑界面病变VMI）和年龄相关性黄斑病变AMD"为研究方向。着重在PVR和PDR的发病机制研究、VMI的组织学差异与视力预后；临床研究聚焦在难治性的临床现象，例如PDR玻璃体手术后的再出血原因、老年痴呆与AMD的关系、雷珠单抗辅助PDR手术的RCT研究等。临床上开展多项新技术：主要是吊顶灯下巩膜复位手术、重水下高度近视黄斑裂孔视网膜脱离内界膜剥离技术、难治性黄斑裂孔封闭手术、术中OCT辅助黄斑界面手术和27G核心玻璃体切除手术治疗黄斑前膜。

该团队获得11项国家资助项目，省、国家级奖项3项，年发表论文10篇以上。

（四）屈光、视光学团队

新引进学科带头人后，开展最新屈光手术。全飞秒手术占80%。年手术量突破500例。

四、学科人才

科室有医生及医疗辅助人员36名。眼科医师队伍中80%具有研究生学历（博士学历：60%）。7人次当选为上海市眼科分会亚专业组委员，在继角膜学组组长后再次又成为玻璃体视网膜学组组长单位。7人次入选上海市科技启明星计划、上海市卫生系统优秀青年人才培养计划、同济大学优青计划培养。

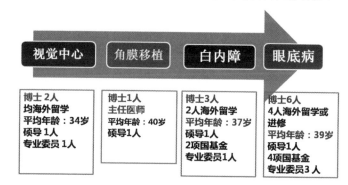

五、学科临床发展能力

国内外眼科发展潮流是大眼科下的亚专科精品化建设，基于学科的传统优势，聚焦"社会问题"性的眼病（白内障、角膜盲、糖尿病眼病、AMD），集中优势力量、精细化经营，学科临床发展方向是打造3—4个高品牌的眼科亚专科（白内障、角膜移植、眼底病、屈光外科）。

六、学科科研

近年的厚积薄发使得十院眼科在科研水平和学术地位跻身上海市综合医院眼科中的前三名（国家项目、SCI和专利）。学科不仅拥有同济大学医学院眼科研究所和专职研究员，且与美国Harvard、Nebraska眼科中心等国外一流眼科机构建立合作关系，每年选派1—2名医师进行6个月—1年的临床、科研学习以及每年学科骨干参加世界最高水平的学术会议，到世界一流眼科的短期访问，全方位与国际接轨。目前共有4人次从美国一流眼科培训返回。实验室面积约800平方米，加可使用的公共平台超过1200平方米。

目前承担25项省部级以上课题，其中国家自然基金13项。2013年和2014年分获上海市医学科技进步二等奖和自然科技三等奖，2014年获得华夏科技奖三等奖。近3年发表SCI文章35篇。

七、学科学生管理

学科是同济大学附属医院，以及南京大学、苏州大学和南昌大学医学院的教学医院的硕士和博士学位授予点。现有博导2名，硕导4名，正在报审批博导2名，硕导4名。2009年成为上海市住院医生培训基地，2013年成为上海市眼科专科医师规范化培训基地。2014年双语教学正式启动。招收硕博士研究生8—10名，基地培训医生5—10名。

学科设有教学秘书3人，分管研究生、基地生及实习生。定期进行小讲课、教学查房和临床技能考核。拥有手术模拟系统和动物眼操作教学实验室(Wet-Lab)。

（王　方）

【神经内科】

一、学科定位

神经内科是医院的后备重中之重学科，也是同济大学、南京医科大学神经病学硕士、博士研究生招收点，同济大学神经病学学科点负责单位，同济大学精品课程、卓越课程，同时获得上海市教委重点课程建设计划，上海市住院医师规培、专科医师规培基地，国家药物临床试验基地，上海市级脑卒中临床救治中心。

目前病房开放床位近110张，并设有独立的门诊、急诊、神经电生理及神经康复和脑卒中临床救治中心。依托十院集团品牌，打造脑卒中防治联盟，影响覆盖普陀、闸北，辐射长三角。积极开展脑血管病高危人群筛查工作，完善区域脑卒中三级防治。

二、学科架构

本学科开设有普通专科门诊、记忆障碍专病门诊、癫痫专病门诊、脑卒中专病门诊以及神经内科急诊。目前研究重点在以下几个方向：（1）脑卒中规范化治疗、早期康复护理及一级、二级预防；（2）记忆障碍及老年痴呆早期诊断及干预；（3）神经电生理及难治性癫痫的治疗；（4）帕金森病的基础与临床研究。

三、学科人才

科室内目前医务人员70余人，其中高级技术职称6人，博士生导师2人，硕士生导师5人。上海市医学会神经内科专业委员会副主任委员1人，神经电生理专业委员会副主任委员1人。

四、学科临床发展能力

神经内科是上海市脑卒中临床救治中心，首批中国卒中中心联盟成员、上海市第十人民医院后备重中之重学科、同济大学附属第十人民医院集团脑卒中联盟负责单位、上海市医学会神经内科副主任委员单位，同时领导普陀、闸北脑血管病的防治和督查工作。我科的脑血管病也是医院首批开展多学科协作的疾病病种。

我院神经内科病源充足，年脑血管病救治数、病房周转率居于全市第一，年门诊量位于全市前三名。科室设有规范化的卒中单元，针对不同脑卒中患者制定规范和合理的诊疗方案，神经内科24小时开展缺血性脑梗死急性期静脉溶栓治疗，年溶栓例数保持在150例左右，溶栓治疗的各项指标都在全市位于前列。中心门诊开设脑卒中专病门诊及脑卒中预防门诊。作为市脑卒中临床救治中心，我科负责闸北和普陀两区的脑卒中防治工作，目前已在两区内开展了脑卒中高危人群及脑卒中复发高危人群的筛查工作，目前已完成高危人群筛查近10000例。通过闸北区健康档案获得了40余万闸北区常驻人群的健康信息。通过与闸北区卫计委合作，目前正在建立基于脑卒中三级诊疗系统数据网络，搭建全区范围脑卒中高危人群数据云平台，实现医院、社区、公共卫生相关部门的信息资源整合和共享。每月以"十院脑卒中防治月月宣的形式"定期开展患者教育活动，同时也对辖区内参与脑卒中防治工作的医务工作者进行了多轮次的培训。开通了"十院脑卒中防治俱乐部"的微信平台，利用新媒体平台进行脑卒中防治的宣教。与闸北区卫计委充分合作，目前初步建立了闸北区脑卒中防治三级网络体系，初步理顺三级转诊制度。在介入方面，脑卒中临床救治中心具有中国卒中协会介入组常委一名，青年委员一名，目前已开展脑血管病的介入诊断及治疗，年完成全脑血管造影1000例，介入手术200余例，年取栓50余例，均取得良好预后，进一步丰富脑血管病的治疗手段。作为十院集团的脑卒中联盟负责单位，与江浙沪鲁等区的兄弟医院有着良好的合作关系。在脑血管病的基础研究方面，先期已开展了动脉斑块的稳定性研究、缺血神经元保护研究，已发表SCI论文数篇。

在临床重点学科的发展中，我们将以多学科跨区域合作作为形式，以团队人才培养和合理梯队建设作为主线，以建立全市领先的临床医疗技术水平和医疗服务能力的医疗专科为目标，以高质量的临床科研产出作为结果。

五、学科科研

科室获同济大学精品课程、卓越课程计划，同时获得上海市教委重点课程建设计划。先后承担国家自然基金课题10余项，国家科技部支撑计划课题1项，上海市科委重大课题1项，上海市科委重点课题8项，上海市卫生局课题4项，上海市领军学科课题1项，同济大学课题3项。近几年获上海市科技进步二等奖1项，上海医学科技成果二等奖1项。近几年发表学术论文数百篇，其中SCI收录100余篇。积极开展颈动脉斑块稳定性的相关研究，建立相应的动脉模型，对颈动脉斑块的分子性质、脑动脉瘤血流动力学进行相关研究，同时运用分子影像学技术，尝试预测颈动脉狭窄斑块脱落及脑动脉瘤破裂，开展氯吡格雷抵抗的相关基因研究，积极展开斑块形成和稳定性调控的分子病理学研究。利用Lc-modle软件，尝试建立缺血性脑卒中磁共振检查新方法。利用脑卒中三级网络收集的人群数据发表高分值的SCI论文。开展脑血管病相关疾病的基础和临床研究，并借助重点专科的建设周期，努力申报省部级科技成果，完成相关科研专利1项，力争获得国家支撑计划、973、863、国家自然科学基金重点项目的资助。

六、学科学生管理

在专业内部设立梯队负责人，加强对梯队成员的培养，形成以负责人为核心、学术骨干为支柱的素质好、能力强、专业水平高且具有一定规模及影响力的学术队伍，并适当培养及引进合适人才。学术骨干后备队伍培养，选拔有潜力的人员进行研究生学历培养，同时选留及招聘该研究方向的优秀毕业研究生充实中心的专业队伍，以增添后备力量。使研究生学历人员比例达90%以上，其中博士研究生学历人员达50%以上。积极为学科骨干和后备人才提供争取获得国家、省部、局等各级项目的机会，争取获得国家支撑计划、973、863、国家自然科学基金重点项目的资助。积极申报各级人才基金，争取获得省市及国家级人才项目或卫生部"突出贡献专家"。对学术上有突出贡献人员提供成为研究生导师的机会，提高高级职称人员比例，以满足各个专业组对领军人才的需求。

（刘学源）

【泌尿外科】

一、科室概况

上海市第十人民医院重中之重抚育学科，2013年国家卫计委临床重点专科遴选中获得排名34位，2014年12月中国医科院中国医院科技影响力泌尿外科专科排名全国39位，2015年在该排行榜中排名第19位。

（一）病房和门诊

设病房和门诊两个单元，病房开放床位108张，专科手术间1间、固定手术间2间。门诊部设膀胱镜检查室、尿流动力学检查室、结石分析室、日间手术室、门诊处置室。

（二）科室人员

泌尿外科医生17人，主任医师5人（郑军华、姚旭东、许云飞、彭波、叶林），副主任医师5人（车建平、刘敏、鄢阳、张海民、黄建华），主治医师6人（罗明、夏盛强、杨斌、耿江、王光春、翟伟），住院医师1人（李伟）。其中，博士生导师3人，硕士生导师6人。博士学历13人，硕士学历4人。

学科人员在国内及上海市学术任职：

1. 学科带头人：郑军华教授　主任医师　博士生导师

中华医学会泌尿外科分会全国委员，秘书长

中华医学会泌尿外科分会感染学组组长

上海市医学会泌尿外科分会副主任委员

上海市领军人才，上海市优秀学术带头人，上海市卫生系统新百人

上海市中西医结合学会围手术期专业分会副主任委员

上海市医学会泌尿外科分会感染学组组长

上海市泌尿外科会诊中心专家

上海市医学会医疗事故鉴定专家

中华泌尿外科杂志、中华实验外科杂志、中华腔镜泌尿外科杂志编委，中华医学杂志英文版编委

2. 科室主任：姚旭东教授　主任医师　博士生导师

中华医学会泌尿外科分会肿瘤学组委员

中国医师学会男科学会肿瘤学组委员

上海市医学会泌尿外科分会委员

上海市男科委员

上海市医学会泌尿外科分会肿瘤学组委员

上海市泌尿外科会诊中心专家

上海市医学会医疗事故鉴定专家

中华泌尿外科杂志通讯编委、中华实验外科杂志、中华肿瘤杂志、癌症杂志特约审稿人

3．科室副主任：许云飞教授　主任医师　博士生导师

中华医学会泌尿外科分会　女性泌尿外科学组委员

上海医学会泌尿外科青年委员

4．科室副主任：彭波副教授　主任医师　硕士生导师

中华医学会泌尿外科分会　男科学组委员

上海医学会男科　青年委员

（三）泌尿外科亚专业框架（分三个亚学科）

泌尿生殖系统肿瘤：姚旭东、叶林、鄢阳、罗明、杨斌、耿江、李伟

前列腺疾病：彭波、张海民、王光春

尿路结石：许云飞、鄢阳、王光春、黄建华

（四）学科优势病种

	2011年	2012年	2013年	2014年	2015年
膀胱恶性肿瘤	88	93	168	208	229
前列腺恶性肿瘤	13+36	17+44	49+85	87+87	136+76
尿路结石	794	760	811	804	867
良性前列腺增生	243	240	235	263	279

2013—2015临床工作量

	2013年	2014年	2015年
出院人数	3134	4169	4490
手术量	2471	3205	3437
手术率	72.43%	72.96%	77%
平均住院日	8.71	9.62	9.58
门诊量	57855	75601	79548

（五）学科优势技术

前列腺癌根治术、膀胱癌根治术及各种尿流改道术，尤其新膀胱术。

腹腔镜肾上腺肿瘤、肾癌根治术、肾肿瘤部分切除术。

微创治疗复杂性尿路结石。

微创（等离子、激光等）治疗前列腺增生术。

（六）科研状况

专著3部、参编20部。

论文200余篇，其中SCI论文100余篇。

在研国家自然科学基金 9项。

上海市科委重点攻关课题及面上课题5项

上海市卫生局课题6项

上海市市级医院新兴前沿技术联合攻关项目1项

上海市级医院适宜技术联合开发推广应用项目1项

上海市领军人才计划

上海市优秀学术带头人计划

新百人计划1项

973子课题1项

上海市重大疾病（肾癌）诊治研究1项

（七）获奖情况

1．2014年《泌尿系肿瘤个体化治疗关键技术体系的建立和临床应用与推广》获得华夏医学科技奖三等奖。

2．泌尿系肿瘤的生物学行为研究和个体化策略治疗，教育部科技进步一等奖，2012年。

3．肾癌基础和临床治疗的研究，上海市医学奖二等奖，2011年。

4．尿毒症和肾移植术后性功能和生育能力的基础和临床研究，上海市科技进步二等奖，上海市医学奖二等奖，2009年。

5．2014年，膀胱癌根治术新膀胱重建术、微创腹腔镜技术获上海十院十年标志性手术。

二、发展规划

建设目标：整体综合实力为国内知名的泌尿外科专科，肾癌、膀胱癌的治疗国内领先，尤其在肾癌的转移机制的基础研究和临床个体化策略治疗具有国际先进水平。联合同济、东方、杨中心成立同济大学泌尿外科研究所，分重点对专项研究共同攻关，提高同济大学附属医院的泌尿外科整体实力，争取国家奖的突破。争取全国常委以上学术任职，上海市专科分会候任主委任职。建立同济大学泌尿外科肿瘤的标本库和大数据的信息化管理，患者随访的一体化管理。建立同济附属医院泌尿系肿瘤的多学科合作治疗模式，形成肾癌和膀胱癌临床个体化策略治疗的同济标准。研究生培养实现国内外合作的常态化，原则上博士培养国际化，硕士培养与国内知名的实验室合作，实现标志性论文的发表。

（一）提高专科医疗服务能力

1. 强化亚专科发展战略，提高泌尿外科医生的临床技能。强化临床亚学科的进一步分工，由中青年学术骨干和高年资医生领衔。

2. 确立专业化诊疗模式，完善和落实疾病规范化诊疗。结合本学科目前的具体情况，制定切实可行的本中心各专病的诊疗常规、临床医师考核、亚专科发展目标和人才培养计划。

3. 深入推进已有临床路径，提高医疗质量和安全。进行临床路径管理，进一步规范诊疗行为。严格按照卫生部已颁布的单病种临床路径，使相关疾病进入临床路径管理的比例大于80%。

4. 改善病房条件和环境，提高专科服务水平，增加专科服务内涵。病房条件和环境进一步改善，优化各病区病房设置，提高专科服务水平。创建隶属于泌尿外科的重症监护病房。

（二）提高医疗质量管理水平

1. 完善学科的医疗规范和医疗质量管理体制及督察。建立学科医疗核心小组，核心小组由学科带头人、科主任和亚学科组和病区负责人组成，建立医疗质控监督员制度，根据卫生部颁布临床路径和上海市卫生局的质控条例制定的诊疗方案，进行内部监督，定期巡视和抽查。

2. 建立亚学科的保障医疗规范和医疗质量的管理流程。根据亚学科病种特点分别研究制定各病种的诊疗规范方案（诊断、预后分析流程、治疗方案）和临床研究方案。各亚学科还需进行定期回顾分析，检查各亚学科临床路径执行和规范化治疗结果。

3. 成立疑难危重病例的"团队医疗"的医疗安全控制机制。按照卫生部和医院的临床诊疗规范要求对疑难危重病例定期进行疑难危重病例讨论。成立由科主任、学科带头人、医疗核心小组成员和各病区副高以上职称的临床带组主管医生共同参加，对一周内本学科各病区的所有疑难危重病例进行的每周一次的专家会商制度，逐步建立泌尿外科的疑难危重病例的"团队医疗"管理机制。

4．完善专病门诊服务和随访制度，提高病例随访质量。加强患者专病门诊服务，尤其是加强对患者的随访，提高病例随访质量。建立随访门诊档案和数据库，定期回访。

5．加强临床研究管理，进一步完善临床数据库使用和管理。加强临床研究的制度管理，进一步完善和推广临床病例资料库的应用、推广和管理，为制定符合国情的临床治疗路径、方案、指南提供重要的循证医学证据。

（三）加强人才队伍建设

1．培养具有扎实临床技能和专业特长的临床医学人才队伍。在各个亚学科领域培养一批有专业特色和较强临床研究能力的中青年骨干队伍，使之逐步成为各个领域国内顶级专家。

2．加强学科带头人和具有临床医学和基础研究的复合型人才队伍的培养。挖掘和培养具有出色临床专业能力和基础研究能力复合型人才，在国内外泌尿外科专业委员会任职。

3．参与国际和国内合作，开展多种形式的继续教育。每年将选派1—2名优秀中青年临床骨干赴国外进修学习，以提高临床诊疗和研究业务水平。每年举办1-2次国家级继续教育以膀胱癌综合治疗为主的学习班。

（四）提高科研和教学质量

1．临床诊疗提高和质量的保证，是科研和教学的基础。病种结构和基数的扩大，无疑为科研提供研究对象和问题。

2．加强临床研究队伍的培养和护士队伍建设。推动临床医师参与各项临床研究项目，每位医生至少每三年申请到一个项目或领衔一个临床研究项目。每年选派2—3名护理骨干赴国内外先进单位作短期进修学习。

3．临床和科研的发展势必推动教学的发展，重点学科的建设为医学生、进修生提供了更先进的师资队伍，更良好的教学环境和条件。

（五）目标和方向

我们学科的发展，应"紧紧追踪国际泌尿外科学发展趋势，抓住泌尿系肿瘤、结石、前列腺疾患三个主题，以微创治疗为特色，实行学科跨越性发展"的方针，以临床为龙头，紧贴临床开展科研工作，实现临床和科研的真正进步。

1．学科临床主攻方向

（1）优先发展泌尿外科腹腔镜微创治疗，尤其是泌尿系肿瘤为突破口。重点放在肾脏肿瘤、肾上腺肿瘤、前列腺肿瘤和膀胱肿瘤，科研重点集中在肾脏肿瘤、膀胱肿瘤。

（2）进一步丰富尿石症的治疗手段，尤其是微创治疗方法，提高ESWL（体外震波碎石）和腹腔镜下取石、输尿管镜激光碎石、经皮肾镜激光碎石的疗效。

（3）进一步扩大尿排障碍诊断治疗中心规模，侧重于女性尿排障碍和盆骶功能障碍的临床研究以及临床前列腺增生的临床治疗。

2．学科研究主攻方向

泌尿系肿瘤的基础研究：进一步加深对肾癌、膀胱癌的发生机制的基础研究；腹腔镜下保留肾单位的手术治疗研究；前列腺癌中PCA3的意义及相关研究；等等。

3．学科发展的总体水平

（1）提高专业设备、增强技术平台，同时扩大交流，提高学术地位，建立泌尿外科独立的腔镜整体手术室和手术观摩示教室。

（2）争取实现学科建设"五个一"目标：争取成为医院新一轮重中之重点学科，争取建立同济大学泌尿外科研究所。

（3）学科整体水平迈入国内先进水平，部分达到领先水平。

4．人才培养和梯队建设

建立布局合理、重点突出、特色鲜明、优势明显的学科体系。加强科室队伍人才建设，建立一支数量适当、素质优良、结构合理的人才队伍。使学科内教授、主任医师达到8名以上，博士生导师8名以上。副教授、副主任医师8名以上，硕士生导师8—10名；从事基础研究的专项人才4-5个，争取培养上海市启明星及上海市标志性人才1—2名。继续引进优秀的国外留学归国博士或博士后5—8名。

平稳的保证临床业务，以微创治疗为特色，在泌尿系肿瘤、结石病和前列腺增生疾病的治疗中形成专业特色和品牌，进一步提高临床业务的含金量。通过引进2名有国外留学经历的国外博士或博士后人才，专职开展科研工作，每年发表SCI论文30篇以上，争取发表影响因子20分以上论文；争取使学科内拥有20项以上在研的国家自然基金，争取获国家科技进步二等奖一项。

三、科研管理

（一）十院泌尿外科科研成果介绍

泌尿外科现为我院后备重中之重学科，是上海市泌尿外科专科医师培训基地和泌尿内镜诊疗技术培训基地。近5年来，学科发表论文160余篇，其中SCI收录论文80余篇；获得国家自然科学基金12项，国家973项目子课题1项，教育部博士点基金2项，上海市市局校院级课题20余项，累计科研经费600余万；获得教育部科学技术进步一等奖1项、中华医学科技三等奖1项、华夏医学科技三等奖1项、上海市医学科技二等奖2项，上海市科学技术进步二等奖1项。发表论文、基金项目以及成果报奖涵盖肾癌、膀胱癌、前列腺癌等泌尿系统三大肿瘤，以及泌尿系统结石、前列腺增生等普通泌尿外科疾病。

（二）科研管理的定义

科研管理，是指对医学科学研究工作进行的有效的管理，包括研究工作的规划、组织、审批、评审等方面。医学科研是医学创新的摇篮，是提高医疗工作的手段。科研工作做不好，要提高临床医疗工作是非常难的。医学科研工作虽然不是医疗工作，但来源于医疗工作并最终服务于医疗工作。医院现代化建设需要医学科研扶持，因为医学科研可以培养人才、提高诊疗水平，更好的为临床工作服务。"科学技术是第一生产力"的伟大论述，就完全印证了这一点。

科研管理主要从组织、经费、物资3个方面来进行。科研组织主要是安排泌尿外科专职科研人员。科研经费主要包括下拨、资助、自筹。对其管理的原则是专款专用、保证重点、勤俭节约、严格审批。科研物资主要实验设施、科研设备、情报资料。对其管理的原则是建立、管理、使用等一条龙管理模式。

（三）泌尿外科科研政策适度倾斜

在现有国情下，为了维持科室的运转，学科经济效益如何在很大程度上引导学科政策的走向，而科研作为研究性项目，短期内甚至在较长的一段时间内都难以产生实在的经济效益，从而在院内难以获得较高比重的政策支持，一定程度上制约了科研的发展。但从长远来看，泌尿外科要在医疗卫生行业中持续发展，需要依靠医学科研成果来提高学科在医院乃至全国影响力，才能树立更强大的品牌优势，在医疗卫生行业竞争中脱颖而出。作为泌尿外科的领导层，需高瞻远瞩，加强科室内部科研政策倾斜，提高科研工作所占比例，因势利导，从政策上引导科室医务人员对科研重要性的再认识，为学科科研的走向树立风向标。

（四）提升泌尿外科科研管理人员自身综合素质

作为泌尿外科科研管理执行的主体，科研人员自身素质的好坏，对促进学科科研工作的发展与进步具有密切的关系。管理本身即为一门科学，科研管理即为科学中的科学，作为科研管理人员，需具备一定的科研管理知识和相关的医学专业知识，才能为科研人员收集相关信息、提供合理化建议及更加专业的科研管理服务。管理本身又是一种服务，科研管理人员需调整自身角色定位，树立为临床一线服务的理念，由被动管理转化为合理的主动管理。另外，由于科研政策性较强，科研管理人员需有敏捷的信息与分析能力，了解国家政策走向、最新前沿动态，通过分析、整合，结合本院科研工作现状及实力，将最新、最有价值的医学科研信息传达给一线科研人员。而作为高校附属医院的特殊类别，组织协调能力尤为突出，不仅需协调院内各学科之间多方位的相互关联，更需加强与高校科研部门的的紧密联系，保证信息畅通。总之，泌尿外科必须加强科研管理人才队伍建设，全面提升其综合素质，建设一支专业化、高素质的科研管理队伍，把他们培养成既懂医学科研又懂管理，既会管物，又会管人、管财，既掌握传统的管理方法，又会使用现代化管理工具的复合型管理人才。

（五）掌握最新学术动态并及时发布，积极组织泌尿外科全科人员申报

由于泌尿外科临床工作较繁忙，医务人员通常不能及时关注最新学术动态，为能积极配合医院科研处，我科科研管理人员及时浏览相关网站，掌握国内外最新学术动态，根据上级文件精神要求，按照项目申报指南，在项目申报前期阶段通过医院网站、院内OA办公系统、微信平台及时将申报信息向全科人员发布，组织动员全科人员积极申报。另外，为提高科研积极性，积极动员全科符合申报条件人员申报各类国家级、卫生部、上海市卫生局、科技处等项目。科研处通知泌尿外科科研秘书，认真解读申报指南、申报重点、申报注意事项等。由科研秘书向科室人员及时传达申报信息，动员科室人员积极申报。

（六）加强泌尿外科科研管理，完善科研管理制度

为使泌尿外科科研管理工作制度化和程序化，根据医院科研工作规划、目标与任务，医院先后制定了《医院科研项目管理制度》《医院院级科研项目管理制度》《医院博士启动基金项目管理制度》《科研项目管理办法细则》等管理办法，并下发到我们泌尿外科，使我科科研项目从申报到结题验收均严格按照相关管理制度进行，同时制定了项目申报操作规程。近年来泌尿外科自身培养了大量硕博士优秀人才，并且将优秀的医师送到国外先进的研究所学习科研技能，我科

要求科里每位博士每年发表2篇SCI论文，并且申报1项国家自然基金项目，并与个人、科室年度考核相结合进行考核。坚持量化管理，增强我科医务人员的紧迫感，调动积极性，以推动泌尿外科科研工作的开展。

（七）完善学术讲座制度，营造浓郁的学术氛围

紧密跟踪学术前沿，密切联系泌尿外科科研发展实际，积极组织和开展学术活动。一方面，每周一下午举行多学科（MDT）讨论的科室会，邀请各位临床专家，研究生等到场，解决临床疑难杂症。同时安排一位研究生分享最新泌尿系统疾病的研究成果，供大家集思广益，展开热烈讨论，充分调动大家的积极性。另一方面，为提高项目中标率，需加强各类标书撰写能力，充分调动科内医务人员科研积极性，需广泛积极邀请国内、国际知名专家学者来我科作学术报告或参加学术交流活动，并不断拓宽学术交流途径和拓展学术活动形式，加强与同济大学医学院、生科院等院校的联系，联合组织开展学术活动。从而丰富学术研究的层次与形式并营造浓厚的学术氛围。

（八）突出重点，加强人才培养，加强科技创新

科研工作的关键是人才。中青年、博士科研队伍建设是泌尿外科科研事业发展的未来，须把注重培养和发展优秀青年人才作为一项长期战略，有计划、有步骤、有重点地对中青年科研人才进行培养，增强全院科研发展后劲，培养一批具有高学历、业务精、实力强的科研后备人才。科室优先为中青年科技骨干开展学术工作创造条件，应选派优秀中青年骨干参加国内外各类培训、学习及交流活动，通过这些活动，使其更多地了解国内外最新科研动态，把先进的学术思想与技术带回来。

（九）落实泌尿外科科研经费管理

科研经费是开展科学研究工作的重要条件，是科研工作得以进行的物质基础之一。随着我科承担科研项目的增多，科研经费亦不断增加，其来源渠道也日趋多样化（纵向拨款：国家级、省部级、厅局级，横向拨款：高校、社会团体、单位自筹或配套），对于经费的管理难度也越来越大。为保证科研工作的顺利进行，应协调好科研管理部门、财务部门、课题负责人之间的关系，加强配合，建立健全合理的经费管理机制，增强课题负责人对课题经费支配的自主权的同时加强科研经费的使用监管和跟踪反馈，做到有章可循，有理可依。

（十）加强泌尿外科科研项目全程监管

学科科研项目全程监管是一项集管理理论、管理方法与具体操作系统为一体

的综合项目。它强调对整个科研工作按照不同的阶段进行分期，找准各期管理的重点并有针对性地实施有效管理，对提高科研管理质量、提高科技资源配置的有效性有着重要的作用。目前科研课题的过程管理中存在重申报、鉴定、报奖、成果登记，轻过程管理、转化、应用的现象，而过程管理的忽视，使得许多课题出现延期结题、草草结题、甚则不了了之，或弄虚作假、抄袭他人成果，违背了科研创新的基本原则。针对科研项目不同阶段的特点，抓前期管理，做好课题的立项论证，抓中期管理，确保课题的实施和质量，抓后期管理，强调课题总结，并注重成果转化和推广应用。通过对科研项目的全程监管，形成一个良性的循环管理模式，保障泌尿外科科研工作的有序进行。

四、教学管理

（一）实习同学管理实用操作指南

1. 实习轮转安排

根据医院教学办公室统一安排的实习轮转表进行，在泌尿外科实行实习同学入出科时双签到制度，确保实习同学在实习期间遵守科室纪律，不迟到早退。

实行实习同学带教老师负责制，具体负责实习同学在泌尿外科实习期间的实习工作。

实习带教教师均由取得老师资格证书的主治医师以上老师负责带教。每名实习带教老师最多同时带教一名实习同学，以确保实习同学可以获得更多的实践机会。当同学较少时，可由实习同学自主选择带教老师，在保障实习质量前提下，尽可能满足实习同学的选择意愿。

2. 入科教育

每周一早查房后进行入科教育，主要介绍科室基本情况、实习基本要求及专科实习要求。中午进行入科临床实践注意事项讲解，主要介绍常用临床操作注意事项、常用专科检查、专科医患沟通注意事项、病史采集重点关注内容。

3. 实习期间管理

实习同学实习时间要求：每天早晨7：30参加科室晨交班，交班后参加早查房。下午下班前参加晚查房。平时经常巡察病房，提高医患沟通能力，并在上级医师指导下及时处理病人病情。同时，借助于我们科室英文早交班制度，促进实习同学进行专业英语的学习。

为了明确实习目标，在入科时即布置明确的临床实习要求及需要达到的目标。医院希望住院医师经过培训具有较强的职业责任感良好的人际沟通能力，掌握本学科基础理论知识和基本技能，掌握本学科常见疾病的诊断和处理方法等临床技能。根据培训目标和泌尿外科特点，在常规临床工作之外，我们科设立了如下培训内容供住院医师参加：

业务理论课：按时参加医院组织三基理论课，每周参加1次科室业务学习，内容主要包括泌尿外科常见病多发病的诊疗规范、最新进展。

教学查房：每周组织一次教学查房，由高年资主治医师或以上水平医师承担.每周由上级医师带领下进行教学查房，主要采取PBL式教学查房。近年来泌尿外科正以迅猛之势高速发展，但是泌尿外科作为三级学科的专业，医学生在校期间学习课时较少，实习医师专科理论相对欠缺，而且泌尿外科实习时间较短，往往是实习医师刚有头绪就要转往其他科室。面对这种情况，我们采用PBL教学查房模式，实习医师通过对一个病例的全程参与，在进行临床资料收集、疾病相关知识准备的过程中加深对疾病的认识，从而达到了解泌尿外科专科疾病的特点。除临床知识以外，还穿插职业道德教育、医疗法律法规、医患沟通技巧、患者知情权保护等内容。

临床技能培训：每周进行一项泌尿外科基本操作技能教学辅导，主要内容包括读片、导尿术、换药等。

病例讨论：泌尿系肿瘤多学科病例讨论（MDT）是泌尿外科在全院率先开展的MDT协作小组。而作为实习要求必须完成的病例讨论环节，我们充分利用科室MDT优势，要求实习同学参加MDT，并予以记录，使实习同学在参与MDT的过程中，扩大知识面，形成浓厚的学习氛围，逐步建立正确的临床思维，培养其良好的病例分析能力。

小讲课：我们还利用科室业务学习制度，要求实习同学积极参与，一方面进行临床理论知识的学习与提高，同时还可以初步了解泌尿外科科研热点，初步培养正确的科研思维。

4．实习结束考核管理

考核在实习过程中占据了重要地位，更体现了带教管理质量。我们科根据医院要求，需要进行日常考核和出科考核。日常考核由科室指导教师主要负责，教学秘书不定期进行抽查。出科考核由科室组织考核小组对实习同学出科质量把关，通过以床边综合技能考核、理论考核、口试形式为主，结合日常考核情况，听取具体带教教师的评价意见，给予综合评价。

（二）理论课教学管理

1. 教学任务分配

每年根据医院下达的教学任务进行教学任务分配，积极提醒教师按时完成理论教学任务。

2. 整合课程建设（以血尿为点，以点带面，PBL教学）

随着医学的飞速发展，泌尿外科相关内容也日新月异，新技术、新疗法层出不穷，如何在短暂的理论学习过程中较为系统地掌握泌尿外科理论知识，形成正确的临床思维方式，了解泌尿外科最新进展，是泌尿外科见习教师面临的一个必须解决的问题。

针对这些情况，我们针对学科发展趋势，利用同济大学医学院推进卓越医师培养计划及课程整合教学改革的进行，我们根据泌尿外科特点，进行初步的整合课程建设，从临床思维能力方面着手，以泌尿外科典型症状"血尿"为切入的知识点，通过发散思维，学习与"血尿"有关的泌尿外科疾病，形成一个知识面，建立对泌尿外科疾病的整体观念，再通过精选的临床典型病例进行临床病例分析，加深学生对理论课内容的理解。这样既避免重复理论授课内容，也培养了见习同学全面思维的能力，同时可以利用节省出来的时间进行新进展介绍，提高见习同学的学习兴趣，养成良好的学习习惯。

通过教学内容调整，勇于取舍，追求以点带面，围绕泌尿外科重要症状"血尿"这一点，进行"以点带面"的教学和讨论。见习思路如下：通过"血尿"这一症状，讨论其形成原因、可能的部位，并就此展开横向和纵向的讨论，进而讨论具有血尿症状的泌尿外科疾病，初步建立泌尿外科的整体概念；再通过临床典型病例分析，引导学生从一个"点"，利用所学的知识，发散到泌尿外科多个点，从而形成如同"蜘蛛网"的泌尿外科知识脉络，达到对泌尿外科疾病整个"面"的理解。在这一过程中也同时培养和训练了学生的临床综合思维能力，拓宽了见习同学的知识面，避免了"只看一点，不及其他"的思维局限性。

（三）住院医师规范化培训

住院医师规范化培训是培养一个准医生到医生必不可少的重要阶段，是医疗队伍建设的"百年大计"。随着人口老龄化的情况日益严重，泌尿外科成为了各大医院的一个重要的临床学科，也必将吸引越来越多的住院医师参加住院医师规范化培训。为提高我科住院医师规范化培训水平，我们利用培训档案这一管理提高住院医师规范化培训的管理水平，利用培养性讲课这一方法提高住院医师规范化培训的质量。

1．利用培训档案进行住院医师规范化培训管理

培训档案是住院医师实践能力、医德医风、劳动纪律等的综合反映，作为医学院校的附属医院，应当按照培训教学计划大纲要求建立培训档案，以利于客观、真实、完整地反映每个培训生的实践能力和综合素质。培训档案建立和归档的过程实质就是对培训教学进行条理化、规范化、有序化管理的过程，有利于培训教学质量的改进和提高。

（1）培训档案有利于明确培训目标，提高参加培训的主动性

病历书写、临床操作、相关疾病知识、参与的教学查房和讲座、出科考核内容均作为培训档案的一部分。在建立培训档案的过程中，带教老师和接受规范化培训的住院医师都是档案的建立者。根据培训档案要求，住院医师清楚地了解自己在规范化培训过程中必须完成哪些工作，需要达到什么目标，避免了培训过程中漫无目的的情况，进而提高住院医师的培训积极性，并促使住院医师主动学习，努力实现规范化培训目标。而培训档案的建立，对住院医师来讲，也是一种有据可查的培训过程，进而促使住院医师更加主动参与到规范化培训中来。

（2）培训档案有利于规范培训过程，提高培训过程的规范性

临床工作具有很大的差异性，同一位教师不同时间管理的患者不同，不同教师带教的方式也存在差异。如何处理住院医师规范化培训与临床工作的差异性，是住院医师规范化培训必须解决的问题。而培训档案可督促教师在教学中必须完成病历书写的批改、培训临床操作能力和病人管理能力、按时进行教学查房和小讲课等，并通过出科考试从培训效果方面检验带教教师的带教工作，督促教师在规范化培训过程中不断自我完善。可以说，培训档案收集整理的过程就是对带教教师培训过程的规范和监督，避免了培训过程中的随意性。

（3）培训档案有利于做出公正评价，提高培训考核的合理性

规范化培训的过程中，不仅学习对象具有流动性，接受培训的主体即住院医师也具有流动性。住院医师需要在各专业轮转进行培训，如果没有培训档案，带教教师很难准确记住住院医师是否来培训过，每个住院医师的培训效果如何，为住院医师做综合评价时也缺乏客观依据。培训档案的建立和保存就可以解决这个问题。培训档案建立的目的是为教学所用而不是锁在柜子里，带教老师定期查阅培训档案，比较各位住院医师的培训成绩，不仅有利于对近期培训教学情况进行总结，督促带教教师改进培训方法，提高培训教学质量，还有利于对住院医师做

出更加公平合理的评价。

培训档案可以通过明确的目标提高住院医师培训积极性和主动性，通过严密的管理提高住院医师规范化培训的规范性，并作为基本考核依据提高培训考核的合理性，是一种值得推广的可有效提高住院医师规范化培训管理水平的方法。

2. 培养性讲课在泌尿外科住院医师规范化培训中的作用

现代医学教育模式十分重视学生的主体地位，主张个性发展，调动学生学习的积极性、主动性，提高学生的自我学习能力。自主学习是适应医学发展所必需的一种能力，在住院医师规范化培训中，这种自主学习能力显得极为重要。泌尿外科专业性强，导致住院医师在参加规范化培训出科后对很多常见病尚难以完全掌握。因此，我们将"角色转换教学法"的概念引入泌尿外科的临床教学中，让参加培训的住院医师担任讲者，但只提供讲课素材，不提供完整课件。这样可以促使培养讲者积极主动地利用各种工具学习新技术、新知识，不仅提高培训医师的自学能力，并有助于培训医师今后成为优秀的医学教育者。

在担任讲课的过程中，对培训医师而言，也是一个主动的学习过程，对系统全面掌握泌尿外科的专业知识有相当好处。

由于国家及用人单位在人才引进、职称晋升等人才政策方面过分向高学历人才倾斜，参加毕业后教育培训的人员在这些方面并不具备优势"，因此培训过程中住院医师往往缺乏学习积极性及主动性。我们让参加培训的住院医师承担泌尿外科专业知识讲课的任务，也有利于提高其参加规范化培训的积极性和主动性。

（四）教学质量管理

1. 定期学生反馈，教学办反馈教学情况

定期组织实习同学进行实习情况反馈，并结合教学办公室教学反馈情况进行教学质量评估，查找不足，弥补缺陷。

2. 加强青年教师培养

督促青年教师考取教师资格证，做到持证上岗。通过组织青年教师参加小讲课比赛及教学基本功比赛，每年我科青年教师在各级青年教师教学比赛中均有所斩获。这不仅促进青年教师提高自身的理论水平及授课水平，同时也锻炼了青年教师的授课能力，提高了青年教师的授课水平，达到了培养青年教师的目的。

3．及时进行教学总结

我科除完成科室教学任务以外，还积极进行教学总结与研究工作。近5年来发表教学论文10余篇，获得医院教学课题资助4项，取得了良好的成绩。

（姚旭东　张海民　翟　炜）

【肾脏风湿科】

一、学科定位

在十三五末，力争将肾脏风湿科打造成上海市北区的肾脏风湿病诊疗中心，学科排名上海市前8位，中科院全国学科排名前40位，在高尿酸及其并发症的临床和基础研究领先，在重症中毒救治尤其是在百草枯中毒诊断和治疗上治疗有一定影响力的临床学科。

学科架构

肾脏风湿科的学科架构包括四个亚学科，一个代谢实验室，一个病理诊断室，1—2个病区，一个血液透析室，和一个腹膜透析室，临床亚学科重点发展血管通路及血液透析（力争建立危重肾脏病监护室）专科和痛风及代谢病专科，兼顾慢性肾脏病专科和风湿病专科的发展。在行政学科领导框架上设立科主任、行政副主任和亚学科带头人、中青年学术骨干框架。

二、学科人才

完成学科的人才布局，采取引进科自身培养以及外聘相结合的方式力争达到博士研究生导师五名，硕士生导师五名，在医教研队伍中，研究生比例90%以上，在护理和技术员队伍中，大专以上比例80%以上，配齐各临床专科的梯队建设，包括专业科研队伍，以科研为基础，促进临床诊疗能力的提高。

三、学科临床发展能力

在十三五期间，把临床发展能力作为首要任务，力争完成门诊每年6—8%的增长，重点要增加高尿酸病人门诊数量和住院比例，建立高尿酸患者门诊和住院规范的电子化诊疗流程，争取做到通风患者的门诊和病房以及实验室的无缝衔接，借助国家代谢中心的优势平台，在通风的诊断和治疗上建立多学科合作团队，力争取得具有核心竞争力的技术和成果并应用与临床工作，将高尿酸及其急慢性并发症的诊疗打造成在上海具有较高影响力的工作。保证透析数量10%以上的年增长率，重点关注透析患者的慢性并发症，尤其是心脑血管的并发症和CKD-

ＭＢＤ的防治，力争使透析患者的生活质量得到提高，血管通路使用寿命延长，腹膜透析病人的年感染率下降10%以上，透析的长期生存期延长。继续把百草枯中毒的抢救作为危重肾脏病治疗的突破口和科室对外宣传的窗口，提高危重肾脏病患者救治成功率。在目前床位使用率超过110%的情况下，继续保持目前出院数量，但要优化住院病人的结构，减少重复住院，增加肾穿刺病人比例和初次CKD病人住院比例。

四、学科辐射力

通过自身的学科建设和临床诊疗能力的提升，扩大学科的影响，立足老闸北辐射新静安、宝山和普陀，重点加强十院医疗集团的建设，希望通过在集团医院的统一信息化建设，建立统一的平台，医疗信息和资源共享，真正成为有内涵、有实质内容的学科联合体。

五、学科科研

以代谢组学和肾脏病理学实验平台为支撑，依托国家标准化代谢性疾病管理中心，紧紧围绕科室临床诊疗发展规划，着重开展①痛风及高尿酸肾病，②中毒及危重症肾病，③糖尿病肾病，④血管通路及特种血液净化技术，和⑤不饱和脂肪酸代谢及肾损伤的基础、临床及转化医学研究，力争在发病机制、早期诊断、疾病诊疗的特色手段及规范化管理方面有所突破，在十三五期间努力把我科建设成为重点突出、富有特色、上海一流的肾脏相关疾病的转化及临床医学研究中心。

六、学科学生管理

（一）研究生管理

研究生管理主要实行导师负责制，由导师根据医院、大学的培养计划及相关规定，结合科室发展规划、自身的课题资助状况及科研兴趣，全面负责安排研究生的科研和临床工作，努力培养合格乃至优秀的研究生。

研究生还应积极参加大学、医院及科室安排的其他学术活动。

研究生的管理要求：

1．每年参加上海市医师学会和上海市医学会年会各一次

2．每周参加研究生Lab meeting一次

3．参加科室每周常规学习

4．毕业前半年完成论文

（二）其他学生管理

轮转学生、见习和实习学生按学校的大纲要求实行管理。安排学生参与研究生的会议。

（彭　艾　李新华）

【口腔科】

2004年上海市第十人民医院口腔科整体搬迁到共和新路延长路口，拉开了口腔中心发展和奋斗的序幕，十院口腔由一个不起眼的小科室逐渐成长为集教学、科研、临床、精神文明于一体的具有较大影响力的口腔医疗保健机构。十院口腔人经过不懈地努力和团结协作，打造了十院口腔这一品牌，为十院的转型发展作出了自己的贡献。

一、学科定位

口腔学科发展的总体目标：促进口腔临床、教学、科研的全面发展，探索管理创新、机制创新，进一步强化口腔种植修复专科优势，形成以显微诊疗和数字化诊疗为代表的显著临床特色，建立教育培训平台，以国际合作为纽带，以JCI国际医院认证、开展涉外医疗服务为抓手，服务于十院品牌战略，提升学科的国际知名度和影响力，成为上海领先的口腔医疗保健机构，并向周边省市辐射。

二、学科架构

随着口腔中心楼的启用，科室定下差异化竞争的发展战略，走环境优化和服务创新之路。发展之初遭遇了许多困难，首先医护人员严重不足，技术设备上的落后需要快速提升。医院领导给予口腔科充分的人事权、分配权，使科室能够按照口腔医学学科发展的规律自主招聘、独立分配。科室人员短期内由二十几人迅速发展到六十多人，专门招聘非医疗背景的MBA担任办公室主任，成立了口腔科市场办公室，顺应着市场化方向进行科室的运作，初步建立了员工培训、评价、奖惩等各项制度与规范，极大地提升了口腔科的医疗服务能力。在此基础上科室逐步进行了学科细分，成立了口腔种植、内科、外科、修复、正畸、综合、护理、技工、消毒、放射等多个部门，专业特征逐渐显露。尽管医疗力量还很薄弱，一批初出茅庐的年轻人临危受命，担当科室管理的重任，并且打造了强有力的口腔护理团队，率先在全市公立医院口腔科开展全程四手配合，提升了医疗护理质量及工作效率，同时在服务体系上有一系列的创举，自主开发口腔预约管理系统、复诊分时预约制度。常年坚持周末开诊全年无休、夜门诊制度等等，这些举措有效提升了十院口腔的品牌和社会美誉度。科室早期的发展着眼点在于做大做强，同时也注重年轻医师培养工作，尤其是提升医师队伍的学历层次和临床技能，在加大招聘力度的同时，内部也在加强学习，选拔医师参加国内外的临床培训，口腔各分支专业技术水平都得到较明显的提升。

三、学科人才

科室的发展离不开人才队伍的建设，口腔科注重年轻医生的培养，尤其是近年来引进了一批具有高学历的医生骨干，促进他们在教学、科研、临床等多方面综合能力的提升。先后派出一批年轻医生赴海外出任访问学者或提升学历。近四年来获浦江人才计划资助1人，卫计委优秀青年医师资助2人，获得同济大学青年优秀人才计划资助4人，院医匠工程人才资助1人，院攀登人才计划资助4人，人才厚度逐渐增加。

四、学科临床发展能力

（一）口腔种植修复专科

以口腔种植修复临床重点专科建设为学科临床重点突破口，在目前年植入牙种植体1000颗的基础上，加强口腔种植医师的队伍建设，以口腔修复、口腔颌面外科、牙周病等其他分支学科为依托，形成种植临床研究基地，拓展上颌窦内外提升等骨量不足骨移植牙种植、拔牙即刻种植、全口种植覆盖义齿修复、数字化导板引导下口腔种植技术等临床业务，引进口腔种植导航技术，以数字化精准口腔种植技术为临床特色。建立口腔种植技术临床操作规范，通过继教项目、学术会议、集团医院交流等形式，提高专科知名度，提升专科辐射能力。

（二）口腔颌面外科

口外专科大力开展和推广超声骨刀及电动动力系统微创牙槽外科技术，开展正畸治疗的外科辅助治疗及骨量不足时的种植技术、颌面部外伤救治及全麻下牙槽外科手术。并依靠特色诊疗项目开展与MSH等保险支付业务合作。

（三）牙体牙髓病专科

重点开展数字化引导的显微根管治疗、热牙胶技术、龋病的微创树脂充填、探索激光技术在牙体牙髓的应用以及显微牙髓血运重建治疗年轻恒牙牙髓根尖周病，在口腔临床的检查、诊断和治疗中应用微观牙科学（Micro-Dentistry）的理念，开展牙科显微修复、牙周显微外科、牙科显微种植等国际领先技术，形成鲜明专科特色。

（四）口腔修复专科

开展和推广微创美容修复：利用全瓷贴面、嵌体、牙齿树脂美容修复等技术，以最小的磨牙量对符合适应症的缺损牙和缺失牙进行美学修复。应用数字化技术衔接口腔科各诊疗环节，优化服务体验，提高诊疗效率，提升学科信息化管理水平，加强数字牙科椅旁全瓷修复（CAD/CAM），对于疑难全口缺失牙患者，综合制订修复方案。完善修复标准化操作临床路径推广，增加培训教师人员，实现带教及临床操作标准化。专科影响力进一步提升，汪饶饶主任连续担任两届中华口腔医学会口腔修复专业委员会常委，科室还有两位口腔修复专业全国委员。

（五）牙周病专科

通过制定与推进规范化的牙周基础治疗，开设口腔激光牙周治疗专科，开展激光牙周基础治疗、激光种植体周围炎治疗、激光软组织小手术、激光根管治疗等新技术，开展激光牙周外科手术，重点探索牙周再生性手术。申请成为国际著名牙科激光协会的中国合作机构，开展继续教育培训班，对外输出激光与牙周治疗方面的培训。

（六）正畸及儿童口腔科

给有良好保健意识的儿童和家长，建立数字化牙科档案，并定期回访检查。引进间隙管理新方法，乳牙列错颌早期预防性治疗；个性化舌侧矫治器的临床推广和应用，隐适美等隐形矫治器的临床推广和应用，3D扫描技术的临床推广和应用，PAOO技术的临床推广和应用：种植支抗的临床应用和推广，3D影像技术支持下的埋伏牙牵引，开展正颌外科治疗以及疑难患者的正畸治疗。

（七）口腔护理专业

以临床四手操作配合为基础，口腔质控管理为重点，全面发展口腔护理教学能力，逐步引入护理科研。建立教学、科研两个平台，梳理现有资源，合理调整岗位布局，打造口腔科护理绩效分配管理模板，开发对外培训项目输出。常年保持上海市口腔质控第一名（并列），拓展疾病诊疗标准化的开展对护理工作中人力成本、耗材成本、时间成本影响的研究，探索制定口腔常见病种的护理操作配合指南并形成专项评价指标。

五、学科科研

口腔科早期的科研方向局限于临床治疗技术的经验总结，随着时代的变迁、大学附属医院的高要求以及自身发展的需要，科室在科研的道路上奋起直追，主要研究方向聚焦于瓷层破坏机理研究、口腔种植的基础与临床研究、口腔材料的应用研究、口腔再生医学的研究，近4年获得国家级课题4项，省部级课题3项，局级课题2项，各级各类人才计划12人次，发表SCI文章30余篇，国内核心期刊论文50余篇，科室积极开展与国内外各类高校院所的合作研究，例如德国法兰克福大学牙科学院、日本松本齿科大学、日本神奈川齿科大学、中科院上海应用物理研究所、华西口腔国家重点实验室、上海大学力学研究所。并且分别派遣多名医师到相应合作机构进行深造和访问交流。目前科室还是德国法兰克福大学牙科学院种植硕士班（MOI）培训基地。

六、学科学生管理

口腔科目前承担南京医科大学硕士生和同济大学临床医学院本科生《口腔科学》的理论授课任务，科室目前拥有博导1名、硕导3名、教授1名、副教授2名，还承担各类进修医生和大连大学医学院本科实习生的带教工作，2013年获得上海市口腔住院医师规范化培训基地的资格，并顺利完成多名博士生和硕士生的培养。目前正在积极申报并有望获得多个口腔专业专科医师规范化培训基地。为完成各项教学任务，科室成立口腔教研室，认真进行青年医师的培养，其中年青医生获得同济大学医学院青年教师讲课比赛二等奖。

七、结语

纵观口腔科近十年的发展，逐步确定了十院口腔的品牌和业内的知名度。但是放眼上海乃至全国，学科仍然有巨大的提升空间，十院口腔需要更加国际化的视野，需要敢为人先的魄力，不骄傲自满、不妄自菲薄、不循规蹈矩。学科下一步的发展战略就是紧抓内涵质量和治疗规范，将先进的管理经验、成熟的临床技术推向市场，继续扩大十院口腔的品牌知名度，树立口腔行业的标杆地位，在未来的五到十年，科室将以更大的决心和勇气把"创新驱动发展"的战略放在转型发展的突出位置，实现医疗、教学、科研和精神文明的协调发展。

（汪饶饶　徐远志）

第二节　医技科室

【**超声医学科**】

一、学科定位

（一）学科简介

同济大学附属第十人民医院暨上海市第十人民医院超声医学科是一个集临床、教学、科研等工作为一体的综合性专业科室，为医院重点学科和同济大学影像临床医学中心的组成部分之一。在医院各级领导的关怀和支持下、在全科医务人员的共同努力下，本科室已发展成为一支业务范围广泛、设备精良、临床经验丰富、科研成绩突出的学习型、研究型团队。科室曾荣获我院2005年度"红旗文明岗"称号，2006获得"病人满意在十院"示范窗口称号，2007年度三八红旗单位提名奖，2008年及2010年再度获得文明示范窗口称号。2012年获得"先进集体"称号。

本科共有各级医技人员21名，高级职称4人，中级职称5人，初级职称8人，辅助人员4人。拥有博士生导师2名，硕士生导师2名。教育部新世纪优秀人才计划入选者1名、上海市人才发展基金入选者1名、十院标志性学科带头人1名、十院优秀学科带头人1名、十院后备学科带头人1名。科室成员大多拥有博士、硕士学位。

超声医学科现为同济大学影像医学博士点、硕士点，上海市住院医师规范化培训基地，上海市超声专科医师培训基地，同济大学超声医学研究所，同时我科也是上海市甲状腺疾病研究中心的重要成员。

（二）亚学科定位

1. 消化系统超声：学科定位为国际先进、国内领先，学科带头人徐辉雄教授，主任医师，教授，博导。担任WFUMB《国际肝脏超声造影指南》专家组成员，European Society of Radiology通信会员，International Contrast Ultrasound Society 会员，中华医学会超声医学分会青年委员会全国副主任委员，上海医学会超声分会青年委员会副主任委员，吴阶平医学基金会微创介入医学专家委员会全国副主任委员，中华医学会超声医学分会腹部专业组委员，中国抗癌协会肿瘤微创治疗专业委员会粒子治疗专业组青年委员，中国超声医学工程学会腹部专业委员会委员，中国医学影像技术研究会超声介入专业委员会常务委员，中国医师协会超声医师分会《胆囊超声造影指南》专家组组长。

任《World Journal of Radiology》副主编、《医学参考报——超声医学频道》副主编、《Br J Radiol》、《Chinese Journal of Cancer》、《中国医学影像技术杂志》等杂志编委。开展多项新技术（弹性、造影、介入等）。主持及参与制订多个国内指南，参与制订国际指南。首先在肝内胆管细胞癌（ICC）CEUS研究：为临床提供了一种新的ICC诊断方法。通过较大样本量的盲法读片与时间——强度曲线（TIC）定量分析在国际上第一次证实CEUS能有效鉴别ICC与肝细胞性肝癌（HCC），敏感度从28—44%提高到82—90%，更正了美国肝病学会（AASLD）指南认为CEUS无法区分HCC和ICC的观点。研究成果发表于Eur Radiol（2010;20:743-753）、Br J Radiol（2008;81:881-889）与J Ultrasound Med（2006;25:23-33）等杂志上。以上系列研究被SCI引用187次，包括《Lancet》、《Hepatology》、《BMJ》、《Gut》等杂志上文章引用。其次在肝细胞性肝癌CEUS研究：评价了肝硬化背景下癌前病变结节的CEUS诊断效能并提出了新的诊断思路，提高了对早期癌变的检出率。以上研究以HCC的早期诊断为目标，改变了今后工作中肝脏CEUS 的工作重心，有望根本性改善患者预后。论文发表在Br J Radiol（2012,85:1376-84）、J Ultrasound Med（2011;30:625-33）、J Ultrasound Med （2006,25:349 - 361）等杂志上。再次在胆囊CEUS研究：作为项目牵头单位，联合国内9家大型医院开展了国际上首个胆囊CEUS的多中心研究，发现患者年龄、CEUS上病变内部血管构筑、造影剂廓清时间、CEUS胆囊壁的完整性等4个指标是鉴别胆囊病变良恶性的主要依据，成果收录在Eur Radiol（2010;20:239-4）、PLoS One（2012,7:48371）等杂志上。根据上述研究并依托中国医师协会超声医师分会，主持起草了国内首部《胆囊超声造影指南》（人民军医出版社，2013 年出版）。由上海市卫计委组织的专家鉴定委员会鉴定一致认为，该系列的研究达到国际先进和国内领先水平。相关成果被邀请作为当年唯一一位中国地区特邀专家在国际超声造影学会（International Constast Ultrasound Society, ICUS）第24届年度会议（美国芝加哥）上作主旨发言，受到全球超声医学界前辈Goldberg BB的赞誉；同时也受邀在韩国超声波医学大会及ACUCCI 2012会议上作特邀演讲。

此系列研究的意义在于第一次以较高级别的循证医学证据证明了胆囊CEUS的重要临床价值，更正了国外认为胆囊CEUS诊断价值不高的传统观点。

2．甲状腺超声：学科定位为国际先进、国内领先，学科带头人徐辉雄，开展了甲状腺剪切波弹性成像的系列研究，研究证实ARFI剪切波弹性成像诊断甲状腺结节优于普通超声和常规弹性成像技术，是普通超声的有益补充。研究结果发表在国际影像医学领域排名第一的《Radiology》（2014，272：577-586），该文也是目前国际上甲状腺ARFI成像领域影响因子最高的论著。研究同时回答了甲状腺结节诊断中ARFI 成像SWV截断值及VTI 分级截断点的问题、实性低回声结节中ARFI的诊断价值、ARFI对桥本氏甲状腺炎背景下结节诊断价值等问题，相关结果还发表于Plos One（2012;7:e49094）、Ultrasound Med Biol（2014;40:2020-2030）、J Ultrasound Med（2014;33:585-595）、Medical Oncology（2015;32(3):502）等杂志上。以上系列研究以较高级别的证据确认了ARFI 剪切波成像在甲状腺疾病中的应用价值，同时对其诊断性能、与常规超声的比较、与实时超声的比较、多种技术联合应用、不同临床背景下的应用等问题作了较清晰的阐述，直接指导了临床的应用。

3．泌尿超声：学科定位为市内先进、国内先进。学科负责人为吴蓉教授。吴蓉教授为主任医师、教授、博士生导师，11年意大利佛罗伦萨大学访问学者，中华医学会超声分会浅表学组委员，中国超声医学工程学会浅表学组委员，上海市医学会超声分会青年学组秘书，发表第一或通讯SCI论文21篇（最高IF8.557）。不仅开展了前列腺超声造影、弹超声性等技术，并主持国家自然科学基金面上项目、上海市科委以及上海市卫生局面上项目等多项科研课题。

4．前列腺超声：学科定位为国内领先。临床方面，进一步增加前列腺弹性、造影数量；科室徐辉雄教授担任世超联WFUMB《前列腺弹性超声指南》专家组成员，科室研究成果被前列腺弹性指南引用（International Journal of Clinical and Experimental Pathology，2014，4128-4135,），科研方面，发表SCI论文多篇；前瞻性研究经会阴和经直肠穿刺对前列腺癌诊断价值；开展前列腺弹性新评分法对前列腺癌诊断价值的研究；开展不同体积、不同穿刺方案的诊断价值研究。

5．乳腺超声：学科定位为国内领先。临床方面，进一步增加乳腺三维、弹性、造影数量；进一步增加乳腺穿刺活检；开展乳腺良性病变的射频消融。科研方面，进一步增加乳腺三维、弹性、造影数量；进一步增加乳腺穿刺活检；开展乳腺良性病变的射频消融。

二、学科架构

（一）学科带头人

徐辉雄，男，主任医师，教授，博士生导师，医学博士，博士后。现任超声医学科主任。南京医科大学及安徽医科大学兼职教授。

兼任：WFUMB《国际肝脏超声造影指南》专家组成员，European Society of Radiology通信会员，International Contrast Ultrasound Society 会员，中华医学会超声医学分会青年委员会全国副主任委员，上海医学会超声分会青年委员会副主任委员，吴阶平医学基金会微创介入医学专家委员会全国副主任委员，中华医学会超声医学分会腹部专业组委员，中国抗癌协会肿瘤微创治疗专业委员会粒子治疗专业组青年委员，中国超声医学工程学会腹部专业委员会委员，中国医学影像技术研究会超声介入专业委员会常务委员，中国医师协会超声医师分会《胆囊超声造影指南》专家组组长。任《World Journal of Radiology》副主编、《医学参考报——超声医学频道》副主编、《Br J Radiol》、《Chinese Journal of Cancer》、《中国医学影像技术杂志》等杂志编委。

人才项目及基金：国家教育部新世纪优秀人才支持计划项目、上海市人才发展基金、同济大学附属第十人民医院暨上海市第十人民医院"标志性学科带头人"计划、同济大学附属第十人民医院暨上海市第十人民医院"优秀学科带头人"计划、中山大学附属第一医院优秀青年人才支持计划（排名全院第一）、广东省教育厅高校"千百十人才工程"省级培养对象、中国科技论文在线（www.paper.edu.cn）优秀学者、中国超声医学工程学会"全国优秀超声医学专家"。近年来主持教育部新世纪优秀人才支持计划项目1项、国家自然科学基金3项、其余省部级等科研项目7项。

论文：发表论文200篇，其中在Plos One，EUR RADIOL，EUR J RADIOL，ULTRASOUND MED BIOL等SCI杂志上以第一或通信作者发表论文约70余篇（不含摘要）。最高影响因子13.44，主编、副主编专著多本。

成果：获得中华医学科技进步二等奖1项，教育部科技进步二等奖1项，上海市抗癌协会科技三等奖，华夏医学奖二等奖，广东省科技进步一等奖1项。论文获世界三维超声临床大赛全球唯一特等奖、中国超声医学杂志优秀论文一等奖等奖项多次。

主要学术贡献：发展了三维超声在肝、胆、肝脏肿瘤体积测量、三维超声造影、三维超声引导介入等领域的应用；率先全面评估了超声造影对肝脏局灶性小病变的诊断性能；建立了肝内胆管癌的超声造影诊断标准并开展了提高其诊断水平的系列研究；首次报道了超声造影对肝脏囊性病变的诊断性能；首次报道了肝脏血管平滑肌脂肪瘤的超声造影特征及诊断思路；率先开展了超声造影鉴别肾细胞癌及肾血管平滑肌脂肪瘤的研究；率先开展了超声造影鉴别胆囊疾病良恶性的研究；率先报道了三维超声造影评价肝癌局部治疗疗效的研究；率先报道了肝内胆管癌热消融治疗的临床研究并分析了预后因素；开展了甲状腺ARFI弹性成像的系列研究。

（二）亚学科组成

在科室学术带头人的领导下，超声医学科亚学科建设蓬勃发展。目前超声医学科亚学科包括消化系超声、甲状腺超声、甲状腺超声及介入、泌尿系超声、乳腺超声、妇产超声以及临床及基地科研组。

三、学科人才

（一）人才建设

在医院以及科室领导的支持领导下，超声医学科人才建设取得了突飞猛进的发展。截至目前，本科共有各级学科人员24名，高级职称4人，中级职称6人，初级职称14人。拥有博士生导师2名。教育部新世纪优秀人才计划入选者1名、上海市人才发展基金入选者1名、十院标志性学科带头人1名、十院优秀学科带头人1名、十院后备学科带头人2名。科室成员大多拥有博士、硕士学位。

（二）人才培养及引进计划

1．人才培养计划：2013年培养十院优秀青年2人；2014年培养十院优秀青年2人；2015年培养十院后备学科带头人1人。

2．人才引进计划：2014年引进副主任医师以上，博士学历，后备学科带头人1人；专职科研人员1人（Nature Nanotechnology 修回，IF=31）；2015年引进副主任医师以上，博士学历，后备学科带头人1人。

四、学科临床发展能力

科室业务范围广泛，日均检查患者900—1100人次。常规开展腹部、浅表器官（乳腺、甲状腺、睾丸等）、外周血管、妇产科等超声诊断项目。开展了肝、胆、胰、脾、肾、乳腺、甲状腺等疾病的超声造影及超声介入诊疗工作。腹部疾病的超声造影检查、超声介入诊断及治疗、三维超声等超声新技术的应用水平居于国内前列，部分领域达到国际先进水平。

（一）超声科的特色和发展方向

1．甲状旁腺结节射频消融术

2．肝癌激光和射频消融术

3．肾癌射频消融术

4．肝、胆、胰、脾、肾超声造影术

5．甲状腺结节FNAB术

6．多脏器剪切波弹性成像

7．各脏器超声造影术

8．超声引导下前列腺穿刺活检术

（二）开展的主要项目

1．腹部脏器的常规超声检查

2．甲状腺、乳腺、睾丸等浅表器官的常规超声检查

3．妇科、产科的常规超声检查

4．胎儿大畸形产前筛查

5．周围血管疾病的超声诊断。

6．超声引导下肝脏、肾脏、前列腺的穿刺活检

7．超声引导下囊肿、脓肿的介入治疗

8．各脏器超声造影

9．乳腺三维超声检查

（三）近期开展的新项目

1．皮肤超声

2．关节超声

3．乳腺及甲状腺超声弹性成像

4．早期乳腺癌的多学科影像综合评价

5．乳腺及甲状腺疾病超声造影

6．尿道疾病的超声诊断

7．超声引导下肿瘤消融治疗

8．超声引导下甲状腺细针穿刺抽吸细胞学检查

五、学科科研

近年来承担教育部新世纪优秀人才支持计划1项、国家自然科学基金13项、省部级课题6项、其他人才项目2项。获中华医学科技进步二等奖1项、教育部科技进步二等奖1项，华夏医学奖二等奖1项，上海市抗癌协会科技三等奖1项，省部级科技进步一等奖1项。在Radiology, Cancer, Eur Radiol、Eur J Radiol、Br J Radiol、Ultrasound Med Biol等杂志发表SCI论文约70余篇，其中最高IF 13.344，研究领域主要包括肝、胆、胰腺、肾、肠道等腹部脏器及小器官超声造影，ARFI弹性成像，超声引导肿瘤消融治疗、腹部及妇产三维超

声、糖尿病患者早期血管病变检测等方面。部分论著被2008年《欧洲超声造影指南》引用。论文获世界三维超声临床大赛全球唯一特等奖、中国超声医学杂志优秀论文一等奖等多个奖项。主编及副主编专著4本。承担同济大学、南京医科大学、苏州大学、上海理工大学、上海职工医学院等单位的博士研究生、硕士研究生、本科生、进修生的教学、实习、带教任务。

六、优化流程管理

超声医学科的服务质量对患者在医院的就诊流程中有重要的影响。服务质量的优劣在患者对医院的评价中起到举足轻重的作用。优化超声医学科工作流程是实现管理工作的必经之路。

（一）工作前准备

所有科室人员应在正式上班前提前到岗。精神面貌自然大方精力充沛。提前启动工作设备，保持房间整洁干净。

（二）接诊

预检台是最先接触患者的岗位，在整个就诊流程中占据十分重要的地位。这时礼貌高效的解释引导能为后续工作创造良好的条件与氛围。

（三）检查工作

采用电脑叫号系统呼叫患者来诊室检查，要认真核对患者姓名年龄检查项目等。做好患者的解释工作，使其在放松的环境下更好的配合检查。

（四）发放报告

认真仔细核对检查结果，根据超声检查规范填写报告。并对患者进行简单的解释，指导患者向临床医生作进一步的咨询。

七、危急值管理

（一）为提高超声科工作质量，避免医疗事故的发生，使临床能及时掌握病人情况，并提出处理意见，特制订危急值报告制度。

1. 超声科工作人员发现"危急值"情况时，需立即电话通知临床科室人员"危急值"结果，并在《危急值报告登记本》上逐项做好"危急值"报告登记。

2. 超声科在实际诊疗工作，如发现所拟定"危急值"项目及"危急值"范围需要更改或增减，请及时与医务处联系，以便逐步和规范"危急值"报告制度。

3. 危急值：通常是指某种检查结果出现时，表明患者可能已处于危险边缘状态。此时，如果临床医师能及时得到检查信息，迅速给予有效的干预措施或治疗，可能挽救患者生命，否则就有可能出现严重后果，危急患者安全甚至生命，这种有可能危及患者安全或生命的检查结果数值称为"危急值"。

4．凡超声科检查出的结果为"危急值"，应及时复核一次，同时电话报告临床科室，如两次复查结果相同，且确认仪器设备正常，没有其它可能的影响因素，可将报告结果第一时间用电话告知临床科室并同时出具常规报告。

5．临床科室仅医务人员能接有关"危急值"报告的电话，并按要求复述一遍结果后，认真记录报告时间，检查结果、报告者。

6．护士在接获"危急值"电话时，除按要求记录外，还应立即将检查结果报告主管医师（或当班医师）同时记录汇报时间、汇报医师姓名。

7．医师"接获""危急值"报告后，应根据该患者的病情，结合"危急值"的报告结果，对该患者的病情做进一步了解，对"危急值"报告进行分析和评估。对进一步的抢救措施（如用药、手术、会诊、转诊、或转院等）做出决定，并在流程记录中详细记录报告结果分析、处理情况、处理时间（记录到时与分）、若为住院医师有向上级医师报告的内容、上级医师查房情况。

（二）危急值报告流程

1．重复检查，有必要时须请上级医生复查。

2．对于首次出现"危急值"的病人，操作者应及时与临床联系并告知结果，以及检查人员姓名并询问接受报告人员的姓名。

3．按"危急值"登记要求详细记录患者姓名、门诊号（或住院号、科室、床号）出报告时间、结果（包括记录重复检查结果）向临床报告时间、报告接受人员姓名和检查人员姓名等。

（三）超声科危急值范围

1．急性外伤见腹腔积液、疑似肝脏、脾脏或肾脏等内脏器官破裂的危重病人。

2．大量心包积液。

3．怀疑宫外孕破裂并腹腔内出血。

4．晚期妊娠出现羊水少，心率过快。

5．前置胎盘合并大出血。

6．急性坏死性胰腺炎。

7．急性胆囊炎考虑化脓并穿孔。

8．急性阑尾炎考虑化脓并急性穿孔。

（徐辉雄　吴　蓉）

【核医学科】

一、学科定位

立足"同济大学临床核医学研究中心"和"上海市甲状腺疾病诊疗中心"，以国家级重点专科为标杆，争取3年到5年内建成符合国际学科模式、病人受惠、上海一流、国内著名、国际知名的专业系统化的临床核医学中心。

（一）学术方向：①以分子代谢影像学和难治性甲状腺疾病核素靶向治疗为重点方向，着重亚学科建设和开发新技术②建立综合临床医学影像信息检索平台，使之成为国内涉及病种最多、内容齐全完整的临床医学影像资料库③以失分化甲状腺为重点，完善综合治疗技术④建立综合分子影像诊断研究体系，在分子、细胞、整体水平深入研究早期诊断和鉴别诊断的影像学新方法⑤建立转化医学平台，以进一步提高疾病早期临床医学影像学诊断。

（二）管理模式探索：①以甲状腺癌诊疗和比较影像学建设为突破口，推进内部运行机制改革，强化以疾病为中心的相对独立、整体管理的学科群建设等措施，确保学科目标的实施②建立合理、优效的制度、流程和规范③完善临床医学影像信息管理组和远程会诊组④加强临床医学影像住院医师和专科主治医师的培训，培养一支素质高、技能强、临床及研究水平高的学科队伍，加强梯队建设。

二、学科架构

我科于2016年成立了同济大学临床核医学研究中心，包含核素治疗、分子影像和体外分析3个方向的亚学科。其中核素治疗部包括核医学门诊和核素治疗病房，也是上海市甲状腺疾病诊疗中心的重要组成部分，主要研究方向为失分化甲状腺癌的诊疗；分子影像部包括SPECT功能成像组、功能测定组和PET中心组，主要研究方向为心血管和肿瘤的分子代谢成像；体外分析部下含体外检测中心和同位素实验室，为我院和其他医院的微量物质检测和医学实验研究提供平台；在此基础上我们还建立了科研团体，引进专职的PI两名。各组均有具体人员主管，并对亚学科和学科负责人负责。

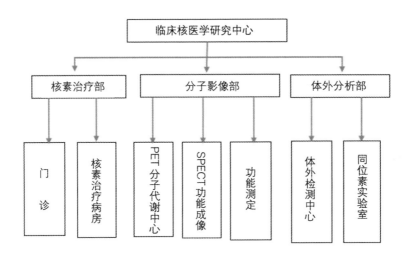

三、学科人才

我科目前拥有上海市主委1名，全国委员1名，全国青年委员2名，上海市青年委员4名；拥有"上海市医苑新星"、上海市闸北区"杰出青年"、上海市高校优秀青年教师、第十届"上海市'银蛇奖'"提名、宝钢教育基金优秀教师和同济大学教学名师等多名人才培养对象，为进一步提高学科水平，我科建立了相应人才培养计划。

（一）专业系统化临床技术人才的培养

1. 比较影像学的人才培养：培养能够熟练多模影像的诊断的综合性临床医学影像学专业人才；培养熟练计算机编程、信息化和临床医学影像数据库建设的技术人才。

2. 核素介入靶向治疗的专业人才：培养熟练操作介入治疗的专业技术人员；培养应用同位素示踪技术诊断甲状腺癌术后转移的专业人才，并能利用靶向治疗技术治疗甲状腺癌；培养利用^{125}I粒子靶向治疗肿瘤及影像示踪的专业人才。

（二）科研人才的培养

1. 培养肿瘤分子影像学诊断和基础研究的专业人才，结合临床资料进行分子诊断和药物疗效的预测。

2. 培养干细胞移植影像学评价的专业人才，能够利用多种影像学技术、抗体标记技术、在体和离体评价干细胞并进行体外诱导和疗效分析。

3．培养利用纳米技术制作多模影像探针，培养能够熟练操作显微CT 并进行图像重建和数据分析的专业人才，进行医学转化的专门人才。

（三）上海市级或国家级层次的人才队伍建设

以国家杰出青年、千人计划和上海市领军人才、"优秀学科带头人"为龙头，建立从国家级和上海市领军人才到普通专业技术人员的多层次人才梯队。

1．学科带头人建设：争取纳入国家级和上海市级人才培养体系2名，新增国家级和上海市级重要学术任职2—3名，国外短期学习1—2名。

2．后备人才培养：争取新增博导2名，硕导3名，争取纳入上海市级人才培养体系1-2名。国外短期学习1—2名，参加国际会议1—2次/年。

3．骨干和研究生培养：国外短期学习1—2名，参加国际会议1—2次/年。

4．引进具有真才实学的学术骨干5—7人。

（四）加强国际合作

目前已与美国哈佛大学医学院、南加州大学和UNMC成为合作伙伴，定期输送人员到国外参观学习交流，借助国外先进的科研临床平台，进一步提高我中心的科研水平及国际知名度。

四、优化流程管理

在核医学的诊疗过程中，需要结合核医学的诊疗特点和就诊患者的实际体验，充分优化就诊流程，从被动服务到主动服务到完美服务。通过信息化的手段提高就诊流程的效率，以及各个环节点的人文关怀优化就诊体验。我科针对不同的诊疗项目建立了不同的流程管理模式。针对体外分析项目，充分利用医院信息化的管理，患者采样后无需奔波，可通过医院信息平台或APP软件阅取自己的报告，主治医师同样通过医院诊疗系统调阅。对于功能成像等项目，在主治医师开取申请单的同时就可现场预约检查时间和检查主要事项，就诊者只要按时前来检查，从检查登记到注射、以及上机检查，均有语音叫号和人工复核，在提高检查效率的同时不会给就诊者"流水线"的感觉。通常在登记后我们有专人负责问诊，解惑就诊的各项疑问，拉近距离。同样在核素病房我们建立了各种疾病的临床管理路径，从入院到出院的详细诊疗流程均书面告知患者，何时何地检查，何时查房，使患者在整个住院过程中做到心中有数的同时，也使得医生开展诊疗活动效率明显提高。另外我们成立了优化服务流程小组，定期现场或电话获取就诊者的反馈，充实和调整流程。

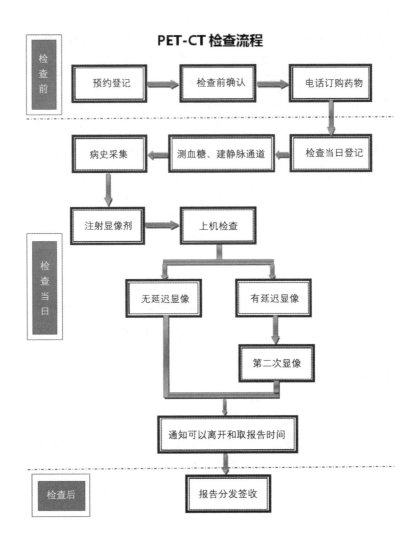

PET-CT 检查流程

检查前：预约登记 → 检查前确认 → 电话订购药物

检查当日：检查当日登记 → 测血糖、建静脉通道 → 病史采集 → 注射显像剂 → 上机检查 → 无延迟显像 / 有延迟显像 → 第二次显像 → 通知可以离开和取报告时间

检查后：报告分发签收

核医学核素介入病区

甲状腺碘消融诊疗标准化流程

星期	时间	项目	地点	注意事项
入院第1天	办好入院后立即	宣教、冰霜采集、抽血	本病区	空腹
	上午9:30—10:00	甲状腺摄碘率登记	本楼层大厅服务台	
	上午11:00	超声	门诊5楼5408室	专家超声需当天提前挂号
	上午11:30—12:00	甲状腺摄碘率第1次测量	本楼层西大厅	
	下午13:30	骨密度（是□否□）	门诊2304室	无需空腹
		心电图（是□否□）	1号楼2楼	
		胸片□CT□	1号楼1楼	
		查房	病房	
入院第2天	上午9:30	甲状腺摄碘率第2次测量	本楼层西大厅	需先做甲状腺摄碘率测定，后行甲状腺显像。
		甲状腺显像		
	下午	查房	病房	
入院第3天	医生安排时间	骨显像（打针）（是□否□）	本楼层大厅服务台	无需空腹
	医师安排时间	骨显像（显像）（是□否□）	本楼层西大厅	
	下午13:30	查房	病房	
入院第4或5天	医生安排时间	碘131服药	病区内	服药前后各禁食2小时
入院第5-6天	观察			在此期间，请在病房内休息，不在走廊走动，严禁外出
入院第7天	空腹服优甲乐			
入院第8天	下午	服用番泻叶、洗澡、换干净衣服		
入院第9天	上午8:00开始	全身碘扫描	本楼层西大厅	无需空腹。外地患者如需病历复印，请今日提出申请
入院第10天	下午	出院谈话—>结账—>复印病史—>领取出院带药		

备注：部分患者需加CT时间另行通知

（吕中伟 蔡海东 孙 明 罗 琼）

【放射科】

一、学科定位

目标：以医院或同济大学名义成为上海市影像医学重点学科

措施：引进博士骨干3—5名，按照亚学科模式发展，形成"金字塔型"合理人才梯队，博导3—5名，硕导6—10名，学科带头人明显提升学术地位，成为市放射学会副主委或中西医结合学会影像专业委员会主委，成为全国放射学会学组委员和中西医结合学会影像专业委员会委员，争取全国放射专业学会委员。数人上海市级人才计划，每年招收博士研究生3—4名，硕士10—20名。定期按计划派员短期出国进修。与临床科室联合定期读片沙龙。开展各种新技术、新项目，形成1—2项特色技术在全市或全国有影响力。争取NSFC 重点项目突破，面上项目≥3项/年，SCI论文≥20篇/年，其中1—2篇IF≥7.0分。争取全国优博或优硕，获得市科技进步奖三等奖，争取二等奖。

二、学科框架

	颅脑	骨关节	乳腺	胸部	上腹部	盆腔	心血管	分子影像学
亚学科带头人	汤光宇	汤光宇		李伟	赵炳辉		刘勇	彭琛
骨干	徐或	徐或		吴佩军	王骐	赵文荣		
医师	姚建华 徐飞佳	张琳	李宝平	张瑞玲	陈云燕 李宝平	梁新梅	胡剑 唐翠松	
	李渊灵	邱裕友 姜铃霞 熊祚钢	徐亚莉		张长宝	蔡王莉		张竹伟

三、学科人才

医学影像科一如既往地重视本科人才、特别是青年医师的培养，每年全科人员继续教育达标率100%，对于各个专业组的业务骨干提供到国外专业进修培训的机会，选拔亚学科带头人，亚学科下面再分亚专业，同时对于副高以上职称的医生制定了亚专业的培养方向，由低、中、高年资医师组成，形成高级职称带领下的金字塔形学科团队，如放射科内分为骨肌组、神经组、胸组、腹组。学科立足于自我培养为主，适度引进为辅的人才培养原则，依托于医学院校，求助于团结协作，落实到学科发展。学科重点选派有后劲的骨干和优秀研究生到世界知名大学或一流学科专业学习深造、参与前沿项目研究，支持中青年骨干主持或参加高水平国际学术活动，提升本学科后备力量在国际学术领域的影响力和竞争力。为充实学科团队建设中后备青年骨干的力量，将45岁以下的青年医学人才，特别是具有博士学位的优秀青年人才，作为学科发展的工作重点。明确培养目标、计划及考核指标，结合多种方式进行培养。结合学科需要和人才的不同特点，制定相应培养目标，加强能力培养包括临床和科研能力，使一批优秀人才勇挑重担。

四、学科临床发展能力

完善人才梯队建设，配备优秀的亚学科带头人、明确其主攻方向、确定相应的学术地位，对亚学科进行量化评估。如放射科初步建立了胸部学组、腹部学组、神经、五官组和骨部学组，放射科逐渐形成了一个以骨关节疾病、心血管疾病、乳腺疾病、腹部肿瘤影像诊断为主攻方向，并建立了"肿瘤诊断与治疗""心血管疾病诊断与治疗"多学科联合诊治平台和中心化诊治模式。在CT/MRI三维血管成像、灌注成像及MRI功能成像、MRS成像等新技术的开发应用方面工作实绩突出。

科室注意内部各亚专业专科资源整合，按系统疾病定期举办科内沙龙，如腹部肿瘤沙龙、骨肌影像沙龙等，讨论内容包括疾病的早期诊断、比较影像学、疾病的治疗、影像学新技术应用等。同时，紧密联系相关临床学科，定期参与临床科室业务学习，形成中心化诊治模式，大大提高了诊断准确度及疾病的治疗效果。以骨质疏松影像学、心血管影像、肿瘤治疗影像评估、分子影像作为科室发展方向，将骨质疏松影像学打造成科室品牌。

五、学科科研

每年：国家自然基金≥3项。市级以上课题3－5项。SCI论文20篇/年。标志性论文，IF≥12分。核心期刊论文≥20篇/年。争取NSFC重点课题突破。获上海市科技进步二等奖。

六、学科学生管理

放射科力争成为一个集本科生、研究生和博士后流动站培养功能为一体的立体、多方位、多功能并具有外语教学能力的教学和继续教育基地。做好博士、硕士研究生的培养，保证质量，每位研究生在读期间至少发表SCI论文1－2篇。

2010年批准成为"卫生部专科医师培训基地"的示范基地。医学影像科住院医师规范化培训从1988年开始历经23年，形成了一套规范的住院医师培训制度，建立了一批专业水平高的师资队伍，完成了医学影像科的理论考试题库，规范化影像读片资料库。

对于基地规培生我们实行分层培养。影像专业的规培生，我们配备高年资主治医师或副主任医师作为导师，实行一对一的教学模式，督促对基本理论和基本技能的学习，对于已获得执业医师证书的规培生，实行科室内管理，每月完成各类影像报告的书写；对于非影像专业的医师，实行2-3名医师配备一名指导老师；每月2-4次针对规培生的小讲课和读片讨论会，每月一次考核，并对考核的内容进行讲评，尤其对常见病、多发病的影像特点加以分析并整合，讲透各种影像症象及在不同检查中的特点，对基本技能实行手把手带教，在读片诊断中让学生充分发言，培养其分析、思维、判断、归纳的能力。

附：进修、实习人员的岗位职责

1．到本科进修、实习的人员，须具有一定放射诊断或放射技术的基础知识。

2．科室指定具有带教资质（一般为主治或以上职称）的医技人员进行带教指导。

3．进修、实习人员必须遵守医院及本科的各项规章制度，按科室的安排和要求进行政治和业务学习。

4．在带教医师的指导下进行日常技术及诊断的学习，取得带教医师同意后，方可在其监督下进行技术操作或诊断报告书写。

5．认真学习，参加读片会讨论，积极发言。

6．进修、实习结束前应作自我鉴定，并接受科室的考核。

七、优化流程管理

2008年我院引入PACS，放射科已经实现图像和检查信息的全面数字化。数字化带来放射科诊断工作方式的彻底改变，它不仅给医生和技术人员具体的临床工作带来了帮助，对患者也是有利的。下面就我们所做的一些流程改革和带来的效果，作一简述：

（一）规范检查申请单的项目名称，取消收费前的划价环节

我们通过对所有检查的整理，确定检查的项目名称及分类，在申请单上一一列出名称，临床医生打钩选择检查方法。放射科登记室省略登记时输入检查项目，登记操作就是从HIS中获得基本信息，收费信息与检查项目的对应，使登记非常快速、准确。

（二）登记和预约的自动排队，使检查按序进行

摄片、CT、MRI等项目在不同机房进行，经常因为有事先预约的患者，或者病房患者护工陪着前来，一来就做检查，一般门诊患者出现先来但是后做的现象。在检查的技术员解释不到位时，轻则吵闹投诉，重则可引发激烈的医患冲突。我们在患者登记时，按照前面登记的患者数量和先后次序，计算机自动给出一个序号，需要预约的检查项目，在预约时就安排了序号，这样，技术员按照序号依次叫患者进机房检查，让患者非常安心地等待，基本消除了机房门口的吵闹现象。

（三）设立技师工作站，减少信息错误

我们在每个机房设置了技师工作站，患者的检查信息，在此由当班技术员确认，一方面确认检查部位、摄片或扫描方法、曝光次数、技师姓名、收费金额，显示申请单信息，确认检查开始和结束的时间，对一些检查不能完成或完成质量不高的原因可以输入文字予以说明，这样做就可以使该次检查由谁做、何时做、做了什么都一一记录，对管理非常有利，也是对技师工作的考核依据。这样做的另一个好处是彻底消除病房患者登记后不来检查的多收费问题。

（四）胶片信息PACS保存，实现患者自助取报告和胶片

摄片患者在完成检查后，将回到登记室外的候诊大厅等候，我们将诊断报告审核完成后的患者姓名、检查类别信息直接显示于登记室窗口上方的大显示屏上，患者在看到报告完成的信息后，可以在门诊取报告处自助取报告。

我们在PACS建设过程中的实践证明，PACS不但对放射科技术人员和医生的实际工作有利，也是对患者就诊流程的改进非常有利，患者检查过程不但速度加快。而且检查过程透明化，减少环节，提高效率，使医患关系更加和谐，在缓解看病难的过程中发挥了非常有效的作用。

八、危急值管理

【参考文献】

卫生部《医院管理评价指南（2008版）》

《上海市放射诊断质控手册》

《上海市放射治疗质控手册》

医院"基础年"、"质量年"的要求

放射科实际情况

（一）"危急值"的概念

"危急值"（Critical Values）是指某项或某类检查异常结果出现时，表明患者可能正处于有生命危险的边缘状态，需要临床医生及时、迅速给予有效干预措施或治疗，否则，可能失去最佳抢救机会。

（二）"危急值"报告制度的目的

1. "危急值"信息，可供临床医生对生命处于危险边缘状态的患者采取及时、有效的治疗，避免病人意外发生，出现严重后果。

2. "危急值"报告制度的制定与实施，能有效增强工作人员的主动性和责任心，提高工作人员的理论水平，增强医技人员主动参与临床诊断的服务意识，促进临床、医技科室之间的有效沟通与合作。

3. 及时准确的检查、报告，可为临床医生的诊断和治疗提供可靠依据，能更好地为患者提供安全、有效、及时的诊疗服务。

（三）"危急值"项目及报告范围

1. 中枢神经系统

1）严重的颅内血肿、脑挫裂伤、蛛网膜下腔出血的急性期 2）脑疝 3）颅脑CT诊断为颅内急性大面积脑出血、脑梗死

2. 循环系统

1）急性主动脉夹层或动脉瘤 2）急性心衰 3）肺动脉栓塞 4）肺水肿

3. 消化系统

1）消化道穿孔、急性肠梗阻 2）腹腔脏器大出血

（四）"危急值"报告程序

1. 门、急诊病人"危急值"报告程序

科室工作人员发现门、急诊患者检查出现"危急值"情况，应及时通知门、急诊医生，由门、急诊医生及时通知病人或家属取报告并及时就诊；一时无法通知病人时，应及时向门诊部、医务科报告，值班期间应向总值班报告，做好相应记录。

2. 住院病人"危急值"报告程序

医技人员发现"危急值"情况时，立即电话通知病区医护人员"危急值"结果，并做好"危急值"详细登记。

（五）登记制度

"危急值"的报告与接收均遵循"谁报告（接收），谁记录"原则。应分别建

立检查"危急值"报告登记本，对"危急值"处理的过程和相关信息做详细记录。

（六）质控与考核

1. 认真组织学习"危急值"报告制度，人人掌握"危急值"报告项目与"危急值"范围和报告程序。科室有专人负责本科室"危急值"报告制度实施情况的督察，确保制度落实到位。

2. "危急值"报告制度的落实执行情况，将纳入科室一级质量考核内容。对执行情况及时总结经验，提出"危急值"报告制度持续改进的具体措施。

（七）注意事项

1. 在确认检查出现"危急值"后，应立即报告患者所在临床科室、接诊开单医生，不得瞒报、漏报或延迟报告，需详细做好相关记录。口头告知患者及家属病情和严重程度。

2. 检查医生发现病情达到"危急值"，按操作常规完成后，应立即通知科内危重病人抢救小组成员，力争确保病人安全离开放射科。

3. "危急值"报告重点对象是急诊科、手术室、各类重症监护病房等有关科室和部门的急危重症患者，临床科室需将接电话人员的姓名告知报告人员。

4. "危急值"的界定根据医院实际情况和患者病情，与临床沟通机制，调整"危急值"。

5. 书写、审核报告时，遇到易引起纠纷（夜班急诊临时报告漏诊、临床操作有误：如 胃管位置插入不当等）亦按危急值方案、流程处理。

要依据以下法律法规、标准和本市相关规定制订，各医疗机构在参考本模板时应根据法律法规和标准的制（修）订情况做相应的调整。

GB18871　电离辐射防护与辐射源安全基本标准

GB9706.5　医用电气设备第2部分：能量为1Mev至50Mev电子加速器安全专用要求

GB16348　医用X射线诊断受检者放射卫生防护标准

GB16361　临床核医学患者的防护和质量控制规范

GB16362　远距治疗患者放射防护与质量保证要求

GBZ120　临床核医学放射卫生防护标准

GBZ121　后装γ源近距离治疗卫生防护标准

GBZ126　电子加速器放射治疗放射防护要求

GBZ134　放射性核素敷贴治疗卫生防护标准

GBZ136　　　生产和使用放射免疫分析试剂（盒）卫生防护标准

GBZ161　　　医用 γ 射束远距治疗防护与安全标准

GBZ168　　　X、γ 射线头部立体定向外科治疗放射卫生防护标准

GBZ179　　　医疗照射放射防护基本要求

WS 262　　　后装 γ 源治疗的患者防护与质量控制检测规范

DB31/462　　医用X射线诊断机房卫生防护与检测评价规范

《放射性同位素与射线装置安全和防护条例》

《医疗机构管理条例》

《放射诊疗管理规定》

《放射治疗卫生防护与质量保证管理规定》

《上海市放射诊断质控手册》

《上海市放射治疗质控手册》

（汤光宇　姚建华）

【临床检验中心】

一、学科发展与定位

上海市第十人民医院（同济大学附属第十人民医院）检验科的前身是上海铁路医院化验室，组建于20世纪40年代，1960年住院部迁至延长路301号新址。检验科也分为住院和门诊二个部分，病房部分位于病房大楼一楼，面积大约600平方米。2001年1月，为了规范医学实验室管理，院内整合各专科小实验室，将内分泌实验室、血液科细胞室、肿瘤科实验室、妇产科实验室、检验科遗传室合并成立中心实验室。2006年9月将中心实验室、血库（输血科）和检验科合并，成立检验医学部。此时共拥有各类专业人员46名，实验室面积达800平方米左右。2008年8月，检验科迁至外科医技大楼（1号楼）3楼，建筑面积2700平方米左右。2009年3月医院为了进一步加强科研平台建设，将检验医学部重新调整为独立建制的检验科、输血科和中心实验室。调整后的检验科有工作人员40名，设有临床检验室、临床化学室、临床免疫室、临床微生物室、临床细胞遗传室、艾滋病抗体筛查实验室、基因扩增实验室等，基本满足了临床科室对实验诊断信息的需要。

十院检验科现拥有高、中、初各级检验专业技术人员63名，其中主任技师1名、副主任技师7名、博士7名、硕士4名。科室现有进口大型模块式全自动生化分

析系统1套、全自动血细胞分析流水线1套、大型生化分析仪2台、大型电化学发光分析仪6台、大型干化学血液分析仪2台及其他大中型先进的检验设备数十台等。

检验科开办至今已走过70余年历程，通过几代人的努力，从只能做最基本的血、尿、粪三大常规的简单化验室，发展成为仪器设备好、人员素质高，检测项目全，年检测工作量超过2000万件次，集临床、教学和科研为一体的现代检验医学科。

随着检验科的技能和质量的提高，临床医师对检验数据的质量仍时有不满，高质量的检验结果需要设备和学历，但最需要的是一个科学的全程质量保证体系。因此，我科积极参加国际标准化组织(ISO)医学实验室认证计划（ISO15189）。并于2010年首次获得认可，持续的质量改进计划，使我们连续顺利通过监督评审、第二轮复评审以及监督评审等，使我们的检验质量得到了长足的进步并保持在较高水准。

科室目前已开展400余项检验项目，基本能够满足各类疾病的临床诊断需要。并在染色体核型分析、骨髓细胞形态学检查、肾脏功能早期损害检测、流式细胞术的应用、肿瘤标志物检测、自身免疫性疾病等检测分析领域有其特色。我科的基因扩增实验室是上海市第一批获得国家卫生部认可的4家实验室之一。临床化学专业7年来一直是上海市临检中心室间质评定值的参比实验室。多年参加卫生部临床检验质控中心和上海市临床检验质控中心组织的室间质评活动，成绩优秀。2002年以来，在上海市三级甲等医院检验质量综合评价中名列前茅。

2001年，医学一系成立了以检验科为主体的实验诊断学教研室，全面承担同济大学医学系、口腔系本科生的《实验诊断学》教学工作，每年承担大课和实验课80个学时以上。2006年教研室的《实验诊断学》获同济大学精品课程，2007年成为上海市重点课程建设项目。同时，作为上海交通大学医学院、苏州大学医学院、大连大学医学院等多所大学检验专业的实习基地，每年负责带教10—16名大学生的临床实习和毕业论文。现为同济大学《临床检验诊断学》硕士、博士学位授予点。

十院检验学科70余年的发展历史经历了起步，追赶与超越三个阶段，未来学科的发展方向何在，一直是管理层重点思考的问题。学科的发展目标可以概括为：以服务临床为基础，精准医疗为导向，全面质量管理为保障，建设医教研全面发展，具有强势特色，综合实力全国一流的研究型学科。

二、学科架构

检验科主任由医院正式任命后与各工作室组长组成检验科管理层，全权负责检验科的日常管理和业务工作。

科室向全院的临床科室提供门、急诊及住院病人的实验室检测服务。包括提供临床血液学、体液学检验、临床生物化学检验、临床微生物学检验、临床免疫学检验、临床分子诊断学检验等专业相关的检验报告。同时也为门诊病人提供采血服务，以满足患者及所有负责患者医护的临床人员的需求。

在主管院长及检验科主任的领导下，检验科主要负责医、教、研等全面工作。并接受卫生部临床检验中心、上海市临床检验中心、上海市卫生监督部门等部门相应的管理和技术指导。本科室设定了检验科管理层，并下设7个专业实验室。检验科管理层是检验科的决策和管理机构，由检验科主任、各专业组长组成。其主要职能是对检验科的质量体系进行全面管理和控制，并提供相应的资源，确保检验科按照建立的质量体系有效运行。检验科主任、副主任以及各技术负责人主要工作简述如下：

（一）检验科人员职责：

1. 检验科主任职责

（1）总职责

负责本科的业务、行政管理、教学及科研工作，通过委派人员及质量管理小组共同讨论制定具体的执行方案，进行实施、监督执行结果并随时予以调整。

（2）业务方面

1）负责组织科室业务技术建设中长期规划、年度工作计划和诊断质量监测控制方案的制定。

2）建立符合国际标准的，适合本院实际的标准业务流程并文档化，不断完善，提高工作效率和工作质量。

3）每年评估工作流程和管理流程，当工作流程和管理流程有所变动时需得到主任的审核和批准方可实施。

（3）行政方面

1）辅助财务、人事等相关部门建立和完善各类规章制度，并监督执行结果。

2）根据中长期规划和年度工作计划建立岗位，明确职责，根据工作表现，进行考核并确定奖金的分配和工资的调整。

3）在质量管理小组的协助下完善并实施质量管理体系。

4）强化本科医德医风建设。

5）建立符合行业规范的人性化的实验室环境。

6）对实验室服务用户的投诉、要求或意见在统计的基础上进行分析，以便改进业务流程，真正做到以病人为中心，以质量为核心。

7）负责各专业组室质量控制等相关管理工作或授权给各组室专业组长。

（4）教学、继续教育与科研方面

1）为实验室工作人员提供业务与专业的培训计划，并参与本科室的教育计划的制定。

2）负责同济大学医学院实验诊断学教育计划的制定，参与并审核备课。

3）科学研究计划的审定并为资金来源提供帮助，在关键项目的研发中给予必要的指导。

2．副主任职责

在科主任领导下协助主任完成按分工履行科主任职责的相应部分，科主任不在岗时，可指定副主任代理其职责。

（1）配合科主任负责本科的行政管理工作。

（2）督促检查本科人员严格执行各项规章制度及操作规程。

（3）督促并协助计算机、资产、勤杂工、考勤、排班及安全主管的工作。

3．各技术负责人职责

在检验科科主任领导下，检验科设6个专业实验室。设班组长1名，具体负责本组的技术和质量工作。实验室组长应由具备大学专科及其以上学历且临床工作经验不少于5年的高年资主管技师以上或博士、硕士学历工作3年以上并获得本专业主管技师资格，同时具备专业理论扎实，操作经验丰富，且熟悉本实验室质量体系的专业技术人员担任。主要包括以下内容：

（1）规划及落实本组的发展计划，组织编写各检验项目的作业指导书及仪器的作业指导书（SOP），并经常检查执行情况。

（2）依据科室《程序文件》要求，负责制定本组的室内质量控制方案，检查各检验项目的室内质控情况，分析质控数据，提出纠错办法，填写失控报告等。

（3）参加卫计委和上海市临床检验中心组织或第三方室间质量评价活动，审查、签发室间质评上报表；分析质评成绩，提出改进措施，填写室间质评总结报告。

（4）参加检验工作并掌握特殊检验技术，解决本组的复杂、疑难问题；负责审签本实验室的检验报告。

（5）经常深入临床科室征询对检验质量的意见，介绍新的检验项目及其临床意义，有条件时参加临床疑难病例讨论，主动配合临床医疗工作。

（6）协助科室负责本班组检验人员的专业学习、继续教育和技术考核等工作；安排本专业范围内进修、实习人员的学习，切实做好带教工作。

（7）协助科室结合临床医疗，制订本组的科研计划，并不断引进国内外的新成果、新技术、新方法，开展新项目，提高本实验室的技术水平。

（8）制订本实验室工作计划，按期总结；检查督促检验人员贯彻执行各项规章制度的情况，进行考勤考绩、人员安排及岗位授权。

（9）负责本实验室仪器设备和各种设施的管理；负责制订本组物品的请购计划，负责本实验室范围内物品的保管。

（10）完成科主任下达的各项指令性任务。

（11）班组长所有休息、休假，都应向科主任告知或提出申请，并安排好室内工作并临时指定人员负责代理。

三、学科人才培养

（一）人才培养状况

随着医学科学技术发展，医学检验技术的新项目的开发，使得检验在临床诊断、治疗和预后中所起的作用越来越重要，检验科的发展对传统人才培养类型和层次提出了新的挑战和要求，人才培养是学科建设的关键和重要支撑条件，是科室的核心竞争力。在学科发展过程中医院对检验科人才类型的要求日益明朗：以教学研究和科研开发为主的高层次人才、以临床咨询及沟通为主的临床检验医师，和以实验室日常工作为主，熟悉技术应用、质量管理、保证数据结果的可靠性的应用型人才。

2010年，检验科共有职工45人，其中正高仅一人，副高4人，中级职称14人，初级职称26人；人员学历结构为专科17人，本科24人，硕士3人，博士仅1人，高级人才比例仅为9%。因此人才结构完全不能适应学科的发展，表现在以下几个方面更：1、检验科工作人员数量不足，人才的供需矛盾比较突出，需要的检验科专业人才缺口较大；2、高层次学科带头人短缺，人员的结构不尽合理直接影响检验科教学研究与科研开发，制约了检验科的进一步发展；3、人员的整体素质仍不能满足检验科长足发展的需要，业务能力需进一步提高；4、人才的管理有待进一步加强，尚未真正形成人才培养、使用的有效机制。

　　因此，进一步加强检验科人才的培养，有效开发检验科人力资源是检验科建设的一项极其重要的工作。检验科积极推行人才培养制度，经过5年的努力，以往高级职称人数少、高学历人才比例低的状况得到了有效改善，基本满足了医院对检验科人才的需求。到2015年检验科在职人员已达到63人，其中正高1人，副高7人，中级16人，初级39人，学历结构分布为专科17人，本科34人，硕士5人，博士7人，随着检验科人数的增加，高级职称与高学历员工比例也不断提高，至2015年检验科高学历人才占到20%，检验科工作人员向高学历发展，临床检验医师更是突破了从无到有的质变。形成了合理的人才梯次配备结构，促进了科室实力的进一步提升。

（二）检验医师规范化培养

　　医学检验科是以诊断、预防、治疗人体疾病或评估健康提供信息为目的，对患者的标本进行检验的临床医学二级学科。检验医师则是沟通临床和检验技术人员的重要桥梁。检验医师需要熟悉临床基本病种的诊断治疗方法、疾病疗效监测等；同时更要熟悉检验科各种项目的原理及意义，以正确地分析检验报告，向临床提供合理的解释，并参与临床治疗，提供临床关于检验项目的申请指导。检验医师规范化培养是培养这类人才的重要手段。

　　1、培养机制

　　医学检验科住院医师培养阶段一般为1—3年。

　　三年制（内科18个月；检验科12个月，社区实践及实验室管理和分子检验6个月）

　　二年制（临床12个月，检验科12个月）（硕士）

　　一年制（检验科12个月）（博士）

　　检验科轮转临床血液学检验（含临检）、临床化学检验、临床免疫学检验、临床微生物学。要求掌握各亚专业各项检验项目的原理、方法、临床意义，能够熟练操作，并能够向临床医师解释所提出的问题，进行基础的临床咨询。

　　临床科室轮转心血管、肾脏（含风湿免疫）、呼吸、消化、内分泌、血液6个专业。每周参加相关内科专业的临床查房和疑难危重病例的讨论，正确解释检验结果，使检验医师真正具备不断发展、不断完善的能力。并要求通过全国执业医师考试获得执业医师证以及通过上海市住院医师培训基地结业考试。

　　2.培养情况

　　我科从2010年起至今已招收6届住院医师规范化培训学员，共11人。其中5

名为硕士学历，6名为本科学历。截止目前，已有6名学员顺利通过住院医师基地考核顺利出站，2名学员同时通过同济大学专业型硕士培养计划获得硕士学位。有1名学员被评为上海市优秀住院医师。

3．人才培养机制

随着医学模式发展的转变，检验科对临床疾病的诊断、治疗、预后判断中所起的作用越来越大，检验科的发展正在成为衡量医院整体发展的重要指标之一。

检验科不断与时俱进，更新人才培养观念，制定和完善各项人才政策，建立一套良好的人才管理体制，通过各种措施达到人才培养的目的，具体表现为：

（1）凝聚力量，构建核心队伍：学科带头人应合理选择构建核心力量打造一支既能满足科室临床工作又能胜任实验室质量管理的队伍，授权专门人员从事特定仪器的管理及科室信息网络的管理。

（2）完善科室人才梯队建设：检验科应正确把握医院整体发展趋势，将检验科人才梯队建设与医院发展战略相结合，深度分析科室人才梯队现状及学科未来发展需要，做出合适的决策，科室应积极培养或引进高层次多技术复合型人才。

（3）创造机会，鼓励科室青年人员积极通过自学提高自身学历与综合能力：检验科不仅仅是操作仪器发报告，更要求我们能对结果做出解释，这就要求整体提高检验科人员素养，员工应多参加学术交流和其他一些职业发展活动，提高自身综合素养。

（4）选拔具有培养前途的优秀中青年到国内外著名专业机构进修学习，搭建人才培养的广阔平台：通过进修学习优秀医院的特色项目进一步提高我科专业技术水平及竞争力。

（5）积极推进全员培训：加大继续教育和人员进修的工作力度发展高学历人才，人尽其才，物尽其用，形成以学科带头人和研究员为核心，以技术骨干、副高级技术职称人才为主，以中级技术人员为辅的三级人才网络，保持团队均衡发展，同时积极引进人才，填补科室人才层次的欠缺。

（6）制定人才培养考核评价标准：考核的重点是临床实践和科研能力以及理论研修，建立以能力和业绩为指标的人才评价机制，同时建立健全科室人员的技术档案。

这些举措成功的发掘了团队发展和人才培养的契合点，有效提高了新型高端科研人才培养的效率，通过加强团队建设，实现了团队建设和人才培养的共同发展，增强了检验科工作人员的职业素养，为检验科的人才成长营造了一个良好的环境。人才建设取得一定的进展，基本满足了现有临床的人才需求。

4．国际化人才培养

在学科建设过程中我们积极开展国际合作交流，不断加强与国际著名临床科研机构合作，旨在培养国际化人才，让检验科的发展与国际接轨，截止2015年检验科分别于2013年10月委派孙奋勇赴美国纽约MSKCC为访问学者一年，2014年6月委派杨庆源赴美国Mayo Clinic短访，同年7月派翁文浩赴美国贝勒医学院为访问学者，2015年5月派马丽芳赴美国攻读UMASS博士后，与全美最权威的临床科研机构建立了深度合作关系。

5．学科带头人与技术骨干介绍

（1）学科带头人简介

孙奋勇 同济大学教授，博士生导师，教育部新世纪优秀人才，上海市卫计委优秀学科带头人，上海市第十人民医院检验科主任。上海市检验学会委员，分子诊断组副组长。

擅长各种疾病的分子诊断技术，包括：1）肿瘤分子标记物的大规模高通量筛选鉴定研究，主要采用分子生物学前沿技术DNA大规模并行测序与蛋白组学方法，寻找包括单核苷酸多态性、点突变、基因插入与缺失、微卫星多态性、基因异常表达等分子标记；2）各种单基因或多基因遗传学性疾病的诊断、分析，功能基因突变位点的筛查。

近年来，主要从事非编码RNA功能机制的研究，在国际上首次发现lncRNA功能的新机制——内源性"microRNA海绵"，提出lncRNA与microRNA相互调控理论，开创了lncRNA功能研究的局面。以第一或通讯作者身份在国际权威杂志MCP，JBC，Nucleic Acid Research，Hepatology等SCI学术刊物发表相关论文21篇。主持多项国家与地区科研基金项目。

刘维薇 PhD助理研究员，现任上海第十人民医院检验科副主任，第一作者或通讯作者发表SCI论文10篇。现负责国家自然科学基金和上海市自然科学基金各一项。获复旦大学卓学人才计划一项。申请专利2项，参编著作3本，获上海医学科技奖二等奖1项。曾获静安区共青团优青、复旦大学十佳医技工作者、华山医院华菁奖、华山医院十佳医务青年等荣誉称号。目前为中华医学会上海分会检验分会青年学组秘书。

（2）技术骨干简介

王佳谊 博士，现为上海市第十人民医院检验科工作人员，以第一作者或通讯作者在JBC，Nucleic Acid Research，Hepatology等SCI学术刊物发表相关论文十余篇，并负责国家自然科学基金及市科委课题等项目，曾获得2013年度上海市医学会检验医学分会优秀青年科研成果二等奖，2012年度科技新人奖（同济大学附属上海市第十人民医院）等奖项。

葛欣，博士，现为上海市第十人民医院检验科工作人员，曾获得耶鲁大学James Hudson Brown- Alexander B.Coxe Fellowship博士后全额奖金，现负责国家自然科学基金一项，近五年发表SCI论文4篇。

翁文浩，2006年7月毕业于上海交通大学医学院，获学士学位，并于同年评为上海市高等学校优秀毕业生。2009年7月毕业于同济大学医学院，获得临床检验诊断学硕士学位，同年进入同济大学附属第十人民医院检验科工作。在攻读硕士学位期间，主要从事肿瘤DNA甲基化研究工作。2011年，考入同济大学，在职攻读内科学博士学位。现于美国贝勒医学院为访问学者。

四、学科临床发展能力

（一）各专业技术组临床能力发展

1. 门诊检验室

门诊检验室现拥有医技人员13名，其中副主任检验师1名，主管检验师4名，学历均为本科及以上；拥有全自动血细胞分析流水线、全自动尿液分析流水线、干式生化分析仪等大型设备，以及血沉仪、荧光显微镜等精密仪器；检验项目齐全，常规检查有血、尿、粪三大常规检查、体液检查、生化全套检查等；特色项目有精液常规分析、尿沉渣定量分析、阴道分泌物五联检查等；门诊检验室严格按照卫计委临检中心和上海市临检中心对检验科的质量管理要求，并结合ISO15189质量能力认证体系，狠抓质量管理，三年内完成了ISO15189的初审、监督评审与复评审。此外门诊检验室还积极参加上海市临床检验中心组织的室间质评活动，使工作质量不断迈上新台阶。

2. 急诊检验室

急诊检验室现拥有医技人员11名，其中组长1名，急诊白班人员5名，急诊夜班人员6名，均为大学本科及以上学历，具有丰富的医学检验经验；拥有全自动血细胞分析仪、全自动尿液分析仪、干式生化分析仪、全自动血凝仪、心肌标志检测仪等先进设备；开展常规检查有血、尿、粪三大常规检查、体液检查、血气、生化全套检查、血凝、心肌标志检测等。

急诊检验室处于临床第一线，是抢救危重患者的重要环节。坚持加强生物安全管理、完善紧急预案，保障绿色通道畅通，优化服务流程，提升工作效率，24小时坚守岗位；合理安排工作、高峰时段加强管理，保障工作运行。

严格按照卫计委临检中心和上海市临检中心对检验质量的管理要求，并结合ISO15189质量能力认证体系，建立了较完善的质量保证体系。并且在三年内完成了ISO15189的初审、监督评审与复评审。此外急诊检验室还积极参加上海市临床检验中心组织的室间质评活动，使工作质量迈上了新台阶。

3. 生化检验室

目前生化室共有工作人员6人，4个工作岗位，包括标本前处理，血液标本的上机处理，尿液标本的上机处理，以及血尿蛋白电泳岗位。开展项目共有72个，除常规肝、肾功能等常规项目以外，还有心肌标志物，血、尿蛋白电泳，免疫固定电泳，游离脂肪酸，亮氨酸氨基肽酶LAP，纤维连接蛋白等一些特色项目的检测。

生化室紧跟当代检验医学的发展趋势，目前生化室有Modular DPP全自动生化模块一台，Cobase 601电化学发光仪一台，Cobase 411电化学发光仪一台，日立7180全自动生化分析仪一台，以及全自动毛细管电泳仪四台。2014年，生化室总工作人次达39万人次，总工作项次达448万项次。同时，严格按照15189实验室质量管理要求做好班组的质量管理，以确保检测结果的准确性和可靠性。

4. 临检室

目前临检室配置人员8名，高级技术人员2名，中级1名，初级5名。人员涉及血尿便等临床检查和体检筛查，检测和审核不同层次人员层层严把质量关。临检室主要承担我院住院部所有患者和来我院集体体检的三大常规、出凝血、TEG（弹力图）、血液流变以及诸多血液和体液中特殊的临检项目，共计50余项。其中三大常规、出凝血项目是临床术前检查所必备，涉及相关疾病的诊断和鉴别诊断的脑脊液胸腹水等项目目前越来越受到临床的高度重视。而外周血细胞形态学的鉴别对于骨髓移植这一新技术在我院的兴起又起着至关重要的作用。血液流变项目因对广大患者的尤其是老年的心、脑疾病有监测和预警作用，也因其性价比高而成为有价值又特殊的好项目。2014年总检测人次达45万，项目数更是达到650项次，每年增长达10%以上。

本着为临床服务为病人解忧的宗旨，临检室不断开展新项目，并在血凝和脑脊液等项目强化了检测质量，缩短了检测时间，适应临床的需求，几乎全满足在测定时间和项目优化上的需求。

5. 免疫检验室

免疫室现有医技人员共8名，其中副主任检验室1名，主管检验师4名。其中3名经疾控专家培训取得市疾控颁发的HIV上岗证。拥有四台罗氏E601全自动电化学发光分析仪，罗氏E411电化学发光分析仪，强生3600全自动化学发光仪，雅培I2000全自动化学发光仪，全自动酶免疫分析仪，BN-Ⅱ全自动特定蛋白分析仪2台，内毒素真菌检测仪、荧光显微镜等。检测项目包括特定蛋白系列、自身抗体、内毒素真菌试验、过敏原；肝炎标志物、梅毒、HIV等传染病检测；激素、肿瘤标志物、营养指标等。应生殖中心成立要求新增了抗缪勒管激素、雄性激素等11个新项目。2014年总检测人次达45万，项目数更是达到650项次，每年增长达10%以上。

检验质量是检验科工作的核心，2014年科室加强了质量管理，在严格按照卫计委及上海市临检中心质量管理要求的基础上，完成了ISO15189的复评审，并将质量管理常态化。参加了上海市临检中心开展的室间质评活动，项目涵盖了免疫组目前开展的绝大多数项目，成绩达到或优于上海市临检中心对外部质控的要求。坚持室内质控，对于失控项目有分析有处理，严格保证检验结果的准确可靠。提高本实验室常规工作中批间和日间标本检测的一致性。

积极与临床科室进行多层次、全方位的沟通，多方听取临床各科室对的意见、建议，在增设检验项目、提高检验质量、缩短检验所需时间这几个方面下功夫，并与临床各科室密切配合，努力满足临床的检验需求。

6. 分子细胞诊断室

检验医学发展至今，已进入一个崭新的阶段，其中分子细胞诊断已成为检验医学中最具有活力的学科前沿。分子细胞室包括骨髓流式细胞室和临床基因扩增实验室，主要负责全院PCR，骨髓细胞以及细胞学方面的检测。现有工作人员6人，博士2人，均具备国外留学经验，硕士1人，本科3人。

分子细胞室拥有国际先进仪器设备包括ABI荧光定量PCR仪、BD公司大型流式细胞仪、Luminex荧光流式分析仪、Ⅱ级生物安全柜等。2014年完成各类核酸检测15788次、骨髓细胞检测1100次、染色体分析70次以及流式细胞学检测5063次等，较2013年总体翻了一番。目前新开展精子染色质完整性分析，为辅助生殖提供了诊断依据。

在高质量完成临床检验工作之余，本组还负责同济大学全日制本科生、留学生MBBS以及同等学力硕士《实验诊断学》教学工作。除此之外，承担国家自然基金、上海市科委人才培养计划、同济大学人才培养计划以及院培养计划多项。已发表SCI论文20余篇，影响因子超过100分。在未来的日子里，我们将继续秉承负责、认真、团结、进取的精神完成每天的检验工作，为临床提供更优质的服务。

7. 微生物检验室

临床微生物专业组主要承担临床各种标本的微生物学检验，包括病原菌的分离培养与鉴定、细菌耐药性检测与分析、院内感染控制及监测以及教学与科研等工作，为临床感染性疾病的诊断与治疗提供重要依据。

开展的项目类别及工作量，以2014年度统计为例，全年检测工作量共计102218项次；另外完成院内感染检测约11000件次。

检验科微生物专业组主要包含微生物标本处理、细菌鉴定与药敏试验、细菌涂片镜检、结果报告与审核等岗位；现有员工5人，其中副主任技师1人，检验师4人。

主要仪器设备包括微生物专业组拥有BACTALERT 3D 和BACTEC 9240 全自动血培养系统；VITEK 2 Compact及WalkAway 96全自动细菌鉴定/药敏分析系统；以及MALDI-TOF微生物快速鉴定系统等主要仪器和设备。目前开展的新项目为围产期"B群链球菌筛查"。参加上海市临床检验中心年度室间质评及飞行检查；上海市性病实验室2次室间质评及全国性病实验室质控调查1次；均取得全优成绩。专业特色主要围绕病原微生物的快速鉴定（MALDI-TOF及核酸测序技术）、苛养菌的分离培养、细菌耐药机制检测等方向培植专业特色项目。

（二）ISO15189的总结

检验科自2010年首次通过中国合格评定国家认可委员会（CNAS）进行的医学实验室质量和能力认可评审以来，科室管理、检验质量有了质的飞跃，设备、试剂统一规范调度，人员专业素质不断提高。现总结如下：

1. 通过评审

2003年，随信息化的发展，科室LIS系统开始运作，为进一步规范检验流程，借助LIS管理这个平台，科室开始酝酿ISO体系建设，至2008年各类外派专业学习ISO管理的人员陆续学成回归，夯实了我科的ISO管理体系的基础。经2年多的专业、系统的规范化文件（SOP）制定，科室规范化管理已初具规模，并于同年年底首次通过CNAS初级评审，各评审专家对我科的管理表示认可。至今，我科已顺利通过2轮共4次的CNAS评审，在评审中通过评审专家严格至苛刻的检查，对我科尚存的不符合共计20余项提出整改意见，通过原因分析、纠正措施的制定和实施，科室的管理制度不断完善、管理水平不断提高，为检验质量的提高奠定了基础。

2．质量方针和质量目标的确立

我科ISO管理体系文件覆盖了认可准则CNAS-CL02:2012《医学实验室质量和能力认可准则》的全部要素，具有完全符合我科实际检测工作需要的特点，总体能够满足认可准则的要求。制度文件架构分为四个层次，层层衔接，上下接口关系严谨。《质量手册》中明确阐述了质量方针和质量目标，科室管理组织结构清晰，各级岗位的职责和权限明确，对科室业务活动、质量管理过程全程程序控制，同时支持向临床提供咨询服务，内审、纠错和持续改进程序起到不断自我完善的作用。检验科管理层高度重视质量管理工作，并能在医院、临床、科室之间上传下达，起到核心支撑的作用。

3．技术能力的提高

按ISO要求，科室管理必须落实在检验过程的方方面面，尤其以设备、试剂、人员为本。科室通过2周一次的业务学习和每季度的专业理论考核，不定期外派人员进修、学习、培训，外请专家继续教育等时刻强化人员的培训工作。通过签定与服务供应商的合约对仪器设备进行定期维护、校验、校准，对所有检测项目进行检验方法学的评价和检验程序的评估验证，对检测系统进行系统溯源等方式确保设备、试剂、检测方法达到国家专业级先进水平。ISO管理体系的建立，规范和保证了人员专业技术水平不断提高、仪器设备及材料的配置达到最优、所使用的检验方法和设施及环境满足其检测技术能力要求，使我科的检验水平、检验质量更上一层楼。

4．质量保证的全程化

质量是检验工作的灵魂，ISO质量管理体系的建立在制度上确保了质控工作的顺利开展，通过自查、内审、室内质控和室间质评，从不同角度全方位对科室开展的项目进行质量跟踪、评判和监控。由于管理层高度重视，质量管理组成员的严密监控，我科的质控工作在不断的提高。几年来，检验科均能获得上海市临床检验中心颁发的质量评价成绩优秀奖牌和卫计委临床检验中心的室间质量评价成绩合格证书。

5．纠正和预防措施的落实，科室管理不断持续改进

通过自查和内审、通过向临床提供专业咨询，检验科已从简单的向临床出具检验报告到向临床提供更多更优质更切合临床实际需要的咨询服务转变，服务多元化，通过协调医、护、检、患之间的联系，不断提升检验科自身的价值。

自ISO管理体系建立以来，我科的管理是适宜、充分和有效的，资源配置

（包括人员、设施、设备资源）是充足的，管理具有很强的可操作性，参加能力验证（卫计委临检中心室间质量评价和上海市临检中心室间质量评价）结果均符合年度目标，班组长和职能组长的监督措施到位，客户反馈意见能够得到及时处理和落实，试剂供应商的控制科学有效，同时向临床提供更多更优质的服务，保证了检验质量。

（三）培养临床医师加强临床沟通能力

当今对实验室的评价，已不局限于评价实验室的设备条件、实验方法等，同时也包括实验室为临床科室提供所检测项目的结果解释和咨询服务能力。这对检验人员的素质提出了更高的要求，需要既懂临床医学又熟悉实验检测技术的复合型人才——检验医师。

检验医师除出具诸如细菌鉴定报告、骨髓片报告等诊断性检验报告外，与临床医师沟通并为其提供检验前、检验后的咨询服务是其主要职责。检验医师负责以下临床沟通工作：

1．参与临床查房和疑难、危重病例的会诊，对检验结果做出解释，并依据实验室结果对临床诊断和治疗提出建议。

2．根据临床信息，对检验项目的选择、检验申请、患者准备、以及样品的采集、运送、保存、处理、检测和结果给予指导、培训、答疑和咨询。

3．掌握检验项目的临床意义及临床医师的需要和要求，评价检验项目、合理组合，规划和开展新项目，并推动其临床应用。

4．参与对涉及技术方面的检验工作不符合项目严重性进行评价、原因分析，进行复验并跟踪处理结果。

5．定期与临床科室进行沟通会，向临床询问对于检验科检验项目、检验质量及沟通工作的建议。定期总结分析共性问题，制定出相应的改进措施，进行持续性改进、沟通或培训。

检验医师应从单纯提供实验数据向提供有价值的诊断信息转变，将自己的专业与临床相结合，做临床与实验室间坚实的桥梁。

五、学科科研

2010年以前检验学科的科学研究仅处于起步阶段，2010年后作为学科发展的重点，科研工作开始起飞。学科带头人孙奋勇2009年底被作为人才引进，2011年主持学科工作，着力打造一支以临床医学为导向，基础科研为主体的研究型临床团队与技术平台，团队平均年龄不到35岁，由一位正高，六位副高，四位博士，三名博士研究生，二十二名硕士研究生组成。目前，团队共发表论文45篇，申请及授权专利5项。

目前团队已拥有流式细胞仪、全自动酶免分析仪、高通量定量PCR仪、液相芯片分析系统、蛋白芯片分析系统、全自动中压液相分析系统、小动物血液与生化分析系统、全自动毛细血管分析仪等大型临床与科研设备二十余台。截止2015年，检验学科已与海外的著名机构如Memorial Sloan Kettering Cancer Center, Baylor Clinic, Mayor Clinic, Columbia University, Medical University of Massachusetts，以及国内知名机构交通大学BioX研究院、同济大学动物中心、解放军307医院，建立了密切的合作关系。

（一）研究方向与成果

1. 癌发生与Hippo 通路的关系

（1）β-Catenin与YAP蛋白间的相互作用证明Hippo/YAP通路与Wnt/β-Catenin通路的联系

通过芯片筛查，我们发现分别敲减YAP和过表达DN-TCF4（TCF4的负显性突变体，可用来阻断Wnt/β-Catenin通路），都能降低长链非编码RNA，Malat1的表达，此长链非编码RNA对肿瘤细胞内相关基因mRNA的剪切具有重要的作用。于是我们进一步研究YAP和Wnt/β-Catenin调控Malat1在肝癌细胞内表达上调的机制，我们发现YAP和β-Catenin/TCF能共同结合于Malat1启动子区域，YAP蛋白能分别与β-Catenin和TCF4相互作用，从而促进Malat1基因表达，在蛋白质相互作用水平上证明了两条通路间的紧密联系。

（2）肝癌内特异的YAP效应网络

Hippo/YAP通路的研究成果主要来自模式生物和乳腺肿瘤。而肝癌细胞内的相关研究还比较少，我们发现YAP在肝癌细胞内成瘤致瘤的作用相当明显，敲减YAP可促进凋亡并抑制肝癌细胞在体内体外的生长。同时，我们发现YAP在肝癌细胞内受经典Hippo通路的影响并不是很大，而其作用更依赖于其他重要的癌蛋白，包括TRIB2等。

2. 长链非编码RNA研究领域的突破：内源性"microRNA 海绵"作用及其与肝癌发生的关系

lncRNA功能新机制：内源性miRNA竞争抑制分子（ceRNA）

我们在国际上率先提出假设：既然lncRNA不编码任何蛋白，所以可以看作一个特殊的基因，只"编码"3'UTR，作用就是结合胞内microRNA分子，如果表达水平足够高，就可以完全抑制microRNA调控其靶基因的活性。

2011年9月，Nucleic Acid Research杂志(IF 7.8)将我们发表的文章评选为Top article 之"gene regulation, chromatin and epigenetics"类第一名。目前此文被引用196次。

3．新型抗肿瘤药物金属钌的研发

（1）以钌配合物作为抗肿瘤药物的先导化合物，应用微波辅助合成技术制备钌配合物并进行制备工艺的优化；

应用微波辅助合成技术制备得到约100个钌配合物，研究证明微波辅助合成技术应用于制备钌配合物，能够显著提高反应产率，缩短反应时间。

（2）筛选得到具有抗乳腺癌活性的钌配合物作为候选化合物：

运用MTT实验方法，筛选并首次研究发现芳烃钌配合物对高转移性乳腺癌细胞生长具有很强的抑制作用，并得到了高活性的候选化合物RAWQ11，对MDA-MB-231乳腺癌细胞生长抑制的活性达到20.8μM，达到临床使用的顺铂的1.7倍，但其细胞毒性只有顺铂的1/13；更为重要的事，该化合物能够抑制MDA-MB-231细胞的侵袭和转移，是一类潜在的抗肿瘤小分子靶向药物的候选化合物。

（3）阐明钌配合物抗肿瘤的作用机制：

1）研究证实钌配合物能够识别并调控肿瘤细胞中miR-21的表达；

2）首次研究证实钌配合物能够抑制乳腺癌细胞侵袭性伪足的形成；

3）研究证实钌配合物能够调控PTEN/AKT信号通路，由此抑制乳腺癌细胞的侵袭和转移。

（二）获得课题和SCI论文发表情况

学科对科研的高度重视，激发了优秀人才的科研热情，2011年至2015年共获得各级课题19项，其中973项目1项、973项目主要参与1项、NSFC12项；获各级各类人才培养计划4名。发表SCI论文37篇，累计IF149.945，最高IF11。

六、优化流程管理

（一）试剂管理优化

试剂是检验科重要的消耗性物资，以前试剂管理是手工记录，保管和使用制度都不健全，尤其危险、管控的化学品的使用存在安全隐患，由于信息是由手工录入，试剂出入库信息不能及时更新，试剂库存量不能及时了解，容易造成试剂短缺或过量的问题。这就迫切需要建立完善的试剂管理体系，优化试剂管理，建立信息化试剂管理体系。建立这一体系的途径在于配备专业的试剂管理员，进行科学化的管理；加强信息化管理，部分试剂分装发放；对易制毒、剧毒等危险化学品实行集中管控；建立、健全严格的实验室规章制度等。

检验科实行LIS系统试剂管理程序后极大方便了试剂的管理，具体体现在以下几个方面：

1．通过对LIS系统试剂管理程序进行升级更新，将500余种试剂，近50家供应商进行导入维护，与HIS系统试剂管理数据库一一进行关联，并以HIS系统试剂管理代码为统一识别码，进而对试剂订购和出入库进行统一管理，使试剂管理规范化。

2．简化试剂申请流程，逐步实现LIS系统和HIS系统连续性操作，完善和优化试剂订购流程，更改原试剂申购流程中需在LIS系统和HIS系统两个数据库中分别申请分别审核的步骤，简化为只需在LIS系统中进行试剂订购直接可在设备科HIS系统中形成试剂订单的简单流程。步骤如下：LIS系统试剂管理模块中申请→班组长审核→管理者审核，然后直接传输HIS系统试剂管理库中形成新申购订单。在订购试剂流程中节约了时间，并从根本上杜绝了之前在两个系统同时订购试剂时，申请单不匹配进而导致错订漏订。

LIS系统试剂管理程序可通过试剂申领、试剂录入、试剂领用等操作对试剂出入库进行系统管理，及时了解试剂使用及库存情况。

（二）生化检测项目流程优化管理，前处理与后处理

2013年底我科引进罗氏诊断的样本前处理系统，在对原生化标本处理流程总结分析后，结合仪器及支持系统的特点对整个流程进行合理规划。于2014年11月正式开始使用，并在使用过程中不断完善和更新，大大优化了样本操作流程。

样本的前处理在实际工作中可以实现以下功能：

1．根据试管条码信息自动核收患者信息与检验项目信息，并确保实验室ＬＩＳ系统与前处理系统的中间件软件进行双向通讯。

2．试管离心上机后可自动去盖，避免生物污染和压迫性损伤。

3．根据流程要求可将样本自动分杯，减少抽血的原始管数量，从而减少患者痛苦，且方便储存。

4．复制样本原始管条码信息，自动为分杯管打印并贴上条码，并可根据需要注明病人信息及该分杯管所检测项目。

5．自动识别原始管和分杯管信息，分配进入不同待检区，同时在LIS中进行分项编号。

6．自动优先处理急诊样本功能，并在样本待检区域划分一急诊心肌标志物待检区，确保急诊样本在大量常规样本正常运作的过程中优先检测。

7. 标本检测结束可将标本分类归档并自动识别漏检项目及标本，将标本置于正常待检区。

8. 可对每份样本从进入检验科签收完成开始至标本归档进行实时追踪，方便操作人员寻找标本。

9. 所有标本，可在IT3000系统中长期保存样本信息及图片，同时在LIS备注中进行标记，方便工作人员在核对报告时可以对样本进行特殊关注、审核复查。

罗氏样本前处理系统的运用改变了原来生化标本由手工筛选项目→分类编号→LIS系统手工录入→特殊项目手工记录→标本离心→手工去盖→观察标本性状LIS系统中备注→按编号顺序排样上机检测→检测完毕报告审核通过后按序排样归档→根据特殊项目手工记录查找标本分类存放的纯人工操作流程，目前除了标本离心和上机检测需人工操作外，其余操作基本均可由样本前处理系统完成，生化检验TAT明显缩短。

虽然罗氏样本前处理系统的运用大大提高了样本处理效率，但目前在使用中仍存在几个问题有待解决：

（1）虽然罗氏样本前处理系统可实时进行样本追踪，但由于离心机外置及未配置及样本自动传输轨道，使样本的传输在这两个阶段因人工因素受阻而等待，实时追踪处于盲点，造成实际工作中自动化进程的障碍。

（2）样本采集不符合要求，进入样本前处理系统时出错，需手工编号分类处理，影响检测质量，延长ＴＡＴ时间，且无法追踪样本状态。

（3）虽然仪器可根据所拍的血清质量图片判断血清质量（黄疸、脂血、溶血）并进行标记，但由于参比图库需根据各医院仪器实际情况自行建立，故在图库未完善前其判断仍有偏差。

以上几点不足将在今后的使用过程中不断摸索，不断完善。

样本前处理系统使用以及流程改造通过自身思考重新审视旧的流程和工作方式，做出革新和改进，实现了实验室自动化，显著改善了ＴＡＴ，缩短了工作周期；实现了样本可追溯和标准化工作流程，改善了实验室安全性，提高了工作效率，增强了视觉管理，极大地改善了实验室管理。

（三）标本运输流程

医院物流传输系统是医院现代化的标志之一，它是借助信息技术、光电技术、机械传动装置等等一系列技术和设施，在设定的区域内运输物品的传输系统。

我院选用的瑞士Swisslog轨道式物流传输系统是在2012年投入使用，传输轨道连接1号和2号病房大楼各主要病区的数十个工作站，以及检验医学科本部。运输小车分为A类（用于运输各类清洁物品）和B类（用于运输各类检验标本），部分小车配置了陀螺装置，在传输过程始终保持垂直瓶口向上状态，保证容器内液体不因此而振荡和翻转，每辆小车一般可装载10—30公斤的物品，对于急诊检验标本、批量检验标本、静脉输液、供应室的物品等具有较大优势。

根据该系统四年的实际运转和我们的使用体会，归纳总结出以下几方面的应用价值：

1. 提高效率。与人工物品传送相比，物流系统具有传输速度快、准确、可靠等特点，可以做到"更卫生、更安全、更快捷"，是现代化医院提高医疗服务质量的有效保障。

2. 降低差错。传统的物流模式，即由专门的护送中心承担物流传递工作的模式，其实困扰最大的问题就是差错问题，这些差错有时会导致严重的医疗安全问题，该系统由于减少了中间环节，沟通直接，可以大大降低差错。

3. 优化流程。

（1）优化了物品递送流程，变得更直接、更快捷、更方便。

（2）优化了抢救绿色通道的流程，变得更为顺畅。

（3）优化了门诊工作流程，可以在专科诊区内完成抽血送标本等工作，无需病人多处跑动，也理顺了院内秩序。

（4）优化了感染性疾病科等部门的物品转运方式，减少了院内感染，改变了原有繁琐的流程。

（5）优化了标本及无菌物品的运送方式，减少了污染。

（6）优化了垂直交通运行的内容构成，降低了对垂直交通的压力，尤其避免了供应室等部门某些时段对部分电梯的垄断使用造成的矛盾。

七、危急值管理

（一）目的：保证患者得到及时准确的诊断与治疗。

（二）适用范围：全科检验人员。

（三）操作程序：

1. 危急值是指检验结果的极度异常，如不及时处理随时会危及病人生命的检验值。我科经与临床、医务科协商及上海市临床检验中心要求，确定了重要指标的"危急值范围"。

2．出现危急值时，按以下程序处理：

（1）复测标本（血气标本可以除外）。初诊患者结果超出危急值范围时，必须复检并报告临床（CTnT为自定危急值项目，与临床联系后，病情符合可不复检）。

（2）操作者应及时向临床报告，必要时向组长或主任报告。

（3）下列情况可以不用危急值报告：

1）患者连续检测再次出现超限值时，不再报告检测结果，除非结果出现较大波动或临床有要求。

2）急诊项目有专人等取报告者，检验人员也不必报告。

3）报告结果应记录在《危急值报告登记表》，填写内容一般包括：患者标识、收样时间、出报告时间、向临床通知时间、报告接收人和检验人员姓名。

4）必要时，标本应保留72小时备查。

3．必要时还可进行下列操作：

（1）立即检查室内质控是否在控，操作是否正确，仪器传输是否有误，标本是否符合要求。

（2）询问临床病情与检验结果是否相符。

（3）察看历史结果。

（4）必要时重新采样复测。

（四）临床生物化学检测项目和危急值

项目和危急值

项　目	下　限	上　限	来源
钾	＜2.8mmol/L	＞6.2 mmol/L	上海市临床检验中心
钠	＜120mmol/L	＞160 mmol/L	上海市临床检验中心
钙	＜1.5mmol/L	＞3.25 mmol/L	上海市临床检验中心
血糖	＜2.2mmol/L	＞24.8 mmol/L	上海市临床检验中心
pO2（动脉血）	＜40mmHg		上海市临床检验中心
pCO2（动脉血）	＜20mmHg	＞70mmHg	上海市临床检验中心
PH	＜7.2	＞7.6	上海市临床检验中心
尿素氮	＞25mmol/L		医院要求
血淀粉酶	＞500U/L		医院要求
肌钙蛋白	＞0.2ng/mL		医院要求

（五）血常规/血凝检测项目和危急值

项目和危急值

项　目	下　限	上　限	来源
血红蛋白	<50g/L	>210g/L	上海市临床检验中心
红细胞比积	<15%	>65%	上海市临床检验中心
血小板	<20×109/L	>1000×109/L	上海市临床检验中心
白细胞	<1.0×109/L	>60×109/L	上海市临床检验中心
凝血酶原时间	>28秒		医院要求
部分活化凝血酶时间	>60秒		医院要求

当PT>28秒，APTT>60秒时，需结合凝血四项(PT，APTT，FIB，TT)的结果及临床诊断综合判断，及时与临床联系沟通，做好记录。（已知病情及使用抗凝药监测的病人除外）。

（孙奋勇　刘维微）

【病理科】

一、学科定位

病理专业全国综合排名前30名，建成全国一流的病理科。"十三五"期间累计中标国家级课题10个以上并力争获得省部级科研奖项1项，成为全国委员单位。

二、学科架构

病理科学科架构：如图25－5所示。

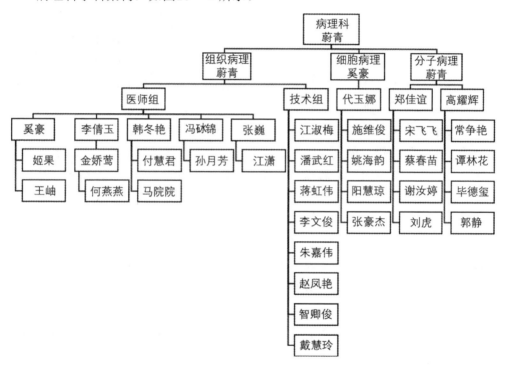

图25－5病理科学科架构示意图

三、学科人才

目前科室共在编人员33名，其中医生13名，技术员20名，博士7名，硕士10名，博士研究生导师（博导）及硕士研究生导师（硕导）各一名。到"十三五"末，将增加到2名博导和3—5名硕导，科室形成三级人才梯队。

四、学科临床发展能力

经过这几年的发展，病理科已经紧紧地跟上医院发展的步伐，人才日渐齐备，项目日臻完善，诊断实力极大增强，亚学科建设初见成效，已经完全能够满足临床的各种病理诊断需求，为医院综合诊断实力的提升奠定了坚实的基础，并赢得了广大患者的信赖。

衡量病理科的传统要素，无非包括质和量两个方面。首先，质就是准确安全的病理诊断，体现了病理科的软实力，无疑是病理科的生命线，没有病理诊断的准确和安全，就没有病理科的安全，更没有医院综合诊疗的安全。病理科在质的把控上，无不体现了每一个病理工作者的职业操守，对每一个病理环节认真细致，对每一份病理报告负责到底，敢于承担其所有的法律责任，默默地为每一个患者的诊疗保驾护航。其次，量也是病理科实力的重要体现，没有量保证的病理科，其质的提升也只能停留在安全的层面上，很难进一步完善病理诊断，很难满足临床治疗对病理诊断的合理需求，很难满足广大患者对病理诊断的要求。传统病理主要包括常规病理诊断，术中冰冻诊断，细胞学诊断，免疫组化检测等。

病理科从2012以后，随着医院的飞速发展，逐步摆脱了薄弱学科的困境，走上了发展的快车道。但是在发展的早期，由于工作量迅速攀升，而从事病理工作的人员紧张，管理匮乏，病理科一直走在医院发展的最后，勉力跟随。对于坐拥1700多张床位（行业规范要求是每100张床位配备1名病理医生）的上海市第十人民医院（十院），其病理科最困难时候仅有病理医生4人，要处理常规病理标本30000多例，细胞标本约35000多例，其中发展的艰涩不难想象。科室一方面积极招募有志于从事病理专业的人才，完善科室的人才梯队建设，科室从业人员从10人猛增到33人，病理诊断医生，也从4人增加到13人，外院进修医生2—3人，极大地提升了科室的整体实力。另一方面积极开展新项目，尤其是分子实验室的建立，填补了科室发展和医院发展的空白，完善和拓展了病理诊断的内涵，让十院的诊疗真正进入了分子诊断时代，进一步满足了临床诊疗对病理诊断的要求，满足了广大肿瘤患者的病理诉求，极大地完善和提升了医院的综合诊疗实力。分子病理实验室建立之始，就发展迅速，在短短的不到一年的时间里，就已经完成荧光定量PCR检测800例次，完成荧光原位杂交FISH检测550例次，基因测序及染色体异常检测500例次，检测肿瘤包括乳腺癌、肺癌、甲状腺癌、胃癌、肠癌、胃肠道间质瘤等，检测的组织类别包括了常规石蜡样本，新鲜组织，尿液和胸腹水等体液，各种穿刺的悬液等，分子诊断已经全面渗透到病理诊断的各个层面，分子诊断俨然成为很多肿瘤病理诊断中不可或缺的重要部分。

五、学科科研

2014年及2015年共获得国家自然科学基金资助项目2项（其中面上项目1项，青年基金项目1项），上海市自然科学基金资助项目1项，发表SCI收录论文8篇，增加博士生导师1名及硕士生导师1名。

六、学科学生管理

科室设有专门高级职称人员负责教学及带教工作，"一对一"示教及阅片，保证轮转及进修人员的教学质量。

七、优化流程管理及危急值管理

硬件设施与软件管理配套同步进行。采用国际上最先进的大容量快速组织脱水系统，加急标本可以当天出具病理报告。配合十院甲状腺疾病诊治中心开展工作，配备专门的技术员及细胞病理医师，细针穿刺标本可当场出具细胞病理报告。

（蔚 青　奚 豪　李倩玉　韩冬艳　冯砆锦）

图书在版编目（CIP）数据

现代医院管理实用操作指南 / 秦环龙，范理宏主编.
——上海：上海三联书店，2017.8
ISBN 978-7-5426-5915-6

Ⅰ．①现… Ⅱ．①秦… ②范… Ⅲ．①医院-管理-
指南 Ⅳ．①R197.32-62

中国版本图书馆CIP数据核字（2017）第105112号

现代医院管理实用操作指南

主　　编 / 秦环龙　范理宏

责任编辑 / 陈启甸　陆雅敏
装帧设计 / 沈　佳
监　　制 / 姚　军
责任校对 / 李　莹

出版发行 / 上海三联书店
　　　　　（201199）中国上海市闵行区都市路4855号2座10楼
邮购电话 / 021-22895557
印　　刷 / 上海展强印刷有限公司

版　　次 / 2017年8月第1版
印　　次 / 2017年8月第1次印刷
开　　本 / 710×1000　　1/16
字　　数 / 800千字
印　　张 / 42.25
书　　号 / ISBN 978-7-5426-5915-6/R·104
定　　价 / 98.00元

敬启读者，如发现本书有质量问题，请与印刷厂联系：电话021-66510725